F. Allan Midyett / Suresh K. Mukherji

Skull Base Imaging
The Essentials

颅底影像学精要

主　编　〔美〕　F.艾伦·米迪耶特

苏雷什·K.穆克吉

主　译　刘　钢　靳　松　刘　力

天津出版传媒集团

天津科技翻译出版有限公司

著作权合同登记号：图字：02-2020-372

图书在版编目(CIP)数据

颅底影像学精要 / (美)F.艾伦·米迪耶特
(F. Allan Midyett), (美)苏雷什·K.穆克吉
(Suresh K. Mukherji)主编 ; 刘钢，靳松，刘力主译.
天津 : 天津科技翻译出版有限公司,2025.1. -- ISBN
978-7-5433-4491-4

Ⅰ. R651.104
中国国家版本馆CIP数据核字第2024P97B32号

First published in English under the title
Skull Base Imaging: The Essentials
edited by F. Allan Midyett and Suresh K. Mukherji
Copyright © F. Allan Midyett, Suresh K. Mukherji, 2020
This edition has been translated and published under licence from
Springer Nature Switzerland AG.

授权单位：Springer Nature Switzerland AG
出　　版：天津科技翻译出版有限公司
出 版 人：方　艳
地　　址：天津市和平区西康路35号
邮政编码：300192
电　　话：(022)87894896
传　　真：(022)87893237
网　　址：www.tsttpc.com
印　　刷：天津海顺印业包装有限公司
发　　行：全国新华书店
版本记录：889mm×1194mm　16开本　20.5印张　260千字
　　　　　2025年1月第1版　2025年1月第1次印刷
　　　　　定价：158.00元

（如发现印装问题，可与出版社调换）

译者名单

主 译 刘 钢 靳 松 刘 力

副主译 杭 伟 张 强 李海艳 张晓晨

译 者（按姓氏汉语拼音排序）

冯全志 国晶晶 杭 伟 何京川 黄振华

靳 松 李海艳 刘 钢 刘 力 刘 青

卢 醒 马 越 薛 凯 张 强 张彬彬

张晓晨

主编简介

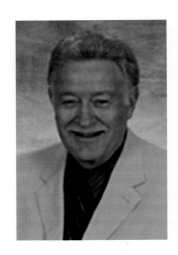

F. Allan Midyett，博士，于1965年在田纳西大学医学院获得了医学和外科学的医学博士学位。在孟菲斯的浸信会纪念医院完成了轮转实习后，他在明尼苏达州罗切斯特的梅奥诊所完成了放射诊断学的住院医师培训，并在1970年毕业。此后30年，他一直从事放射诊断学的工作，并对神经放射学有特别的兴趣。在澳大利亚执业期间，Midyett博士的兴趣转向了教学和学术放射学，因此他回到美国，在1999年完成了为期两年的正式神经放射学奖学金项目。在北卡罗来纳大学教堂山分校期间，他与Mauricio Castillo博士和Suresh Mukherji博士一起接受了培训。Midyett博士的主要热情在于教授神经放射学，过去20年来，他一直在包括华盛顿特区霍华德大学医院在内的大型教学医院中参与住院医师和研究员的教学工作。他是美国神经放射学会（ASNR）的资深会员，并且持有美国放射学委员会授予的神经放射学附加资格证书。

Midyett博士撰写了100多篇科学出版物，包括书籍章节和同行评审的文章。他与Mukherji博士合著的《眼眶成像》（*Orbital Imaging*）一书受到了好评，目前已有英文、西班牙文和葡萄牙文版本。他的另一部作品《颅底影像学精要》（*Skull Base Imaging: The Essentials*）延续了前一本书的一般格式，并继续展示了颅底复杂解剖和病理的成像。

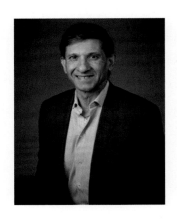

Suresh K. Mukherji，医学博士（MD），工商管理硕士（MBA），美国放射学会会员（FACR），于1987年在乔治城大学获得医学学位，并在2013年从密歇根大学获得工商管理硕士学位。他在1992年于哈佛医学院的布里格姆和妇女医院完成了放射学住院医师培训。从1992年到1994年，Mukherji博士在佛罗里达州盖恩斯维尔的佛罗里达大学担任神经放射学研究员，重点研究头部和颈部成像。Mukherji博士是头部和颈部以及神经放射学领域公认的权威专家，并通过撰写超过400篇科学手稿和书籍章节，以及编写或编辑13本教科书，积极为神经放射学文献做出了贡献。他应邀进行了近400次演讲。

Mukherji博士的主要兴趣集中在研究新兴的代谢和生理成像技术，以评估头颈部癌症，并将复发肿瘤与先前治疗患者的后治疗变化区分开来。这些技术包括使用氟脱氧葡萄糖类似物成像，并通过原型单光子发射计算机断层扫描（SPECT）、伽马相机、标准PET和CT-PET进行成像。他还研究了其他代谢和生理成像技术，包括铊-201、磁共振波谱、CT灌注和CT光谱成像。

由 F. Allan Midyett 教授和 Suresh K. Mukherji 教授主编的《颅底影像学精要》是一本结合了神经外科学、影像放射学及耳鼻咽喉头颈外科学等多学科的综合性教科书,得到了多位美国医学影像科、神经外科、耳鼻喉科医生及教授的赞誉。由于本书图文并茂、内容翔实、语言风格言简意赅又新颖趣味,一经出版便受到国内外神经外科及医学影像科医生,特别是对颅底外科感兴趣的年轻医生们的欢迎。因此,我们拿到书后即积极着手组织并完成了翻译。现在我们将它呈现给各位同道,相信对于读者们来说一定会"开卷有益"。

下面请允许我简单向各位同道阐述下本书的特点:①图文并茂,文字精练,容易理解和记忆,便于查阅;②图片质量高,一是染色好,二是拍摄得好,绝大部分图片中关键的影像图片还用文字和箭头进行了标识,便于读者学习;③在讲解颅底解剖过程中,有纵向和横向的鉴别诊断,还有一些原著作者的经验总结,有助于读者在学习中比较、归类、总结和回顾,提高学习效率;④语言生动,把枯燥的颅底解剖和影像学表现变得妙趣横生,相信读者读到这些地方一定会印象深刻。

随着医学的发展,颅底解剖细分的亚专业也越来越多,包括耳鼻咽喉头颈外科、内镜颅底外科、神经外科等。基于此,为了对各个亚专业的内容进行最真实的还原,我们特别邀请了内镜颅底外科、医学影像科、耳鼻咽喉头颈外科等方面的专家参与进来,共同完成相应章节的翻译工作。所有译者均以极大的热情投入到工作中,在繁重的医、教、研工作之余,大家任劳任怨,牺牲自己宝贵的休息时间,认真阅读、反复仔细地修改。所有参与者都希望通过努力,使得对颅底解剖感兴趣的广大同道能够尽快阅读到这本优秀著作的中文版。在此,首先要感谢这些无私奉献的译者,感谢你们辛勤的工作,感谢你们将知识和语言完美融合、创造、呈现。

我们还要衷心感谢在本书翻译过程中给予无私关心和帮助的所有朋友们,你们的鼓励和支持是我们能够坚持工作,确保我们顺利付梓的动力。另外,还要感谢天津科技翻译出版有限公司的编辑在稿件审阅、排版等方面所做的专业性工作,这是保证我们能够将本书呈现给读者的关键因素之一。

在翻译过程中,译者们力求如实再现原著精髓,但由于我们水平有限,译者较多,每个人翻译风格存在一定差异,错误和疏漏之处在所难免,希望读者不吝指出,以便在再版时修正。

序 言

坦率地说，我们中有多少人真正了解颅底的解剖结构，并知道那里出现的所有损伤？我敢说，如果你不致力于头部和颈部的成像，答案是：非常少。颅底解剖学和病理学是医学院教授的内容，学习这些知识的过程贯穿了我们整个职业生涯。出现这种情况的原因可能是它的教学方式。本书并未按照传统的方式描述颅底的所有结构与病变，而是以病例为基础来对颅底的结构与病变进行解析。虽然病例列表并不包括所有病例，但这里所示的病变是该区域最常见的病变。我敢打赌，读了这本有趣的书后，任何一位放射科医生在遇到颅底损伤时都会有极大的信心。两位作者，Midyett博士和Mukherji博士，都是我在北卡罗来纳大学的同事。基于他们的奉献精神和知识，到目前为止，他们已经出版了两本优秀的专著（这本是其中之一），这并不令人惊讶。

所以，亲爱的读者，如果你在首次阅读本书之后，因为喜欢而不断重复阅读它，你不应该感到惊讶！

Mauricio Castillo，医学博士

James H Scatliff放射学杰出教授

美国北卡罗来纳大学教堂山医学院

放射学特聘教授、神经放射科主任

概　述

所有人都认同,颅底构成了颅腔的底部,将大脑与下方的面部结构分开。

颅底区域解剖结构复杂,病理状况较多,应由一组专业的团队来解决诊断和治疗难题。

传统上,颅底分为前、中、后三部分。就像房地产中最重要的因素是位置一样,我们可以通过更具体的特征来了解颅底位置。

因此,我们选择将解剖学和病理学结合,进一步划分如下:

垂体区域

桥小脑角

前颅底/前颅窝

颅颈交界区

中颅窝

后颅窝

炎性疾病

肉瘤

颅底和面部孔道

虽然我们知道这本书不能涵盖50个颅底病例中的所有颅底异常结构(以及它们的鉴别诊断),但我们相信这是一个重要的开始——即采用基于病例的方法来了解这一复杂区域。在此过程中,我们强调了对解释病例有用的基本概念,但这些概念可能并未出现在本文中。对于那些想复习解剖学的读者来说,第51章有关颅底和面部孔道的内容无疑比你想了解的要多(而且可能更多)。当你需要时,这本书可以作为方便的参考资料。本书对颞骨相关的部分内容进行了省略,因为其他的一些专著已经对该部分进行了更全面的描述。本书着眼于"颅底其他部分",希望能为你提供需要了解的要点。

致　谢

当回顾自己漫长而激动人心的放射学职业生涯时，我回想起了那位令人印象深刻的放射学家David S. Carroll，他不仅在专业技能上非常出色，而且在传达知识、演讲时十分吸引人且富有魅力。他让我感叹："哇，我不敢相信他能在图像中看出所有这些信息！"由此，我情不自禁地去追求和研究放射学。Carroll博士在放射学上的专业成就激励着我和其他许多人成为放射学家。之后，我接受了C. Allen Good博士的专业指导，Allen Good博士是一位杰出的放射学家。在担任美国放射学委员会主席和秘书的25年多时间里，Good博士为梅奥诊所，甚至整个美国的放射学实践设定了极高的标准。

我的导师真的"多到数不清"，而且，虽然Bob Scanlon、Dave Reese、Colin Holman、Hillier L、"Bud" Baker等许多人已经离开了我们，但他们留下的智慧与成果仍在为我们的研究提供帮助。

如果这些令人印象深刻的专家还不够的话，我有幸与Mauricio Castillo和Suresh Mukherji一起进行了神经放射学的研究生培训项目，我看到了我前所未见的神经放射学的学术远景。他们的专业水平彻底震撼了我，在这个转变过程中，我对头颈部放射学，特别是颅底成像，产生了热爱。

而且，我在放射学领域的多年工作教会了我，虽然我们不能像Dave Carroll那样令人印象深刻，但我认为这些确实是我在放射学中最难忘的激励时刻。特别是对于《颅底影像学精要》，我要感谢Suresh Mukherji博士、C. Douglas Phillips博士和James G. Smirniotopoulos博士。

Mukherji博士是一位杰出的导师，也是《眼眶成像》及《颅底影像学精要》这两部著作的极其宝贵的编者之一。

Phillips博士提供了Paget病的X线平片。作为*MedPix*的主编，Smirniotopoulos博士为本书贡献了一幅颅底斜坡区域巨大脊索瘤的彩色图像。

我真心希望你能够喜欢这本书，并可以用你在《颅底影像学精要》中学到的知识惊艳他人。

F. Allan Midyett，医学博士

致我的父母,我一天比一天更想念你们。

致我的妻子,Rita Patel,你是我见过的最坚强、最善良的人。谢谢你这么多年来一直支持着我。

致我的孩子,Anika和Janak。虽然我抚养了你们,但是你们两个都已成了我的榜样!

Suresh K. Mukherji

目　录

第 1 部分

垂体区域

第1章 颅颊裂囊肿

相关知识点

- 定义：颅颊裂囊肿（RCC）是由拉特克囊发育不全引起的，导致垂体前叶后部出现液性囊肿。
- RCC的直径为2~40mm。
- 性别偏好：女：男=2：1。
- 关于RCC的起源，最常见的理论是，它们来源于胚胎学拉特克囊的真正残余物[1]。
- 典型线索：临床医生们对于一个仅局限于垂体的囊性鞍区肿块进行讨论。一位中年女性患者一直头痛，现在对神经外科转诊感到非常不安，似乎确定自己会"死于脑瘤"。

影像

一般影像特征

- 在CT和MRI上，RCC边缘锐利，并且边界清晰[2]。
- 大部分RCC不会导致鞍区扩大[2]。

CT特征

- 边界清晰，囊性鞍区肿块有时表现为鞍上扩张[3]。
- CT衰减随内容物不同而变化，最常见低衰减，但也可能是等衰减或超衰减[2,3]。
- 复杂的囊肿可能含有分隔。
- CT与MRI相比有一个优势，它对少量钙敏感。
- 虽然有些RCC可能有钙化，但钙化的存在意味着另一种诊断，如颅咽管瘤[4]。
- CT在显示相邻骨重塑方面优于MRI[4]。

- 增强通常没有特征，除非囊肿内容物的渗漏导致邻近结构发生炎症。
- 由于CT表现变化大，仅凭CT不能确定诊断。必须考虑临床、生化、病理和MRI表现。

MRI特征

- 虽然MRI通常不是RCC的第一项检查，但显然MRI是评估RCC的首选方式。
- 由于胆固醇、蛋白质和血液制品含量的不同，T1和T2上的MRI信号均可变，每种物质均可能显示不同的MRI信号[2]。
- T1通常显示与脑脊液（CSF）相似的均匀低信号（图1.1a）。
- T2通常显示与CSF相似的高信号（图1.1b）。
- T1 Gd有时显示出正常强化垂体的薄边缘[2]（图1.1d）。

临床问题

表现

- 无症状的RCC较为常见，尸检发现比例约为1/4。
- 有症状的RCC患者可能有垂体功能低下并伴有多种内分泌疾病[1]。
- 早期垂体功能减退的年轻患者通常生长迟缓[1]。
- 第二个最常见的表现是视交叉压迫引起的视野缺损。
- 第三个最常见的主诉是头痛，>50%是前额头痛。
- RCC还可导致男性性欲低下或阳痿，以及导致女性高催乳素血症。
- RCC也可能与垂体腺瘤相关[5]。

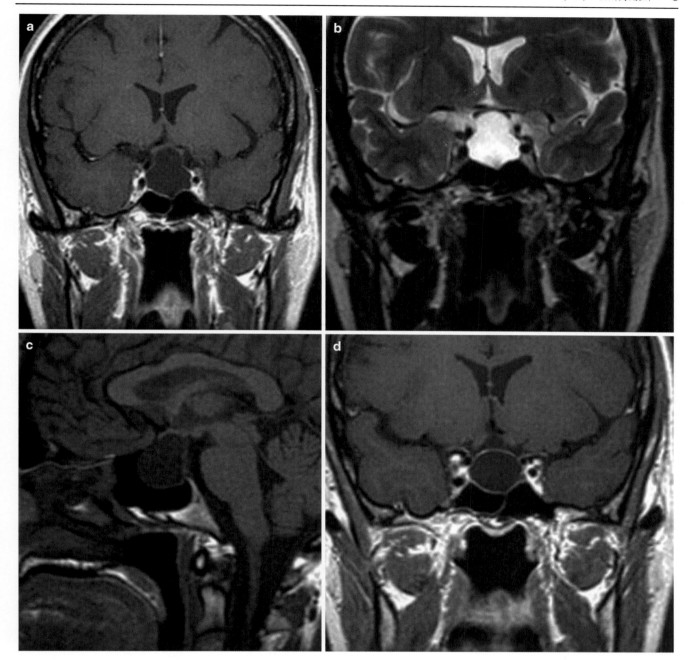

图 1.1　(a)冠状位 T1 图像显示鞍隔处有较大的鞍内和鞍上肿块,呈"腰状",向颅侧延伸致视交叉移位。肿块具有与 CSF 相似的均匀低 T1 信号。(b)冠状位 T2 图像显示鞍隔处有较大的鞍内和鞍上肿块,呈"腰状",向颅侧延伸致视交叉移位。肿块具有与 CSF 相似的均匀高 T2 信号,提示是一个液性囊肿。(c)矢状位 T1 图像显示鞍隔处有较大的鞍内和鞍上肿块,呈"腰状",视交叉上抬。肿块具有与 CSF 相似的均匀低 T1 信号。(d)冠状位 T1 Gd 图像显示较大的鞍内和鞍上肿块。肿块内容物显示与 CSF 相似的均匀低 T1 信号。虽然肿块内部无增强,但仔细对比显示正常垂体周围病变的增强边缘较薄。

流行病学与病理学

- 关于 RCC 起源的最常见理论是,它们来源于胚胎学的拉特克囊的真正残余物[1]。
- 拉特克囊通常转变为一个狭窄的颅颊裂,通常会退化消失。

- 颅颊裂的持续扩大被认为是导致 RCC 的原因。
- RCC 是良性的,被覆单层上皮的鞍内囊肿[2]。
- RCC 通常为圆形、卵圆形或哑铃形。
- 大多数 RCC<2cm,但大小为 2~40mm。
- 囊壁可能为透明的,也可能为棕褐色、粉红色、灰色、红色、白色、蓝色、黄色或绿色。
- 囊液通常为黄色,但也可能是透明的、白色、灰色或绿色。

- 垂体腺中存在纤毛上皮和黏液分泌细胞是RCC的病理学特征[5]。

治疗与预后

- 症状性囊肿最常见的治疗方法是经蝶窦手术并进行活检、部分切除和引流术[6,7]。
- 由于可能发生潜在的出血，以及可能对重要结构产生不必要损害，完全切除是有困难的。
- 需要开颅手术的患者，其复发率是同期经蝶手术患者的2倍[8]。
- 高剂量类固醇治疗已被证明可以减少有炎症改变的囊肿的大小。
- 经鼻内镜入路显示出可改善预后的迹象。
- 治疗后预后良好，复发率<10%。

鉴别诊断

鞍区囊肿的鉴别如下。

1. 颅咽管瘤

- 颅咽管瘤通常含有混合的囊性成分和增强的实性成分。
- 颅咽管瘤钙化常见。
- 就像汽车中的液体物质一样，颅咽管瘤的囊性液体的黏度也有所不同，从微黄色的蛋白质液体到含有胆固醇和血液制品的经典"曲轴箱润滑油"。
- MRI显示颅咽管瘤可侵犯邻近结构，这不是RCC的特征。
- 颅咽管瘤有时会扩大和（或）侵袭鞍区。大多数RCC不会导致鞍区扩大[2]。
- RCC通常更小，较均匀，不强化，不含实性成分。
- 参见第3章。

2. 蛛网膜囊肿

- 含有与CSF相同的液体。
- 参见第7章。

3. 表皮样囊肿

- 通常稍高于CSF信号。
- 有时表现为边界凹凸不平。
- 弥散受限表现为DWI高信号，相应ADC为低信号。
- 参见第9章。

4. 囊性垂体腺瘤

- 垂体腺瘤很少与RCC合并发生。
- 同时有囊性成分和实性成分可能会与颅咽管瘤混淆。
- 参见第2章。

5. 脓肿

- 脓肿表现为厚的强化边缘。RCC囊壁菲薄且不强化，但可能具有正常增强的垂体边缘。
- 脓肿显示不规则的毛边。由于RCC的薄包膜，其在CT和MRI上显示边缘锐利并且边界清晰[2]。

深度探索

1. 信息速查

- 罕见的单纯鞍上型RCC可能需要开颅术和（或）立体定向抽吸。
- 某些学者认为，在妊娠的第3周到第4周，RCC会随着原始口腔的吻部突起而发展。无法完全消除突起会导致RCC。

2. 历史大事记

- 1913年，Goldzieher首次将RCC描述为偶然的尸检发现。

（冯全志 译）

参考文献

1. Voelker JL, Campbell RL, Muller J. Clinical, radiographic, and pathological features of symptomatic Rathke's cleft cysts. J Neurosurg. 1991;74(4):535–44.
2. Fischbein NJ, Dillon WP, Barkovich AJ. Teaching atlas of brain imaging. New York: Thieme; 2000. p. 55–7.
3. Nakasu Y, Isozumi T, Nakasu S, et al. Rathke's cleft cyst: computed tomographic scan and magnetic resonance imaging. Acta Neurochir. 1990;103(3–4):99–104.
4. Le BH, Towfighi J, Kapadia SB, et al. Comparative immunohistochemical assessment of craniopharyngioma and related lesions. Endocr Pathol. 2007;18(1):23–30.
5. Shin JL, Asa SL, Woodhouse LJ, et al. Cystic lesions of the pituitary: clinicopathological features distinguishing craniopharyngioma, Rathke's cleft cyst, and arachnoid cyst. J Clin Endocrinol Metab. 1999;84(11):3972–82.
6. Frank G, Sciarretta V, Mazzatenta D, Farneti G, Modugno GC, Pasquini E. Transsphenoidal endoscopic approach in the treatment of Rathke's cleft cyst. Neurosurgery. 2005;56(1):124–8; discussion 129.
7. Cavallo LM, Prevedello D, Esposito F, Laws ER Jr, Dusick JR, Messina A, et al. The role of the endoscope in the transsphenoidal management of cystic lesions of the sellar region. Neurosurg Rev. 2008;31(1):55–64; discussion 64.
8. Fager CA, Carter H. Intrasellar epithelial cysts. J Neurosurg. 1966;24(1):77–81.

第2章　垂体腺瘤

影像

一般影像特征

- 冠状位图像上出现特征性的"8字"征或"哈雷摩托车"征。
- "腰":对应鞍隔。
- 通常看到鞍区和鞍上肿块,伴蝶鞍扩大。
- 垂体腺瘤的放射解剖学分类[1]:
  - Ⅰ期:微腺瘤直径<1cm,蝶鞍无扩大。
  - Ⅱ期:大腺瘤直径≥1cm,可延伸到鞍上。
  - Ⅲ期:大腺瘤伴蝶鞍扩大,侵犯鞍底或向鞍上延伸。
  - Ⅳ期:鞍区破坏(图2.1)。
- 垂体卒中(一般影像特征)
  - 临床上,垂体卒中是由突发性垂体梗死引起的,可能是出血性的,也可能是无出血的。
  - 这可能发生在正常或肿瘤性腺体中,但在垂体瘤中更常见,因为垂体腺瘤中腺体的血供不足。
  - 临床症状包括严重头痛、视力突然丧失、动眼神经麻痹、感觉减退、垂体功能减退和蛛网膜下腔刺激。

CT特征

- 典型表现为鞍区扩张、侵袭和重塑。
- 肿瘤通常表现为中等密度。
- 高密度提示垂体卒中出血。
- 垂体卒中(CT特征)
  - 参见垂体卒中的一般影像学特征。
  - 急性垂体卒中(约3天)CT可显示高衰减。
  - 亚急性(4~30天)和慢性垂体卒中(>1个月)在CT上可与囊性变、脓肿和非出血性梗死相混淆[2]。
  - MRI通常对亚急性和慢性垂体卒中的评估更有帮助。

MRI特征

- 鞍区和鞍上的联合肿块,腰部位于鞍隔。
- 冠状位或矢状位图像上出现特征性的"8字"征或"哈雷摩托车"征(见图2.5a)。
- 在T1和T2上通常呈均匀等信号(垂体卒中参见下文)。
- 实性肿块在T1 Gd上呈中等均匀强化。
- 通常会移位、包裹或侵犯海绵窦结构。
- 坏死、出血或囊肿形成可引起明显的信号改变和异常。
- 垂体腺瘤如果不加遏制,通常会包绕颈动脉,其包埋程度应由放射科医生报告。
- 垂体腺瘤导致颈动脉狭窄的发病率较低,但是会存在明显的临床问题(图2.2)。
- 如果颈动脉狭窄存在且诊断不明确和(或)不确定,应考虑脑膜瘤。
- 术后垂体图像可能会令人困惑。
  - 蝶窦内充满脂肪是很常见的,它会产生与脂肪相似的信号。
  - 这种脂肪通常会随着时间的推移而坏死,并表现为与残留或复发肿瘤更为相似的信号。

- 垂体卒中
  - 参见垂体卒中(一般影像特征)(上文)。
  - 亚急性出血(4天至1个月)在T1图像上表现为明显的高信号。
  - 与其他颅内梗死一样,垂体卒中可导致弥散受限,这会提供有价值的早期诊断信息[3]。

- DWI显示明显的信号升高,ADC图显示对应的信号减低"黑洞"。
- 无对比增强。
- 磁共振波谱(MRS)
  - MRS被认为是描述垂体病变的一种有效和安全的无创性选择,使患者能够获得适当的医疗护理,避免像垂体结核球那样的侵入性手术[10]。

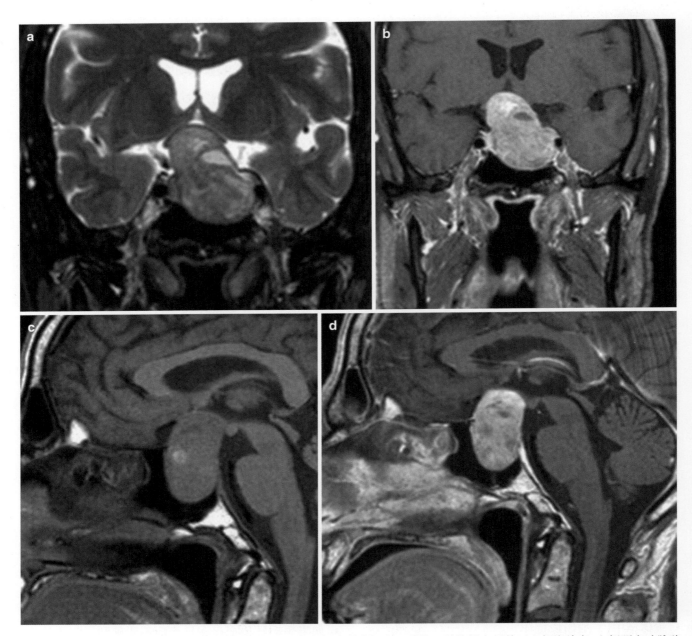

图2.1　(a)冠状位T2图像显示巨大的鞍区和鞍上肿块向颅侧延伸使视交叉移位。肿块侧向延伸至左侧海绵窦,左侧颈内动脉移位并狭窄。肿块轻度不均匀,左上方有坏死区,呈高信号。(b)冠状位T1 Gd图像显示巨大的鞍区和鞍上肿块向颅侧延伸,使视交叉移位,并侧向移位海绵窦和颈动脉。肿块轻度不均匀,左上方有一个非强化坏死区。在这张图片上,肿瘤似乎没有完全包围颈动脉。此序列能更好地显示肿瘤伸入左侧海绵窦,使左侧颈内动脉变窄。(c)矢状位T1图像显示巨大的鞍区和鞍上肿块,视交叉上抬。除了靠近其中部的小面积信号升高外,肿块相对均匀,可能与小面积坏死的血液成分有关。该患者没有垂体卒中的征象。(d)矢状位T1 Gd图像显示巨大的鞍区和鞍上肿块,视交叉上抬。肿块呈不均匀强化,多个强化减低区,可能与边缘血供区有关。

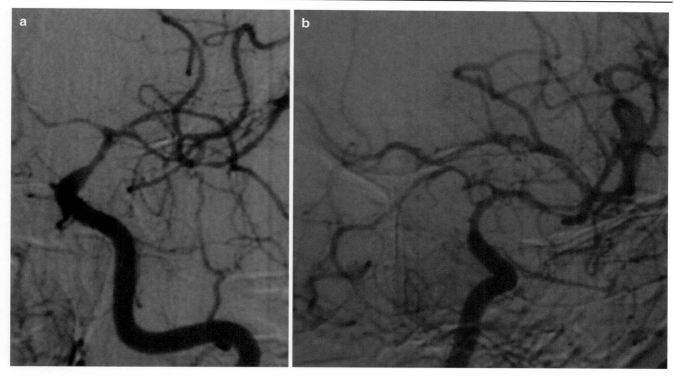

图 2.2　左侧颈内动脉前后位（a）和侧位（b）血管造影显示，颈内动脉海绵窦段突然呈锥形狭窄，向远端延伸，累及颈内动脉分叉和大脑前、中动脉近端。狭窄与垂体腺瘤直接相关，垂体腺瘤包围和缩窄了这些动脉。

临床问题

表现

- 视野缺损是由不良表现的大腺瘤直接压迫视交叉引起的最常见的主诉。
- 双颞侧偏盲是最常见的主诉。
- 侵入海绵窦可引起脑神经麻痹。
- 促使男性去积极就诊的一件大事：垂体功能减退导致性欲下降。
- 垂体卒中：
  —这个病理过程很容易引起人们的注意。
  —与突发性梗死伴/无出血有关。
  —出现在 10% 的垂体腺瘤患者。
  —腺体突然膨胀，压迫邻近结构（包括但不限于视交叉）。
  —患者主诉突发性剧烈头痛、视力丧失、感觉障碍、动眼神经麻痹或艾迪生病危象[5]。
  —患者可能有蛛网膜下腔出血（SAH）或有类似 SAH 的症状。
  —几千年前，可能需要花很长时间才能引起人们的注意，但是在这个时代，垂体卒中可以很快被发现。

流行病学与病理学

- 不同的生物学功能可以将垂体瘤分为三类：良性腺瘤、侵袭性腺瘤或癌。
- 65% 为良性腺瘤，35% 为侵袭性腺瘤。垂体癌仅占 0.1%[9]。
- 根据定义，腺瘤 ≤10mm 为微腺瘤，而腺瘤 ≥10mm 为大腺瘤。
- 非侵袭性和非分泌性垂体腺瘤被认为是良性的。
- 尸检与放射学研究对比发现，微腺瘤的患病率为 15%~25%[7,8]。
- 大多数微腺瘤是偶然发现的。
- 大多数大腺瘤是非分泌性的，是垂体功能减退的最常见原因。
- 90% 的垂体卒中患者有垂体大腺瘤。
- 10% 的垂体卒中患者发生在原本"健康"的腺体中。
- 垂体卒中的其他易感因素包括：
  —泌乳素瘤的药物治疗，尤其是溴隐亭[4]。
  —既往放射治疗。
  —抗凝治疗。
  —妊娠（希恩综合征）。
  —脑血管造影。

—创伤与手术。

—颅内压波动(图2.3)。

治疗与预后

- 垂体腺瘤患者除了接受药物治疗、手术治疗或放射治疗外,还经常采用观望、等待的手段。
- 垂体卒中是一种急症,通常用类固醇治疗,如果有明显的神经-眼科症状或意识下降,则应立即手术减压。
- 激素活性泌乳素瘤可用溴隐亭治疗。
- 放射治疗通常用于未完全切除和(或)侵袭性肿瘤。
- 早期诊断,积极治疗后,垂体卒中通常预后良好。
- 并非所有的神经系统缺陷都是可逆的,所以"时间至关重要"。

鉴别诊断

1.颅咽管瘤

- 就像汽车里的液体一样,颅咽管瘤囊性液体的黏度也变化不定,从淡黄色的蛋白质液体到含有胆固醇和血液副产品的典型"曲轴箱润滑油"样液体。

- 颅咽管瘤通常混合囊性成分和强化实性成分。
- 颅咽管瘤常钙化。
- MRI上,颅咽管瘤可侵犯邻近结构。
- 颅咽管瘤偶尔会扩大和(或)侵袭鞍区。
- 参见第3章。

2. RCC

- RCC通常不侵袭鞍区。
- 囊性垂体腺瘤可能难以与RCC区分(图2.4)。
- 参见第1章。

3. 垂体转移瘤

- 垂体转移瘤罕见,最常源于肺癌和乳腺癌。
- 前列腺癌、肾细胞癌、淋巴瘤、白血病、甲状腺癌、浆细胞瘤和胃肠道癌的报道较少[12]。
- 转移瘤通常不会扩大鞍区。
- 毫不奇怪,转移瘤比垂体腺瘤更不规则。
- 令人惊讶的是,一些系列研究显示,6%~29%的乳腺癌患者会发生垂体转移[12]。

4. 垂体癌

- 垂体癌罕见,发病率约为0.1%(1000例原发性垂体肿瘤中有1例)[9]。

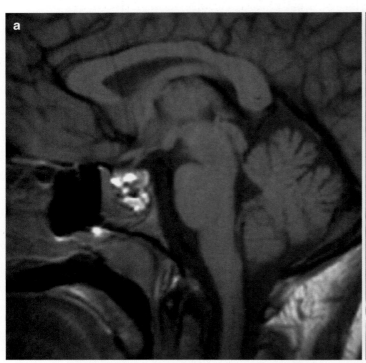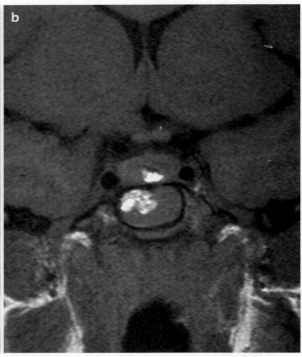

图2.3 矢状位(a)和冠状位(b)T1图像显示异常明亮的高信号位于鞍内和邻近的蝶窦内。这个高信号来自先前经蝶窦入路治疗垂体腺瘤的"脂肪堆积"。虽然比手术前更小,但垂体仍然增大。注意靠近脂肪的暗区来自化学位移伪影,特别是在图a中。

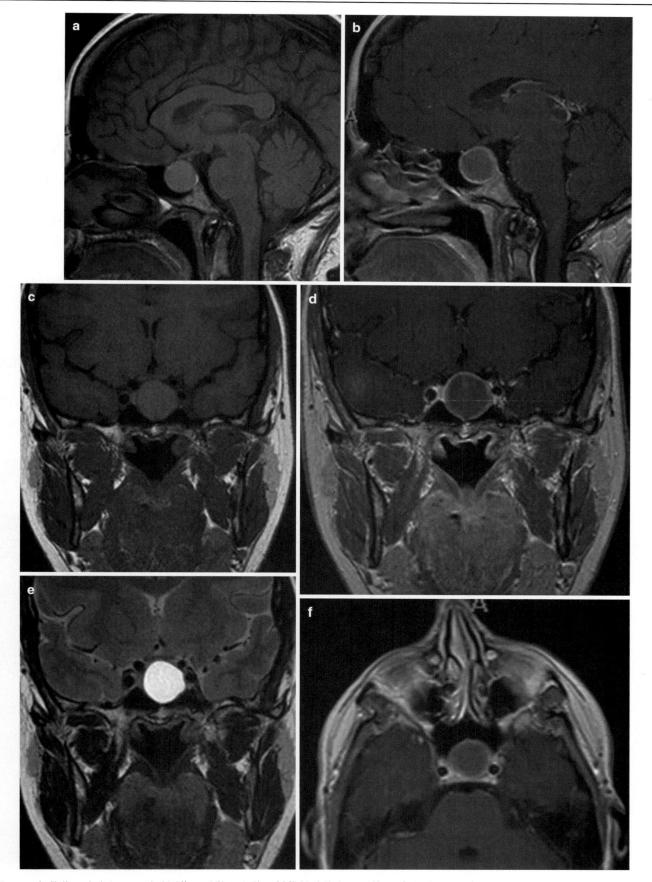

图 2.4　矢状位 T1（a）和 T1 Gd（b）图像显示鞍区和鞍上低信号肿块向上延伸,毗邻视交叉,边缘强化。冠状位 T1（c）和 T1 Gd（d）图像显示鞍区和鞍上低信号肿块向上延伸,毗邻并抬高视交叉,边缘强化。(e)冠状位 T2 图像显示鞍区和鞍上均匀高信号肿块向上延伸,毗邻并抬高视交叉。(f)轴位 T1 图像显示垂体囊性肿块,边缘稍不规则强化。这是一个囊状垂体腺瘤。该病变与颅颊裂囊肿相似(参见第 1 章),但有一些细微的区别。

—垂体癌比垂体腺瘤侵袭性强。

5.垂体脓肿

- 脓肿显示不规则的毛边[8]。
- 脓肿的强化边缘较厚。
  - 脓肿常伴有蝶窦炎。
  - 脓肿通常没有出血。

6.垂体结核瘤

- 即使在结核病流行地区也极为罕见。
- 1940年,Coleman等首次报道[14]。
- 自1940年首次报道以来,截至2015年,世界文献中只记录了81例病例[13]。
- 通常见于发展中国家和(或)免疫功能低下的个体[10]。
- 磁共振波谱有时有助于确定诊断[10]。

深度探索

1.信息速查

- 非激素分泌型腺瘤通常比其生物学上更为活跃的激素分泌型腺瘤更大。
- 大腺瘤占鞍上肿块的1/2。
- 约25%的鞍内出血患者有垂体卒中[2]。
- 当然,他们认为垂体卒中是一种临床诊断。出血可以发生在没有垂体卒中的情况下,垂体卒中也可以发生在没有出血的情况下。
- 但是,请务必不要漏诊。否则,你可能需要一位好的医疗事故律师。

2.历史大事记

- 1898年,Bailey报道了一例致命的出血性垂体肿瘤。
- 1905年,德国医生Bleibtreu将垂体卒中记录为一种病理实体。
- 1950年,Brougham等人在5例尸检病例中详细描述了这种病理学特征[6]。

3.遗传学

- 虽然95%的垂体腺瘤看似散发,但只有5%是家族性的。
- 家族性垂体腺瘤与多发性内分泌肿瘤1型(MEN1)、卡尼综合征(CNC)、多发性内分泌肿瘤4型(MEN4)

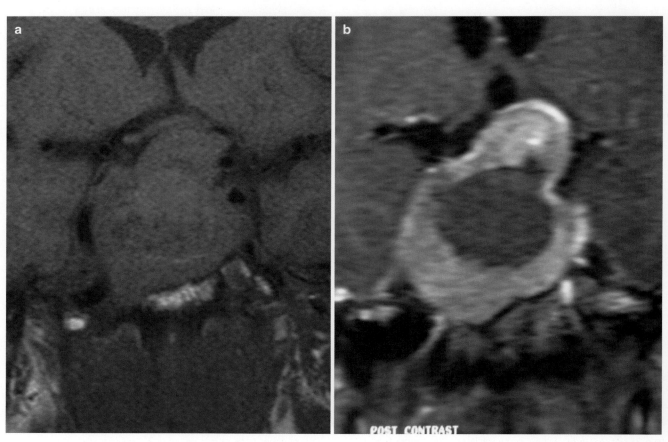

图2.5 (a)冠状位T1图像显示巨大的鞍区和鞍上肿块呈"8字"征,毗邻并抬高视交叉。肿块中心呈大面积异质信号。(b)冠状位T1 Gd图像显示鞍区及鞍上肿块明显增强,呈"8字"征,毗邻并抬高视交叉。肿块中心的大面积非强化区与巨大垂体腺瘤内先前的减瘤有关。肿块向侧面延伸,移位并部分环绕颈动脉虹吸部。(待续)

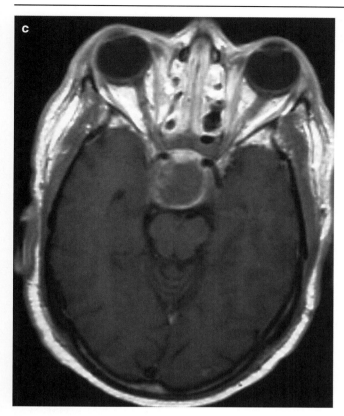

图 2.5 (续)　(c) 轴位 T1 Gd 图像显示垂体肿块周边强化。肿块中心的大面积非强化区与巨大垂体腺瘤内先前的减瘤有关。

和家族性孤立性垂体腺瘤 (FIPA) 相关。

- 尽管散发性垂体腺瘤更多见，但是家族性的垂体腺瘤比散发性的更具侵袭性。
- 目前的复合基因包括 *AIR*、*PRKAR1A* 和 *CDKN1B*（图 2.5）[15]。

（冯全志　译）

参考文献

1. Fischbein NJ, Dillon WP, Barkovich AJ. Teaching atlas of brain imaging. New York: Thieme; 2000. p. 52–4.
2. Ostrov SG, Quencer RM, Hoffman JC, et al. Hemorrhage within pituitary adenomas: how often associated with pituitary apoplexy syndrome? AJNR. 1989;10:503–10.
3. Rogg JM, Tung GA, Anderson G, et al. Pituitary apoplexy: early detection with diffusion-weighted MR imaging. AJNR. 2002;23:1240–5.
4. Lazaro CM, Guo WY, Sami M, et al. Haemorrhagic pituitary tumours. Neuroradiology. 1994;36(2):111–4.
5. Mattke AF, Vender JR, Andstadt MR. Pituitary apoplexy presenting as Addisonian crisis after coronary artery bypass grafting. Tex Heart Inst J. 2002;29(3):139.
6. Turgut M, Seyithanoglu MH. Rathke's Cleft Cysts Mimicking Pituitary Apoplexy, Fuminari Komatsu. Turgut DM, Mahapatra AK, Powell M, Muthukumar N (Eds) 2014 Springer-Verlag Berlin Heidelberg, pp 3–4.
7. Ezzat S, Asa SL, Couldwell WT, et al. The prevalence of pituitary adenomas. Cancer. 2004;101(3):613–9.
8. Asa SL. Practical pituitary pathology: what does the pathologist need to know? Arch Pathol Lab Med. 2008;132(8):1231–40.
9. Daly AF, Rixhon M, Adam C, et al. High prevalence of pituitary adenomas: a cross-sectional study in the province of Liege, Belgium. J Clin Endocrinol Metabol. 2006;91(12):1765–75.
10. Saini KS, Patel AL, Shaikh WA, et al. Magnetic resonance spectroscopy in pituitary tuberculoma. Singap Med J. 2007;48(8):783–6.
11. Asa SL, Ezzat S. The cytogenesis and pathogenesis of pituitary adenomas. Endocr Rev. 1998;19(6):798–827.
12. Fassett DR, Couldwell WT. Metastasis to the Pituitary gland. Neurosurg Focus. 2004;16(4).
13. Srisukh S, Tanpaibule T, Kiertiburanakul S, et al. Pituitary tuberculoma: a consideration in the Differential diagnosis in patient manifesting with pituitary apoplexy-like syndrome. Science Direct, Elsevier. 2016;5:63–6. https://doi.org/10.1016/j.idcr.2016.07.012. Accessed 2 Oct 2018.
14. Coleman CC, Meredith JM. Diffuse tuberculoma of the pituitary gland simulating tumour with post operative recovery. Arch Neuro Psy. 1940;44:1076–85.
15. Vandeva S, Jaffrain-Rea ML, Daly AF, et al. The genetics of pituitary adenomas. Best Pract Res Clin Endocrinol Metab. 2010;24(3):461–76.

第3章 颅咽管瘤

- **定义**:颅咽管瘤是相对良性的(WHO Ⅰ级)鞍区/鞍上肿瘤,占所有脑肿瘤的3%。它们可以发生在漏斗的任何部位,从第三脑室底部到垂体。
- **典型线索**:青少年或中年成人患者有不同的中枢神经系统症状,发现有复杂的鞍区/鞍上肿块,显示实性成分增强,与囊性成分的MRI信号不同。CT显示沿囊性成分边缘的曲线状钙化和实性成分的粗钙化。
- **性别偏好**:男女相等。
- **同义词**:无同义词。

影像

一般影像特征

- 90%规则:儿童颅咽管瘤90%为囊性,90%钙化。
- 95%的颅咽管瘤有明显的鞍上成分。
- 75%累及鞍上和鞍内。
- 20%是纯鞍上型。
- 5%是纯鞍内型,有时表现为鞍区扩大[1]。
- 鞍上肿块的T1信号升高提示颅咽管瘤。
- 就像汽车里的液体一样,颅咽管瘤囊性液体的黏度也变化不定,从淡黄色的蛋白质液体到含有胆固醇和血液副产品的典型"曲轴箱润滑油"样液体不同。
- 颅咽管瘤常混合囊性成分和强化实性成分。
- 在MRI上颅咽管瘤常侵犯邻近结构。
- 颅咽管瘤偶尔会扩大和(或)侵蚀鞍区。

平片特征

- 鞍上区钙化使颅咽管瘤诊断的特异性升高。
- 当有更高水平的成像时,通常无法获得平片。

CT特征

- 囊性成分
  - 通常较大。
  - 近似CSF密度(图3.1a)。
- 实性成分
  - 软组织密度。
  - 明显边缘强化。
- 钙化
  - 确定率为90%。
  - 通常实性成分为粗钙化,以及沿囊性成分边缘的曲线状钙化(图3.1)。

MRI特征[2,3]

- 囊性成分
  - 囊肿的增强模式变化很大,取决于内容物(如一般影像学特征中讨论的)(图3.4 a,b)。
  - T2信号变化大:80%的T2信号为高信号(图3.3 d和图3.4d)。
  - T1信号随蛋白质含量而变化:T1上偶尔呈高信号(图3.4e)。
  - FLAIR(液体衰减反转恢复)序列可能有助于描述颅咽管瘤和邻近的扩大脑室(图3.3 e,f)。
  - 肿瘤通常被增强的囊性边缘包围(图3.2、图3.3a~c和图3.4c)。

- 实性成分
  - T1：等信号到稍低信号。
  - T2：混杂，与CT上钙化含量相关。
  - T1 Gd：在大多数情况下，明显增强的实性成分（见图3.2）。
  - 持续破坏视交叉和下丘脑邻近结构。
- 钙化

  - 钙化在MRI上比CT更难发现。
  - 磁敏感序列可更好地显示钙化。
- 磁共振血管造影（MRA）
  - MRA可显示大脑前动脉（ACA）A1段移位。
- 磁共振波谱（MRS）
  - 囊肿内容物在稳定基线上含有广泛的脂谱[4]。

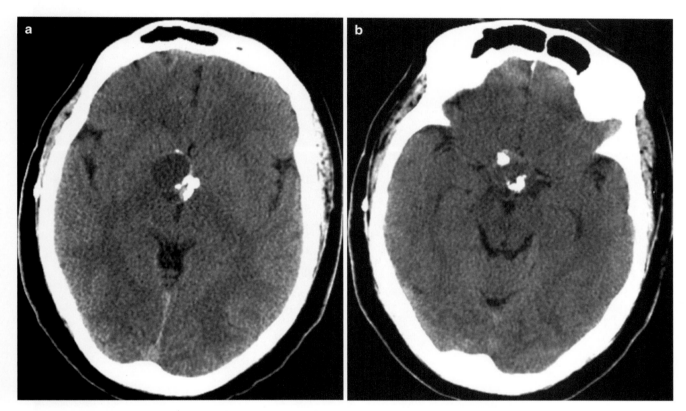

图3.1 （a，b）非增强CT显示鞍上均匀的囊性低密度肿块，囊壁钙化，肿瘤实性成分内粗大钙化。

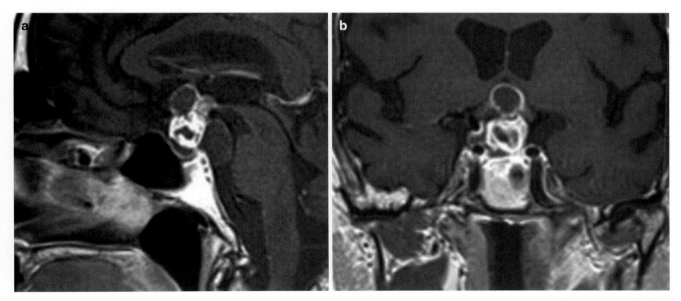

图3.2 矢状位（a）和冠状位（b）T1 Gd图像显示鞍区及鞍上囊实性占位。实性部分及囊壁强化。大的囊性成分沿斜坡延伸，使脑桥后移位。

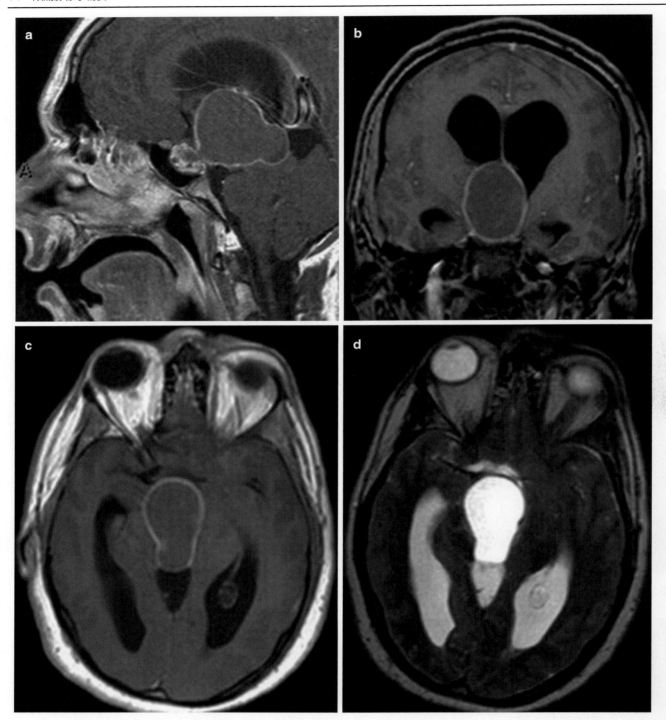

图3.3 矢状位(a)和冠状位(b)T1 Gd图像。轴位(c)图像显示鞍区巨大肿块,鞍上部分甚至更大,主要为囊性。鞍区实性成分和囊壁强化。囊内容物均匀但不强化。合并脑积水。(待续)

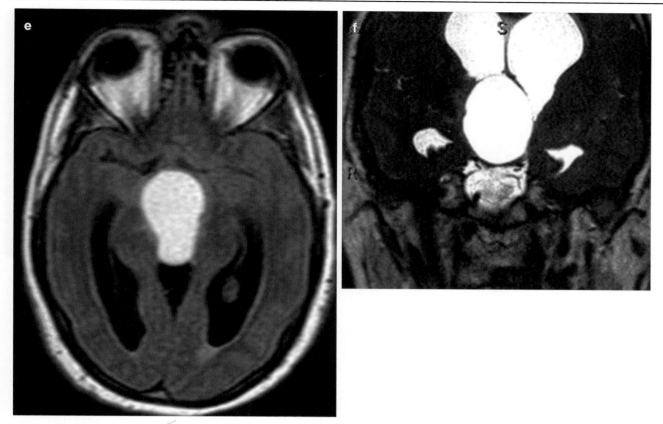

图 3.3(续)　轴位 T2(d)和 FLAIR(e)图像显示,充满液体的颅咽管瘤在 T2 和 FLAIR 上显示为高信号,并与 FLAIR 上的脑积水脑室明显不同,后者的 CSF 呈黑色。(f)冠状位 T2 图像。可以发现,扩张的脑室和充满液体的肿瘤看起来像米奇,但我们真的有必要给米奇加上另一个医学标志吗? 也许我们该让它好好享受迪士尼魔法王国。

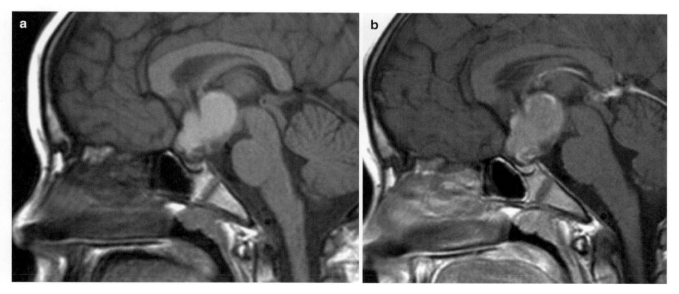

图 3.4　矢状位平扫(a)和强化(b)T1 图像显示大的鞍区和鞍上肿块,主要为囊性,内缘块状为实性成分,增强前后 T1 信号增高。(待续)

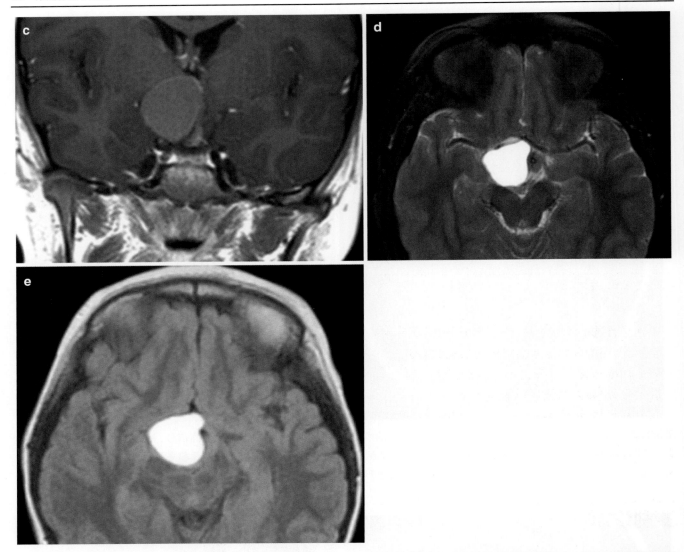

图 3.4 (续)　(c) 冠状位 T1 Gd 图像显示肿块边缘增强。轴位 T2 (d) 和 T1 (e) 图像显示颅咽管瘤的囊性成分在 T1 和 T2 上都是高信号。T1 信号缩短取决于肿瘤的内容物。

临床问题

表现

- 症状通常与占位效应相关。
- 视交叉受压可引起视觉障碍。
- 额叶的占位效应可导致头痛和行为改变。
- 下丘脑关键区域受压迫导致内分泌功能障碍。
- CSF 通路引流受阻可导致脑积水。

流行病学与病理学

- 占颅内肿瘤的 3%[2]。

- 50% 发生在儿童和年轻人[2]。
- 通常位于鞍上。偶尔只位于鞍内[2]。
- 鞍内扩大常见,可引起鞍区扩大和鞍背侵蚀。
  - 颅咽管瘤通常分为不同类型。一些学者认为它们属于一个范围,从造釉细胞到鳞状上皮,中间有过渡型和混合型。文献中列出的一些典型的"类型"如下[2,3,5]。
    - Ⅰ型:儿童型
      - 典型高峰年龄为 10~14 岁。
      - 常见钙化和囊变形成。
      - 显微镜下为造釉细胞。
      - 预后不良。
    - Ⅱ型:成人型
      - 高峰年龄为 60 岁。
      - 钙化和囊变少见。
      - 镜下见乳头状鳞状上皮。

- Ⅲ型：乳头状颅咽管瘤
  - →是试图违反所有成像规则的"害群之马"！
  - →乳头状肿瘤几乎只发生在成人[6]。
  - →多为球形。
  - →通常缺乏囊性成分。
  - →大多数为实性或只含有一些较小的囊。
  - →在乳头状亚型中钙化很少见。这是一个经常被成像者遗忘的事实[7]。
  - →在可切除性、对放射治疗的反应或总体生存率方面，造釉细胞型和乳头状变异型之间可能没有显著差异[6]。

治疗与预后

- 手术是首选的治疗方法，但不幸的是，通常只能为次全切除，因为肿瘤通常会附着在邻近的关键结构上。
- 残余肿瘤或复发肿瘤的治疗选择包括放射治疗、囊肿抽吸，或囊内灌注 P_{32} 或硬化剂。
- 预后随年龄、肿瘤类型、肿瘤大小和肿瘤切除程度的不同而不同。
- 在次全切除后，放射治疗可降低复发率[2,5,8]。

鉴别诊断

1. 垂体腺瘤

- CT 典型表现为鞍区扩大、侵蚀和重塑。
- CT 上，垂体腺瘤表现为中等密度。
- 鞍区和鞍上肿块与鞍膈处的腰部相结合，在冠状位图像上形成"8字"征或"哈雷摩托车"征。
- 通常 T1 和 T2 信号均匀一致（垂体卒中有出血，随出血时期而变化）。
- 实性肿块在 T1 Gd 上呈中等均匀强化。
- 通常会移位、包裹或侵犯海绵窦结构。
- 囊性和（或）出血的垂体腺瘤可能与颅咽管瘤难以鉴别（图3.4）。
- 参见第 2 章。

2. RCC

- RCC 通常比颅咽管瘤要小。
- RCC 通常比颅咽管瘤更均匀。

- 颅咽管瘤有强化的实性成分，除了正常垂体周围的一小部分外，RCC 无强化。
- RCC 通常不会破坏鞍区。
- 参见第 1 章。

3. 垂体转移瘤

- 垂体转移瘤罕见，最常源于肺癌或乳腺癌。
- 前列腺癌、肾细胞癌、淋巴瘤、白血病、甲状腺癌、浆细胞瘤和胃肠道癌的报道较少[9]。
- 转移瘤通常不会扩大鞍区。
- 一些系列研究显示，6%~29% 的乳腺癌患者会发生垂体转移[9]。

4. 垂体癌

- 垂体癌罕见，占原发垂体肿瘤的千分之一（0.1%）[10]。
- 垂体癌通常比颅咽管瘤（WHO Ⅰ 级）更具有侵袭性。

5. 垂体脓肿

- 垂体脓肿表现为较厚的强化边缘和（或）不规则毛边[11]。
- 垂体脓肿常伴有蝶窦炎。
- 垂体脓肿通常无出血。

6. 垂体结核瘤

- 通常见于发展中国家和（或）免疫功能低下的个体[12]。
- 磁共振波谱可以明显地帮助诊断，避免侵入性手术[12]。

7. 动脉瘤

- 典型表现为片状血栓钙化。
- 如果动脉瘤未闭，可能会看到血流的相位伪影。
- 鉴别诊断时要考虑到动脉瘤是很重要的。

深度探索

1. 胚胎学

- 胚胎学家对颅咽管瘤的病因提出了两个主要猜想。
- 理论一是它们来自颅咽管的残余物（连接口腹外胚层和拉特克囊）。
- 理论二是它们起源于腺垂体结节部的鳞状上皮细胞。
- 当前的思维倾向于理论一，将理论二归为旧理论[1]。
- 如果这些问题令你非常困扰，你也许应该读一本新的胚胎学教材或寻求专业帮助。

2.信息速查

- 异位颅咽管瘤见于第三脑室、鼻咽、蝶骨、桥小脑角、松果体区,极少数位于侧脑室[13]。

3.历史大事记

- 1857 年 , Friedrich Albert von Zenker 是第一位描述我们现在所说的颅咽管瘤的病理学家[14]。是的,这是与咽部憩室相关的同一个 Zenker。那时的医学界能有多少个 Zenker 呢?
- 1904 年 , Jacob Erdheim 是第一位准确描述他所称的垂体管肿瘤的组织病理学的病理学家 , Cushing 后来给这些肿瘤取名为颅咽管瘤。
- Joseph Babinski(1857—1932)是第一位描述颅咽管瘤患者临床表现的神经学家。是的,这就是我们所说的异常足底反射的巴宾斯基。
- 1910 年 , A. E. Halstead 在芝加哥一家医院应用鼻下路径进行了首次成功的颅咽管瘤切除术。
- 1923 年 , Cushing 为一位颅咽管瘤患者做了手术,该患者存活了 50 年,成为有记录以来颅咽管瘤存活时间最长的人。Harvey Cushing(1869—1939)在他的 2000 个脑肿瘤系列中报道了 92 例颅咽管瘤。在大多数垂体手术中,他倾向于经蝶入路,但对于颅咽管瘤,他更倾向于经颅入路[15]。
- 抗生素、类固醇和手术显微镜的引入显著改善了预后。立体定向放射外科、近距离放射治疗和囊内化学治疗改善了肿瘤的控制,并降低了并发症的发病率[16]。
- 自从 Halstead 成功切除了第一个颅咽管瘤(被 Cushing 称为最可怕的颅内肿瘤)以来,神经放射学的进展在 100 多年来取得了巨大的进展。让我们看看在未来的 100 年里我们能做出什么贡献。

4.遗传学

- *BRAF*:几乎所有与成人相关的乳头状颅咽管瘤都含有 *BRAF* 基因突变。
- *CTNNB1*:几乎所有常见于儿童的造釉细胞型颅咽管瘤都含有 *CTNNB1*(β-连环蛋白)突变[17]。

(冯全志 译)

参考文献

1. Bernstein M. Neuro-Oncology. The Essentials. Second Edition. By Mark Bernstein, Mitchel S. Berger. New York, NY: Published by Thieme Medical Publishers; 2007. p. 496.
2. Fischbein NJ, Dillon WP, Barkovich AJ. Teaching atlas of brain imaging: Thieme, New York; 2000. p. 58–61.
3. Sartorett-Schefer S, Wichman W, et al. MR differentiation of adamantinomatous and squamous-papillary Craniopharyngiomas. AJNR. 1997;18:77–87.
4. Keating RF, Goodrich JT, Packer RJ. Tumors of the pediatric central nervous system: George Thieme Verlag; 2001.
5. Ekdevik OP, Blaivas M, Gabrielsen TO, et al. Craniopharyngioma: radiologic and histologic findings and recurrence. AJNR Am J Neuroradiol. 1996;17:1427–39.
6. Crotty TB, Scheithauer BW, Young WF Jr, et al. Papillary Craniopharyngioma: a clinicopathological study of 48 cases. J Neurosurg. 1995;83(2):206–14.
7. Eldevik OP, Blaivas M, Gabrielsen TO, et al. Craniopharyngioma: radiologic and histologic findings and recurrence. AJNR. 1996;17:1427–39.
8. Yasargil MG, Curcic M, Kis M, et al. Total removal of Craniopharyngiomas. Approaches and long-term results in 144 patients. J Neurosurg. 1990;73:3–1.
9. Fassett DR, Couldwell WT. Metastasis to the Pituitary gland. Neurosurg Focus. 2004;16(4).
10. Daly AF, Rixhon M, Adam C, et al. High prevalence of pituitary adenomas: a cross-sectional study in the province of Liege, Belgium. J Clin Endocrinol Metabol. 2006;91(12):1765–75.
11. Asa SL. Practical pituitary pathology: what does the pathologist need to know? Arch Pathol Lab Med. 2008;132(8):1231–40.
12. Saini KS, Patel AL, Shaikh WA, et al. Magnetic resonance spectroscopy in pituitary tuberculoma. Singap Med J. 2007;48(8):783–6.
13. Singh J, Ganesan K, Desai SB, et al. Lateral ventricle Craniopharyngioma – MRI demonstration of migratory nature of ectopic Craniopharyngioma from the suprasellar region. Indian J Radiol Imaging. 2003;13:427–9.
14. Barkhoudarian G, Laws ER. Craniopharyngioma: history. Pituitary. 2013;16(1):1–8.
15. Roderick E, Karavitaki N, Wass JAH. Craniopharyngiomas. Historical aspects of their management. Hormones. 2008;7(3):271–4.
16. Lindholm J, Nielsen EH. Craniopharyngioma: historical notes. Pituitary. 2009;12(4):352–9.
17. Brastianos PK, Taylor-Weiner A, Manley PE, et al. Exome sequencing identifies BRAF mutations in papillary craniopharyngiomas. Nat Genet. 2014;46(2):161–5.

第4章 异位神经垂体

相关知识点

- 定义:异位神经垂体(EN)是一种先天性异常,与胚胎发育不良有关,导致漏斗尾侧不完全延伸,是垂体侏儒症较常见的病因之一。
- 典型线索:身材矮小的患者表现为垂体前叶小。在鞍区未见垂体"亮点",似乎位于正中隆起附近。
- 同义词:异位垂体后叶、垂体后叶异位、垂体柄阻断综合征(PSIS)。
- 薄层T1 Gd成像能否识别垂体柄具有重要的临床意义[1]。
- 对于神经放射科医生来说,寻找和识别相关的异常是很重要的。不要满足于一些易于实现的目标。继续寻找其他异常情况,这些异常可能很多。

影像

一般影像特征

- 微小明亮的T1垂体后叶位于正中隆起附近,而非位于鞍内。
- 异位神经垂体移行异常可为完全性或部分性[1]。

平片特征

- 骨龄研究显示患者的骨成熟延迟。

CT特征

- 不适合该病的成像技术。

MRI特征[2,3]

- MRI是最能正确识别EN的方法。
- 正中矢状位T1图像显示:
  - 高达90%的患者在第三脑室底正中隆起处有明亮的T1高信号,显示3~8mm软组织突起(图4.1a,b)。
  - "正常"鞍内垂体后叶"亮点"缺失。
  - 垂体前叶发育不全[1]。
  - 垂体柄可见的病例往往有单独的生长激素缺乏症[1]。
  - 在注射Gd后没有垂体柄的患者有更严重的儿童疾病,伴有多发垂体前叶激素缺乏症[1]。
- 神经放射学相关:
  - 视-隔发育不良(SOD)。
  - 视神经发育不良。
  - 胼胝体发育不全(ACC)(图4.2)。
  - Chiari I 型畸形(见图4.1a)。
  - 脑室周围灰质异位。
  - 蚓部发育不良。
  - 颈内动脉内侧偏移。
  - 颅底凹陷。
  - 卡尔曼综合征。
  - 永存颅咽管。

临床问题

表现

- 患者可能表现为生长激素缺乏(垂体侏儒症)或新生儿低血糖[2]。

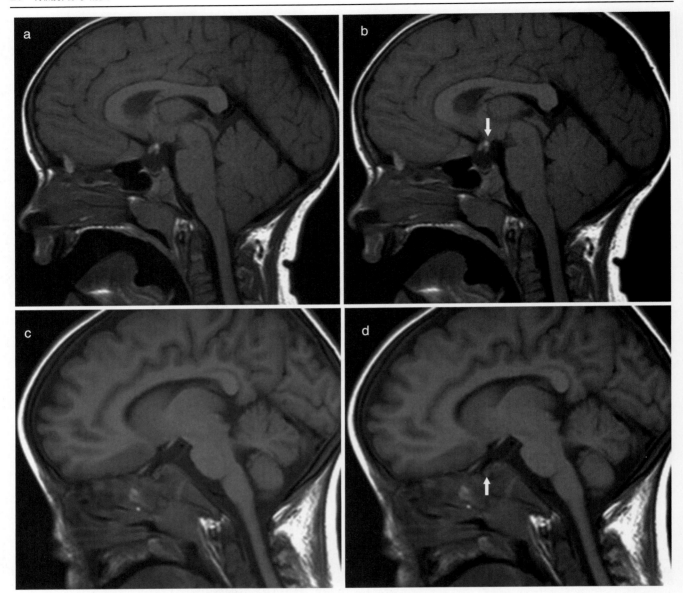

图4.1 （a,b）正中矢状位T1图像显示垂体后叶微小的"亮点"，位于鞍外鞍上区正中隆起附近，距正常位置数毫米。图b上的箭头大于异位神经垂体。在阅览室里，我们中的许多人可能都关注于一个更明显的发现，即Chiari Ⅰ型畸形患者的低悬扁桃体和后颅窝拥挤，这是众多相关的异常之一。（c,d）旁矢状位T1图像显示垂体前叶位于鞍内。蝶鞍内无邻近明亮的垂体后叶。

流行病学与病理学

- 异位神经垂体是由漏斗（间脑）尾侧不完全延伸引起的。
- 正中隆起是7个可以绕过血脑屏障的区域之一，是下丘脑调节激素释放的主要部位。
- 垂体后叶神经部通常通过漏斗柄与正中隆起连接。
- 异位神经垂体中断了垂体门脉系统的连接，从而阻止了从下丘脑到垂体前叶的促垂体激素的直接流动。
- 下丘脑释放的激素通常穿过下丘脑–垂体–门静脉系统到达垂体前叶，这些激素必须通过全身循环进行长距离的走行。
- 异位神经垂体通常与生长激素缺乏有关，并周期性地与全垂体功能减退有关[4]。
- 最近的报道表明，异位神经垂体和SOD具有相似的发病机制，都涉及*HESX1*基因[2]。

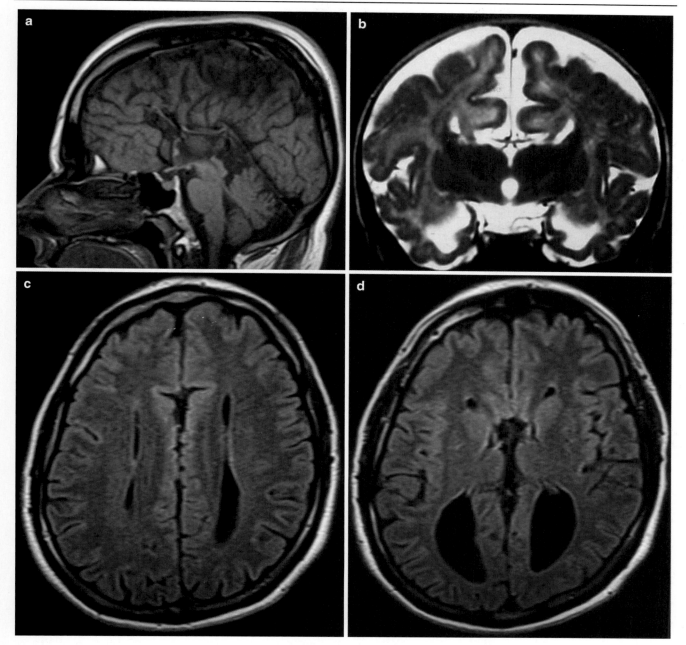

图 4.2 胼胝体发育不全(ACC)是另一种与异位神经垂体相关的颅内异常。(**a**)正中矢状位 T1 MRI 显示完全 ACC,大脑半球内侧脑沟呈放射状延伸至第三脑室。(**b**)冠状位 T2WI 显示"得克萨斯长角"或"北欧海盗"状外观,侧脑室上翻,中间有 Probst 束。海马比平时更垂直。(**c**)轴位 FLAIR MRI 显示异常位置的平行侧脑室之间有叉指状回。(**d**)轴位 FLAIR MRI 显示额角小、明显分离,大枕角,第三脑室高、突出。

治疗与预后

- 异位神经垂体本身不需要特殊治疗。然而,患者经常需要治疗相关的生长激素缺乏或全垂体功能减退[4]。
- 当患有严重生长激素缺乏症的儿童接受治疗时,结果是惊人的。经过适当的治疗,一个发育远远落后的儿童可以生长到正常的身高范围。
- 对缺乏生长激素的成年人进行治疗可以获得明显的补偿,包括骨密度的改善、能量和力量的增强。
- 成人的血脂水平确实有所改善,但心血管疾病的死亡率还不清楚。

鉴别诊断

1.颅咽管瘤

- 颅咽管瘤通常比异位神经垂体更大。
- 90%的颅咽管瘤有钙化,异位神经垂体无钙化。
- 通常为造釉细胞型。
- 参见第3章。

2.脂肪瘤、皮样囊肿或畸胎瘤

- 脂肪肿块会出现化学位移伪影。
- 脂肪饱和序列抑制这些脂肪肿瘤。

3.动脉瘤

- 动脉瘤通常表现为片状血栓钙化。
- 未闭动脉瘤有时会出现相位伪影。
- 鉴别诊断时要考虑到动脉瘤是很重要的。

深度探索

1.胚胎学

- 垂体可以清楚地追溯到两个不同的发育部位,垂体前叶(或腺垂体)起源于外胚层,垂体后叶(神经垂体)起源于神经外胚层。
- 垂体前叶起源于拉特克裂的内褶(口凹)。
- 垂体后叶由漏斗(间脑)向下延伸形成。
- 尽管很明显,异位神经垂体的分离会带来不利的后果,但垂体前叶和垂体后叶可以作为独立的内分泌器官发挥作用。

2.信息速查

- 虽然垂体后叶T1信号增高的原因仍有争议,但它很可能是继发于后叶垂体细胞[5]或神经分泌颗粒[3]中的脂质。

3.历史大事记

- 1920年,德国病理学家Priesel首次描述了异位神经垂体,后来在1927年发表了这些发现,但该实体在半个多世纪里基本上未被注意到。
- 1987年,Fujisawa等用MRI重新发现了异位神经垂体[3]。

4.遗传学

- 先天性垂体柄异常的全谱目前被称为垂体柄中断综合征。该综合征可导致垂体功能减退,通常表现为以下三联征:①垂体柄发育不良或中断;②垂体后叶异位(或缺失);③垂体前叶发育不全。当局限于中断的垂体柄时,我们会遇到如图4.1所示的异位神经垂体。
- 虽然大多数受累个体没有明显的遗传原因,但家族形式及与垂体柄中断综合征和微小畸形相关的先天性异常支持产前因素。
- 转录因子HESX1(3p21.2-p21.1)和LHX4基因(1q25)的突变与某些病例有关[6]。

（冯全志　译）

参考文献

1. Chen S, Leger J, Garel C, et al. Growth hormone deficiency with ectopic Neurohypophysis: anatomical variations and relationship between the visibility of pituitary the stalk asserted by magnetic resonance imaging and anterior pituitary function. JECM. 1999;84(7):2408–13.
2. Maintz D, Benz-Bohm G, Gindele A, et al. Posterior pituitary ectopia: another hint toward a genetic etiology. AJNR Am J Neuroradiol. 2000;21(6):1116–8.
3. Fujisawa I, Asato R, Nishimura K, et al. Anterior and posterior lobes of the pituitary gland: assessment by 1.5 T MR imaging. J Comput Assist Tomogr. 1987;11:214–20.
4. Sartor K. Diagnostic and interventional neuroradiology, a multimodality approach: Georg Thieme Verlag. Stutgart, Germany; 2002.
5. Kucharczyk W, Lenkinski R, Kucharczyk J, et al. The effect of phospholipid vesicles on the NMR relaxation of water: an explanation for the appearance of the Neurohypophysis? AJNR Am J Neuroradiol. 1990;11:693–700A.
6. Bar C, Zadro C, Diene G, et al. Pituitary stalk interruption syndrome from infancy to adulthood: clinical, hormonal, and radiological assessment according to the initial presentation. PLoS One. 2015;10(11):e9142354; Accessed on line 1/27/2020.

第5章　下丘脑错构瘤

- 定义:下丘脑错构瘤是一种少见的先天性、非肿瘤性异位畸形肿块,由正常神经元组织组成,起源于灰结节,早期症状可能与性早熟有关,或者较晚出现的与那些非常不寻常的痴笑性癫痫发作相关。
- 典型线索:患者有癫痫病史,发现下丘脑有一个小的非强化肿块。观察者经常认为患者是在开玩笑,因为在癫痫发作期间,患者会出现微笑或大笑。
- 同义词:灰结节错构瘤。
- 发病率:男性>女性。
- 无蒂病变与癫痫发作有关。有蒂病变与性早熟有关[1]。

影像

一般影像特征

从漏斗到乳头体的第三脑室底应该是光滑的,在正确的临床背景下,任何结节状物都应怀疑为错构瘤(图5.2)。

- 有蒂或无蒂的下丘脑肿块。
- 有蒂肿块:
  —附着于灰结节。
  —伸入鞍上池。
  —有蒂病变与性早熟有关[1]。
  —穹隆柱前外侧移位。
  —可能会使乳头体移位或扭曲。
  —第三脑室以下的延伸是可变的[2]。
- 无蒂病变与癫痫发作有关[1]。
- 在轴位上,肿块可能位于鞍上/脚间池内(图5.1b)。
- 它们通常不会增强或生长!
- 典型尺寸为1~2cm,很少达到4~5cm[3]。

CT特征

- 参见"一般影像特征"。
- 与大脑等密度的有蒂或无蒂肿块。
- 不强化!
- 无出血。
- 有时可见钙化或囊变。
- 冠状位和矢状位重建的现代容积扫描特别有效。

MRI特征

- 参见"一般影像特征"。
- T1与灰质等信号(见图5.2)。
- T2信号等于或高于灰质。
- 垂体后叶高信号通常存在。
- T1 Gd显示无强化。
- T2信号与胶质细胞数量成正比。胶质细胞越多,T2信号越高[4]。
- 磁共振波谱(MRS),应用以下特征有助于区分下丘脑错构瘤和胶质瘤[4]:
  —NAA/肌酸降低。
  —肌醇升高。
  —胆碱/肌酸升高(与杏仁核相比)[4]。

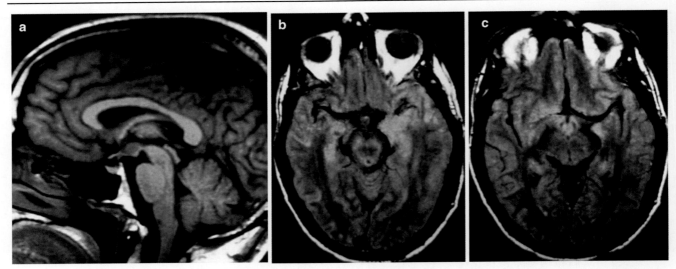

图5.1 （a）矢状位T1图像显示1cm卵圆形无蒂下丘脑肿块，位于第三脑室底部附近。肿块信号与皮层灰质信号相同。（b）轴位T1图像显示1cm卵圆形下丘脑肿块伸入鞍上池。信号与皮层灰质信号相同。（c）轴位T1图像显示1cm卵圆形下丘脑肿块，与皮层灰质信号相同。随后的T1 Gd图像显示无强化。

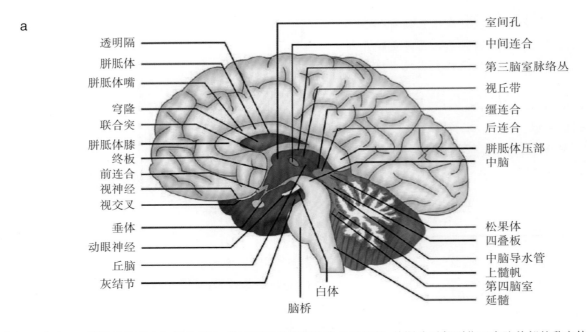

图5.2 （a）Gray所描述的正中矢状位显示，第三脑室的底部通常是平坦的，从漏斗后部到位于中脑前部的乳突体。与矢状位MR图像5.1a相比，异常突出就像俗话说的"酸痛的拇指"。（待续）

临床问题

表现

- 患者可能出现性早熟，通常开始于2岁以下。

- 患者可能出现癫痫发作。典型的患者表现为痴笑性发作，即阵发性的笑声。图5.1所示的病例没有出现笑的表现，但观察到在癫痫发作期间偶尔会露出微笑。

- 下丘脑错构瘤可导致视觉或行为问题、早发型青春期，或痴笑性发作[4]。

- 痴笑性发作：

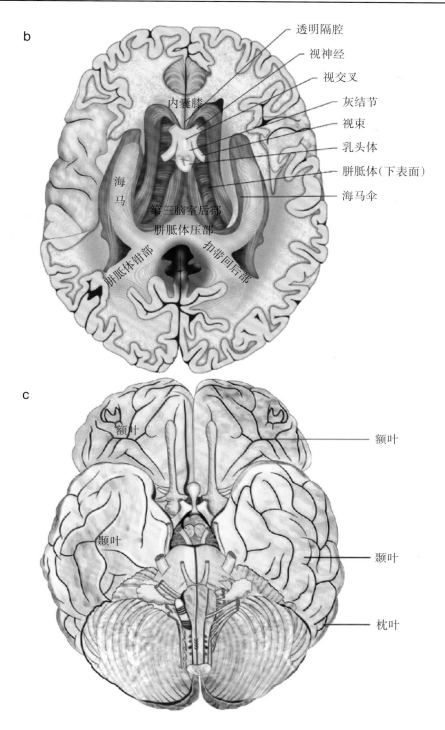

b

透明隔腔
视神经
视交叉
灰结节
视束
乳头体
胼胝体(下表面)
海马伞

内囊膝

海马

第三脑室后部
胼胝体压部

胼胝体钳部　扣带回后部

c

额叶
额叶

颞叶
颞叶

枕叶

图 5.2(续)　(b)Gray 的轴位解剖图描绘了乳头体与灰结节的关系。(c)Gray 的大脑下表面的解剖图显示,乳头体在垂体漏斗的后方呈成对的圆形结构。

—通常为 2~30 秒的短时间发作。

—这些患者可能会表现出无法控制的笑声。

—大多数没有意识丧失。

—有时表现为表情僵硬[5]。

流行病学与病理学

· 下丘脑错构瘤是一种良性的非肿瘤性异位组织肿块,起源于视交叉和乳头体之间的灰结节。

- Gray 的图解(图5.2)清楚地说明了与这个复杂的区域相关的复杂的正常解剖结构。

治疗与预后

- 药物治疗被推荐用于无蒂病变,但在多年的治疗过程中,费用可能会非常昂贵。
- 对于有蒂病变的患者,表现为药物难以治愈的症状,建议手术治疗[6,7]。
- 虽然手术治疗对于有蒂病变似乎是成功的,但对于无蒂肿块来说,手术往往是有困难的。
- 药物治疗包括促黄体生成激素受体激动剂。

鉴别诊断

1.下丘脑/视交叉胶质瘤

- 浸润性。
- 与神经纤维瘤病1型(NF1)相关。
- 大多数为幼年毛细胞星形细胞瘤(JPA)。
- T1:通常为低信号。
- T2:通常为高信号。
- T1 Gd:实性部分通常强化。
- MRS有助于区分下丘脑错构瘤和胶质瘤[4]。
- 参见上文MRI特征。

2.其他胶质瘤

- 对于其他胶质瘤来说,下丘脑是一个不寻常的位置。
- 其他胶质瘤通常在T2上信号更高。
- MRS有助于区分下丘脑错构瘤和胶质瘤[4]。

3.朗格汉斯细胞组织细胞增生症(LCH)

- 当累及漏斗或下丘脑时,LCH可伴有尿崩症。
- 眼眶受累常导致患者出现眼球突出。
- 颞骨受累可能解释听力丧失和慢性耳道引流的出现。
- 硬膜受累可导致头痛。
- 小脑受累可引起共济失调和辨距障碍。
- 有时可见垂体漏斗异常增厚,伴有相关软组织肿块的增强。相反,下丘脑错构瘤不增强。
- 有时表现为正常垂体后叶亮点缺失。
- 可看到肿块累及视交叉和(或)下丘脑。

- 硬脑膜和(或)软脑膜结节样强化增厚。
- 累及颅骨和(或)颞骨的破坏性病变通常与CT显示的病变相对应。
- 偶尔可看到脑实质病变:
  - 大脑半球、脑干或小脑。
  - T1呈等信号。
  - T2呈稍高信号。
  - T1 Gd通常(但不总是)强化。
  - 参见第8章。

4.生殖细胞肿瘤

- 松果体区:最常见的部位。
- 鞍上区:第二常见部位。
- 第三脑室底:第三常见部位。
- 较少出现的部位:第四脑室、基底节、丘脑。
- T1和T2:与灰质信号相等。
- T1 Gd:表现为明显的增强。相比之下,下丘脑错构瘤无增强。
- 有用的肿瘤标志物包括:
  - 甲胎蛋白(AFP)。
  - 人绒毛膜促性腺激素(HCG)。

深度探索

1.胚胎学

- 下丘脑错构瘤可能是在子宫内35~40天内发生的异常神经迁移[4]。

2.信息速查

- 错构瘤来自希腊语hamartia,意思是判断错误或无意失礼。在医学上,错构瘤是一种发育缺陷。
- 痴笑起源于希腊语galaein,意思是"笑"。在医学上,痴笑表示一种与笑相关的症状或综合征。
- 灰结节源于拉丁语的cinereum,意思是"灰尘或灰色"和结节"肿块样",即灰色肿块。
- 下丘脑错构瘤的患病率为1/20万。
- Pallister-Hall综合征:
  - 5%的下丘脑错构瘤病例与Pallister-Hall综合征相关[8]。
  - 多发畸形包括面部畸形、肛门闭锁、多指畸形和大的下丘脑错构瘤。

—Pallister-Hall 综合征患者的神经症状不太严重[3]。

* 40% 的下丘脑错构瘤癫痫患者也有性早熟。

3. 历史大事记

* 19世纪末：笑声首先被认为是癫痫发作的一种罕见表现。

* 20世纪末：随着 MRI 的引入和广泛应用，痴笑性癫痫发作和下丘脑错构瘤之间的特殊联系得到了理解。

4. 遗传学

* 音猬因子发挥着一定作用。

* *GLI3*：在发育过程中，*GLI3* 基因突变已被证明是罪魁祸首。GLI 家族的 DNA 结合转录因子介导（SHH）音猬因子信号。

* *GLI3* 基因突变与多种异常相关，包括具有多发畸形的 Pallister-Hall 综合征，对未确诊的婴儿来说不足以致命的垂体[9]。

（冯全志　译）

参考文献

1. Boyko OB, Curnes JT, Oakes WJ, et al. Hamartomas of the tuber cinereum: CT, MR, and pathologic findings. AJNR Am J Neuroradiol. 1991;12(2):309–14.
2. Tonn J, Westphal M, Rutka JT. Oncology of CNS tumors. New York: Springer Berlin Heidelberg; 2009.
3. Arita K, Ikawa F, Kurisu K, et al. The relationship between magnetic resonance imaging findings and clinical manifestations of hypothalamic hamartoma. J Neurosurg. 1999;91(2): 212–20.
4. Amstutz DR, Coons SW, Kerrigan JF, et al. Hypothalamic hamartomas: correlation of MR imaging and spectroscopic findings with glial content. AJNR Am J Neuroradiol. 2006;27(4): 794–8.
5. Engel J, Pedley TA, Aicardi J. Epilepsy, a comprehensive textbook. Philadelphia: Wolters Kluwer Health/Lippincott Williams & Wilkins; 2007.
6. Fischbein NJ, Dillon WP, Barkovich AJ. Teaching atlas of brain imaging. New York: Thieme; 2000. p. 39–41.
7. Albright AL, Lee PA. Neurosurgical treatment of hypothalamic hamartomas causing precocious puberty. J Neurosurg. 1992;78: 77–82.
8. Craig DW, Itty A, Panganiban C, et al. Identification of somatic chromosomal abnormalities in hypothalamic hamartoma tissue at the GLI3 locus. Am J Hum Genet. 2008;82: 366–74.
9. Biesecker LG. Pallister-Hall syndrome. In Adam MP, Aringer HH, Pagon RA, et al, editors. GeneReviews [Internet]. Seattle (WA); University of Washington, Seattle; 1993–2020; Initial Posting: 5/25/2000; Accessed on internet 1/31/2020.

第6章　神经垂体结节病

影像

一般影像特征

- CT显然较MRI的敏感性和特异性差，但它经常是神经结节病患者的第一种成像方式。
- 高达60%的神经结节病患者CT检查结果呈阴性[20]。
- 垂体柄通常在下侧逐渐变细，上部伸入第三脑室漏斗隐窝。
- 垂体柄增大是病理性的。
  —公开测量的漏斗直径是：

  ○ 在视交叉水平,3.25mm+/− 0.56(SD)mm。
  ○ 在柄进入垂体水平,1.91mm +/− 0.40(SD)mm。
  —95%的人在2 SD以内：
  ○ 在视交叉水平≤4.4mm。
  ○ 在柄进入垂体,水平≤2.7mm[27]。
- 请记住,垂体及垂体柄大部分在血脑屏障之外,通常随着Gd而增强。

CT特征

- 漏斗扩大并增强。
- 可能表现为硬脑膜肿块样或斑块样增厚。
- 密度增高。
- 没有出血或钙化。

MRI特征

- 漏斗扩大并增强。
- T1:通常与大脑的强度相等(图6.1a)。
- T2:结节通常呈低信号[19]。这是一个关键特征！
- T1 Gd:从均质到非均质的明显增强(图6.1b,c)。
- 有时伴有脑水肿。

临床问题

表现[1,2]

- 尿崩症
  —患者到急诊科就诊,表现为尿频、口渴、呕吐、腹泻、发热和视力模糊。尿液分析显示比重下降、渗透压下降、电解质下降。尿糖没有增加。

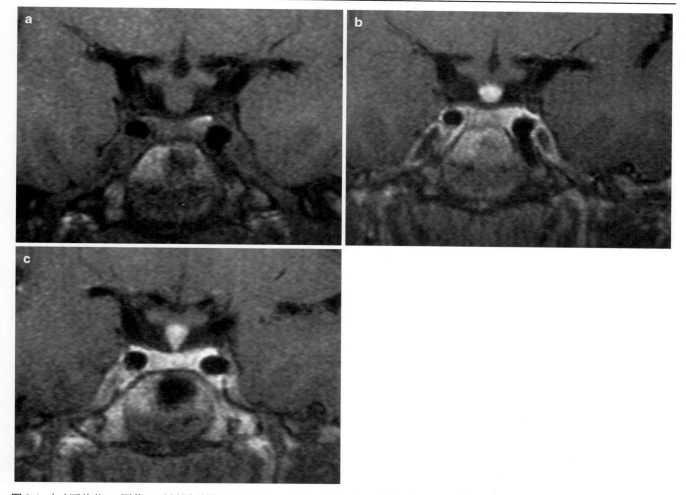

图6.1 （a）冠状位T1图像显示椭圆形漏斗肿块，与大脑信号相同。（b,c）冠状位T1 Gd图像表现为卵圆形漏斗肿块明显强化，向颅侧延伸至视交叉水平。病变在图c中类似于"陀螺"。

- 全身症状：发热、疲劳、虚弱、体重减轻和萎靡不振。
- 眼眶症状：不适、复视、眼球突出、上睑下垂、眼睑肿胀。
- 肺部症状：咳嗽、胸痛、呼吸困难。
- 受影响器官增大和（或）受刺激[5]
- 结节病经常被称为"模仿者病"或"雪花病"，因为患者可以预见地表现出几种症状。

自然史

- 通常在20~40岁出现，第二个高峰为50~60岁。
- 性别偏好：女性>男性。
- 白种人的总发病率为20/100 000。
- 可能影响任何器官系统[15,16,21]
- 50%的结节病患者没有症状。
- 非洲裔美国人、爱尔兰人和斯堪的纳维亚人最常受到影响[4,6,7,11]
- 超过50%的结节病患者泪腺受累导致干眼症[16]

- 其他眼部受累包括前葡萄膜炎、玻璃体炎、血管炎和脉络膜炎[14]
- 脑神经[包括视神经]、垂体、脊髓和软脑膜的神经系统受累。
- 90%的结节病患者有肺部病变，包括肺间质纤维化、高血压、限制性肺病和肺门腺病（图6.2）。
- 30%的患者有皮肤病，包括皮肤结节病和结节性红斑。
- 25%的患者有心脏受累，包括心律失常和心肌病。
- 检查可能显示脾大或肾衰竭。
- Lofgren综合征：肺门腺病、多关节痛和结节性红斑。
- 还要记得在其他地方寻找结节病的迹象（见图6.2，胸片显示典型的腺病）。

流行病学与病理学

- 结节病是一种多系统的肉芽肿性疾病，其侵袭性T淋巴细胞使其微结构扭曲，导致非干酪样肉芽肿。

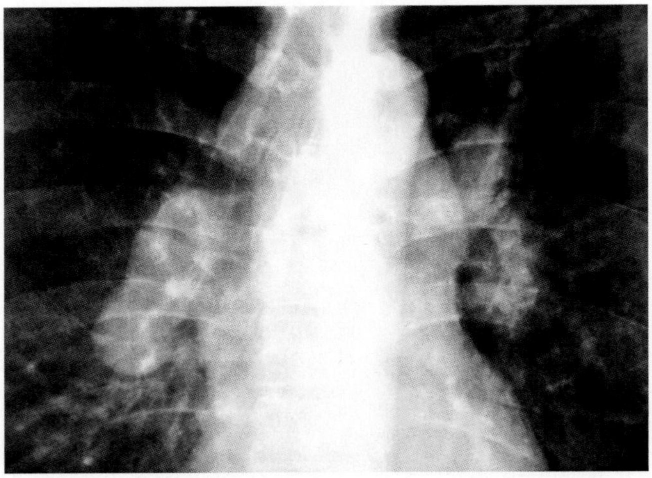

图 6.2　圆锥状岩尖胸表现为继发于结节病的双侧肺门和右气管旁淋巴结肿大。

- 尽管专家、学者们对这种可怕的疾病已经进行了几十年的研究，但其病因仍不清楚。
- 有人认为这是一种免疫疾病[12,13]。

治疗

1.皮质类固醇

- 主要药物治疗方法[9]。
- 大剂量持续应用2周，炎症控制后逐渐减量。
- 可能需要数周至数月的维持剂量。
- 类固醇反应性病例仍有复发的风险[3,5,8]。

2.甲氨蝶呤

- 二线药物治疗方法[9]。
- 可能用来"备用类固醇"[5]。
- 甲氨蝶呤在一些患者中只服用少量剂量就可以引起危及生命的肺炎和脑膜炎。

3.其他

- 一些全身性结节病患者可能不需要治疗。然而，如果眼眶[5]或神经垂体受累[10]，结节病通常需要治疗。

鉴别诊断

对于垂体漏斗受累的鉴别，除了结节病，还包括以下几种疾病[26]。

1.漏斗神经垂体炎（INH）

- 成人漏斗疾病的最常见病因（>25%）。
 —引起垂体漏斗强化，肿块样增厚[26]。

2.转移瘤

- 与惠普尔病有关的成人漏斗疾病第三常见病因（11%）[26]。
- 引起垂体漏斗强化，肿块样增厚[26]。

3.惠普尔病

- 与转移性疾病有关的成人漏斗疾病第三常见病因（11%）。
- 其他可累及垂体柄的肉芽肿性疾病包括韦格纳病和肺结核[26]。

4.朗格汉斯细胞组织细胞增生症

- 儿童漏斗疾病的第二常见病因，约占20%，仅次于发育不全（>60%）。
- 以儿童为主，年龄为1~5岁。
- 男性:女性 = 2:1[18]。
- 参见第8章。

5.垂体细胞瘤/漏斗瘤

- 5%的成人漏斗疾病与重复频率、颅颊裂囊肿、白血病和生殖细胞瘤有关。
- 罕见，起源于神经垂体和漏斗中的特殊胶质细胞[17]。
- 发病高峰在第5个10年。所有病例>20岁。
- 性别偏好:男性<女性，比例为1:2。
- WHO Ⅰ级，组织学上为纤维星形细胞瘤。
- T1:等信号的实性肿块。
- T1 Gd:明显强化。
- T2:不均匀，等信号至低信号。
- 常看到垂体亮点缺失[17]。

6.垂体颗粒细胞瘤

- 同义词:垂体迷芽瘤。
- 以前认为与垂体细胞瘤相同，但现在认为其是一个单独的实体。

7.淋巴瘤

- 垂体淋巴瘤很难与腺瘤、脑膜瘤或其他鞍区病变鉴别。
- 当免疫功能低下的老年患者T1和T2表现为等–低

信号肿块时,必须考虑淋巴瘤[25]。

位基因之间复杂相互作用的结果[32]。

8.白血病

- 可引起5%的成人漏斗疾病。

（冯全志　译）

深度探索

1.信息速查

- 50%的结节病患者在3年内得到缓解。
- 2/3的结节病患者在10年内得到缓解。
- 1/3的结节病患者为持续性疾病。
- 5%的结节病患者死于心脏、呼吸或神经系统疾病,肺纤维化是最常见的死亡原因[4,5]。
- 临床上10%的结节病患者有中枢神经系统受累症状。25%的结节病患者尸检时有中枢神经系统受累[19,22]。
- 垂体、下丘脑或视交叉结节病仅发生在0.5%的结节病患者中[24]。
- 结节病是成人漏斗疾病的第二常见病因（14%）,仅次于漏斗神经垂体炎（INH）[26]。

2.历史大事记

- 1869年,英国外科医生、眼科学家、皮肤科学家、性病学家和病理学家Jonathan Hutchinson首次描述了与结节病相关的皮肤病变。在他那个时代,结节病被认为是一种皮肤病[29]。
- 一些人认为,著名的苏格兰医生和作家 Arthur Conan Doyle 和英国医生 Jonathan Hutchinson 通过他们对眼科学和结节病的共同兴趣联系在一起[30]。
- 1897年,挪威皮肤科学家Caesar Boeck,描述了他认为类似肉瘤的皮肤结节,并创造了"肉瘤样"一词。
- 当前,人们对结节病的关注仍然很高。迄今为止,已经发表了5000多篇与肉瘤相关的文章[22,23,28]。

3.遗传学

- 家族聚集和不稳定的种族事件,为结节病的遗传联系的争论提供了依据。
- Martensen在兄弟姐妹中发现结节病后近一个世纪,几乎没有环境联系被建立起来[31,32]。
- 但是,大量的HLA和非HLA的候选基因与结节病的易感性有关。
- 总之,结节病目前被认为是各种环境因素和各种等

参考文献

1. Weinreb RN, Tessler H. Laboratory diagnosis of ophthalmic sarcoidosis. Surv Ophthalmol. 1984;28:653–64.
2. Morgenthau AS, Iannuzzi MC. Recent advances in sarcoidosis. Chest. 2011;139:174–82.
3. Yarnardag H, Pamuk ON. Lacrimal gland involvement in sarcoidosis. Swiss Med Wkly. 2003;133:388–91.
4. Iannuzzi MC, Fontana JR. Sarcoidosis: clinical presentation, immunopathogenesis, and therapeutics. JAMA. 2011;305(4):391–9.
5. Tsui J, Allen R. Sarcoidosis affecting the lacrimal gland. Eye Rounds.org. July 14, 2011.
6. Bresnitz EA, Strom EB. Epidemiology of sarcoidosis. Epidemiol Rev. 1983;5:124–56.
7. Mavrikakis I, Rootman J. Diverse clinical presentations of orbital Sarcoid. Am J Ophthalmol. 2007;144:769–75.
8. Prabhakaran VC, et al. Orbital and adnexal sarcoidosis. Arch Ophthalmol. 2007;125(12):1657–62.
9. Smith JK, Matheus MG, Castillo M. Imaging manifestations of neurosarcoidosis. AJR Am J Roentgenol. 2004;182(2): 289–95.
10. Johns CJ, Michele TM. The clinical Management of Sarcoidosis: a 50-year experience at the Johns Hopkins Hospital. Medicine. 1999;78:65–111.
11. Koyama T, Ueda H, Togashi K, et al. Radiologic manifestations of sarcoidosis in various organs. Radiographics. 2004;24: 87–104.
12. Weerakkody Y, Gillard F, et al. Sarcoidosis. Radiopaedia.org.
13. Miller BH, Rosado-deChristenson ML, Mcadams HP, et al. Thoracic sarcoidosis: radiologic-pathologic correlation. Radiographics. 1995;15(2):421–37.
14. Baughman RP, Lower EE, Kaufman AH. Ocular sarcoidosis. Semin Respir Crit Care Med. 2010;31(4):452–62.
15. Hunninghake GW, Costabel U, Ando M, et al. ATS/ERS.WASOG statement on Sarcoidosis. American Thoracic Society/European Respiratory Society/World Association of Sarcoidosis and other Granulomatous Disorders. Sarcoidosis Vasc Diffuse Lung Dis. 1999;15:149–73.
16. Boukes RJ, de Vries-Knoppert WA. Lacrimal gland enlargement as one of the ocular manifestations of Wegener's granulomatosis. Documenta Ophthalmlogica. 1985;59(1):21–6.
17. Gibbs WN, Monuki ES, Linskey ME, et al. Pituicytoma: diagnostic features on selective carotid angiogram and MR imaging. AJNR Am J Neuroradiol. 2006;27(8):1639–42.
18. Hann IM, Smith OP. Pediatric hematology: Wiley-Blackwell; 2006.
19. Fischbein NJ, Dillon WP, Barkovich AJ. Teaching atlas of brain imaging. Thieme New York 2000; 213–215.
20. Kornienko VN, Pronin IN. Diagnostic neuroradiology: Springer Verlag; 2008.
21. Katzman GL, Langford CA, Sneller MC, et al. Pituitary involvement by Wegener's granulomatosis: a report of two cases. AJNR Am J Neuroradiol. 1999;20:519–23.
22. Iannuzzi MC, Rybicki BA, Teirstein AS. Sarcoidosis. N Engl J Med. 2007;357:2153–65.
23. Sharma OP. Definition and history of sarcoidosis. European Respiratory Monograph; ISSN 1025-448x. ISBN 1–904097–22-7.
24. Athyal RP, Sellar SS. Sellar and Parasellar Neurosarcoidosis: magnetic resonance imaging features. Indian J Radiol Imaging. 2002;12:487–9.
25. Tamer G, Kartal I, Aral F. Pituitary infiltration by non-Hodgkin's lymphoma: a case report. J Med Case Rep. 2009;3:9293.
26. Hamilton BE, Salzman KL, Osborn AG. Anatomic and pathologic spectrum of pituitary infundibulum lesions. AJR 2007;188(3).

27. Simmons G, et al. MR Imaging of the pituitary Stalk. AJR. 1992;159

28. Boeck C. Multiple benign sarcoid of the skin. J Cutan Gen Urin Dis. 1899;17:543–50.

29. James GD, Sharma OP. From Hutchinson to now: a historical glimpse. Current opin Pulm Med. 2002;8:416–23.

30. Arthur Conan Doyle and Jonathan Hutchinson: the sarcoidosis connection. Sarcoidosis. 2003;10(1):69–70.

31. Martenstein H. Knochveranderungen bei lupus pernio. Zentralbl Haut Geschlechtskr Grenzeb. 1923;7:308.

32. Annuzzi MC, Rybicki BA. Genetics of sarcoidosis: candidate genes and genome scans. Proc Am Thorac Soc. 2007;4(1):108–16. https://doi.org/10.1513/pats.200607-141JG.

第7章 鞍内蛛网膜囊肿

相关知识点

- 定义:真正的鞍内蛛网膜囊肿是罕见的,起源于不明原因的蜘蛛状的蛛网膜的撕裂或裂开[1]。
- 典型线索:患者有长期头痛、月经不调和头晕病史,近期出现视力下降。无强化的液性肿块填充并扩张鞍区,使垂体后下部移位。
- 同义词:颅内蛛网膜囊肿、蛛网膜下腔囊肿。
- 发病率:男性>女性[2,3]。
- 颅内蛛网膜囊肿最常见于中颅窝,约10%的病例见于鞍区和鞍旁区[1,4-6]。
- 虽然罕见,鞍内蛛网膜囊肿是可逆性视力丧失的重要原因[7]。

影像

一般影像特征

- 鞍内囊性肿块常表现为鞍上扩张[8]。
- 典型的蛛网膜样,薄透明状,囊壁在影像上几乎看不到。

CT特征

- CT密度与CSF相同。
- 增强后不强化。
- 常表现为鞍上扩张[1,8-10]。
- 无出血或钙化。

MRI特征

- T1:通常与CSF等强度(图7.1a~c)。
- T2:通常与CSF等强度(图7.1d)。
- T1 Gd:无强化。
- 鞍内囊性肿块常表现为鞍上扩张[8]。

临床问题

表现

- 20%的患者在诊断时无症状,可能不需要手术[1,9]。
- 常见症状:与无功能性垂体腺瘤、颅咽管瘤、颅颊裂囊肿、表皮样囊肿、空蝶鞍的患者相似。症状包括头痛、视觉症状、月经不调、性欲下降、体重迅速增加、眩晕、神志不清和阳痿[8,11,12]。

自然史

- 患病率:在一所大型大学中,有MRI记录的成人颅内蛛网膜囊肿患病率为1.4%[3],儿童为2.6%[2]。
- 性别倾向:成人和儿童中男性>女性[2,3]。
- 蛛网膜囊肿只有少数患者有症状。那些没有症状的患者通常表现出良性的自然病史[3]。

流行病学与病理学

- 颅内蛛网膜囊肿发生于蛛网膜(位于覆盖颅骨的硬脑膜和覆盖大脑的深层软脑膜之间),似乎是由这种细长的覆盖物不明原因的分裂而产生的。

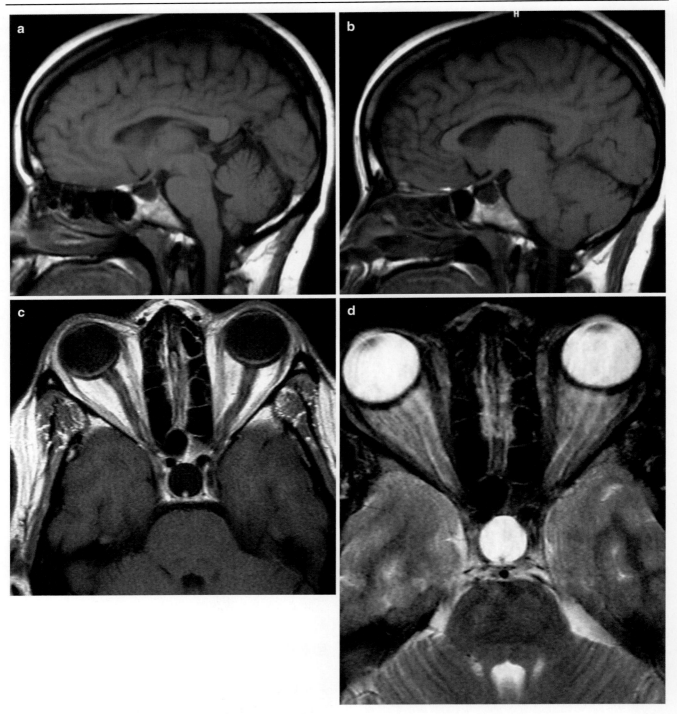

图7.1 （a,b）矢状位 T1 图像显示鞍内肿块,比邻近 CSF 信号稍高。正常垂体未见。鞍内蛛网膜囊肿。（c）轴位 T1 图像显示充满液体的鞍内低信号肿块,后方漏斗高信号。（d）轴位 T2 图像显示充满液体的鞍内高信号肿块,后方漏斗内低信号"充盈缺损"。

- 蛛网膜囊肿是一种良性的 CSF 填充性肿块,囊壁薄而透明。
- 囊液通常清澈无色,但偶尔可出血或呈蛋白样。
- 蛛网膜囊肿可以是先天性的,也可以是后天的,通常始于婴儿期,但通常直到青春期或成年才表现出症状。

- 显微镜下,囊壁有一层由蛛网膜细胞[13]排列的血管胶原膜,组织学上与正常的蛛网膜没有区别[14]。
- 随着蛛网膜囊肿的逐渐增大,人们提出了以下理论：①囊壁液体的活跃分泌；②液体在囊内的渗透梯度扩散；③"球阀"机制。

治疗

- 20% 的鞍内蛛网膜囊肿是无症状的,可能不需要手术[1,9]。
- 有症状的鞍内蛛网膜囊肿最好的治疗方法是经蝶显微手术减压开窗以恢复视力和垂体功能[7]。
- CSF 鼻漏是经蝶手术的主要并发症[1,15,16]。

鉴别诊断

鞍内囊性病变(除蛛网膜囊肿外)的鉴别如下。

1. RCC

- 大多数 RCC 不扩大蝶鞍。蛛网膜囊肿有时会扩大蝶鞍。
- RCC 有时会出现间隔。这不是蛛网膜囊肿的特征。
- 高达 44% 的 RCC 呈 CSF 强度[1,5,9,17]。
- RCC 或 AC(蛛网膜囊肿)囊壁通常不增强。
- 无症状的 RCC 很常见,可在 1/4 的尸检中发现。相比之下,脑内蛛网膜囊肿的患病率为 2%~3%[2,3],其中只有 10% 的患者为鞍内[12]。
- 参见第 1 章。

2. 囊性垂体腺瘤

- 垂体腺瘤通常表现为实性成分,但完全囊性垂体腺瘤的鉴别可能存在问题。
- 参见第 2 章。

3. 颅咽管瘤

- 颅咽管瘤常混合囊性和增强实性成分。这不是蛛网膜囊肿的特征。
- 颅咽管瘤常钙化。这不是蛛网膜囊肿的特征。
- 就像汽车里的液体一样,颅咽管瘤囊性液体的黏度也变化不定,从淡黄色的蛋白质液体到含有胆固醇和血液副产品的经典"曲轴箱润滑油"样液体。这不是蛛网膜囊肿的特征。
- 颅咽管瘤侵犯邻近结构。这不是蛛网膜囊肿的特征。
- 颅咽管瘤偶尔会扩大和(或)侵蚀蝶鞍。这不是蛛网膜囊肿的特征。
- 参见第 3 章。

4. 表皮样囊肿

- 表皮样囊肿弥散受限,在 DWI 上明亮的,在 ADC 图上呈相应暗信号。这不是蛛网膜囊肿的特征,在所有的影像序列中,蛛网膜囊肿都与 CSF 一样。
- 表皮样囊肿在儿童中很少见[13]。
- 参见第 9 章。

5. 空蝶鞍

- 无鞍内肿块。
- 充满液体的蝶鞍在所有成像序列上都与 CSF 信号一样。
- 参见图 7.2。

深度探索

1. 信息速查

- 由蛛网膜囊肿产生的长期搏动压力可能比其他类型的囊肿对邻近结构造成的损害更大[1,15]。
- 蛛网膜囊肿占颅内占位性病变的 1%[12]。
- 10% 的有症状颅内蛛网膜囊肿位于鞍内[12]。

2. 历史大事记

- 1831 年,Richard Bright 首次描述了蛛网膜囊肿[18]。是的,这个 Bright 和我们记忆中的蛋白尿性肾炎的 Bright 病是一样的。当你考虑到他没有借助显微镜或甲醛来保存组织时,Bright 开创性描述的光辉就显得更加惊人。
- 1935 年,Barlow 报道了第一例鞍上蛛网膜囊肿[19]。
- 1958 年,Starkman 报道蛛网膜囊肿位于正常蛛网膜的两层膜之间,并将其描述为蛛网膜内囊肿。
- 1907 年,Placzek 和 Krause 成功地实施手术治疗了一例蛛网膜囊肿。
- 1981 年,Stein 提倡将分流法作为治疗蛛网膜囊肿的主要方法。
- 2000 年,德国空军开始对蛛网膜囊肿进行头部和脊柱 MRI 筛查。Kriebel 和 Maxon(2002)认为蛛网膜囊肿是飞行员头脑中的"定时炸弹",会使他们"不适合飞行"[20]。
- 许多人可能对患蛛网膜囊肿的飞行员或乘客是否能飞行尚存在争议,但大多数国家都没有预先对飞行

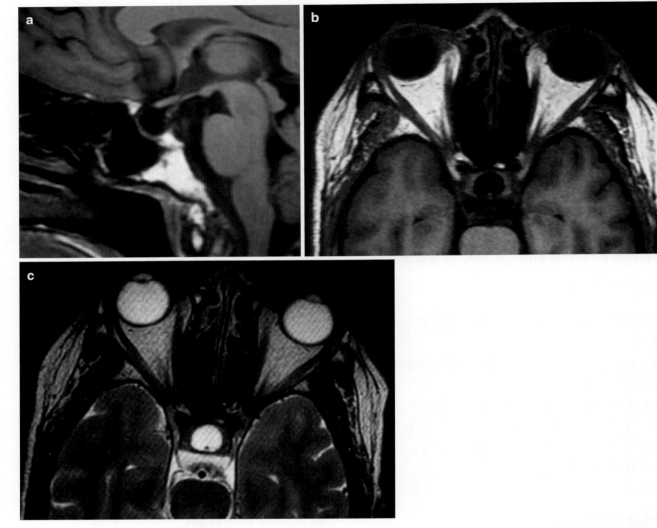

图7.2 （a）矢状位T1 FLAIR显示蝶鞍充满CSF。在该"空蝶鞍"病例中,漏斗和垂体向后移位。（b）在该"空蝶鞍"病例中,轴位T1图像显示充满液体的低信号蝶鞍,伴有位于后部漏斗的稍高信号。（c）在该"空蝶鞍"病例中,轴位T2图像显示充满液体的高信号蝶鞍,伴有位于后部漏斗的低信号微小"充盈缺损"。

员进行MRI检查,这些飞行员颅内蛛网膜囊肿的患病率约为2%。

3.遗传学与关联

- 目前的共识仍然是认为,蛛网膜囊肿是由蛛网膜的不明原因撕裂引起的。
- 确切的原发性病因学神秘地持续着。公认的关联包括胼胝体发育不全、蛛网膜炎、黏多糖病,当然,还有Chudley-McCollough综合征和马方综合征。
- 在兄弟姐妹中的颅内蛛网膜囊肿的报道提示有一些家族性病例,遗传受常染色体隐性或多基因模式的影响[21-24]。

（冯全志 译）

参考文献

1. Gok B, Kapanoglu E, Solaroglu O. Intrasellar arachnoid cyst: a case report. Neuroanatomy. 2003;2:22–4.
2. Al-Holou WN, Yew AY, Boomsaad ZE, et al. Prevalence and natural history of arachnoid cysts in children clinical article. J Neurosurg Pediatr. 2010;5(6):578–85.
3. Al-Holou WN, Terman S, Kilburg C. Prevalence and natural history of arachnoid cysts in adults. J Neurosurg. 2013;118(2):222–31.
4. Hasegawa M, Yamashima T, Yamashita J, et al. Symptomatic intrasellar arachnoid cyst: case report. Surg Neurol. 1991;35:355–9.
5. Kucharczyk W, Peck WW, Kelly WM, et al. Rathke cleft cysts: CT, MR imaging and pathologic features. Radiology. 1987;165: 491–5.
6. Rengacharry SS, Watanabe I, Brackett CE. Pathogenesis of intracranial arachnoid cysts. Surg Neurol. 1978;9:139–44.
7. Weil RJ. Rapidly progressive visual loss caused by a sellar arachnoid cyst: reversal with transsphenoidal microsurgery. South Med J. 2001;94(11). Lippincott Williams & Wilkins.

8. Dubuisson AS, Stevenaert A, Martin DH, et al. Intrasellar arachnoid cysts. Neurosurgery. 2007;61(3):505–13.

9. Myer FB, Carpenter SM, Laws ER Jr. Intrasellar arachnoid cysts. Surg Neurol. 1987;28:105–10.

10. Iqbal J, Kanaan I, Al HM. Non-neoplastic cystic lesions of the sellar region presentation, diagnosis and management of eight cases and review of the literature. Acta Neurochir. 1999(141):389–97.

11. Tanaka Y, Hayashi S, Nakai M, et al. Intrasellar arachnoid cyst: a case report. No Shinkei Geka. 1995;23(9):801–6.

12. Chang CW, Lin JH, Won JGS. Intrasellar arachnoid cyst with Panhypopituitarism: a case report. Formos J Endocrin Metab. 2012;3(3):57–60.

13. Fischbein NJ, Dillon WP, Barkovich AJ. Teaching atlas of brain imaging. New York: Thieme; 2000. p. 78–81.

14. Miyagami M. Tsunokawa: histological and ultrastructural findings of benign intracranial cysts. Noshuyo Byori. 1993;10:151–60.

15. Baskin DS, Wilson CB. Transsphenoidal treatment of non-neoplastic intrasellar cysts. A report of 38 cases. J Neurosurg. 1984;60:8–13.

16. Sumida M, Uozumi T, Yamanaka M, et al. Displacement of the normal pituitary gland by sellar and juxtasellar tumours: surgical-MRI correlation and use in differential diagnosis. Neuroradiology. 1994;36:372–5.

17. Ross DA, Norman D, Wilson CB. Radiologic characteristics and results of surgical management of Rathke's cysts in 43 patients. Neurosurgery. 1992;30:173–8.

18. Bright R. Serous cysts in the arachnoid. In: Rees O, Brown G, editors. Diseases of the brain and nervous system. Part I. London: Longman Group Ltd; 1831. p. 437–9.

19. Barlow A. Suprasellar arachnoid cyst. Arch Ophthalmol. 1935;14:53–60.

20. Lueling F, Zschommler Y. Intracranial arachnoid cysts in German military aircraft pilots. Flugmedizinisches Institut der Luftwaffe. German Air Force Institute of Aviation Medicine. 2017.

21. Handa J, Okamoto K, Sato M. Arachnoid cyst of the middle cranial fossa: report of bilateral cysts in siblings. Surg Neurol. 1981;16:127–30. [PubMed: 7280984, related citations] [Full Text].

22. Helland CA, Wester K. Monozygotic twins with mirror image cysts: indication of a genetic mechanism in arachnoid cysts? Neurology. 2007;69:110–1. [PubMed: 17606888, related citations] [Full Text].

23. Pomeranz S, Constantini S, Lubetzki-Korn I, Amir N. Familial intracranial arachnoid cysts. Childs Nerv Syst. 1991;7:100–2. [PubMed: 1863926, related citations] [Full Text].

24. Wilson WG, Deponte KA, McIlhenny J, Dreifuss FE. Arachnoid cysts in a brother and sister. J Med Genet. 1988;25:714–5. [PubMed: 3225827, related citations] [Full Text].

第8章 朗格汉斯细胞组织细胞增生症

相关知识点

- 定义：朗格汉斯细胞组织细胞增生症（LCH）是一个现代的名称，其是一种罕见的、尚不清楚但意义重大的病理过程，与巨噬细胞和树突（以前被称为组织细胞）的增殖有关。
- 典型线索：儿科建议有尿崩症病史的儿童进行MRI检查，会发现有明显强化的增大漏斗柄，以及垂体后叶亮点缺失。
- 同义词：Hand-Schüller-Christian病、AbtLetter-er-Siwe病、组织细胞增生症X综合征、嗜酸性肉芽肿（误称）。
- 性别偏好：男性＞女性，为2:1；非裔美国人少见[1]。
- LCH主要涉及1~5岁儿童，通常发生在第1个10年。
- LCH是导致儿童漏斗肿块异常强化的最常见原因。

影像

一般影像特征

- 参见第6章中关于垂体柄增大的讨论。

MRI特征

- 垂体漏斗异常增厚（图8.1a），伴有明显强化的相关软组织肿块（图8.1b和图8.2b,d）。
- 正常垂体后叶的亮点缺失（参见图8.1a）。
- 肿块累及视交叉和（或）下丘脑。

- 硬脑膜和（或）软脑膜结节样增厚强化。
- 累及颅骨和（或）颞骨的破坏性病变通常与CT显示的病变相对应（图8.2a,c）。
- 脑实质病变包括：
  - 大脑半球、脑干或小脑。
  - T1与大脑强度相同。
  - T2强度稍高于大脑。
  - T1 Gd通常（但不总是）强化。

CT和平片特征

- 有时可见累及颅骨和（或）颞骨的溶骨性病变（图8.3）。
- MRI在显示硬脑膜和脑实质疾病方面具有优势。

临床问题

表现

- 尿崩症是累及漏斗或下丘脑患者的常见表现。
- 5%的LCH患者伴有尿崩症。
- 1/3的LCH患者发展为尿崩症。
- 不同的疾病部位导致不同的症状：
  - 眼眶受累常导致眼球突出。
  - 颞骨受累可导致听力丧失和慢性耳道流液。
  - 硬脑膜受累可引起头痛。
  - 小脑受累可导致共济失调和运动障碍[1]。
- 患者很少只表现为中枢神经系统受累[1]，所以彻底寻找其他病变是必要的。
- 检查部位应该包括颅骨、脊椎、脊髓和大脑，特别是上面提到的大脑区域。

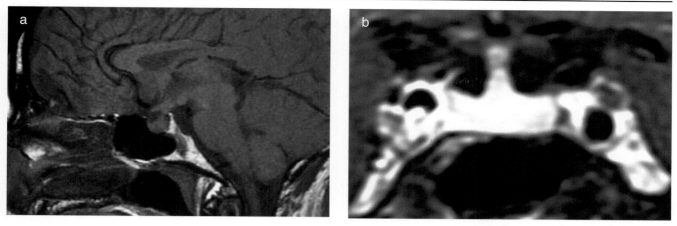

图8.1 （a）矢状位T1图像显示垂体漏斗异常增厚，垂体后叶正常可见的亮点明显缺失。（b）冠状位T1 Gd图像显示从垂体到下丘脑的漏斗明显增粗强化。

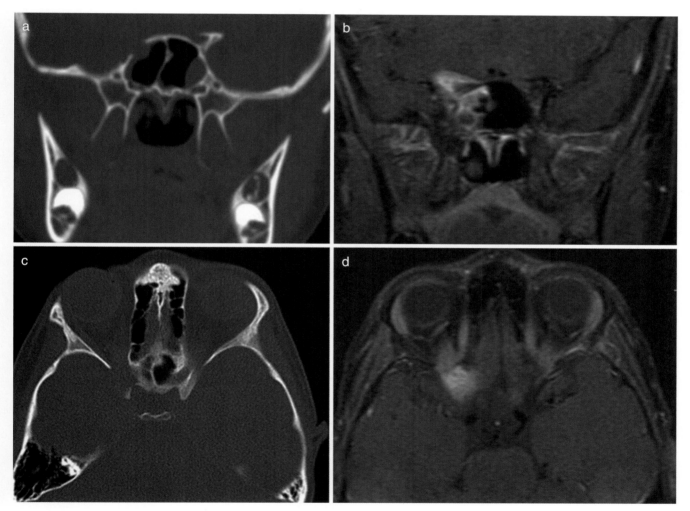

图8.2 （a）冠状位NECT骨算法显示，右侧蝶窦顶部有看似外科手术性质的锐利骨缺损，并有软组织延伸至蝶窦。右侧前床突明显缺失。左侧蝶骨的软组织密度可能源于炎症后。（b）冠状位T1 Gd图像显示累及右侧蝶骨小翼的强化肿块，通过骨缺损（如图a所示）延伸至右侧蝶窦顶部，增强软组织伸入窦内。（c）轴位骨算法CT显示右侧眶外侧壁后部截断。右侧前床突大部分明显缺失、锐利，尖部部分未见破坏。（d）轴位T1 Gd图像显示累及右侧蝶骨小翼的明显强化肿块，穿过眶尖伸入球后区。强化肿块是CT上的破坏性病变，蝶窦内低信号软组织肿块。（待续）

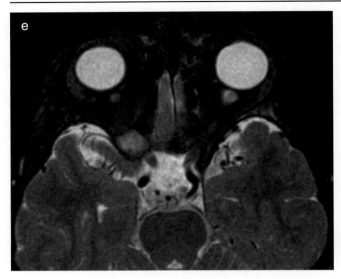

图 8.2（续）（e）轴位 T2 图像显示累及右侧蝶骨小翼的高信号肿块伸入眶尖。高信号软组织 LCH 肿块累及蝶窦。

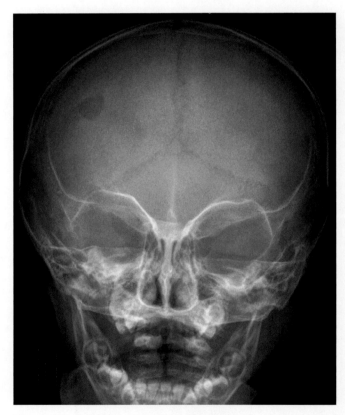

图 8.3 额骨普通平片显示边界清晰的溶骨性病变，通常累及额骨或顶骨。

自然史

- LCH 的病因仍不清楚。
- LCH 通常被视为一种肿瘤，但大多数人认为它是一种免疫紊乱。

- LCH 仍然是令人困惑的一种疾病，有多种表现形式，从轻度孤立的"嗜酸性肉芽肿"到较严重的同时侵犯骨骼和软组织的形式。

流行病学与病理学

- 肉眼：柔软的肿块。
- 镜下：外膜轴位肉芽肿含有多种炎性细胞和郎格汉斯组织细胞[1]。

治疗与预后

1. 化学治疗

- 化学治疗目前被认为是 LCH 的主要治疗方法。
- 临床医生希望将新的靶向化学治疗与特异性基因治疗相结合。

2. 放射治疗

- 有些人认为放射治疗是 LCH 的一种安全有效的治疗方法，并认为低剂量放射治疗能有效地控制 LCH[10]。

3. 手术

- 一些人赞成微创完全切除下丘脑肉芽肿和其他中枢神经系统病变。
- 手术可能需要急性治疗肿块占位效应或清除孤立的骨病变[1]。
- 早期出现广泛性疾病的患者预后较差。
- 虽然存活率高达 15 年，但 15 年无事件存活率为 30%[1]。
- 手术带来的不良相关死亡率≤10%[5]。

鉴别诊断

对于垂体漏斗受累的鉴别，除 LCH 外，还应考虑以下疾病。

1. 神经垂体结节病

- 神经垂体结节病在中年非裔美国女性中更为常见。LCH 在男性儿童中更为常见，在非裔美国人中很少见。
- 结节病在 T2 常呈低信号[1]。这不是 LCH 的特征。

- 90%的结节病患者累及肺部。这不是LCH的特征。
- 30%的结节病患者会有皮肤受累。这不是LCH的特征。

2.漏斗神经垂体炎(INH)

- INH是成人漏斗疾病最常见的病因(>25%)。LCH通常发生在儿童(但90%的存活和复发可以持续到成年)。
- INH可引起垂体漏斗肿块样增粗强化[2]。
- 如果只对神经垂体成像,INH可能与LCH难以区分,但LCH通常与其他部位的疾病有关。

3.转移瘤

- 与惠普尔病有关的成人漏斗疾病第三常见病因(11%)[2,6]。
- 引起垂体漏斗肿块样增粗强化[2]。
- 在其他地方寻找转移性疾病。

4.惠普尔病

- 与转移性疾病有关的成人漏斗疾病第三常见病因(11%)。
- 其他累及垂体柄的肉芽肿性疾病包括韦格纳病和肺结核[2]。

5.垂体细胞瘤/漏斗瘤

- 5%的成人漏斗疾病与反复、颅颊裂囊肿、白血病和生殖细胞瘤有关。
- 罕见,起源于神经垂体和漏斗的特殊胶质细胞[1,7]。
- 发病高峰出现在第5个10年。所有病例>20岁。
- 性别偏好:男性<女性,为1:2。
- WHO I级,组织学上纤维星形细胞瘤。
- T1:等信号实性肿块。
- T1 Gd:明显强化。
- T2:异质性。等信号至高信号。
- 垂体亮点[3]。

6.垂体颗粒细胞瘤

- 同义词:垂体迷芽瘤。
- 以前认为与垂体细胞瘤相同,但现在认为是一个单独的实体。
- 颗粒细胞瘤是发生于垂体后叶或垂体柄的神经胶质瘤。
- 通常在成人尸检时发现的肿瘤[8]。

- 垂体柄的颗粒细胞瘤很少见,占原发性脑肿瘤的比例<0.1%。
- 表现为头痛的隐匿性发展、视觉敏锐度下降和双颞侧视野缺损。

7.淋巴瘤

- 侵袭垂体的淋巴瘤很难与腺瘤、脑膜瘤和其他鞍区病变相鉴别。
- 当免疫功能低下的老年患者T1和T2表现为等-低信号肿块时,必须考虑淋巴瘤[4]。

8.白血病

- 白血病导致5%的成人漏斗疾病。
- 表现为非特异性的柄增厚,这种病例通常不是诊断难题,因为白血病诊断通常早于这种延迟问题[2]。

9.垂体结核瘤

- 极为罕见的病变。
- 可能发生在没有系统性肺结核的情况下。
- 垂体柄变粗,有助于将其与垂体腺瘤分开。
- 对于这些病变,手术不是一个合适的主要治疗方法[6]。
- 准确的诊断是重要的,因为抗结核化学治疗是可治愈的[7]。

10.横纹肌肉瘤

- 小儿颞骨颅底罕见病变。
- 影像特点与LCH相似。
- 病灶定位有助于正确诊断。
- LCH更常见累及乳突。
- 横纹肌肉瘤通常局限于颞骨前部[2,6,11]。
- 参见第49章。

深度探索

1.遗传学

- 最近的研究表明,无论受累器官或发展阶段如何,大多数LCH活检标本都显示*V600 BRAF*癌基因突变。
- 这种突变已经在从良性痣到恶性黑色素瘤的其他肿瘤中发现,似乎需要更多的突变才能使这些细胞变为恶性。
- 然而,这一发现提高了靶向治疗的可能性[9]。

2. 信息速查

- LCH 在中枢神经系统表现中所占的比例≤50%，多系统疾病患者更为常见[1]。
- 患者很少出现孤立性中枢神经系统受累[1]。

3. 历史大事记

- 病理学家以前使用组织细胞增生症这个术语，将良性和重度疾病合并在一起，包括（已经被归类的）Hand-Schüller-Christian病和AbtLetterer-Siwe病。
- 当发现该病理过程非常混乱（更不用说有这么多同名的名字）时，Ricky Ricardo（Dezi Arnaz）提出未来"还有很多事情要做"。

（冯全志　译）

参考文献

1. Fischbein NJ, Dillon WP, Barkovich AJ. Teaching atlas of brain imaging, vol. 381-5. New York: Thieme; 2000. p. 213–5.
2. Hamilton BE, Salzman KL, Osborn AG. Anatomic and pathologic spectrum of pituitary infundibulum lesions. AJ. 2007:188(3).
3. Gibbs WN, Monuki ES, Linskey ME, et al. Pituicytoma: diagnostic features on selective carotid angiogram and MR imaging. AJNR Am J Neuroradiol. 2006;27(8):1639–42.
4. Tamer G, Kartal I, Aral F. Pituitary infiltration by non-Hodgkin's lymphoma: a case report. J Med Case Rep. 2009;3:9293.
5. Komp D, El Mahdi A, Starling K. Quality of survival in histiocytosis X: a southwest oncology group study. Med Pediatr Oncol, 1980. 8(1):35–40.
6. Sinah S, Singh AK, Tatke M, et al. Hypophyseal Tuberculoma: direct radiosurgery is contraindicated for a lesion with a thickened pituitary stalk: case report. Neurosurgery. 2000;46(3):735–8; discussion 738–9.
7. Patankar T, Patkar D, Bunting T, Castillo M, Mukherji SK. Imaging in pituitary tuberculosis. Clin Imaging. 2000;24(2):89–92.
8. Lopes MBS, Scheithauer BW, Saeger W. Granular cell tumor. In: RA LL, Lloyd RV, Heitz PU, Eng C, editors. World health organization classification of tumours. Pathology and genetics of tumors of endocrine organs. France: Lyon; 2004.
9. Badalian-Very G, Vergilio JA, Fleming M, et al. Pathogenesis of Langerhans cell histiocytosis. Annu Rev Pathol. 2013;8:1–20.
10. Kriz J, Eich HT, Bruns F, et al. Radiotherapy in Langerhans cell histiocytosis – a rare indication in a rare disease. Radiat Oncol. 2013;8:233. https://doi.org/10.1186/1748-717X-8-233. ccessed 6 Feb 2016.
11. Chevallier KM, Wigging RH, Quinn NA, Gurgel RK. Differentiating pediatric rhabdomyosarcoma and Langerhans cell histiocytosis of the temporal bone by imaging appearance. AJNR Am J Neuroradiol. 2016;37:1185–9.

第 **2** 部分

桥小脑角

第9章　表皮样囊肿

相关知识点

- 定义:表皮样囊肿是一种良性的先天性囊肿,源于外胚层上皮成分,逐渐生长而形成,通常在成年后才暴露存在,引起脑神经功能障碍或脑干压迫的症状[1,8]。
- 典型线索:桥小脑角脑池病变显示信号与CSF相似,但显示明确的"CSF混浊",且呈现典型的弥散受限,即在DWI呈高信号,以及在ADC图呈低信号,并深入脑池深处。
- 同义词:表皮样肿瘤、珍珠样肿瘤、先天性桥小脑角区胆脂瘤、非肿瘤性包涵体囊肿。
- 发病率:表皮样囊肿在颅内肿瘤中占不到2%,在桥小脑角肿瘤中占5%。
- 发病部位:40%发生在桥小脑角。其他常见部位包括鞍旁和鞍上区,以及中颅窝。
- 表皮样囊肿是桥小脑角肿块的第三大常见原因。

影像

一般影像特征

- 桥小脑角表皮样囊肿的细小薄壁深入相邻结构周围的脑池凹陷处,这些结构包括面神经、听神经和小脑前下动脉(AICA)。
- 这一特点恰好显示了它的不规则扇形边缘。

CT特征

- 参见"一般影像特征"。
- 通常为非强化低密度团块。

- 1/4的病例显示周围存在零散钙化。
- 在大多数病例中密度与CSF相近。
- "致密表皮样"是一种较为罕见的变体,可能与出血、皂化或蛋白质含量升高有关[4]。

MRI特征

- 参见"一般影像特征"。
- T1和PD图像信号通常较CSF稍高,在T1成像中有较为明显的"CSF混浊"现象(图9.1a,b)。

T1信号

- 出血、甘油三酯和脂肪酸可以引起T1信号明显增高,从而显示为罕见的"白色表皮样囊肿"[4,7,8]。
- T1 Gd显示肿块主体不强化。只偶尔由于炎症反应会显示边缘强化(图9.2a)。

T2信号

- T2与CSF相比呈等信号或高信号,但通常会有异质信号,这些异质信号提示为固体成分(图9.2b)。

DWI

- 最重要也是最典型的特点就是弥散受限,在DWI上表现为高信号,相应地在ADC图上显示为低信号[2,3](图9.1e,f和9.2c)。
- 有人认为表皮样囊肿在平面回波DWI显示高信号是由T2穿透效应引起而非弥散受限[8]。
- DWI高信号可能是由"T2穿透效应"和真正的弥散受限共同引起的。

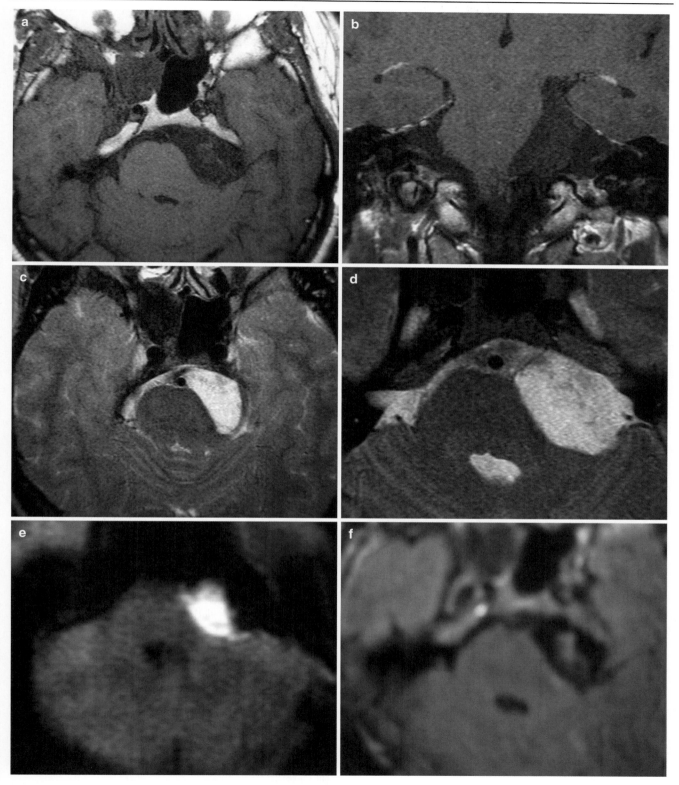

图9.1 (a)轴位T1图像显示低信号的卵球状病灶,类似"混浊CSF",使左侧桥小脑角扩大。小脑后移,脑桥向对侧移位,对第四脑室产生占位效应。(b)冠状位T1图像显示桥小脑角表皮样囊肿显示特征性的"混浊CSF"现象,使脑桥移位。(c,d)轴位T2图像显示团块导致左侧桥小脑角变大,该团块与CSF信号强度一致。占位效应使第四脑室变形。(e)轴位DWI显示桥小脑表皮样囊肿呈现"亮灯泡"样高信号。占位效应使第四脑室变形。周围CSF呈低信号。(f)轴位ADC图显示大部分桥小脑肿瘤呈极低信号。中心有一些较高信号,对应于在T1上的较高信号(a),是否为出血产物?

图9.2 (a)通过第7对脑神经及第8对脑神经水平的轴位T1和T1 Gd图像显示均不明显。(b)通过第7对脑神经及第8对脑神经水平的轴位T2图像显示左侧桥小脑角异常,同样显示"混浊CSF"。(c)桥小脑角区域的轴位DWI显示左侧桥小脑角蛛网膜囊肿表现为"亮灯泡"样高信号。

结构干扰稳态(CISS)和液体抑制反转恢复(FLAIR)

- FLAIR是一种用来完全或最大化降低CSF信号的反转恢复序列。
- 表皮样囊肿显示不完全衰减,即CISS和FLAIR序列上CSF信号没有完全衰减。
- 在显示表皮样囊肿确切范围上CISS优于FLAIR[3,5]。

临床问题和自然史

表现

- 表皮样囊肿是一种良性病变,通常会缓慢生长多年,

通常在成年后出现症状,包括:
—头痛。
—脑神经功能障碍。
　。复视、听力丧失、面部疼痛/麻痹。
—脑干受压和小脑症状。
—癫痫发作。
—颅内压增高[6]。

流行病学与病理学

- 表皮样囊肿可能起因于妊娠3~5周时神经和皮肤外胚层不完全分裂,包含妊娠因素。
- 生长缓慢与皮肤更新速度有关,很少在30岁或40岁之前出现。
- 表皮样囊肿会包裹而不是取代邻近的神经血管结构

（有时看起来有点类似于"黑湖中的蠕动斑点"）。

- 肉眼：边界清晰，分叶状，菜花状病变，外观呈闪亮的"珍珠母"样[8,9]。
- 镜下：囊肿壁由扁平上皮组成，充满胆固醇晶体、脂质和脱落的角蛋白[1]。
- 颅内表皮样囊肿在病理上与岩尖和中耳胆脂瘤相同。

鉴别诊断

1. 脑膜瘤

- 脑膜瘤占桥小脑角肿块的10%。
- 脑膜瘤通常发生在老年人群中。
- 脑膜瘤通常是广泛的硬脑膜肿块，起源于硬脑膜，通常有一个"尾巴"。
- 75%的肿瘤在平扫CT上显示为高密度肿块。
- 25%的肿瘤有钙化，从沙粒状至块状。
- 与脑实质相比，T1呈低信号或等信号。
- 与脑实质相比，T2呈等信号或高信号。
- T1 Gd：95%表现显著强化。
- 可引起骨质渗透性或增生性改变。
- 脑膜瘤通常不会使内听道扩大。
- 75%与大脑灰质等密度。
- 25%有出血坏死或囊变。
- 参见第10章。

2. 前庭神经鞘瘤（VS）

- 占桥小脑角肿块的75%。
- 通常比表皮样囊肿更坚实。
- 实性成分显示增强。
- 平扫CT较脑实质呈低密度。
- T1较脑实质呈低信号。
- T2较脑实质呈高信号。
- T1 Gd表现显著强化。
- 可能包含囊变、钙化或出血。
- 参见第11章。

3. 蛛网膜囊肿（AC）

- 蛛网膜囊肿占所有桥小脑角肿块的1%。
- CT上蛛网膜囊肿与CSF等密度。
- 表皮样囊肿表现为弥散受限和（或）T2穿透效应。蛛网膜囊肿无弥散受限。
- 蛛网膜囊肿在T1、T2、PD和FLAIR上与CSF等信号。

- 蛛网膜囊肿T1 Gd无强化。
- 蛛网膜囊肿不含钙化或出血。
- 蛛网膜囊肿有一个类似蜘蛛网的薄而明显的囊，当囊挤压邻近结构时，会形成一个明显的边缘。表皮样囊肿薄弱的壁可以使它混在相邻的神经血管结构之间，就像一团不断增长的橡皮泥。
- 参见第12章。

4. 皮样囊肿

- 常见脂肪，CT显示低密度，MRI显示脂肪信号。
- 皮样囊肿显示T1缩短。表皮样囊肿偶尔也会显示T1缩短，从而造成混淆。
- 表皮样囊肿弥散受限。皮样囊肿不会。
- 皮样囊肿可能显示化学位移伪影。表皮样囊肿不会。
- 脂肪抑制（脂肪饱和）序列显示信号被抑制，而这不是表皮样囊肿的特征。
- 颅内表皮样囊肿与皮样囊肿的比率为4:1。
- 参见第19章。

5. 神经肠源性囊肿

- 神经肠源性囊肿相对罕见。
- 神经肠源性囊肿常见于中线部位。
- 表皮样囊肿表现为弥散受限，而神经肠源性囊肿不会。

6. 星形细胞瘤

- 1%的桥小脑角肿块是星形细胞瘤。表皮样囊肿占桥小脑角肿瘤的5%。
- 星形细胞瘤显示中度程度强化。表皮样囊肿不强化。
- 星形细胞瘤是外生性的。表皮样囊肿在脑池内。
- 星形细胞瘤可呈囊性。表皮样囊肿是囊性的。

7. 室管膜瘤

- 室管膜瘤可呈囊性。表皮样囊肿是囊性的。
- 室管膜瘤显示强化病灶。表皮样囊肿不强化。
- 室管膜瘤与脑干以蒂连接。表皮样囊肿明显以脑池为基础。

治疗和预后

- 有症状的患者，可行手术切除。
- 囊肿黏附在脑干和脑神经上，行手术治疗可能有一定困难。
- 手术后预后良好，但次全切除的患者可能会复发[10-12]。

深度探索

1.信息速查

- 颅内表皮样囊肿治疗的主要问题仍然是误诊、首次手术切除不彻底、复发发现延迟[11]。
- 这三个问题中有两个涉及神经放射学领域。
- 颅内表皮样囊肿与皮样囊肿的比率为4:1。

2.历史大事记

- 1829年首次报道椎管内表皮样囊肿。
- 1935年,Cushing报道表皮样瘤占其手术病例的0.6%。
- 1937年,Foerster报道的表皮样囊肿占手术病例的0.7%。
- 1937年,Tönnis报道表皮样囊肿占手术病例的1.8%。
- 1939年,Zülch报道表皮样囊肿占手术病例的1.5%[12]。

3.遗传学和关联

- 大多数表皮样囊肿是散发性的,但当遇到多发或早发病变时,尤其是在青春期之前,应怀疑是先天性综合征。
- 目前有几种综合征与表皮样囊肿相关,包括先天性厚甲症、加德纳综合征和Gorlin基底细胞痣综合征。
- 加德纳综合征是一种常染色体显性疾病,与染色体5q22上肿瘤抑制APC基因突变有关。受影响的个体有50%的概率将受干扰的基因遗传给后代。
- *PTCH1* 和音猬因子的功能相当于手和手套(或钥匙和锁),对早期胚胎学至关重要。*PTCH-1* 指导合成一种称为Patched-1的蛋白质,这种蛋白质可以抑制快速或不受控制的细胞增殖。音猬因子蛋白是适合锁(Patched-1受体)的钥匙(配体)。音猬因子恰当地附着在Patched-1,使其正常行使功能而阻止细胞增殖。
- *PTCH1*:戈林综合征的主要病因是 *PTCH1* 基因突变。戈林综合征与9q22.3的微缺失特别相关。

- 先天性厚甲症是另一常染色体显性遗传,经常由角蛋白基因突变引起,包括 *KRT6A*、*KRT6B*、*KRT6C*、*KRT16* 或 *KRT17*[13]。

（张晓晨　刘青　译）

参考文献

1. Fischbein NJ, Dillon WP, Barkovich AJ. Teaching atlas of brain imaging. New York: Thieme; 2000. p. 118–20.
2. Dechambre S, Duprez T, Lecouvet F, et al. Diffusion-weighted MRI postoperative assessment of an epidermoid tumour in the cerebellopontine angle. Neuroradiology. 1999 Nov;41(11): 829–31.
3. Ikushima I, Korogi Y, Hirai T, et al. MR of epidermoids with a variety of pulse sequences. AJNR Am J Neuroradiol. 1997;18: 1259–63.
4. Ochi M, Hayashi K, Hayashi T, et al. Unusual CT and MR appearance of an epidermoid tumor of the cerebelopontine angle. AJNR Am J Neuroradiol. 1998;19:1113–5.
5. Chen S, Ikawa F, Kurlsu, et al. Quantitative MR evaluation of intracranial epidermoid tumors by fast fluid-attenuated inversion recovery imaging and Echo-planar diffusion-weighted imaging. AJNR Am J Neuroradiol. 2001;22:1089–96.
6. deSouza CE, deSouza R, da Costa S, et al. Cerebellopontine angle epidermoid cysts: a report on 30 cases. J Neurol Neurosurg Psychiatry. 1989;52(8):986–90.
7. Chen CY, Wong JS, Hsieh SC, et al. Intracranial epidermoid cyst with hemorrhage: MR imaging findings. AJNR Am J Neuroradiol. 2006;27:427–9.
8. Gao PY, Osborn AG, Smirniotopolus JG, et al. Radiologic-pathologic correlation: epidermoid tumor of the cerebellopontine angle. AJNR Am J Neuroradiol. 1992;13:865–72.
9. DeMonte F, Gilbert MR, Mahajan A. Tumors of the brain and spine: Springer Verlag; 2007.
10. Chowdhury FH, Haque MR, Sarker MH. Intracranial epidermoid tumor; microneurosurgical management: An experience of 23 cases. Asian J Neurosurg. 2013;8(1):21–8.
11. Sekhar LN, Fessler RG. Atlas of neurosurgical techniques: Thieme; 2016. p. 711–23.
12. Sindou M. Practical handbook of neurosurgery: from leading neurosurgeons, vol. 1: Springer; 2009. p. 301.
13. Smith FJD, Hansen CD, Hull PR, et al. Pachyonychia congenita. 2006 Jan 27 [Updated 2017 Nov 30]. In: Adam MP, Ardinger HH, Pagon RA, et al., editors. GeneReviews [Internet]. Seattle (WA): University of Washington, Seattle; 1993–2018. www.ncbi.nlm.nih.gov/books/NBK1280/. Accessed on 2 Feb 2020.

第10章 桥小脑角脑膜瘤

相关知识点

- 定义:来自桥小脑角(CPA)-内听道(IAC)脑池的蛛网膜绒毛帽状细胞的无包膜肿瘤,通常为良性,偶尔为恶性。
- 典型线索:多发于中年女性,无症状。高密度CPA实性肿块,与IAC不相称,显著强化,呈"蘑菇帽"征和"硬膜尾"征。
- 脑膜瘤是排在前庭神经鞘瘤之后最常见的CPA肿瘤,它们共同构成了大部分CPA肿瘤。
- 小于5%的脑膜瘤发生在CPA。
- 性别偏好:女性>男性,比例为3:1。多见于中年患者,多为偶然发现。
- 当见于儿童时,需考虑到NF2(神经纤维瘤病2型)!
- 脑膜瘤+神经鞘瘤=NF2(神经纤维瘤病2型)。
- 多发脑膜瘤占散发病例的10%。

影像

一般影像特征

- 脑膜瘤占CPA肿块的10%。
- 增强的轴外肿块,呈"蘑菇帽"征和"硬膜尾"征。
- 虽然大多数脑膜瘤都是典型的,但考虑到它们的患病率,统计数据表明我们可以预测相当多的"非典型"病例。
- 一些不寻常的特征可能会引起误诊,包括"环形强化"、大囊肿和脂肪转化[1]。
- 肿瘤大小分级[2]:

- Ⅰ型:
  - 局限于内听道。
- Ⅱ型:
  - ≤2.5 cm。
- Ⅲ型:
  - >2.5 cm。
- 最初用于描述CPA前庭神经鞘瘤,但通常也适用于CPA脑膜瘤[2]。

CT特征

- 75%在平扫CT上为高密度肿块。
- 25%有砂块样钙化。
- 90%显著强化。
- 脑膜瘤可引起典型的渗透性或增生性骨质改变。
- 通常发生于岩骨后面或沿着乙状窦,往往不深入或扩大到内听道。

MRI特征

1.T1信号

- T1:轴外肿块,75%较脑实质呈等信号(25%呈低信号)(图10.1a,c)。
- 25%有出血、坏死或囊变。
- T1 Gd:95%显著强化(图10.1g,h)
- "硬膜尾"征常见(≤75%),但无特异性。
  - 任何侵犯硬脑膜或引起硬脑膜反应的肿瘤均可出现"硬膜尾"征。
  - "硬膜尾"征通常代表血管充盈反应,而不是真正的肿瘤侵袭。
- 脂肪抑制的轴位和冠状位T1 Gd最能显现疾病的程度(图10.1b,d,g,h)。

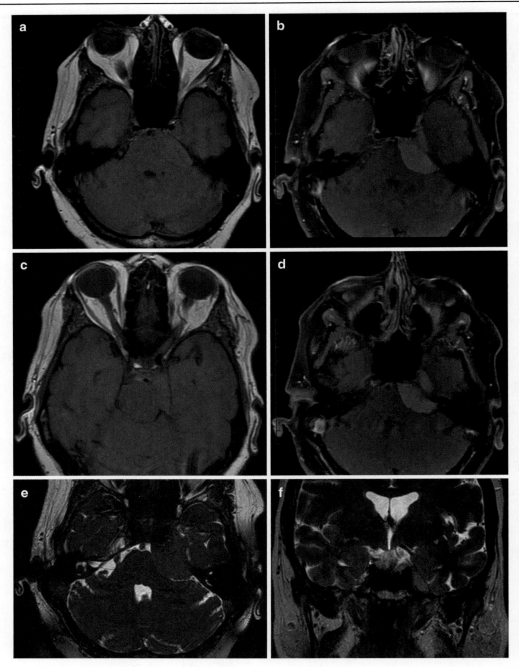

图10.1 （a）轴位T1图像显示左侧桥小脑角大肿块，较脑实质呈等信号，对脑桥产生中等占位效应。不对称信号提示肿瘤向前延伸至海绵窦。（b）轴位脂肪抑制T1 Gd图像证实左侧桥小脑角大肿块向前延伸至Meckel腔和毗邻左侧内听道的海绵窦。（c）轴位T1图像显示左侧桥小脑角大肿块，较脑实质呈等信号，对脑桥产生占位效应。（d）轴位脂肪抑制T1 Gd图像显示中度强化左侧桥小脑角肿块，对小脑和脑桥产生中度占位效应。前部分离的增强肿块是占据Meckel腔的部分肿瘤。（e）轴位T2图像显示左侧桥小脑角大肿块，对小脑和脑桥产生占位效应。与邻近小脑呈等信号，CSF围绕其部分边缘。（f）冠状位T2图像显示椭圆形异常等信号，累及左侧Meckel腔。（待续）

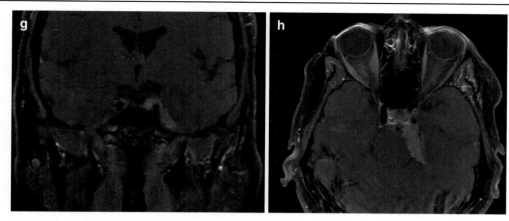

图 10.1（续）（g）冠状位脂肪抑制 T1 Gd 图像显示椭圆形异常强化信号，累及 Meckel 腔，并延伸至邻近左侧内听道的左侧海绵窦。（h）轴位脂肪抑制 T1 Gd 图像显示强化的左侧桥小脑角脑膜瘤，延伸至左侧内听道附近的海绵窦。

2.T2 信号

- T2：轴外肿块，较脑实质呈等信号或高信号（图 10.1e,f）
- 有时在脑与肿瘤之间显示 CSF 血管裂隙。

3. 弥散加权成像（DWI）

- 弥散受限是鉴别非典型/恶性脑膜瘤与良性脑膜瘤（前者存在，后者不存在）的有用特征[3]。

4. 磁共振波谱（MRS）

- 偶尔可以通过测量脂质和胆碱/肌酸比值来评估间变性脑膜瘤。

血管造影特征

- "日光暴发"模式通常由增大的硬脑膜滋养层形成。
- 血管染色停留在静脉期。这是 Smirniotopoulos 提出的"岳母"征，就像一个早来晚走的岳母。
- 脑膜瘤可引起动静脉分流。
- 软膜滋养血管供应边缘部分。硬膜滋养血管供应核心部分。

临床问题和自然史

表现

- CPA 脑膜瘤在出现症状前通常很大。
- 症状出现通常与肿块对动眼神经、三叉神经、面神经

和听神经的占位效应有关。
- 症状包括共济失调、眼球震颤和面部感觉减退。听力学表现正常或表现为耳蜗后型。
- 典型的 VS 比 CPA 脑膜瘤更容易引起听力下降[4]。

流行病学与病理学

- 脑膜瘤是颅内最常见的非神经胶质原发肿瘤，也是最常见的轴外肿瘤，约占颅内原发肿瘤的 15%[1]。
- 脑膜瘤起源于蛛网膜绒毛帽状细胞，WHO 将其分为典型、非典型或恶性三类。
- 非典型和恶性脑膜瘤常发生染色体异常，包括 14、1、3 和 6 号染色体。
- 即使没有包膜，它们仍然有清晰的界限，在 CPA 经常显示为"扁平肥厚斑块"或"蘑菇帽"状。
- 硬脑膜增厚通常是反应性的，而不是浸润性的。
- WHO 将脑膜瘤分为以下等级[5]。
  - Ⅰ级典型脑膜瘤（90%）
    - 良性：脑膜上皮型、纤维型、移行性、砂粒型和成血管型。
  - Ⅱ级非典型脑膜瘤（8%）
    - 脊索瘤型、透明细胞型、非典型性型。
    - 复发率在 Ⅰ 级和 Ⅲ 级之间。
  - Ⅲ级恶性脑膜瘤（2%）
    - 恶性：乳头型、横纹肌样型和间变型。
- Helsinki 将脑膜瘤分为以下 4 级：
  - Ⅰ级：良性。
  - Ⅱ级：非典型。
  - Ⅲ级：间变性。

—Ⅳ级:肉瘤。

治疗

1.可手术切除的病变

- 如果可以切除,手术切除是治疗首选。

2.手术无法处理部位的病变

- 放射治疗。
- 伽马刀放射治疗。
- 95%的良性病变可以控制5年。
- 术后放射治疗用于不完全切除。

预后

1.典型脑膜瘤(90%)

- 预后良好。

2.非典型脑膜瘤(8%)

- 复发率提高,生存率下降(10年生存率为79%)。

3.恶性脑膜瘤(2%)

- 10年生存率为35%[4]。

CPA 实性肿块的鉴别诊断

1. VS

- VS占CPA肿块的3/4。
- VS实质成分强化。
- VS在平扫CT上显示低密度。
- VS在T1上显示低信号。
- VS在T2上显示高信号。
- VS在T1 Gd上显著强化。
- VS可有囊变、钙化或出血。
- VS首先在管内,然后延伸到CPA。很少有管内脑膜瘤与VS相似。
- CPA脑膜瘤与VS比较:

—CPA脑膜瘤往往比VS大。
—CPA脑膜瘤呈半球形多于圆形。
—CPA脑膜瘤显示广泛硬膜基底。
—CPA脑膜瘤趋于扁平。
—CPA脑膜瘤可能有骨质增生(这不是VS的特征)。
—CPA脑膜瘤很少深入或使IAC扩大。
—与VS相比,CPA脑膜瘤有非常高的相对脑血容量(rCBV)比率,具有统计学意义[6]。

2.神经结节病

- 通常表现为多发性硬脑膜灶。
- 检查是否累及垂体漏斗部。
- 参见第6章。

3.淋巴瘤和转移瘤

- 两者都可能是双侧的。
- 淋巴瘤和转移瘤常表现为多灶性脑膜受累。

4.星形细胞瘤

- 星形细胞瘤占CPA肿块的1%。
- 星形细胞瘤是外生性的,中度强化。
- 星形细胞瘤可表现为囊性。

5.室管膜瘤

- 室管膜瘤通常有一些强化灶。
- 室管膜瘤与脑干以蒂相连。
- 室管膜瘤可表现为囊性。

深度探索

1.信息速查

- 术前的预后预测因素包括[7]:
  —T2高信号。
  —肿瘤对皮质浸润。
  —瘤旁水肿。
  —血管造影显示软脑膜血管。
  —Simpson 等级。
  —肿瘤大小。
  —溶骨性反应。
  —蘑菇样。
  —以上所有预测发生率都将因为完美切除病灶(良

好的手术结果)而降低,并且大多数可供神经放射科医生使用。

2. 历史大事记

- 1614 年,早期临床描述了脑膜瘤(1 例死亡的患者)[8]。
- 1902 年,Pfahler 首次在存活的患者中通过常规 X 线片上的征象诊断脑膜瘤[8]。这距离发现伦琴射线仅仅 7 年,随后我们每天都在努力改进我们的技术。
- 1947 年,Hodges 首次描述了脑膜瘤的典型血管造影特征。
- 1973 年,Hounsfield 对 CT 的介绍从根本上永远地改变了我们对脑膜瘤的看法。
- 1989 年,Wilms 在 MRI 上描述了与脑膜瘤相关的"硬膜尾"征[9]。

3. 遗传和环境

- 电离辐射暴露是脑膜瘤最常见的环境危险因素,但仅<1% 的受照个体会发生脑膜瘤[10]。
- 内源性和外源性激素与脑膜瘤的发生有关,但它们的确切作用有待进一步研究。
- 肿瘤抑制因子 Merlin 的编码位于 NF2 基因中,在所有脑膜瘤患者中有 1/2 的患者编码被破坏[11]。
- NF2 基因突变导致的神经纤维瘤病 2 型(NF2)是一种显性遗传性疾病,患者通常出现双侧前庭神经鞘瘤、多发性脑膜瘤以及其他中枢神经系统肿瘤[11,12]。
- 脑膜瘤具有遗传易感性,除了常见的 NF2 基因外,还涉及多个其他基因的突变。
- 目前,与脑膜瘤相关的受质疑的基因和位置读起来像一碗字母汤,包括染色体 1、9、10、14、17、18 和 22,以及带有 SMARCB1 和 SMARCE1 亚基的 SWI/SNF,并且该列表每天都在增长。
- 音猬因子(SHH)-GLI1 信号通路基因,SUFU,已被发现为芬兰家族遗传性多发性脑膜瘤的罪魁祸首。

(张晓晨　刘青　译)

参考文献

1. Buetow MP, Buetow PC, Smirniotopoulos JG. Typical, atypical, and misleading features in meningioma. Radiographics. 1991;11(6):1087–106.
2. Wigand ME, Rettinger G, Haid T, et al. The removal of VIIIth nerve neurinomas from the cerebellopontine angle by enlarged middle fossa approach. HNO. 1985;33:11–6.
3. Nagar VA, Ye JR, Ng WH, et al. Diffusion-weighted MR imaging: diagnosing atypical or malignant Meningiomas and detecting tumor dedifferentiation. AJNR Am J Neuroradiol. 2008;29:1147–52.
4. Fischbein NJ, Dillon WP, Barkovich AJ. Teaching atlas of brain imaging. New York: Thieme; 2000. p. 115–7.
5. Wrobel G, Roerig P, Kokocinski F, et al. Microarray-based gene expression profiling of benign, atypical and anaplastic meningiomas identifies novel genes associated with meningioma progression. Int J Cancer. 2005;114(2):249–56.
6. Hakyemez B, Erdogan C, Bolca N, et al. Evaluation of different cerebral mass lesions by perfusion-weighted MR imaging. J Magn Reson Imaging. 2006;24:817–24.
7. Ildan F, Erman T, Göcer AI, et al. Predicting the probability of meningioma recurrence in the preoperative and early postoperative period: a multivariate analysis in the midterm follow-up. Skull Base. 2007;17(3):157–71.
8. Siegelman ES, Mischkin MM, Tavaras JM. Past, present, and future of radiology of meningioma. Radiographics. 1991;11:899–910.
9. Wilms G, Lammens M, Marchal G, et al. Thickening of dura surrounding meningiomas: MR features. J Comput Assist Tomogr. 1989;13:763–8.
10. Claus EB, Calvocoressi L, Bondy ML, et al. Clinical Article. Family and personal medical history and risk of meningioma. J Neurosurg. 2011. https://doi.org/10.3171/2011.JNS11129. Accessed 1 Sept 2016.
11. Choy W, et al. The molecular genetics and tumor pathogenesis of meningiomas and the future directions of meningioma treatments. Neurosurg Focus. 2011;30:E6.
12. Liu Y, Pang JC, Dong S, Mao B, Poon WS, Ng HK. Aberrant CpG island hypermethylation profile is associated with atypical and anaplastic meningiomas. Hum Pathol. 2005;36:416–25.

第 11 章　前庭神经鞘瘤

相关知识点

- 定义：前庭神经鞘瘤（VS）是一种生长缓慢的良性包膜肿瘤，起源于包覆前庭耳蜗神经的施万细胞，常见于 CPA-IAC 脑池。
- 经典线索：常在 CPA-IAC 脑池的 CSF 中发现边界清晰的卵形"充盈缺损"或显著强化肿块，患者表现为单侧感音神经性听力下降、耳鸣，或偶尔出现脑积水。
- 同义词：听神经瘤、听神经鞘瘤。
- VS 是最常见的 CPA 肿瘤，占 CPA 肿块的 85%。
- VS 是成人第二常见的轴外肿瘤。
- 一般在五六十岁时发病。
- 与脑膜瘤一起构成大部分 CPA 肿瘤。
- 95% 为单侧，双侧时应怀疑为神经纤维瘤病。
- 双侧 VS 是 NF2 的特征，超过 90% 的病例都会出现。
- 在儿童中发现 VS 应提示 NF2。

影像

一般影像特征

- 大多数 VS 发生在 IAC，但偶尔也可能发生在耳蜗内或前庭内。参见"信息速查"中关于迷路内神经鞘瘤的讨论。
- 当 VS 较大时，可能包含囊变、钙化或出血，但通常不钙化。
- VS 首先在小管内，而后延伸到 CPA。很少有管内脑膜瘤与 VS 相似。
- 0.5% 的 VS 伴有蛛网膜囊肿。

- 肿瘤大小分类如下[2]。
  - Ⅰ 型：
    - 局限于内听道。
  - Ⅱ 型：
    - ≤2.5 cm。
  - Ⅲ 型：
    - >2.5 cm。

CT 特征

- 参见"一般影像特征"。
- 较小的病变通常与脑等密度并均匀强化。
- 较大的病变可包含囊变、出血或脂肪变性。
- 增强的轴外 CPA/IAC 肿块。
- 较大病变（>10mm）引起 IAC 扩大（图 11.1a, b）。
- 没有钙化（如果看到钙化，考虑脑膜瘤）。

MRI 特征

1.T1 信号

- T1 信号，约 2/3 呈稍低信号，约 1/3 呈等信号[3]。
- T1 Gd：100% 显著强化（图 11.1c 和 11.2c, d）。
- 可有出血（0.5%）、囊肿形成（15%）或坏死。
- T1 Gd 可显示囊肿或囊性坏死区域出现相应的信号空洞，特别是伽马刀治疗后。

2.T2 信号

- T2：CPA/IAC 脑池内高信号 CSF 中呈现卵圆形"充盈缺损"（图 11.1a）。
- 当肿瘤较小或位于管内时，呈现卵球状及管状。
- 当肿瘤很小时，通常可以在 MRI 上识别出确切的神

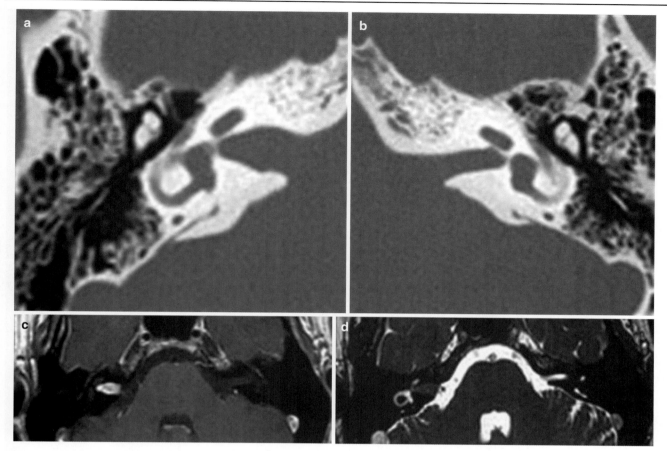

图 11.1 (a)右侧颞骨轴位平扫 CT 显示明显的漏斗形内听道增宽,特别是与左侧正常对侧图(b)相比。(c)轴位 T1 Gd 图像显示右侧内听道纺锤形团块,呈明显的"亮灯泡"样强化。这个微小的肿瘤与图 a 中内听道扩大后的形状相符。(d)轴位 T2 图像显示低信号软组织肿块填充右侧内听道。肿块与脑呈等信号,完全在小管内。右侧内听道较左侧明显扩大。

经起源。受累顺序(从多到少)为前庭下部>前庭上部>耳蜗。

- 大的病变呈"卷筒冰激凌"外观("卷筒"主要位于 IAC,"冰激凌"主要位于 CPA)。
- 较大的病灶通常比较小的病灶更不均匀。
- 专用的 IAC T2 序列可用作筛选研究或补充全脑 MRI 的附加序列。
- VS T2 信号呈等信号至高信号(图 11.1d)。
- T2 可很好地显示囊变,囊内液体呈 T2 高信号,常与坏死有关(图 11.3a)。
- 特殊的专用成像序列,如快速稳态进动平衡(FIES-TA),在显示被 T2 高信号包围的微小充盈缺损时特别有用(图 11.4a~f 和图 11.2a,b)。
- FIESTA:
  — 得到充满液体结构的图像,其采集时间非常短,比快速自旋回波(FSE)短。
  — 采用 T2 稳态对比机制,提供高信噪比。
  — 它在得到液体强信号的同时抑制背景,该优势实

现了细腻的对比度和小结构解剖细节。
— 参见图 11.4a~f。

临床问题和自然史

表现

- 患者表现为单侧感音神经性听力降低(SNHL)和(或)耳鸣。
- 较大的病灶可压迫脑干引起脑积水。
- 并发症包括肿瘤内出血、三叉神经或面神经麻痹,以及蛛网膜下腔出血[1]。

流行病学与病理学

- 沿神经偏心缓慢生长的良性包膜肿瘤。

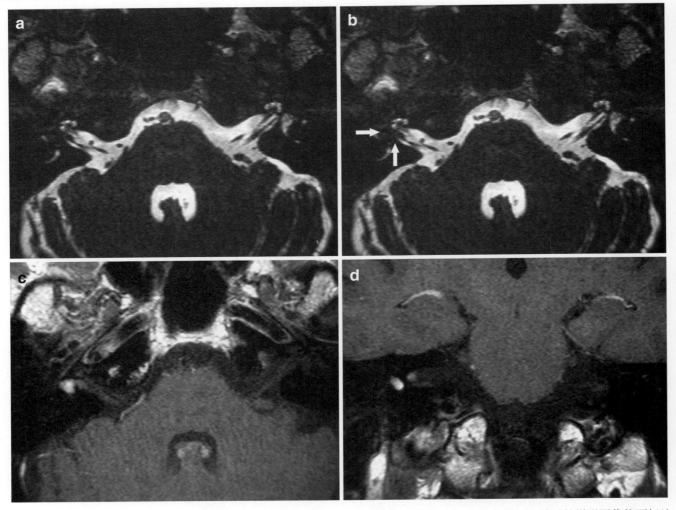

图11.2 (a,b)通过内听道的轴位T2薄层图像显示累及右侧前庭内区的小充盈缺损,图b中箭头所示和随后的增强图像能更好地识别。内听道水平轴位(c)及冠状位(d)T1 Gd薄层图像显示前庭内神经鞘瘤明显强化。

- 大部分(>90%)起源于前庭神经下段[4]。
- 常伴有囊性变,偶有出血[1]。
- 表现为两种不同的组织类型:
  - Antoni A:稠密成熟胶原蛋白,细胞密度升高。
  - Antoni B:松散黏液样基质,细胞密度下降[1]。
  - 卵形,棕褐色,来自神经的不对称包膜肿块。
  - 未经治疗通常不出现坏死,但常有出血和壁内囊肿。
  - 伽马刀治疗后,显示坏死伴囊变。

- 治疗方案包括一系列影像学密切临床观察、手术切除及伽马刀放射外科治疗。
- 完全切除后预后良好;但部分切除可能会复发。
- 尚无已知恶性改变[1]。
- 术后和(或)伽马刀治疗后的患者影像研究通常有意义。
- 当肿瘤<2cm且不累及耳蜗孔或内听道基底时,听力保留较好。
- 成功的手术切除并不能恢复先前降低或缺失的听力。

治疗和预后

- 10%的VS快速生长,提示需要治疗。然而,大多数每年只生长1~2mm。
- 患者的治疗方案选择取决于肿瘤大小、听力状况、患者年龄和个人选择。

CPA实体肿块的鉴别诊断

1.CPA脑膜瘤

- CPA脑膜瘤与VS的比较
  - CPA脑膜瘤往往较大。

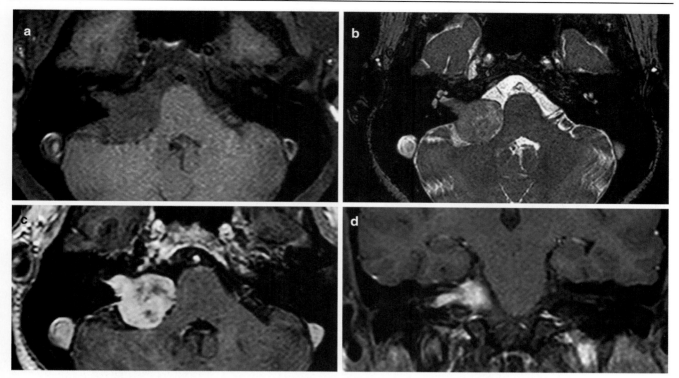

图 11.3 (a)轴位T1图像显示右侧桥小脑角巨大病灶,对邻近小脑和脑桥造成显著占位效应,使内听道扩大。(b)轴位T2图像显示巨大不均匀桥小脑角肿块,包含少量局灶性液体。肿块的低信号边缘与相邻CSF明确分界。(c)轴位T1 Gd图像显示右侧桥小脑角巨大的"卷筒冰激凌"状肿物,显著强化,但包含明显的内部非增强性坏死区域。(d)冠状位T1 Gd图像显示强化肿瘤的"卷筒"向右侧内听道延伸并使其扩大。患者接受伽马刀治疗后,随诊影像显示进行性瘤内坏死和囊性改变。

—CPA脑膜瘤呈半球形多于圆形。

—CPA脑膜瘤显示广泛硬膜基底。

—CPA脑膜瘤呈扁平状。

—CPA脑膜瘤可能有骨质增生(VS无此特征)。

—CPA脑膜瘤很少延伸到IAC并使其扩大。

—与神经鞘瘤相比,CPA脑膜瘤有非常高的rCBV比率,具有统计学意义[5]。

—脑膜瘤占CPA肿块的10%。

—增强的轴外肿块常表现为"硬脑膜尾"征和"蘑菇帽"征。

—虽然大多数脑膜瘤都是典型的,但考虑到它们的患病率,统计数据表明我们可以预测相当多的"非典型"病例。

—一些不寻常的特征可能会引起误诊,包括"环状"强化、大囊肿和脂肪转化[6]。

—CPA脑膜瘤在有症状前通常很大。

—症状通常与动眼神经、三叉神经、面神经和听神经的肿块占位效应有关。

—症状包括共济失调、眼球震颤和面部感觉迟钝。听力学表现正常或表现为耳蜗后型。

—传统脑膜瘤比CPA脑膜瘤更容易引起听力下降。

—参见第10章。

2.神经结节病

• 通常表现为多发性硬脑膜灶。

• 检查是否累及垂体漏斗部。

• 参见第6章。

3.淋巴瘤和转移瘤

• 两者都可能是双侧的。

• 淋巴瘤和转移瘤常表现为多灶性脑膜受累。

4.星形细胞瘤

• 星形细胞瘤占桥小脑角肿块的1%。

• 中度增强。

• 星形细胞瘤外生性

• 星形细胞瘤可表现为囊性。

5.室管膜瘤

• 室管膜瘤显示强化灶。

• 室管膜瘤与脑干以蒂相连。

• 室管膜瘤可表现为囊性。

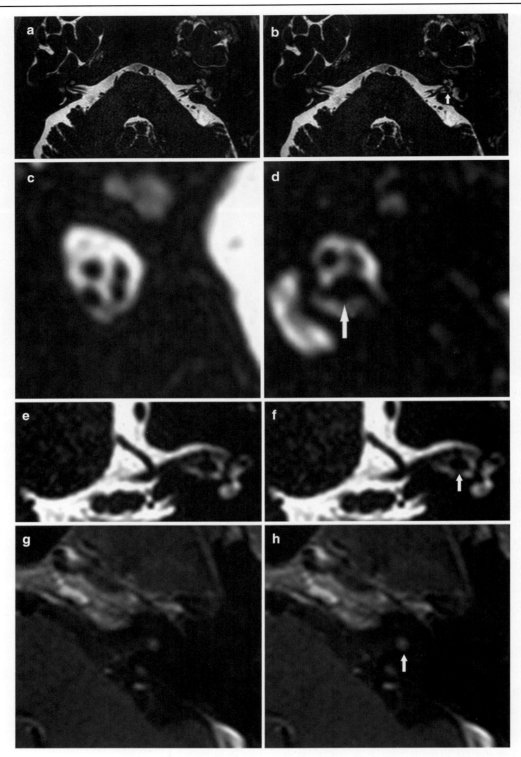

图11.4 （a,b）轴位 T2 FIESTA 显示左侧内听道外围微小的"充盈缺损"，图 b 中的箭头所示。（c,d）矢状位 T2 FIESTA 显示了图示右侧 4 条正常神经的内听道横断面（c），与涉及左侧前庭神经的微小肿瘤（箭头所示）相比较（d）。记住，这 4 条展示的神经包括面神经和听神经的耳蜗分支，以及听神经的前庭上、下分支。（e,f）冠状位 T2 FIESTA 显示通过内听道的长轴截面，观察累及左侧前庭神经的微小肿瘤（箭头所示）（f）。轴位（g,h）和矢状位（i,j）T1 Gd 图像显示微小肿瘤强化，与 T2 FIESTA 图像所示的"充盈缺损"相对应。无论这个微小的肿瘤如何试图通过 Gd 增强来吸引注意力，其 FIESTA 图像显然显示得更好。人们可以看到，只有增强图像（g,i），而没有"辅助箭头"（h,j），这个"小家伙"可能会被遗漏。（待续）

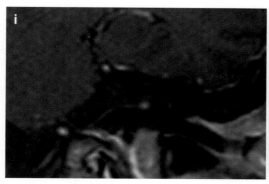 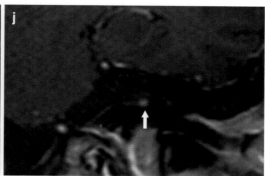

图11.4(续)

深度探索

1.信息速查

- 迷路内神经鞘瘤(ILS)是一种未被报道的引起感音神经性听力损失的原因。通常在听力丧失开始很久之后才被诊断出来。尽量避免手术,因为手术总是会导致受累侧耳聋。
- ILS瘤包括一组罕见的病变,虽然与前庭神经鞘瘤有类似的病理,但是需要不同的治疗方法。
- ILS目前包括耳蜗内神经鞘瘤、前庭神经鞘瘤、前庭耳蜗神经鞘瘤、经黄斑神经鞘瘤、经耳蜗神经鞘瘤和经渗透性神经鞘瘤[7](见图11.4)。
- 前庭神经鞘瘤的患病率为1/50 000。

2.历史大事记

- 1777年,荷兰解剖学教授Eduard Sandifort在尸检中首次描述了单侧听神经肿瘤[8]。
- 1822年,Wishart报道了已知的第一例双侧听神经瘤[9]。
- 1833年,Charles Bell爵士记录了Meckel腔神经瘤,证明了它与桥小脑角有关系[10]。
- 1894年,英国外科医生Charles Ballance爵士推广了乳突切除术治疗重大中耳感染,首次成功对前庭神经鞘瘤的切除施行了桥小脑角手术,患者存活[4,8]。
- 1917年,Harvey Cushing报告30例病例,囊内摘除围术期死亡率降低到15%。
- 1925年,Cushing的学生Walter E. Dandy描述了一种完全切除肿瘤的技术,他在1941年报道,这种技术的死亡率为11%。然而,在46例病例中,他只成功地保留了1例面神经。

- 目前的手术成功之路当然是漫长而艰苦的,发病率和死亡率仍然很高。
- 目前的复发率<1%[11]。

3.遗传与相关

- 散发性:大多数神经鞘瘤是散发性的,而不是遗传性的,表现为单一肿瘤似乎是偶然发生。
- 遗传:然而,一些神经鞘瘤显然是由潜在的遗传疾病引起的,如NF2或卡尼综合征。显示多发性神经鞘瘤的个体可能有潜在的遗传疾病。
- *PRKAR1A*基因:卡尼综合征是常染色体显性遗传,通过*PRKAR1A*基因影响蛋白激酶A(PKA)。
- 其他突变:除了众所周知的与NF2相关,较少为人所知的因素还包括反复发生的ARID1A、ARID1B和DDR1的DNA突变。RNA测序显示,在一些散发病例中,SH3PXD2A-HTRA1频繁融合。

(张晓晨　刘青　译)

参考文献

1. Fischbein NJ, Dillon WP, Barkovich AJ. Teaching atlas of brain imaging. New York: Thieme; 2000. p. 111–3.
2. Wigand ME, Rettinger G, Haid T, et al. The removal of VIIIth nerve neurinomas from the cerebellopontine angle by enlarged middle fossa approach. HNO. 1985;33:11–6.
3. Mulkens TH, Parizel PM, Martin JJ, et al. Acoustic schwannoma: MR findings in 84 tumors. AJR Am J Roentgenol. 1993;160(2):395–8.
4. Silk PS, Jl L, Driscoll CL. Surgical approaches to vestibular schwannomas: what the radiologist needs to know. Radiographics. 2009;29(7):1955–70.
5. Hakyemez B, Erdogan C, Bolca N, et al. Evaluation of different cerebral mass lesions by perfusion-weighted MR imaging. J Magn Reson Imaging. 2006;24:817–24.
6. Buetow MP, Buetow PC, Smirniotopoulos JG. Typical, atypi-

cal, and misleading features in meningioma. Radiographics. 1991;11(6):1087–106.

7. Salzman KL, Childs AM, Davidson HC, et al. Intralabyrinthine schwannomas: imaging diagnosis and classification. AJNR Am J Neuroradiol. 2012;33:104–9.

8. Koerbel A, Gharabaghi A, Safavi-Abasi S, et al. Evolution of vestibular schwannoma surgery: the long journey to current success. Neurosurg Focus. 2005;18(4):E10.

9. Wishart JH. Case of tumours in the skull, dura mater, and brain. Edin Med Surg J. 1822;18:393.

10. Bell C. The nervous system of the human body; embracing the papers delivered to the Royal Society on the subject of the nerves. Washington, DC: Duff Green; 1833.

11. Shelton C. Unilateral acoustic tumors: how often do they recur after translabyrinthine removal? Laryngoscope. 1995;105(9 pt 1):958–66.

12. Agnihotri S, Jalali S, Wilson M, et al. The genomic landscape of schwannoma. Nat Genet. 2016;48:1339–48. https://doi.org/10.1038/ng.3688.

第12章 桥小脑角蛛网膜囊肿

相关知识点

- 定义：轴外囊性CPA肿块，在所有成像序列的表现与CSF的信号一致，无弥散受限。尽管囊壁不明显，病变可对邻近结构产生显著的占位效应。
- 经典线索：通常是偶然发现的非增强CPA肿块，内含液体，囊壁不明显。其内液体呈CSF的CT密度及MR信号强度，无弥散受限。
- 同义词：颅内蛛网膜囊肿、蛛网膜下囊肿。
- 病因学：真正的蛛网膜囊肿源于原因不明的薄弱的蜘蛛状蛛网膜撕裂或裂开[1]。
- 性别偏好：男性>女性，为3:1[3,5,6,12]。
- 位置：颅内蛛网膜囊肿多位于中颅窝。仅10%位于后颅窝，CPA是最常见的幕下部位[4]。
- 发病率：经常在影像研究中发现。

影像

一般影像特征

- 囊性CPA肿块，推挤邻近结构。
- 特征性的蛛网膜表现，薄且透明的囊壁在影像上几乎看不到（图12.1a）。

CT特征

- 参见"一般影像特征"。
- CT值衰减通常与CSF相同。出血或蛋白质引起的CT值增高罕见。
- 囊内液体或囊壁无强化。
- 无钙化。

MRI特征

- 参见"一般影像特征"。
- T1：通常与CSF等强度（图12.1b~d）。
- T2：通常与CSF等强度（见图12.1a）。
- T1 Gd：无强化。
- FLAIR：液体信号被完全抑制。
- DWI：无弥散受限，表现为低信号（图12.1e,f）。

临床问题

表现

- 症状
  - 大多数病例是在MRI上偶然发现。
  - 当症状出现时，出现头痛、头晕、三叉神经痛、面肌痉挛或感觉神经性耳聋（SNHL）。

自然史

- 一项大型大学研究表明，MRI显示颅内蛛网膜囊肿患病率成人为1.4%[6]，儿童为2.6%[12]。
- 成人和儿童中的性别偏好均男性>女性[6,12]。
- 很少有蛛网膜囊肿患者出现症状。那些没有症状的患者通常表现出良性的自然史[6]。

流行病学与病理学

- 颅内蛛网膜囊肿发生在蛛网膜（位于覆盖颅骨表面的硬脑膜和向深部覆盖大脑的软脑膜之间），可能源于这些覆盖物的异常分裂。

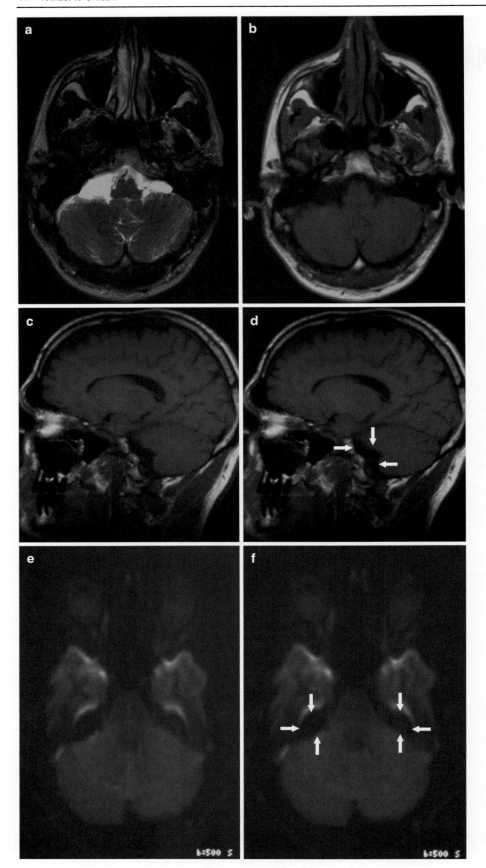

图12.1 (a)轴位T2图像显示异常的液体聚集,通过桥前池延伸过中线,包括两侧桥小脑角。信号强度等同于CSF。一些区域显示出超锐利的边缘,其他区域显示出超薄的囊。(b)轴位T1图像显示低信号异常病灶,累及桥小脑角和桥前池。(c,d)矢状位T1图像显示桥小脑角低信号异常病灶推挤小脑后移(图d中箭头所示)。(e,f)通过异常病灶水平的轴位DWI显示在任何切面或各种b值上均没有弥散受限。

- 蛛网膜囊肿是充满 CSF 的良性肿块,由薄而半透明的囊壁包裹。
- 囊液通常是无色透明的,但偶尔是血性或蛋白质性的。
- 蛛网膜囊肿可以是先天性的,也可以是获得性的,通常始于婴儿期,但往往直到青春期或成年期才会出现症状。
- 显微镜下,囊肿壁有血管胶原膜,内衬有蛛网膜细胞[8],在组织学上与正常蛛网膜无法区分[7]。
- 蛛网膜囊肿进行性增大提示以下理论:
  — 囊肿壁分泌液体。
  — 液体通过渗透梯度和"球阀"机制扩散进入囊肿。

治疗

- 大多数患者不需要治疗,但在需要治疗时表现出良好的预后。
- 手术治疗只适用于症状与蛛网膜囊肿位置明显相关的病例。
- 手术选择包括开窗术、分流术、针吸术和造袋术[2]。

鉴别诊断

- 囊性 CPA 肿块病变(除蛛网膜囊肿)的鉴别如下。

1. 表皮样囊肿

- 表皮样囊肿通常呈扇形边缘。蛛网膜囊肿也有清晰的边缘。
- 表皮样囊肿弥散受限,在 DWI 上较亮,在 ADC 图上较暗。蛛网膜囊肿无此特征,在所有成像序列的表现与 CSF 一致。
- 表皮样囊肿在儿童中相对罕见[8]。
- 参见第 9 章。

2. 神经肠源性囊肿

- 罕见的良性内胚层病变,可能被误认为其他更常见的非肿瘤性囊肿或囊性肿瘤。
- 同义词:肠源性囊肿、肠囊肿、内胚层囊肿等。
- 3∶1 = 脊髓/大脑;后颅窝>幕上
- T1:可变–等信号到高信号取决于蛋白性液体含量(T1 信号增高)[1]。
- T2 信号可变。

- T1 Gd:大部分囊肿无强化;伴或不伴局部边缘强化。
- 据报道,神经肠源性囊肿很少引起局部弥散受限。所以当桥小脑角囊肿局部弥散受限时,将其作为我们鉴别诊断参考的可能性很小[1]。

3. 囊性肿瘤

- 星形细胞瘤
  — 星形细胞瘤占 CPA 肿块的 1%。
  — 星形细胞瘤是外生性病变,中度强化。
  — 星形细胞瘤可表现为囊性。
    ◦ 星形细胞瘤通常不像蛛网膜囊肿一样有光滑薄壁。
    ◦ 囊性星形细胞瘤常表现为囊肿边缘强化[2]。
    ◦ 室管膜瘤
  — 室管膜瘤可表现为囊性。
  — 室管膜瘤通常不像蛛网膜囊肿那样有完全光滑的薄壁。
  — 室管膜瘤通常呈边缘强化[2]。
  — 脑干的带蒂室管膜瘤,有一些强化病灶。

4. 寄生虫囊肿

- 寄生虫囊肿壁通常会强化[2]。
- 寄生虫囊肿通常小于 1cm。
- 寄生虫囊肿常见于脑室和蛛网膜下腔。
- 包括:
  — 神经囊尾蚴病(NCC)
    ◦ 钙化常见。
    ◦ 放射科医生必须寻找头节。
    ◦ 通常伴有室管膜炎或基底膜炎。
    ◦ 常在脑池和脑实质内发现多发病灶。
    ◦ 这些囊肿直径大多<1cm。
    ◦ 神经囊尾蚴病通常不会出现在集群中。
    ◦ 神经囊尾蚴病常显示囊壁增强。
    ◦ 依疾病的不同阶段有不同的影像学表现:水疱状、胶状水疱状、颗粒状结节状、结节状钙化。
  — 棘球蚴囊肿
    ◦ 同义词:棘球蚴病、包虫病。
    ◦ 单一或多囊的。
    ◦ 几乎都发生在儿童。
    ◦ 子囊常见。
    ◦ 钙化少见,<1%。
    ◦ 通常情况下,增强 CT 无强化。
    ◦ T1 显示囊肿与 CSF 呈等信号。

- T2 显示囊肿与 CSF 呈等信号，边缘低信号，病灶周围无水肿。
- T1 Gd 显示大部分病灶通常无强化，伴或不伴边缘强化。

胼体发育不全、蛛网膜炎、黏多糖病，当然，还有 Chudley-McCollough 综合征和马方综合征。

- 兄弟姐妹间发生颅内蛛网膜囊肿的报道表明，一些家族病例是遗传性的，受常染色体隐性遗传或多基因模式的影响[13-16]。

（张晓晨 刘青 译）

深度探索

1. 信息速查

- 蛛网膜囊肿占颅内占位性病变的比例 ≤2.6%[6,12]。
- 后颅窝蛛网膜囊肿可能是在胚胎早期因内膜不完全分离引起的[9]。

2. 历史大事记

- 1831 年，Richard Bright 首次描述了蛛网膜囊肿[10]。这和称为 Bright 病的"蛋白尿性肾炎"中的 Bright 是同一个人。在考虑到 Bright 没有借助显微镜及甲醛来保存组织时，他开拓性的描述显得更加惊人。
- 1958 年，Starkman 报告蛛网膜囊肿位于正常蛛网膜的两层膜之间，并将其描述为"蛛网膜间"囊肿。
- 1907 年，Placzek 和 Krause 成功通过手术治疗了蛛网膜囊肿。
- 1981 年，Stein 主张将分流术作为蛛网膜囊肿的初级治疗。
- 2000 年，德国空军开始对蛛网膜囊肿进行头部和脊柱 MRI 检查。Kriebel 和 Maxon（2002）认为蛛网膜囊肿是飞行员脑袋里的"定时炸弹"，这使他们"不适合飞行"[11]。
- 有学者争论，蛛网膜囊肿对飞行员或乘客来说是否是个问题，但大多数国家不会对飞行员进行 MRI 预筛，而且这些飞行员的颅内蛛网膜囊肿发病率与普通人群一样（约为 2%）。所以，当你进行商业飞行时，把这一点加到你的关注清单上吧。

3. 遗传学和关联

- 目前的共识仍然认为蛛网膜囊肿是由蛛网膜"无法解释的撕裂"引起的。
- 明确的主要基本病因难以解释。公认的关联包括胼

参考文献

1. Preece MT, Osborn AG, Chin SS, Smirniotopoulos JG. Intracranial neurenteric cysts: imaging and pathologic Spectrum. Am J Neuroradiol. 2006;27:1211–6.
2. Fischbein NJ, Dillon WP, Barkovich AJ. Teaching atlas of brain imaging. New York: Thieme; 2000. p. 78–81.
3. Osborne AG. Diagnostic neuroradiology, Mosby-Year Book, St. Louis, MO; 1994. p. 63–8; 639–42.
4. Rengacharry SS, Watanabe I, Brackett CE. Pathogenesis of intracranial arachnoid cysts. Surg Neurol. 1978;9: 139–44.
5. Robertson SJ, Wolpert SM, Runge VM. MR imaging of middle cranial fossa arachnoid cysts: temporal lobe agenesis syndrome revisited. AJNR. 1989:1007–10.
6. Al-Holou WN, Terman S, Kilburg C. Prevalence and natural history of arachnoid cysts in adults. J Neurosurg. 2013;118(2): 222–31.
7. Miyagami M. Tsunokawa: histological and ultrastructural findings of benign intracranial cysts. Noshuyo Byori. 1993;10: 151–60.
8. Fischbein NJ, Dillon WP, Barkovich AJ. Teaching atlas of brain imaging. New York: Thieme; 2000. p. 78–81.
9. Baskin DS, Wilson CB. Transsphenoidal treatment of non-neoplastic intrasellar cysts. A report of 38 cases. J Neurosurg. 1984;60:8–13.
10. Bright R. Serous cysts in the arachnoid. In Rees O, Brown G, editors. Diseases of the brain and nervous system. Part I. London: Longman Group Ltd; 1831. p 437–439.
11. Lueling F, Zschommler Y. Intracranial arachnoid cysts in German military aircraft pilots. Flugmedizinisches Institut der Luftwaffe. German Air Force Institute of Aviation Medicine.
12. Al-Holou WN, Yew AY, Boomsaad ZE, et al. Prevalence and natural history of arachnoid cysts in children clinical article. J Neurosurg Pediatr. 2010;5(6):578–85.
13. Handa J, Okamoto K, Sato M. Arachnoid cyst of the middle cranial fossa: report of bilateral cysts in siblings. Surg Neurol. 1981;16:127–30. [PubMed: 7280984, related citations] [Full Text].
14. Helland CA, Wester K. Monozygotic twins with mirror image cysts: indication of a genetic mechanism in arachnoid cysts? Neurology. 2007;69:110–1. [PubMed: 17606888, related citations] [Full Text].
15. Pomeranz S, Constantini S, Lubetzki-Korn I, Amir N. Familial intracranial arachnoid cysts. Childs Nerv Syst. 1991;7:100–2. [PubMed: 1863926, related citations] [Full Text].
16. Wilson WG, Deponte KA, McIlhenny J, Dreifuss FE. Arachnoid cysts in a brother and sister. J Med Genet. 1988;25:714–5s. [PubMed: 3225827, related citations] [Full Text].

第3部分
前颅底/前颅窝

第13章 前颅窝脑膜瘤

相关知识点

- 定义：脑膜瘤是非神经胶质瘤，起源于蛛网膜的蛛网膜帽细胞。前颅窝脑膜瘤（AFM）起源于前颅窝底部，占颅内脑膜瘤的20%[26,28]。
- AFM经常会达到惊人的大小，而仅表现出轻微症状。
- 根据附着部位分类，最常见的AFM是嗅沟、蝶骨平台和蝶鞍的脑膜瘤[28]。
- 尽管每个部位的肿瘤可能表现出不同的临床特征，但实际上它们通常本质相同，可以一起考虑[28]。
- 最好发的部位是嗅沟和蝶鞍[26]。
- 典型线索：出现头痛、癫痫发作和性格改变的中年女性患者，发现伴有轴外实性前颅窝肿块的视力丧失，且肿块以广泛基底附着于硬膜。
- 增强的"硬膜尾"征是经典的，但并非病变。
- 这些缓慢生长的AFM在出现症状之前，约有75%为直径> 4cm[26]。
- 通常见于中老年患者，儿童亦可见。
- 脑膜瘤发病率：女性:男性= 2:1[9]。
- 脑膜瘤是最常见的非神经胶质原发性颅内肿瘤，占所有颅内肿瘤的20%[1-3,12]。
- 脑膜瘤是成人中最常见的颅内轴外肿瘤。

影像

一般影像特征

- 边界清晰的圆形或光滑分叶状的轴外肿块，以广泛基底附着于硬脑膜。

CT特征

- 参见"一般影像特征"。
- 3/4是高密度的，其余大部分为等密度，少数情况可为低密度。偶见脂母细胞性脑膜瘤或黄瘤性脑膜瘤，衰减值为负。
- 25%伴有弥漫性或局灶性钙化，表现为环状、沙粒状（鳞状）、放射状或球形。
- CT显示> 50%的病例在肿瘤附着处发生骨反应[6]。
- CT表现为局部骨质增生和骨刺形成[6]。
- 在显示肿瘤对颅骨的附着方面，CT通常比MRI更佳，该表现对神经外科医生很重要[6]。
- 通常平扫显示等密度或高密度时，注射造影剂后呈明显强化。

MRI特征

- T1：大多数显示不均匀的低T1信号（60%）（图1.3.1a）。
- T2：大多数在T2上显示高信号（68%）。
- T1 Gd：
  —100%显示增强，80%明显，20%中度（图13.1b~c）。
  —50%以上显示"硬膜尾"征（图13.1b~d）。
  —"硬膜尾"征常见，但非特异。任何侵犯硬脑膜或引起硬脑膜反应的肿瘤均可出现。"硬膜尾"征通常代表血管增生性硬脑膜反应，而非肿瘤侵犯[21]。
- FLAIR：约70%在FLAIR上显示为高信号。
- DWI：
  —DWI信号多样，并且似乎与组织学亚型相关。
  —非典型和恶性脑膜瘤的细胞外水较少，从而ADC值降低。
  —DWI是鉴别非典型和恶性脑膜瘤与更常见的良性脑膜瘤的有用工具。

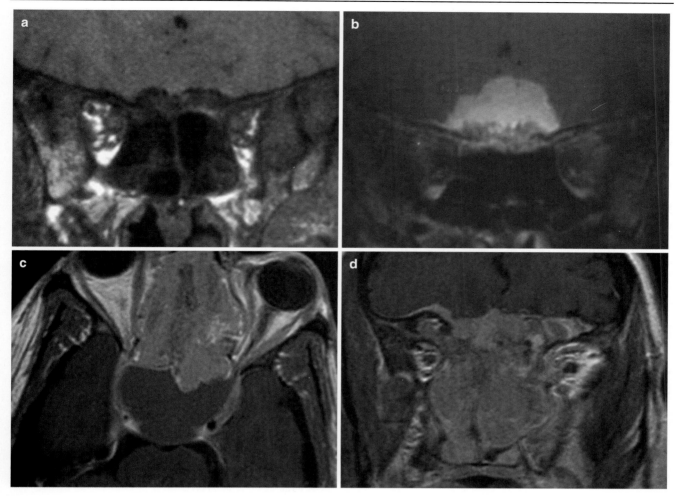

图 13.1 (a)冠状位 T1 图像显示蝶窦顶壁异常增厚,并延伸至前颅窝。低信号提示颅缘钙化。右侧骨髓不对称缺失。额叶信号不均匀,伴有低信号区。异常的不均匀信号累及蝶窦。(b)冠状位 T1 Gd 图像显示较大的肿块,明显强化且边界清晰,广泛的基底附着于前颅底。病变尾侧正常骨皮质明显缺失,向肿瘤内不规则扩张,可能是骨对肿瘤的反应。肿瘤从上方突破颅底侵犯蝶窦。双侧均可见强化的"硬膜尾"征,右侧更明显。(c)轴位 T1 Gd 图像显示巨大的不均匀强化肿块,累及前颅底,突破眶壁,眶内容物移位。边缘模糊。(d)冠状位 T1 Gd 图像显示巨大的不均匀强化肿块,突破颅底向尾侧延伸至硬腭水平。肿瘤边缘模糊,明显强化。"硬膜尾"征延伸到右颅窝侧壁,左前颅窝底大部分被破坏。

—大多数脑膜瘤是良性的,典型 ADC 值为等/轻度增高。

—DWI 上的明显高信号(灯泡亮度)代表弥散受限,对应 ADC 图上的低信号(黑洞),提示不典型或恶性脑膜瘤[20]。

• 最常见的伴发表现:"硬膜尾"征和骨浸润[20]。

• 参见"一般影像特征"。

血管造影特征

• 大多数是基于硬脑膜血管的肿瘤。

• 可显示其血供呈放射状。

• 在动脉晚期和毛细血管期出现明显的、均匀的、延长的血管染色。

• 表现为 Smirniotopoulo 提出的"岳母"征,即染色"早出晚归"。

• 偶尔显示早期的引流静脉。

临床问题

表现

• 视力受损是主要的症状,尤其是肿瘤起自蝶鞍[28,30]。

• 嗅沟脑膜瘤通常会引起头痛、癫痫发作和(或)人格障碍。

病史

- 位置、可切除性和组织学类型是临床预后的主要决定因素。
- 前颅窝脑膜瘤通常生长缓慢，容易压迫邻近结构。
- 脑膜瘤发病率：女性：男性 = 2:1[9]。
- 多见于中年患者，但也可见于儿童。
- 1/3 的颅内脑膜瘤没有症状。
- 不同组织学类型的复发率存在显著差异。
- 根据 WHO 的标准，良性脑膜瘤的 5 年复发率为 3%，非典型脑膜瘤的复发率为 38%，间变性或恶性脑膜瘤的复发率则超过 75%[11,18,19]。

流行病学与病理学

- 约一半的原发性脑肿瘤为神经胶质瘤。
- 最常见的非神经胶质原发性脑肿瘤是脑膜瘤[11]。
- 脑膜瘤通常为球形或分叶状，但当"硬斑样"病变浸润硬脑膜时，可呈扁平状或地毯状，有时会侵入其下方的骨质。
- 脑膜瘤边界清晰，肿瘤-脑界面清晰。
- 经常观察到明显的蛛网膜裂隙，其内包裹 CSF 和其周围的血管。
- 其内可见出血和坏死，但通常没有大出血。

治疗

- 在诊断时，与重要的神经血管结构紧密接触的较大病变，通常其切除具有很大的挑战性[28]。
- 高达 25% 的脑膜瘤无法完全清除，因为肿瘤包裹着颈动脉、海绵窦或视神经[1,26]。
- 这并不奇怪，因为 Harvey Cushing 最初使用 Bovie 的新型"电灼装置"从内部去除脑膜瘤。这是对先前使用的锋利勺子的一种改进[28,33]。
- 面对将近 10% 的术后死亡率，外科医生重点强调早期诊断对改善患者预后的重要性[26]。
- 如今，出现许多外科手术策略，包括内镜和放射外科[4,5,7,8,13-17,23,28,29]。

鉴别诊断

- 尽管前颅窝脑膜瘤的影像学表现通常是特征性的，但某些脑膜瘤可类似"其他实体"，而其他实体也可能伪装成脑膜瘤[11]。
- 非典型脑膜瘤的鉴别诊断如下。

1. 嗅神经母细胞瘤（ENB）[34]

- 嗅觉上皮起源的神经嵴的罕见神经内分泌恶性肿瘤。
- 典型表现为筛板上明显强化的哑铃状肿块，"腰部"位于筛板。
- 可能累及前颅窝、颅底和眼眶。
- 在 T1 和 T2 上呈中等信号。
- 肿瘤-脑界面的囊性区域（局部 T2 升高）具有诊断性，可能是病理性的。
- T1 Gd 上呈明显强化。
- ENB 有时显示"硬膜尾"征，可与脑膜瘤混淆。
- DWI 显示中等弥散受限。
- ENB 以筛板附近为中心。
- ENB 无性别差别。
- 参见第 28 章。

2. 鼻内生性乳头状瘤（IP）[34]

- 以中鼻道附近为中心。
- IP 显示良性膨胀性骨改变。
- IP 多发于男性，发病率为男性：女性 = 10:1。
- 颅内 IP 没有明显的 MRI 信号。
- 当肿瘤累及上颌窦时，可能会看到独特的迂曲脑回样（CCP）强化。
- 参见第 14 章。

3. 青少年鼻腔血管纤维瘤（JNA）

- 同义词：青少年血管纤维瘤（JAF）。
- 由于肿瘤通常起于鼻部（而不是鼻咽部），因此一些学者认为青少年血管纤维瘤是更为确切的术语。
- 仅在青春期男性中发现的非囊性血管肿块。
- 虽然它可能偶尔累及前颅底，但其起源和病变中心是靠近蝶腭孔的边缘附近的鼻腔后壁。
- T1 和 T2 显示有明显血管流空信号。
- T1 Gd 显示出明显的强化。
- 参见第 15 章。

4.变应性真菌性鼻窦炎(AFS)

- 美国西南部的具有免疫能力的年轻患者,表现有难治性慢性鼻窦炎。
- MRI T2上的低信号替代高信号鼻窦,并伴有特征性的蛇形表现。
- 尽管AFS起自鼻窦,但在进行成像前可能已经侵犯颅底。
- 参见第32章。

5.骨纤维异常增殖症(FD)

- 青春期前患者表现为无痛性眼球突出和复视。
- 膨胀的、强化的蝶骨翼肿块,骨皮质完整。
- FD有三个基本类型:硬化型(35%)、溶骨型(25%)和混合型(40%)。
- 经典的平片表现为"磨玻璃"样改变,通常穿过骨缝。
- CT显示骨质膨胀且保留其原始形状,骨皮质不受累。
- T1是不均匀的低信号到中等信号。
- T2信号不均匀,通常较低,可伴有较高信号。
- T1 Gd显示出明显的强化。
- 参见第13章。

深度探索

1.信息速查

- 嗅沟是额叶下表面(或眶表面)的矢状沟,它们将直回与眶回分开[27]。
- 蝶鞍(鞍结节)是一个小的蝶骨突起,形成交叉沟的后缘和垂体窝的前缘。

2.历史大事记

- 1614年,巴塞尔大学医学教授Felix Plater在尸检中首次报道了一种与脑膜瘤非常相似的病变,描述了"贵族骑士"颅内肿瘤。
- 1774年,法国外科医生Antoine Louis将其称为硬脑膜真菌瘤。
- 1847年,Virchow认为脑膜瘤为"沙粒状",称之为"滑膜瘤"。
- 1879年,苏格兰外科医生William Macewen爵士于1881年切除了一名14岁女孩的额区脑膜瘤[28,31]。
- 1884年,意大利外科医生Francesco Durante通过左额颅骨开颅手术,进行更为典型的筛板脑膜瘤手术,

并于1887年发表其发现[28,32]。

- 1922年,Harvey Cushing提出术语"meningioma(脑膜瘤)",该肿瘤自17世纪以来被人们称之为各种名称[9,10],包括上皮瘤、内皮瘤和肉瘤类瘤。感谢Cushing医生规范了混乱的名称[9]!
- 1927年,Harvey Cushing在他的Macewen纪念演讲上致辞,列举2例嗅沟脑膜瘤病例,指出Bovie医生的新型电灼装置的价值,这是早期开创性神经外科医生Macewen和Durante所没有的[28,33]。

3.遗传与环境

- 电离辐射是脑膜瘤最常见的环境危险因素,但受辐照的个体中不到1%会发生脑膜瘤[22]。
- 尽管内源性激素和外源性激素的确切作用尚需进一步研究[22],但与脑膜瘤的发生有关。
- 肿瘤抑制因子Merlin的编码位于NF2基因中,在一半的脑膜瘤患者中被破坏[24]。
- NF2基因突变及其导致的神经纤维瘤病2型(NF2)是一种显性遗传疾病,患者通常会出现双侧前庭神经鞘瘤、多发性脑膜瘤以及其他中枢神经系统肿瘤[23-25]。
- 除较常见的NF2基因外,脑膜瘤的遗传易感性还包括多个其他基因的突变。
- 目前与脑膜瘤相关的基因和位置包括染色体1、9、10、14、17、18和22,以及带有SMARCB1和SMARCE1亚单位的SWI/SNF,而且这一字母列表每天都在增长。
- 音猬因子(SHH)-GLI1信号通路基因SUFU是芬兰家族遗传性多发性脑膜瘤的罪魁祸首。

（靳松　译）

参考文献

1. Velho V, Argarwal V, Mallay R, Palande DA. Posterior Fossa Meningioma "our experience" in 64 cases. Asian J Neurosurg. 2012;7(3):116–24.
2. Castellano F, Ruggiero G. Meningiomas of the posterior fossa. Acta Radiol Suppl. 1953;104:1–177.
3. Laird FJ, Harmer SG, Laws ER, Reese DF. Meningiomas of the cerebellopontine angle. Otolaryngol Head Neck Surg. 1985;93:163–7.
4. Saleh EA, Taibah AK, Achilli V, Aristegui M, Mazzoni A, Sanna M. Posterior Fossa meningioma surgical strategy. Skull Base Surg. 1994;4:202–12.
5. Lobato RD, Gonzaáez P, Alday R, Ramos A, Lagares A, Alen JF, et al. Meningiomas of the basal posterior fossa. Surgical experience in 80 cases. Neurocirugia. 2004;15:525–42.
6. Helie O, Soulie D, Sarrazin JL, Dewrosier C, Cordoliani YS,

Cosnard G. Magnetic resonance imaging and meningioma of posterior cerebral fossa, 31 cases. J Neuroradiol. 1995;22: 252–70.

7. Hakuba A, Nishimura S, Tanaka K, Kishi H, Nakamura T. Clivus meningioma,: six cases of total removal. Neurol Med Chir. 1977;17:63–77.

8. Mayberg MR, Symon L. Meningiomas of the clivus and apicalpetrous bone: report of 35 cases. J Neurosurg. 1986;65:160–7.

9. Dumitrescu GF, Imndrei A, Husseini ME, et al. Posterior fossa meningiomas: Correlation between site of origin and pathology. Romanian Neurosurg. 2010;XVII 3:327–38.

10. Kaye H. Posterior fossa meningiomas. In: Sindou M, editor. Practical handbook of neurosurgery: from leading neurosurgeons, vol 2. Germany: Springer; 2009. p. 181.

11. Osborne AG. Diagnostic neuroradiology. St Louis, Mo, USA: Mosby, Elsevier; 1994. p. 579–625.

12. Javalkar V, Banerjee AD, Nanda A. Posterior cranial fossa meningioma. J Neurol Surg B Skull Base. 2012;73(1):1–10.

13. Sekhar LN, Wright DC, Richardson R, Monacci W. Petroclival and foramen magnum meningiomas: surgical approaches and pitfalls. J Neuro-Oncol. 1996;29(3):249–59.

14. Williams SJ, Faye-Peterson O, Aronin P, Faith S. Capillary hemangioma of the meninges. AJNR. 1993;14:529–36.

15. Cosentino CM, Poulton TB, Esquerra JV, Sanss SF. Giant cranial hemangiopericytoma: MR and angiographic findings. AJNR. 1993;14:253–6.

16. Gumbs RV, Higginbotham-Ford EA, Teal JS, et al. Thoracic extramedullary hematopoiesis in sickle-cell disease. AJR Am J Roentgenol. 1987;149(5):889–93.

17. Singer A, Quencer R. Intracranial extramedullalry hematopoiesis: a rare cause of headaches. J Neuroimaging. 2014;24(5):524–7.

18. Jaaskelainen J, Haltia M, Servo A. Atypical and anaplastic meningiomas: radiology, surgery, radiotherapy, and outcome. Surg Neurol. 1986;25(3):233–42.

19. Maier H, Öfner D, Hittmair A, et al. Classic, atypical, and anaplastic meningioma: three histopathological subtypes of clinical relevance. J Neurosurg. 1992;77:616–23.

20. Filippi CG, Edgar MA, Ulug AM, et al. Appearance of Meningiomas on diffusion-weighted images: correlating diffusion constants with histopathologic findings. AJNR. 2001;22:65–72.

21. Gasparetto EL, Leite Cda C, Lucato LT, et al. Intracranial meningiomas: magnetic resonance imaging findings in 78 cases. Arq Neurosiquiatr. 2007;65(3A):610–4.

22. Claus EB, Calvocoressi L, Bondy ML, et al. Clinical article. Family and personal medical history and risk of meningioma. J Neurosurg. 2011. https://doi.org/10.3171/2011.JNS11129. Accessed 1/9/2016.

23. Smith MJ. Germline and somatic mutations in meningiomas. Cancer Genetics. 2015;208(4): 107–14. https://doi.org/10.1016/cancergen.2015.02.003. Accessed 1/9/2016.

24. Choy W, et al. The molecular genetics and tumor pathogenesis of meningiomas and the future directions of meningioma treatments. Neurosurg Focus. 2011;30:E6.

25. Liu Y, Pang JC, Dong S, Mao B, Poon WS, Ng HK. Aberrant CpG island hypermethylation profile is associated with atypical and anaplastic meningiomas. Hum Pathol. 2005;36:416–25.

26. Rubin G, David UB, Gornish M, Rappaport ZH. Meningiomas of the anterior cranial fossa floor. Acta Neurochir. 1994;129(1):26–30.

27. Olfactory groove. Dictionary.com. The American Heritage® Science Dictionary. Houghton Mifflin Company. http://dictionary.reference.com/browse/olfactory groove. Aaccessed: January 16, 2016.

28. Morales-Valero SF, Van Gompel JJ, Loumiotis I, et al. Craniotomy for anterior cranial fossa meningiomas: historical overview. Neurosurg Focus. 2014;36(4):E14.

29. Rachinger W, Grau S, Tonn JC. Different microsurgical approaches to meningiomas of the anterior cranial base. Acta Neurochir. 2010;152:931–9.

30. Mahmoud M, Nader R, Al-Mefty O. Optic canal involvement in tuberculum sellae meningiomas: influence on approach, recurrence, and visual recovery. Neurosurgery. 2010;67(3):119.

31. Macewen W. Intra-cranial lesions: illustrating some points in connexion with the localization of cerebral affections and the advantages of antiseptic trephining. Lancet. 1881;2:581–3.

32. Durante F. Contribution to endocranial surgery. Lancet. 1886;130:654–5.

33. Cushing H. The Meningiomas arising from the olfactory groove and their removal by the aid of electro-surgery. Jackson, Wylie & Co: Glasgow; 1927.

34. Midyett FA, Mukherji SK. Chapter 22, Esthesioneuroblastoma. Orbital imaging. Elsevier/Saunders. 2015. pp. 91–5. ISBN : 978-0-323-34037-3.

35. Midyett FA, Mukherji SK. Chapter 50, Fibrous dysplasia. Orbital imaging. Elsevier/Saunders. 2015. pp. 241–6. ISBN : 978-0-323-34037-3.

第14章 内翻性乳头状瘤

相关知识点

- 定义:不常见肿瘤,来源于鼻腔及鼻旁窦黏膜,有独特的病理和影像学特征。乳头状瘤预示着上皮细胞生长瘤变[1]。
- 典型线索:成年男性呈现单侧鼻塞、鼻后滴液、鼻出血、头痛伴单侧鼻腔肿物,在T2图像表现为"复杂的脑回征(CCP)"。
- 同义词:内翻性乳头状瘤、内生乳头状瘤、鼻窦内翻性乳头状瘤、圆柱形上皮瘤、Schneiderian乳头状瘤等。
- 内翻性乳头状瘤的特点是经常发生复发和具有显著的恶性潜能[2]。
- 内翻性乳头状瘤最常见于40~60岁成年男性[3,4]。
- 白种人比其他种族的人群更容易受到影响[1]。
- 内翻性乳头状瘤常出现单侧鼻肿块。双侧肿块罕见。
- 大约75%的内翻乳头状瘤患者表现出一些骨质变化,包括变薄、重塑、侵蚀和硬化[1,5]。
- 虽然许多内翻性乳头状瘤表现为良性骨质膨胀的变化,但还有一些则显示出破坏性的骨质改变且具有恶变倾向[4]。
- 内翻性乳头状瘤常被误诊为鼻窦炎性疾病[4]。
- 内翻性乳头状瘤可包含骨小梁[4]。
- 内翻性乳头状瘤的中心常靠近中鼻道。
- 内翻性乳头状瘤主要发生在男性,发病率男性>女性为3:1[1,6]。
- 怀疑乳头状瘤时,活检通常是一种重要的检查工具。考虑到潜在的颅内侵袭,医学上和法律上都有协议规定,成像研究应先于活检。
- 当肿瘤侵及上颌窦,可见明显CCP增强[7]。

影像

一般影像特征

- 中晚期肿瘤通常表现为单侧鼻腔肿块,上颌窦内混浊[8]。
- 其他影像学特征不能定义特定内翻性乳头状瘤的表现。
- 内翻性乳头状瘤通常发生于鼻腔外侧壁,更长见于中鼻甲和上颌窦口[8]。
- 肿块扩大导致骨重塑和吸收,因为其延伸于上颌窦[8]。
- 内翻性乳头状瘤通常阻塞上颌窦口引流,然而伴随有黏液腔是罕见的[8]。
- CT和MRI在评估肿物时是互补的[2]。

CT特征

- 参见"一般影像特征"。
- 相对非特异性的软组织密度肿物部分增强。
- 肿物位置可能是做出正确诊断的最好的线索。
- 瘤内钙化和局灶性骨质增生对诊断有帮助,对于制订手术计划更为重要[2]。
- 骨质增生对肿瘤来源[2]具有高预测性。
- CT可评估骨侵蚀、破坏和骨质增生[2]。
- 前颌骨肿块合并骨硬化和畸形提示生长缓慢的肿瘤,如内翻性乳头状瘤[9]。
- 鼻中隔常向对侧弯曲。

MRI特征

- 参见"一般影像特征"。

- T1：相对肌肉[3]呈等信号至轻度高信号[3]。
- T2：相对肌肉呈等信号至高信号，CCP呈低信号[10]（图14.1a）。
- T1 Gd：
  —非均匀增强[3]（图14.1 b，肿物与电磁效应是等强度的）。
  —常显示交替的低信号组成复杂的脑回征[10]。
- MRI在确定病变范围、区分肿瘤和炎症方面优于CT[2,3,9]。
- 但遗憾的是，内翻性乳头状瘤的MRI表现无特征性信号[1,3]。虽然CCP存在于大多数内翻性乳头状瘤，但在恶性鼻窦肿瘤也可见CCP[1]。

血管造影特征

- 血管造影在诊断或评估中没有重要作用。
- 当进行血管造影时，大多数是无血管供应的[8]。

临床问题

表现

- 常见的初始症状包括单侧鼻阻塞、鼻溢液、鼻出血、鼻窦炎、面部疼痛、嗅觉丧失、额部疼痛[1]。
- 当病灶从侧壁延伸至鼻腔到上颌窦和眼眶时，后续

症状可能包括眼球突出或复视。

流行病学与病理学

- 肉眼下，内翻性乳头状瘤看起来像息肉，具有狭窄或广蒂的茎。
- 它们从红色到淡粉色不等，为不规则、易碎的息肉样一致性变化的肿块，具有出血倾向[1,8]。
- 内翻性乳头状瘤的高复发率和相关性与鳞状细胞癌相关。虽然为良性，但临床上却具有侵略性特征。
- 组织学上，上皮细胞通常扩张进入底层的支持性间质结构。

治疗

手术

- 内翻性乳头状瘤可采用内翻或外翻治疗的手术方法。
- 具体的手术入路取决于肿瘤分期，早期肿瘤建议行鼻内镜切除。
- 随着肿瘤分期的增加，鼻内镜切除应与其他手术联合应用，包括柯-陆手术、鼻外侧切开术合并上颌内侧切除术，或鼻外侧切开术合并内镜辅助下上颌内侧切除术[11]。

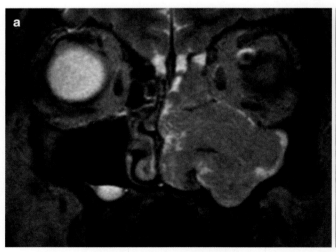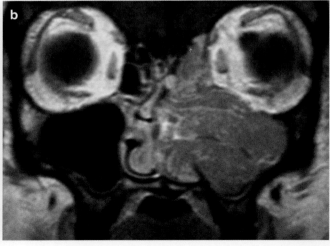

图14.1 （a）冠状位T2图像显示左上颌窦和筛窦内存在较大的异常占位性病变，相对不均质，相对大脑信号等强，周围液体呈高信号。肿块延伸到左鼻腔毗邻鼻中隔。上颌窦的内侧壁及鼻甲已经被破坏。左眶下壁与肿块相邻，可能已经受损。肿瘤内侧毗邻左侧前颅窝底部。肿块相对EOM呈高信号。（b）冠状位T1图像再次显示巨大肿块。肿块大部分呈轻度高信号，以及有多支缓慢流动的充满造影剂的血管通过肿瘤。肿块相对EOM是等信号的。

鉴别诊断

1. 变应性真菌性鼻窦炎(AFS)

- 来自美国西南部的年轻免疫正常患者,呈现出治疗耐药性的慢性鼻窦炎。
- T2 MRI低衰减对应高密度鼻窦,特征性蛇形模式。
- 当AFS开始于鼻窦时,在患者做影像检查之前,可能已经侵入颅底。
- 参见第32章。

2. 嗅神经母细胞瘤(ENB)[7]

- ENB是一种罕见的神经嵴神经内分泌恶性肿瘤,起源于嗅觉上皮。
- 经典影像显示增强"哑铃"形状,筛板处有"腰形"的肿块。
- 可能累及前颅窝、颅底和眼眶。
- T1和T2有中间信号。
- 肿瘤/脑界面的囊性区域(病灶为T2高信号)是诊断性的,也可能是特征性的。
- T1 Gd呈明显增强。
- DWI显示中度弥散受限。
- ENB以筛板附近为中心。
- ENB没有显示性别偏好。
- 参见第28章。

3. 青少年鼻咽血管纤维瘤(JNA)

- 同义词:青少年血管纤维瘤。
- 非包膜性血管肿块好发于青少年男性。
- 尽管JNA偶尔可能累及前颅底,其起源及中心通常靠近鼻腔外侧壁后侧,靠近蝶腭孔边缘范围。
- T1、T2为不均一信号,血管流空现象明显空。
- T1 Gd呈明显增强。
- 参见第15章。

4. 上颌窦后鼻孔息肉(AP)[7]

- 上颌窦后鼻孔息肉呈"哑铃"状,累及鼻腔和上颌窦。
- 上颌窦后鼻孔息肉是一种非增强性肿块,有良性的骨骼变化。内翻性乳头状瘤呈不均质增强。
- 上颌窦后鼻孔息肉有时显示囊性改变。这不是内翻性乳头状瘤的特征。

5. 原发性鼻旁窦肿瘤

- 鼻旁窦SCCA通常见于50~70岁的老年男性。内翻性乳头状瘤最常见于40~60岁的患者[3]。
- 鼻旁窦SCCA显示明显的骨质破坏。IP的骨质变化显示生长缓慢的肿瘤,伴有瘤内钙化和局灶性骨质增生。虽然骨破坏确实发生于内翻性乳头状瘤,但是病变相对较轻。

深度探索

1. 信息速查

- CCP是鼻窦IP的可靠成像特征,它有时也见于恶性鼻窦肿瘤[10]。
- CCP的局灶性缺失可能是IP伴发恶性肿瘤的预兆[1,10]。

2. 历史大事记

- 1854年,Ward首次描述了Schneiderian型鼻窦乳头状瘤[12]。
- 1935年,Kramer和Som将IP分类为真正的鼻肿瘤,从而将它们与鼻息肉炎症区分开来[13]。
- 1938年,Ringertz吹嘘肿瘤有转化为下层的结缔组织间质的趋势,从而将其与过多的普通乳头状瘤区分开来[14]。

3. 遗传学和关联

- 病因:目前内翻性乳头状瘤的病因被认为是"未知的"。
- EB病毒(EBV):与EBV的关联出现不确定。
- 人乳头状瘤病毒(HPV):在被怀疑30年后,HPV似乎与内翻性乳头状瘤的病因有关无可争议,但目前发表的声明表明没有可靠的资源来揭示其作用[15,16]。

(卢醒 译)

参考文献

1. Wassef SN, Batra PS, Barnett S. Skull base inverted papilloma: a comprehensive review. ISRN Surg. 2012; 2012:Article ID 175903, 34 pages. https://doi.org/10.5402/2012/175903
2. Lee DK, Chung SK, Dhong HJ, et al. Focal hyperostosis on CT of sinonasal inverted papilloma as a predictor of tumor origin. AJNR Am J Neuroradiol. 2007;28(4):618–21.
3. Yousem DM, Fellows DW, Kennedy DW, et al. Inverted papillomas: evaluation with MR imaging. Radiology. 1992;185(2):501–5.

4. Lufkin R, Borges A, Villablanca P. Teaching atlas of head and neck imaging. New York: Thieme; 2000. p. 319–23.

5. Som PM, Lawson W, Lidov W. Simulated aggressive skull base erosion in response to benign sinonasal disease. Radiology. 1991;180(3):755–9.

6. Saha SN, et al. Inverted papilloma: a Clinico-pathological dilemma with special reference to recurrence and malignant transformation. Indian J Otolaryngol Head Neck Surg. 2010;62(4):354–9.

7. Midyett FA, Mukherji SK. Chapter 22, Esthesioneuroblastoma. Orbital imaging. Elsevier/Saunders. 2015. pp. 91–5. ISBN: 978-0-323-34037-3.

8. Momose KJ, Weber AL, Goodman M, et al. Radiological aspects of inverted papilloma. Radiology. 1980;134(1):73–9.

9. Savy L, Lloyd G, Lund VJ, et al. Optimum imaging for inverted papilloma. J Laryngol Otol. 2000;114:891–3.

10. Jeon TY, Kim HJ, Chung SK, et al. Sinonasal inverted papilloma: value of convoluted cerebriform pattern on MR imaging. AJNR Am J Neuroradiol. 2008;29(8):1556–60.

11. Durucu C, Baglam T, Karatas E, et al. Surgical treatment of inverted papilloma. J Craniofac Surg. 2009;20(6):1985–8.

12. Ward N. A mirror of the practice of medicine and surgery in the hospitals of London. London Hosp Lancet. 1854;2:480–2.

13. Kramer R, Som ML. True papilloma of the nasal cavity. Arch Otolaryngol. 1935;22–43.

14. Ringertz N. Pathology of malignant tumors arising in the nasal and paranasal cavities and maxilla. Acta Otolaryngol (Stockh). 1938;27(Suppl):31–42.

15. Lisan Q, Laccourreye O, Bonfils P. Sinonasal inverted papilloma: from diagnosis to treatment. Eur Ann Otorhinolaryngol Head Neck Dis. 2016;133:337–41.

16. Lawson W, Schlecht NF, Brandwein-Gensler M. The role of the human papillomavirus in the pathogenesis of Schneiderian inverted Papillomas: an analytic overview of the evidence. Head Neck Pathol. 2008;2(2):49–59.

第15章 青少年鼻咽血管纤维瘤

相关知识点

- 定义:青少年鼻咽血管纤维瘤(JNA)为罕见、高血管密度、局部侵袭的良性鼻咽肿瘤。几乎全发生于青少年和年轻的成年男性,有明显的复发倾向。
- 同义词:青少年血管纤维瘤(JAF)、纤维瘤或血管纤维瘤错构瘤。
- 该肿瘤的首选名称基于其好发位置而存在争论。一项新的研究有力地支持了肿瘤起源于鼻甲或鼻咽的证据[1]。相比于青少年血管纤维瘤,这一证据更支持青少年鼻咽血管纤维瘤的说法。
- JNA只占头部和颈部肿瘤的0.5%。然而,其仍然是最常见的起源于鼻咽的良性肿瘤[2,3]。
- 典型线索:青春期男性出现鼻出血,MRI显示有显著增强、不均质的鼻后肿块,因存在明显的流空现象而表现为特征性的"盐和胡椒"外观[4,5]。
- 知情的临床医生应绝对避免术前活组织检查,以防发生大出血[6]。这对临床医生来说可能是灾难性的,而对这位不幸的患者来说是致命的。
- 年龄:
  - 常见于年轻成年男性,平均诊断年龄为14~25岁。
  - JNA可能在十几岁时退化或持续到成年。
  - 25岁以上的男性或任何年龄的女性病例虽然有报道,但极为罕见[7,8]。
- JNA的一般发病率为1:1 500 000[1]。
- T1和T2具有明显的非均匀信号血液流空现象。
- T1 Gd呈过度强化。
- 因存在流空现象,大多数序列显示出特有的"盐和胡椒"外观[4,5]。

影像

一般影像特征

- 年轻男性,典型的特征是首先累及后鼻孔和鼻咽部,以及延伸到翼腭窝、蝶腭枕骨孔和翼管的鼻后肿块[1]。
- JNA表现出典型的上颌窦后壁前弯。
- JNA的特征成像应避免活组织检查,因为具有一定危险性。

CT特征

- 参见"一般影像特征"。
- 典型的有Holman-Miller征和典型的上颌窦后壁的前弯(图15.1)。
- 观察同侧鼻腔和翼腭窝(PPF)(参见第51章)。
- 随着生长,JNA经常扩大翼管和圆孔,并延伸至翼板和中颅窝。
- 其他常见的改变包括眶上部增宽裂、翼板扭曲、鼻中隔移位、上颌窦内侧及硬腭侵蚀倾向。
- 最近的一项研究表明,100%的患者出现鼻咽扩张,97%的病例出现后鼻孔扩张[1]。

血管造影特征

- 导管血管造影显示大量扩张性迂曲血管并未表现出强烈的特征性毛细血管红晕(图15.2)。
- JNA形成于扩张的ECA支,最常见于内上颌窦的咽升支初始动脉。
- 偶尔,对侧ECA血管会为肿瘤供血。
- 当肿瘤延伸至颅底或海绵窦,ICA通常为其供血。

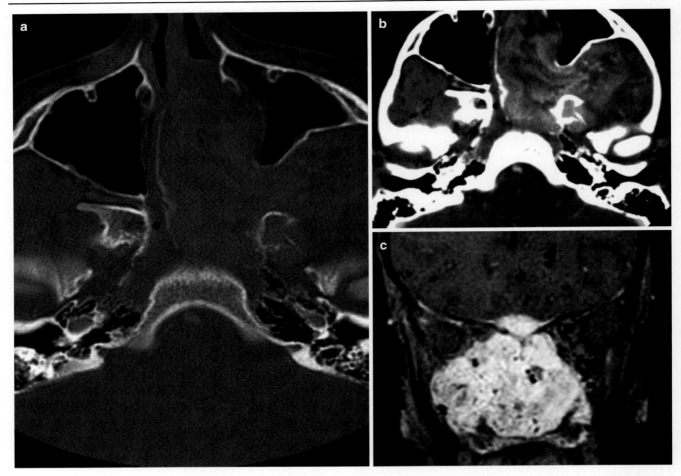

图 15.1 （a）轴位 NECT 显示巨大的肿块充盈并扩张鼻咽，并通过扩大的蝶腭裂延伸到咀嚼肌间隙。左上颌窦内侧壁破裂，肿瘤进入上颌窦。左上颌窦后壁向前弯曲形成了典型的 Holman-Miller 征。左鼻腔和鼻中隔内侧壁以及鼻泪管的后侧壁被完全破坏了。左侧翼状肌被部分破坏。（b）轴位 CECT 显示不均匀的肿瘤增强，增强的组织呈斑马状，被较低的衰减带隔开。肿块破坏了鼻中隔和左鼻腔壁。肿瘤内可见造影剂填充的多条血管。左上颌窦后壁明显向前弯曲形成了典型的 Holman-Miller 征。（c）冠状位 T1 Gd 图像显示肿块明显增大，突破 ACF 底部，颅内延伸导致双侧硬膜尾征。肿块中心位于鼻咽部，表现出明显的异质性，明显与无数曲折的血管流空效应相关。

- ICA 和 ECA 的导管血管造影通常用于术前栓塞期间的手术计划，以减少术中出血。

MRI 特征

- 参见"一般影像特征"。
- T1：通常为不均匀中等强度信号。
- T2：通常为不均匀信号，伴流空效应（图 15.3b）。
- T1 Gd：表现为明显增强。轴位和冠状位脂肪饱和度图像对于确定患者颅底、蝶骨和海绵窦的侵袭程度至关重要（见图 15.1c 和图 15.3a，c，d）。
- 大多数序列显示"盐和胡椒"征，出现明显流空效应[4,5]。

普通平片

- 现在已经不太依赖普通平片了，这些熟悉的发现也可以在 CT 上看到。
- 从以往的经验来看，当一名青少年表现出急性鼻出血时，侧窦视图显示上颌窦后壁前移并伴有窦腔混浊，这一经典发现就由此被描述。
- 梅奥诊所的放射学家 Colin Holman 和 W. Eugene Miller 首先描述了 Holman-Miller（或胃窦）征。Holman-Miller 曾被认为是 JNA 的症状，所有人都认为，任何缓慢增长的肿块都可能产生 Holman-Miller。然而，在典型的青春期男性鼻出血病例中，我们能看到多少缓慢生长的鼻咽肿块？

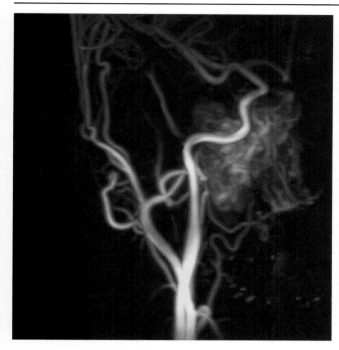

图15.2 右侧颈总动脉导管血管造影 AP 视图显示巨大的鼻咽部血管性肿块,充满大小不一的异常蛇形血管。这张图片显示了(与之前的图像不同)一个巨大的肿瘤部分延伸至颅中窝。出现明显的血管红肿,并在随后的图像中达到顶峰。选择性 ICA 和 ECA 注射有必要对多个通道入口进行分类。

* H&N 成像仪显示翼板侵蚀,或鼻内肿块导致后鼻孔扩大是 JNA 真正的"病理学"标志。
* 通常明显的 Holman–Miller 征是在 CT 上表现最好。

临床问题

表现

* 常见症状包括单侧鼻塞、鼻漏、鼻出血、鼻窦炎、面部疼痛、嗅觉丧失和前额头痛[9]。
* 随后,病变可产生眼球突出或复视,肿瘤从鼻腔进入上颌窦和眼眶。

流行病学与病理学

* 肉眼检查
  —红粉色到棕灰色,无柄、分叶状、橡胶状固体肿物。
  —很少有息肉样或有蒂。
  —通常不包裹,由血管组织、纤维基质和胶原纤维组成。
  —晚期肿瘤侵犯海绵窦、视交叉区和(或)垂体窝。
* Sessions 的分类系统是最常用的[10]。
* Ⅰ期:
  —Ⅰa:仅限于鼻腔/鼻咽。
  —Ⅰb:延伸至一个或多个鼻旁窦。
* Ⅱ期:
  —Ⅱa:通过蝶腭孔进入翼上颌窝。
  —Ⅱb:充盈翼上颌窝,上颌窦后壁向前弯曲或经眶下裂进入眼眶。
  —Ⅰc:从翼上颌窝延伸到颞下窝。

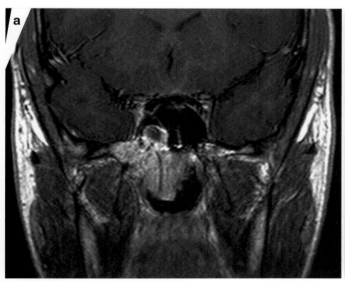
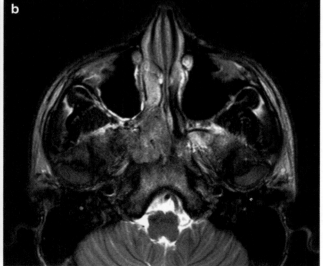

图15.3 (a)冠状位 T1 Gd 图像显示鼻咽部明显增强,肿块突破右侧蝶窦底并侵犯相邻的右侧颅底。(b)轴位 T2 图像显示巨大的不均匀鼻咽肿块扩张阻塞右后鼻孔。类似"盐和胡椒"征。(待续)

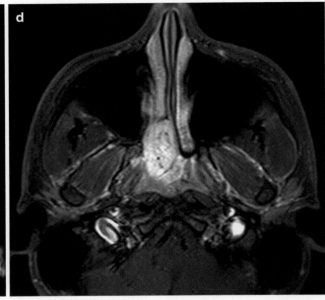

图15.3(续)　(c,d)轴位T1 Gd图像显示脂肪抑制可更清楚地确定肿块扩张和阻塞右后鼻孔的边缘。

- Ⅲ期:颅内扩张。

治疗

1.栓塞

- 术前选择性动脉供血血管栓塞可显著减少术中出血,有利于切除较大肿瘤。
- 栓塞通常在术前24~72小时进行。
- 吸收性明胶海绵和PVA(聚乙烯醇)是常见的栓塞剂。

2.手术

- 栓塞后手术切除可以应用开放或内镜入路进行。

3.放射治疗

- 当手术不可行或不能完整切除肿瘤时,可以选择放射治疗。
- 颅底受累,术后复发率<50%[2, 11]。

鉴别诊断

1.变应性真菌性鼻窦炎(AFS)

- 来自美国西南部的一位年轻的免疫功能正常的患者表现为难治性慢性鼻窦炎。

- T2 MRI上的低衰减对应明显的高密度窦,具有典型的匍行信号。
- 虽然AFS始于鼻窦,但它可能在成像之前已经侵入颅底。
- 参见第32章。

2.嗅神经母细胞瘤(ENB)[5]

- 罕见产生于嗅觉上皮的神经嵴源性神经内分泌恶性肿瘤。
- ENB典型表现为筛板处有"腰"的"哑铃"状肿块。
- 可能累及前颅窝、颅底和眼眶。
- 在T1和T2上显示中等强度信号。
- 肿瘤/脑交界处的囊性区域(病灶为T2高信号)具有诊断意义,也可能是病理特征。
- 在T1 Gd上表现为明显增强。
- DWI显示中度弥散受限。
- 参见第28章。

3.横纹肌肉瘤(RMS)[12]

- RMS好发头部和颈部。
- 虽然相对罕见,但RMS是最常见的儿童软组织肉瘤。
- RMS常见于1~5岁的儿童,约占儿童癌症的3%。
- 通常具有均匀的软组织肿块,与正常肌肉密度相等(但很少像囊性病伴出血区)。
- 通常表现为边界清晰、边缘不规则的肿块。
- 肿瘤无钙化,相邻的骨质几乎没有骨质增生。
- T1与EOM呈等信号,但与眶脂肪呈低信号。

- T2对眶脂肪和EOM通常都呈高信号。
- T1 Gd显示明显增强。
- DWI呈明亮状图像，显示弥散受限。
- CT和FDG PET/CT在肿瘤转移的检测中起重要作用。DWI和全身MRI可能有助于分期。
- RMS和JNA都是儿科疾病，90%的RMS患者<16岁（平均发病年龄为5~7岁）。JNA通常与青春期男性有关。
- 老年人群和新生儿中也记录了特异的RMS病例。
- 参见第49章。

4. 上颌窦后鼻孔息肉[13]

- 上颌窦后鼻孔息肉表现为"哑铃"状肿块，累及鼻腔和上颌窦。
- 上颌窦后鼻孔息肉表现为无强化（或偶有周边增强）良性肿块，有骨质改变。JNA表现为明显增强。
- 上颌窦后鼻孔息肉有时表现为囊性改变。这不是JNA的特征。
- 上颌窦后鼻孔息肉常充满鼻腔，但不会伸入PPF。而JNA则常在早期扩张进入PPF。
- 在累及鼻咽之前，上颌窦后鼻孔息肉疝入前鼻腔。相比之下，JNA开始于鼻后孔或鼻咽[14]。

5. 原发性鼻旁窦肿瘤

- 鼻旁窦SCCA多见于50~70岁的老年男性。这不是JNA好发的年龄段。
- 鼻旁窦SCCA通常会引起严重的骨质破坏。

深度探索

1. 遗传学

- 一些人赞同JNA复制血管畸形或源于残存的胚胎血管成分的理论，该理论在JNA涉及的遗传和分子机制方面已取得实质性进展[1]。
- 雄激素受体（AR）为这种肿瘤的男性偏好提供了一个潜在的解释[1]。
- 男性家族性腺瘤性息肉病（FAP）人群中，JNA的患病率增加了25倍，这突出了腺瘤性结肠息肉病的（APC）基因突变与JNAAR受体中Wnt/β-连环蛋白通路异常调控的"双重打击"机制的作用[1]。

2. 信息速查

- 定义：鼻后孔，表示成对的鼻腔和鼻咽之间的开口。

- 新的研究表明JNA起源于鼻后孔和鼻咽，这与通常认为的JNA起源于翼腭窝或蝶腭孔的观点相反[1,14]。

3. 历史大事记

- Hippocrates在公元前5世纪描述了该肿瘤[6,9]。
- 1940年，Friedberg首次使用术语血管纤维瘤[6,10]。
- 1981年，Maurice和Milad指出，JNA与生殖器勃起组织表现出惊人的相似性，男性勃起组织发育的时间进程与JNA非常相似[15]。
- Maurice和Milad提出，JNA可能源于在胎儿发育期间隔旁的中线生殖器勃起组织[15]。

（卢醒 译）

参考文献

1. Bryan RN, Sessions RB, Horowitz BL. Radiographic management of juvenile angiofibromas. AJNR Am J Neuroradiol. 1981;2(2):157–66.
2. Momeni AK, Roberts CC, Chew FS. Imaging of chronic and exotic sinonasal disease: review. AJR Am J Roentgenol. 2007;189(6):S35–45.
3. Davis KR. Embolization of epistaxis and juvenile nasopharyngeal angiofibromas. AJR. 1987;148:209–18.
4. Seo CS, Han MH, Chang KH, et al. Angiofibroma confined to the pterygoid muscle region: CT and MR demonstration. AJNR Am J Neuroradiol. 1996;17(2):374–6.
5. Hurst RW, Rosenwasser RH. Interventional neuroradiology. Informa HealthCare. 2007. ISBN:0849395623.
6. Moorthy PNS, Reddy BR, Qaiyum HA, et al. Management of Juvenile Nasopharyngeal Angiofibroma: a five year retrospective study. Indian J Otolaryngol Head Neck Surg. 2010;62(4):390–4.
7. Finerman WB. Juvenile nasopharyngeal angiofibroma in the female. AMA Arch Otolaryngol. 1951;54(6):620–3. PubMed PMID: 14877367
8. Maurice M, Milad M. Pathogenesis of juvenile nasopharyngeal fibroma. (A new concept). J Laryngol Otol. 1981;95(11):1121–6. PubMed PMID: 72299258
9. Harma RA. Nasopharyngeal angiofibroma. Acta Otolaryngol. 1958;146(Supp l):1–74.
10. Friedberg SA. Vascular fibroma of the nasopharynx (nasopharyngeal fibroma). Arch Otolaryngol. 1940;31:313–26.
11. Kania RE, Sauvaget E, Guichard JP, et al. Early postoperative CT scanning for juvenile nasopharyngeal angiofibroma: detection of residual disease. AJNR Am J Neuroradiol. 2005;26(1):82–8.
12. Midyett FA, Mukherji SK. Chapter 23, Rhabdomyosarcoma. Orbital imaging. Philadelphia: Elsevier/Saunders; 2015. p. 99–102. ISBN: 978-0-323-34037-3.
13. Midyett FA, Mukherji SK. Chapter 22, Esthesioneuroblastoma. Orbital imaging. Philadelphia: Elsevier/Saunders; 2015. p. 91–5. ISBN : 978-0-323-34037-3.
14. Mcknight CD, Palmar HA, Watcharotone K, Mukherji SK. Reassessing the Anatomic Origin of the Juvenile Nasopharyngeal Angiofibroma. J Comput Assist Tomogr. 2017;41(4):559–564. https://doi.org/10.1097/RCT000000000000566.
15. Antonelli AR, Cappiello J, Di Lorenzo D, et al. Diagnosis, staging, and treatment of juvenile nasopharyngeal angiofibroma (JNA). Laryngoscope. 1987;97(11):1319–25. https://doi.org/10.1288/00005537-198711000-00014. PubMed PMID: 2823033

第16章　神经内分泌肿瘤

相关知识点

- **定义**:神经内分泌肿瘤(NET)包括多种肿瘤,可能起源于上皮或神经[15-17,24]。
- **典型线索**:同是破坏性鼻旁窦肿物,专家组正探索与鼻窦癌和其他常见病变的分类争议。
  - 1897年,当俄罗斯解剖学家和组织学家Nikolai Kulchitsky说,这些肿瘤看起来像是癌症,但不是癌症,毫无疑问,我们对这些肿瘤的研究起步并不顺利[1]。
  - 病理学家Siegfried Oberndorfer延续了这种混淆,他创造了"类癌"一词来表示类癌[24]。
  - 公平地说,直到1938年,才有出版物首次证实其中一些肿瘤是恶性的。
  - 争论一直持续到2000年的世纪之交,当时WHO终于决定,将类癌从其组织病理学分类中剔除,最终使之成为一个不正确的术语[12]。
  - 因此,我们留下了一个实体,它能导致2%的癌症,影响了美国20万人,它以前被称为类癌。
  - 很明显,这类肿瘤中有许多不是"类癌";而是癌症。所以,人们都认为"类癌"不适用。我们现在的病例显然是"达成了一致",明显是恶性的,破坏了颅底,至少应该被称为神经内分泌癌(NEC)。
  - 团块对分裂:在术语领域,有两种类型,即团块和分裂。目前,分类学家认为是由不同的癌症亚型组成了NET,这些亚型可能包括NEN、pPNET、小细胞肺癌和大细胞NEC[24]。
  - 很明显,当这些碎片在显微镜下看起来不太一样的时候,我们都可以预测,这些碎片的出现,表明给它们做其他命名只是时间问题。
  - 已经有人认为"神经内分泌"一词是没有帮助的,因为它暗示了一种生物学上的良性行为[24]。
  - 目前人们一致认为,这些肿瘤由于发病率和患病率较低,目前是孤立性的,许多临床医生甚至称之为"斑马"。当然,在颅底,它们属于这一类。
  - 不管我们怎么称呼它们。我们不能随意忽视2%的NET癌症患者,这涉及美国20万人。

- **发病率和患病率**
  - 发病率:神经内分泌肿瘤的年发病率约为5/100 000[3]。
  - 患病率:
    - 估计为35/1 000 000,但如果包括临床无症状肿瘤,则可能更高[3]。
    - 目前,整个美国的NET病例数<200 000[24]。
    - NET约占所有恶性肿瘤的2%。
- 颅外NET脑转移的发病率约为5%,通常来自肺。原发性颅内NET非常罕见,但已有报道[12]。
- 头颈部NET是罕见的,可获得的关于频率、预后和部位重要性的信息有限。实际上,每一种NET结构的变体都可能出现在头颈部[13]。
- 头颈部副神经节瘤较好辨认,本章不对其进行讨论,因为它局限于非喉部NEC。
- 头颈部的非喉部NET是一种罕见的肿瘤,最常见于鼻旁窦附近[15]。
- 虽然NET可以出现在身体的许多不同区域,但它们最常出现在肠道、胰腺或肺部[9]。神经放射学医生更熟悉垂体、甲状腺和甲状旁腺区域的NET。
- NEC的发病年龄、性别和发病率:
  - 平均发病年龄为56岁,性别分布相同[19,20]。
  - NEC占鼻窦恶性肿瘤的5%。
  - 最常见的起源部位是筛窦(64%)、鼻腔(32%)和上颌窦(14%)[19,20]。

影像

一般影像特征

- 它们通常会扩张和侵蚀窦壁。
- 大多数人认为,这一实体没有特征性的CT或MRI特征[15]。

MRI特征

- 参见"一般影像特征"。
- T1:对大脑呈相对等强度或轻微高强度。不均匀,有散在的高强度区域(图16.1a,c)。
- T2:对大脑呈相对等强度或轻微高强度。不均匀,有散在的高强度区域(图16.1e)。
- T1 Gd:轻度不均匀强化(图16.1b,d)。
- DWI:中度弥散受限(图16.1f)。

CT特征

- 参见"一般影像特征"。

- 典型表现为软组织肿块,扩张并侵蚀受累窦。
- 肿块延伸至鼻腔和鼻咽。
- 颅底受累较为常见。
- 该区域正常冠状位CT解剖见图16.2。

临床问题

表现

- 神经内分泌癌起源于不同的部位,包括肺部、脑部、胃肠道和头颈部。
- 虽然有些激素分泌品种通过激素反应来宣告它们的存在,但其他品种只是等待以传统的方式来宣传它们的存在,比如侵入眼眶或破坏颅底和嗅球等重要结构。
- NEC的许多症状包括头痛、焦虑、持续疼痛、高血糖、低血糖、腹泻、体重意外增加或减轻、盗汗、肠道或膀胱改变、咳嗽或声音嘶哑等。
- 因此,放射科医生最终被请来解释这些复杂的临床情况也就不足为奇了。
- 与ENB在颅底区的表现相似,NEC最常见的表现包

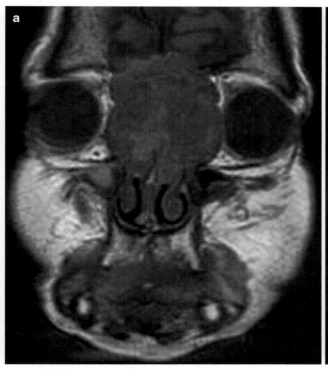
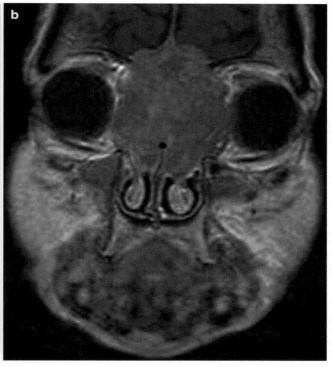

图16.1 (a)冠状位T1图像显示巨大的肿块填充并扩大鼻咽。它的头部延伸穿过筛窦和前颅窝底部,与额叶相邻。然而,它的中心在更尾端,并破坏了中鼻甲。它向外侧延伸至眶部,左侧眼球内侧变平,L>R。它的信号对大脑来说呈相对等强度或轻微高强度,并且中度不均匀。(b)冠状位T1 Gd图像在先前图像的同一水平上显示轻度不均匀增强,肿瘤与镰部相邻。这张图片清楚地显示了前颅窝底的突然丧失和眶内侧壁的严重破坏,以及广泛的眶内扩张。(待续)

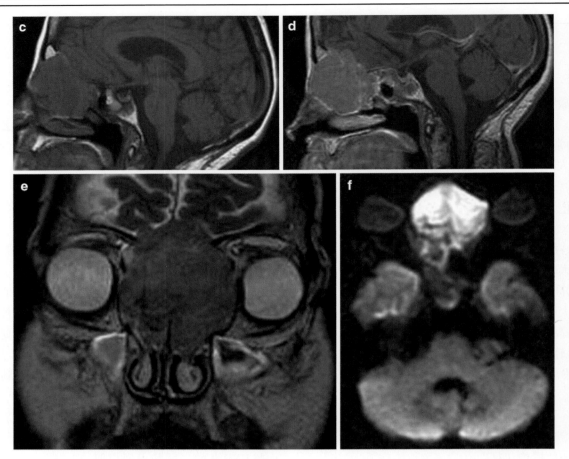

图 16.1(续) (c,d)矢状位 T1 Gd 图像再次显示筛窦和前颅窝底的破坏。中度不均匀强化显示肿块对大脑呈高强度,向颅骨延伸,紧贴并移位额叶。它向尾部延伸,导致鼻气道狭窄。它完全破坏筛窦和额窦,并延伸到蝶窦。肿瘤毗邻鸡冠的下、后侧面,肿瘤前上切面呈明亮的 T1 信号。剩余的筛板已被破坏。(e)冠状位 T2 图像显示了一个巨大的不均匀肿块填充、扩张和闭塞鼻腔和筛窦,破坏了前颅窝底,导致其暗信号突然消失。信号对大脑呈相对等强度或轻微高强度,并且中度不均匀。眶内扩张,L>R,左眼球明显变平。(f)轴位 DWI 显示明显的弥散受限,对应于前颅窝底部附近的大肿块。结合本病例的其他图像,这一发现提示了组织学上具有威胁性的恶性肿瘤。

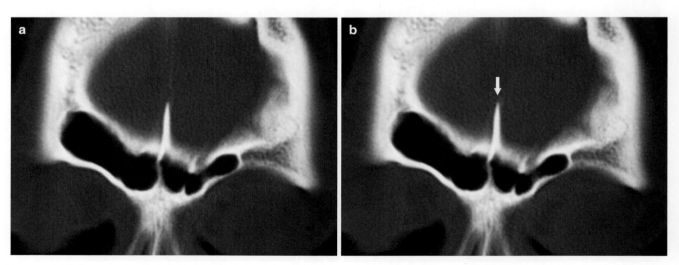

图 16.2 冠状位 CT 显示正常患者的鸡冠(箭头所示)。鸡冠(Crista galli)来自拉丁语,意思是公鸡的冠。

括鼻塞、引流和鼻出血。视力变化约为1/5。面部疼痛、肿胀、复视和上颌神经麻木较为罕见[19,20]。

流行病学与病理学

- 肉眼：NET是典型的棕褐色或黄色肿块，常见于黏膜下层，当肌壁较深时，因促结缔组织增生反应而变硬。
- 显微镜[23]：
  - 在组织学上，NEC仍被归为一类（包括明显的神经内分泌表现），而这类疾病在组织学上的描述较差[23]。
  - NEC显示分化不良的肿瘤细胞巢，胞质稀少，核染色质细颗粒，良性腺上皮，细胞结缔组织分支稀疏分离[23]。

鉴别诊断

1. 嗅神经母细胞瘤（ENB）[4,10]

- 罕见的神经内分泌恶性肿瘤，起源于嗅上皮。
- 新的遗传信息表明，ENB是一种独特的肿瘤，不属于原始外周神经外胚层肿瘤——尤因肉瘤（pPNET-ET）[22]。这表明ENB不是NEC。
- 典型的哑铃状肿块，在筛板处有"腰"。
- 可能累及前颅窝、颅底和眼眶。
- T1和T2上为中等强度信号。
- 肿瘤/脑交界处的囊性区域（病灶为T2高信号）具有诊断意义，也可能是病理特征。
- 在T1 Gd上表现为明显增强。
- DWI显示中度弥散受限。
- 参见第28章。

2. 原发性鼻旁窦肿瘤

- 鼻旁窦SCC多见于50~70岁的老年男性。
- 鼻旁窦SCC显示骨质破坏。
- 参见第22章。

3. 变应性真菌性鼻窦炎（AFS）

- 来自美国西南部的一位年轻的免疫功能正常的患者表现为难治性慢性鼻窦炎。
- T2 MRI上的低衰减对应明显的高密度窦，具有典型的匐行信号。

- 虽然AFS始于鼻窦，但它可能在成像之前已经侵入颅底。
- 参见第32章。

4. 横纹肌肉瘤（RMS）[11]

- RMS好发头部和颈部。
- 虽然相对罕见，但RMS是最常见的儿童软组织肉瘤。
- RMS常见于1~5岁的儿童，约占儿童癌症的3%。
- 通常具有均匀的软组织肿块，与正常肌肉密度相等（但很少像囊性病变伴出血区）。
- 通常表现为边界清晰、边缘不规则的肿块。
- 肿瘤无钙化，相邻的骨质几乎没有骨质增生。
- T1与EOM呈等信号，但与眶脂肪呈低信号。
- T2对EOM和眶脂肪通常都呈高信号。
- T1 Gd显示明显增强。
- DWI呈明亮状图像，显示弥散受限。
- CT和FDG PET/CT在肿瘤转移的检测中起重要作用。DWI和全身MRI可能有助于分期。
- 90%的RMS患者年龄<16岁（平均发病年龄为5~7岁）。然而，老年人群和新生儿中也有RMS的病例。
- 参见第49章。

治疗

- 诊断困难，再加上公布病例的稀少，以及治疗的异质性，阻碍了理想治疗策略的制订[8,19]。
- 一些人建议新辅助化学治疗后进行放化疗或手术和术后放射治疗[19]。
- 也有人建议大剂量质子光子放射治疗联合新辅助化学治疗，为无应答者保留根治性手术治疗[14]。
- 这些问题显然适用于肿瘤委员会和治疗试验。

深度探索

1. 遗传学[5]

- 大多数NET是散发的，但可以在一些遗传性家族综合征中看到，包括[4]：
  - 多发性内分泌肿瘤Ⅰ型[7]（MEN1）。
  - 多发性内分泌肿瘤Ⅱ型（MEN2）。
  - 希佩尔-林道病[4]（VHL）。
  - 神经纤维瘤病1型（NF 1）[5]。

—结节性硬化(TS)[6,7]。

—黏液瘤。

2.信息速查

* 神经内分泌癌的根细胞尚未完全确定。一些人怀疑它们来自分散的神经内分泌系统的内分泌细胞,而另一些人则认为它们来自擅长上皮和内分泌分化的多能干细胞[15,18]。

3.历史大事记

* 1897 年 : 俄罗斯解剖学家和组织学家 Nikolai Kulchitsky 认为分泌 5-羟色胺的肠嗜铬细胞产生了"类癌"[1]。

* 1907 年 : 类癌最早与其他肿瘤区分开来,之所以这样命名是因为它们的缓慢生长被认为是"癌症样"而不是真正的恶性肿瘤[1,2]。

* 1938 年 : 一些"类癌"被认为是恶性的,形成了第一个确凿的证据,证明它们的名字实际上是一个错误的名称[1,2]。

* 1953 年 : 5-羟色胺在"潮红效应"中的作用首次得到确认[1]。

* 2000 年 : WHO 终于将"类癌"从其组织病理学分类库中剔除[12]。

* 这距离该错误名称的出现已经过去了将近一个世纪。要花多长时间才能从医学词典中彻底清除这个流行术语?

（张强　译）

参考文献

1. Modlin IM, Shapiro MD, Kidd M. Siegfried oberndorfer: origins and perspectives of carcinoid tumors. Hum Pathol. 2004;35(12):1440–51. https://doi.org/10.1016/j.humpath.2004.09.018.

2. Arnold R, Göke R, Wied M, Behr T. Chapter 15 neuroendocrine Gastro-Entero-Pancreatic (GEP) tumors. In: Scheppach W, Bresalier RS, Tytgat GNJ, editors. Gastrointestinal and liver tumors. Berlin: Springer; 2003. p. 195–233. isbn:3-540-43462-3.

3. Öberg K, Castellano D. Current knowledge on diagnosis and staging of neuroendocrine tumors. Cancer Metastasis Rev. 2011;30:3–7. https://doi.org/10.1007/s10555-011-9292-1.

4. Jensen RT, Berna MJ, Bingham DB, Norton JA. Inherited pancreatic endocrine tumor syndromes: advances in molecular pathogenesis, diagnosis, management, and controversies. Cancer. 2008;113(7 Suppl):1807–43. https://doi.org/10.1002/cncr.23648. PMC 2574000

5. Hirsch NP, Murphy A, Radcliffe J. Neurofibromatosis: clinical presentations and anaesthetic implications. Br J Anaesth. 2001;86(4):555–64. https://doi.org/10.1093/bja/86.4.555. PMID

6. Lodish MB, Stratakis CA. Endocrine tumours in neurofibromatosis type 1, tuberous sclerosis and related syndromes. Best Pract Res Clin Endocrinol Metab. 2010;24(3):439–49. https://doi.org/10.1016/j.beem.2010.02.00.

7. Dworakowska D, Grossman AB. Are neuroendocrine tumours a feature of tuberous sclerosis? A systematic review. Endocrine Related Cancer. 2008;16(1):45–58. https://doi.org/10.1677/ERC-08-0142. PMID 18978035

8. Ramage JK, Davies AH, Ardill J, et al. Guidelines for the management of gastroenteropancreatic neuroendocrine (including carcinoid) tumours. Gut. 2005;54(Suppl 4):iv1–16. https://doi.org/10.1136/gut.2004.053314. PMC 1867801

9. Liu Y, Sturgis CD, Grzybicki DM, et al. Microtubule-associated protein-2: a new sensitive and specific marker for pulmonary carcinoid tumor and small cell carcinoma. Mod Pathol. 2001;14(9):880–5. https://doi.org/10.1038/modpathol.3880406. Retrieved 1/21/2016

10. Midyett FA, Mukherji SK. Chapter 22, Esthesioneuroblastoma. Orbital imaging. Elsevier/Saunders. 2015. pp. 91–5. ISBN: 978-0-323-34037-3.

11. Midyett FA, Mukherji SK. Chapter 23, Rhabdomyosarcoma. Orbital imaging. Elsevier/Saunders. 2015. pp. 99–102. ISBN : 978-0-323-34037-3.

12. Tamura R, Kuroshima Y, Nakamura Y. Primary neuroendocrine tumor in brain. Case Reports in Neurological Medicine, vol. 2014, Article ID 295253, 6 pages, 2014. https://doi.org/10.1155/2014/295253.

13. Mills SE. Neuroendocrine tumors of head and neck: a selected review with emphasis on terminology. Endocr Pathol. 1996;7(4):329–43.

14. Fitek MM, Thornton AF, Varvares M, et al. Neuroendocrine tumors of the sinonasal tract. Results of a prospective study incorporating chemotherapy, surgery, and combined proton-photon radiotherapy. Cancer. 2002;94(10):2623–34.

15. Kanamalla US, Kesava PP, McGuff HS. Imaging of nonlaryngeal neuroendocrine carcinoma. AJNR. 2000;21:775–8.

16. Batsakis JG, El-Naggar AK, Luna MA. Neuroendocrine tumors of the larynx. Ann Otol Rhinol Laryngol. 1992;101:710–4.

17. Erlandson RA, Nesland JM. Tumors of the endocrine/neuroendocrine system. Ultrastruct Pathol. 1994;18:149–70.

18. Wenig BM, Gnepp DR. The spectrum of neuroendocrine carcinomas of the larynx. Semin Diag Pathol. 1989;6:329–50.

19. Su SY, Bell D, Hanna EY. Esthesioneuroblastoma, neuroendocrine carcinoma, and sinonasal undifferentiated carcinoma: differentiation in diagnosis and treatment. Int Arch Otorhinolaryngol. 2014;18(Supl. 2): Sao Paulo 2014, On-line version ISSN 1809-4864. Accessed 1/24/2016.

20. Mitchell EH, Diaz A, Yilmaz T, et al. Multimodality treatment for sinonasal neuroendocrine carcinoma. Head Neck. 2012;34(10):1372–6.

21. Renner G. Small cell carcinoma of the head and neck: a review. Semin Oncol. 2007;34(1):3–14.

22. Mezzelani A, Tornielli S, Minoletti F, et al. Esthesioneuroblastoma is not a member of the primitive neuroectodermal tumor-Ewing's group. Br J Cancer. 1999;81(4):586–91.

23. Austin JR, Cebrun H, Kershisnik MM, et al. Olfactory neuroblastoma and neuroendocrine carcinoma of the anterior skull base: treatment results at the M.D. Anderson Cancer Center. Skull Base Surg. 1996;6(1):1–8.

24. Oronsky B, Ma PC, Morgensztern D, Caarter CA. Nothing but NET: a review of neuroendocrine tumors and carcinomas. Neoplasia. 2017;19(12):991–1002.

第17章 鼻额部脑膨出

相关知识点

- 定义：在胎儿发育过程中，由神经管不完全闭合导致颅骨缺损，脑和脑膜有特征性的囊状突起。
- 同义词：颅骨裂、鼻腔脑膨出[1]、脑膜膨出、脑膜脑膨出、经蝶窦脑膨出、基底部脑膨出[3]。
- 由于本书内容主要是关于颅底成像的，本章重点介绍鼻额部脑膨出（NFE），同时希望能够涵盖所有脑膨出的重点内容。
- 典型线索：亚洲儿童多表现为鼻塞症状，鼻腔肿块在所有成像序列上与CSF呈等信号，DWI无弥散受限。
- 术语：脑膨出是指通过颅骨突出的脑。脑膜膨出是指硬脑膜的膨出。当大脑和硬脑膜膨出时，恰当的术语是脑膜脑膨出。但是，这些统称为脑膨出。

影像

一般影像特征

- 脑膨出可发生在额部中线、枕部、顶叶旁正中区。
- 一些单独的颅底脑膨出可分为经筛、经蝶筛、经蝶和经额蝶等亚型[4]。
- 经蝶脑膨出穿过鞍底缺损进入鼻腔，还可延伸至口腔，并与腭裂有关[4]。
- 经筛脑膨出通过中线或筛板缺损进入鼻腔[4]。
- 经蝶脑膨出位于鞍背前方，蝶窦向外侧伸展，使海绵窦移位。

MRI特征

- 参见"一般影像特征"。
- T1和T2有时在颅骨外部显示充满液体的中线异常，其信号特征与CSF相同（图17.1）。
- T1 Gd：追踪颅内CSF和脑组织的信号（图17.2b,e）。
- 包含与颅内脑组织信号相同的脑成分（图17.3）。
- DWI：无弥散受限。

CT特征

- 参见"一般影像特征"。
- 典型表现为CSF密度的中线软组织肿块，并伴有一般影像特征中列出的骨质改变。
- 常见中线区薄壁低密度肿块，使得邻近完整的骨皮质呈"扇贝壳"样表现。
- CT脑池显像（CTC）[10]：
  —CTC经常用于CSF漏的评估。
  —CTC通常用于高分辨率CT不能识别骨缺损的患者，或是有多处缺损且不清楚哪一处渗漏的患者。

超声特征

- 通过颅骨缺损或颅底缺损，由球形的、充满液体的结构引起的膨出，其内可能包含脑实质。
- 90%发生在中线。

胚胎学

- 神经管是胚胎组织，会发育为大脑、脊髓和周围的骨骼。在大脑和脊髓构建过程中，这一狭窄的结构在胎儿发育的第3周和第4周折叠、闭合。当该过程出错而无法完全闭合时，就会出现罕见的神经管缺陷

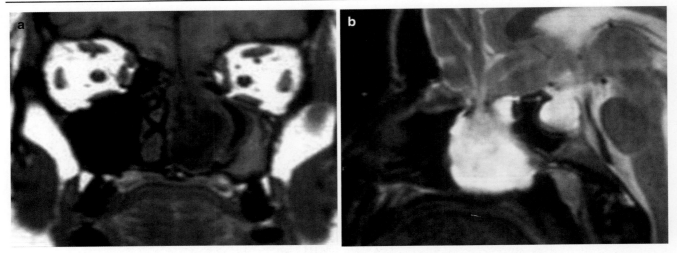

图 17.1 (a)冠状位 T1 图像显示有巨大肿块填充并扩张左侧鼻腔内侧。中等不均匀信号,含有与颅内脑组织等强度的成分。(b)正中矢状位 T2 图像显示大肿块充满 CSF,其明显与颅内有连接。颅内成分通过破坏颅底的骨性缺损向尾侧凹陷。细读大量相关图像就会获得一定发现。

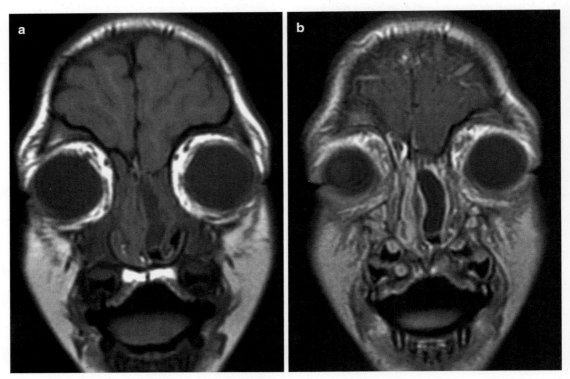

图 17.2 冠状位 T1 平扫(a)和 Gd 增强(b)图像显示左侧鼻腔低信号肿块。左前颅窝内容物明显下突。硬腭高信号骨髓明显缺损代表腭前管(a)。T1 Gd(b)图像显示鼻内肿块呈环形厚壁强化。(待续)

(NTD)。最近的研究表明,如果发生在第 4 周,则被认为是"迟发性"神经发育缺陷[1,11]。

- 参见图 17.4。
- 脑膨出多见于额部、枕部或顶叶旁正中区。
- 经蝶脑膨出有时表现为鼻咽肿块。内镜医生能够区分硬脑膜、硬脑膜血管或搏动的大脑,并中止危险的

活组织检查。

- 鼻额和蝶筛脑膜脑膨出最常见于越南和东南亚女性。
- 伴发的异常包括胼胝体发育不全、眼组织缺损和唇裂。
- 发病率:活产中报道的比例为 1/40 000~1/5000,东南亚地区的发病率更高[2]。

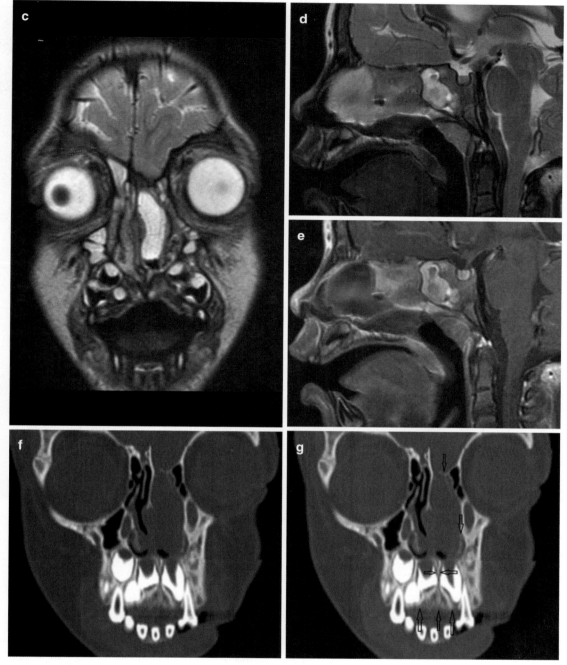

图17.2(续)　冠状位(c)和矢状位(d)T2图像显示巨大的前鼻腔肿块,与CSF信号呈等信号。肿块向颅侧延伸至前颅窝水平,向尾侧几乎延伸至上颌骨。该肿块的尾侧是突出的前腭管。(e)矢状位T1 Gd图像显示一个巨大的前鼻腔肿块,信号与CSF呈等信号。它几乎延伸到额叶水平,表明前颅窝被破坏。肿块边缘轻度增强。肿块尾侧是突出的前腭管。(f,g)冠状位CT脑池造影显示左鼻腔扩大,其内可见一个巨大的肿块,并破坏了鼻中隔下部。左前颅窝底部明显裂开,造影剂沿肿块左侧向尾侧延伸,穿过前腭管进入口腔。图g中箭头所示为:↑,口腔造影剂;→←,仅颅侧造影剂至突出的未闭前腭管;↓,脑膨出内发现造影剂。

- 位置
  - 女孩更容易出现枕部脑膨出。
  - 男孩更常出现额部脑膨出。
  - 在北美,枕部脑膨出更为常见。
  - 在东南亚,额筛脑膨出为主[1]。

- 脑膨出和脑膜膨出偶尔可能发生在乳突。
- 脑膨出最常见的解剖部位包括[4]:
  - 枕部(75%)。
  - 额筛(15%)。
  - 基底部(10%)。

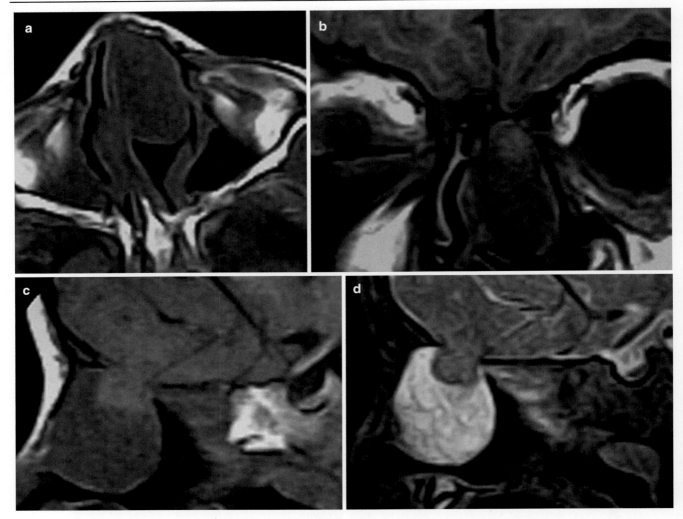

图17.3　轴位(a)和冠状位(b)T1图像显示前鼻腔一个巨大卵圆形肿块,填充并扩张左鼻腔,鼻中隔向右偏移。不均匀中等信号,其内头颅侧可见边界不清的等信号区。(c)矢状位T1亦显示前鼻腔巨大卵圆形肿块,轻度不均匀信号与大脑相似,尤其是头颅侧,前颅窝黑色线样信号明显缺失。(d)矢状位T2图像。一张图像胜过千言万语(或者胜过1000个其他的成像序列!的确,这是所谓的"最昂贵的镜头")。巨大的前鼻腔肿块充满了明亮的CSF。前颅窝底缺失,并已被NFE破坏,NFE含有一小部分与相邻额叶延续并呈等信号的组织。诊断:含脑的鼻额脑膜脑膨出!

临床问题

表现

- 脑膨出多在胎儿超声检查中发现,其他多在出生后不久发现。
- 蝶部脑膨出在出生时是典型的临床隐匿性疾病,通常会在1岁内发现。
- 经蝶脑膨出患儿可表现为鼻塞[4],在临床医生使用鼻镜检查发现前往往为隐匿性。

治疗

- 治疗包括切除、硬膜缺损的修补、骨缺损的重建[1]。
- 由于额筛脑膨出通常与影响预后的异常无关,因此其预后往往优于枕部和顶部脑膨出[1,2]。

鉴别诊断[1]

1.鼻胶质瘤[4,5]

- 先天性异位非肿瘤性肿块发生在鼻根附近,由增生

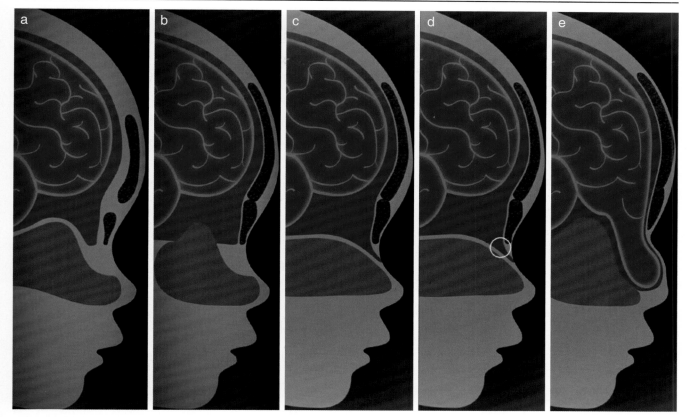

图 17.4 胚胎脑和额颅底发育的矢状图描绘了妊娠 6 周（a）和 8 周（b）时正常的鼻发育。鼻腔软骨呈褐色，上覆神经嵴细胞呈青色。在前面，发育中的额骨与前鼻骨（斑点板）在第 6 周分离（a），但通常在第 8 周又邻接（b）。这种分离为额部脑膨出的潜在部位。（c）显示了胎儿发育 6 周时的额鼻脑膨出，从尾侧向额侧（a）穿过潜在空隙的路径。（d）神经嵴细胞（青色）向前迁移，直到接触到外胚层成分（皮肤）。当原始鼻前间隙憩室（青色）接触鼻尖外胚层时，它通常通过圆圈所描绘的缺陷在颅内消退。（e）描绘了鼻筛部脑膨出的发展，神经组织（绿色）通过原始神经嵴细胞所走的迁移路径突出。（Reprinted with permission from Elsevier：Castillo and Mukherji.[11]）

的神经胶质组织组成。

- 15％ 的鼻胶质瘤通过蒂与大脑相连，但不与充满 CSF 的蛛网膜下腔相通。
- 鼻胶质瘤与脑膨出完全不同，脑膨出与蛛网膜下腔相连，含有 CSF。
- 30％ 鼻胶质瘤为鼻内型，60％ 为鼻外型，10％ 为混合型。
- 鼻胶质瘤在 MRI 上通常表现为等信号。
- 高分辨率表面线圈 MRI 可用于显示颅内的蒂。
- 参见第 20 章。

2. 皮样囊肿和表皮样囊肿

- 见于颅骨中线和面中线的不同位置。
- 皮样囊肿含有外胚层和皮肤成分。表皮样囊肿含有外胚层成分，但没有皮肤成分。
- CT 值取决于脂肪含量，皮样囊肿含脂肪，表皮样囊肿含液体。

- MRI 信号随液体成分的变化而变化，从表皮样囊肿的纯液体 CSF 样信号，到皮样囊肿的复杂信号（T1 高信号，T2 低信号）。
- 关键因素是表皮样囊肿通常为弥散受限，在 DWI 上为高信号，而在相应的 ADC 图上为低信号。这不是脑膨出的特征。
- 参见第 9 章。

3. 上颌窦后鼻孔息肉（AP）[6]

- 上颌窦后鼻孔息肉表现为"哑铃"状的肿块，累及鼻腔和上颌窦。
- 上颌窦后鼻孔息肉表现出无增强（或偶尔有周边增强）的肿块，并伴有良性的骨质改变。
- 上颌窦后鼻孔息肉可发生囊性改变。
- 上颌窦后鼻孔息肉经常充满鼻腔，但不会延伸到 PPF 中。
- 上颌窦后鼻孔息肉在累及鼻咽之前，通常突入前鼻腔。

4.鼻腔畸胎瘤[7,8]

- 畸胎瘤是包含所有三个胚层的肿瘤。
- 通常,儿童头颈部畸胎瘤多为良性,而成人多为恶性。
- 大多数头颈部畸胎瘤有钙化,这不是脑膨出的特征。

5.口腔唾液腺囊肿

- 可能偶尔会类似基底部脑膨出。

深度探索

1.遗传学

- 世界范围内,一般人口生育脊柱裂的发病率<0.2%。
- 如果一名女性已经生育了患有脊柱裂的儿童,那么再生育患有脊柱裂儿童的概率为1/20。
- 患有脊柱裂的女性后代,发生脊柱裂的可能性为5%。
- 当父母双方都患有脊柱裂时,后代的患病风险会增加到15%。
- 目前与脊柱裂相关的特定基因包括:
  —MTHFR和SHMTI参与叶酸代谢。
  —VANGL1基因编码葡萄糖代谢。

2.信息速查

- 目前还没有人真正解了全部胚胎学。
- 理论上,经蝶脑膨出与颅底形成过程中脑神经嵴细胞迁移有关。

3.历史大事记[2,9]

- 自16世纪以来就记录了鼻额脑膨出[2]。
- 1755年:Corvinus描述了在NFE患者中引流CSF并切除周围的膜。
- 1774年:Frecand发表了一篇有关"脑疝"的文章,并主张用煮沸的皮革进行手术修复,以促进牢固的瘢痕形成。显然当时没有太多的适用产品。
- 1830年:Grossheim鼓励在修复过程中切除被挤压的脑组织。
- 1813年:Richter首次记录了NFE。
- 1895年:Fenger首先描述了NFE的成功治疗。
- 1947年,首先是Anderson,然后在1959年,Davis和Alexander提倡现代治疗方法,即双额骨开颅治疗NFE。

（国晶晶　译）

参考文献

1. Hoving EW. Nasal encephaloceles. Childs Nerv Syst. 2000;16: 702–6.
2. Tirumandas M, Gbenimacho SA, Shoja MM, et al. Nasal encephaloceles: a review of etiology, pathophysiology, clinical presentations, diagnosis, treatment, and complications. Childs Nerv Syst. 2013;29(5):739–44.
3. Koral K1, Geffner ME, Curran JG.Trans-sphenoidal and spheno-ethmoidal encephalocele: report of two cases and review of the literature. Australas Radiol. 2000;44(2):220–4.
4. Moron FE, Morriss MC, Jones JJ, Hunter JJ. Lumps and bumps on the head in children: use of CT and MR imaging in Solvint the clinical diagnostic dilemma. Radiographics. 2004;24(6) https://doi.org/10.1148/rg.246045034.
5. Lowe LH, Booth TN, Joglar JM, Rollins NK. Midface anomalies in children. Radiographics. 2000;20:907–22.
6. Midyett FA, Mukherji SK. Chapter 22, Esthesioneuroblastoma. Orbital imaging. Elsevier/Saunders. 2015. pp. 91–5. ISBN: 978-0-323-34037-3.
7. Cukurova I, Gumusssoy M, Yaz A, et al. A benign teratoma presenting as an obstruction of the nasal cavity: a case report. J Med Case Rep. 2012;6:147. Accessed on line 1/25/2016. https://doi.org/10.1186/1752-1947-6-147
8. Barnes L, Eveson J, Reichart P, Sidransky D. Germ cell tumours. 3. In: Cardesa A, Luna M, editors. Pathology and genetics of head and neck tumors. France: IARC Press; 2005. p. 76–9.
9. McGee, Jimenez DF. The history of Nasofrontal Encephaloceles. American Association of Neurological Surgeons. May 2004.
10. Stone JA, Castillo M, Neelon B, Mukherji SK. Evaluation of CSF leaks: high-resolution CT compared with contrast-enhanced CT and radionuclide cisternography. AJNR Am J Neuroradiol. 1999;20(4):706–12.
11. Castillo M, Mukherji SK. Imaging of facial anomalies. Curr Problems Diagnostic Imaging. 1996;15:169–88.

第18章　鼻窦黑色素瘤

相关知识点

- 定义:鼻窦黑色素瘤(SNM)是一种罕见和特殊的恶性黑色素瘤亚型,因其不良预后和独特的分期系统而为人所知。
- 同义词:鼻窦黏膜黑色素瘤。
- 典型线索:老年患者表现为鼻塞或鼻出血,MRI显示鼻腔肿块与灰质相比具有T1高信号、T2低信号。
- 位置:SNM多发于鼻腔,而非鼻旁窦,前鼻中隔、鼻外侧壁和下鼻甲是好发部位[10,12]。
- 黑变病:SNM有时表现为沿鼻窦腔黏膜表面黑色素沉积的黑变病。
- 多发灶:多发病灶提示黑色素瘤。
- 黑色素瘤可能含有黑色素,具有顺磁效应,表现为T1和T2缩短,在T1上产生特征性高信号,在T2上呈低信号。
- 然而,无色素性黑色素瘤可能显示T1低信号和T2高信号,如果这还不足以混淆,出血是常见的,可以显示任何信号组合,这取决于出血的血红蛋白过渡期。
- 扩散:黑色素瘤很容易通过血液和神经束途径扩散。
- 罕见性:SNM罕见,在头颈癌中所占比例<1%,在恶性黑色素瘤中占1%,在鼻腔肿瘤中<4%[2,3,10,11]。
- 老年患者:SNM常发生于老年患者(60~90岁)[3]。
- 发病率:在北美,SNM占恶性黑色素瘤的2%,H&N黑色素瘤的4%[5,6],鼻窦恶性肿瘤的3.5%[5,7]。SNM在亚洲人群中发病率更高,且已经发表了更完整的研究[4,8]。

影像

一般影像特征

- 鼻窦黑色素瘤可能是多灶性的。
- 2/3为黑色素,1/3为无色素[10,12]。
- CT和MRI在肿瘤定位中具有互补的作用。
- CT在确定骨结构方面起着关键作用,而MRI在区分肿瘤与周围结构方面具有优势。

CT特征

- 参见"一般影像特征"。
- 表现为无蒂或息肉样肿块,明显的对比后增强。
- 经常发现骨重建和侵蚀[4](图18.1a)。

MRI特征[10]

- 参见"一般影像特征"。
- 灰质可能是比较MRI信号的最佳参照标准[10]。
- 在学术研讨会和检查中遇到的这些罕见病变最常见的表现是T1高信号和T2低信号。但是,不幸的是,事情并不总是那么简单。这里有一些一般的指导原则。
- T1均匀信号:
  - 有时可见到继发于黑色素或出血的T1高信号[4,10](图18.1b)。
  - 与灰质相比,无色素性黑色素瘤显示中等强度T1信号[10](图18.2)。
  - 与灰质相比,黑色素性黑色素瘤显示T1高信号[10](图18.3)。
- 与灰质相比,T2表现为不稳定的中等强度信号。

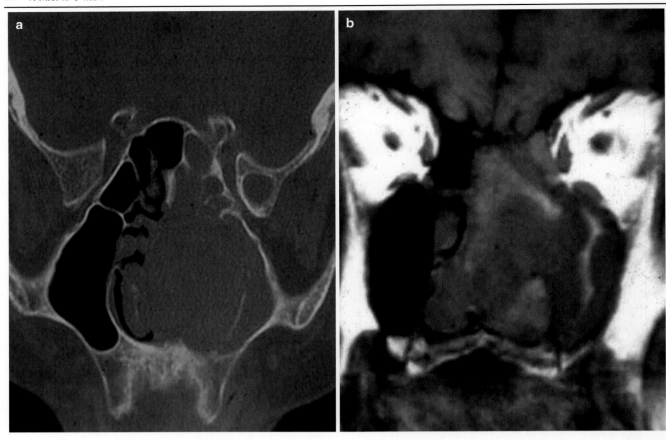

图18.1 （a）冠状位NECT显示巨大的鼻窦肿块填充并扩张左侧鼻腔，延伸至上颌窦和筛窦。它破坏了伸入对侧鼻腔的鼻中隔。（b）冠状位T1图像证实左侧鼻腔的巨大肿瘤，上颌窦尾端延伸至硬腭，从颅骨和筛窦穿过颅骨和筛窦。肿瘤与灰质相对等强度。散在高强度病灶提示肿瘤内出血，常见于SNM。

- T1 Gd：轻度到中度不均匀强化，特异性信号随组织学而改变[10]。
- DWI：显示明显的弥散受限，DWI图像上信号明亮，ADC图上信号暗（图18.4）。

核放射学

- ¹⁸F-FDG-PET/CT成像有助于SNM的分期[18]。

临床问题

表现

- 鼻塞和鼻出血是常见的主诉。
- 疼痛和息肉不太常见。
- 黑色素瘤：一种典型的"煤斑状"棕色鼻腔分泌物（黑色素外流）有时可为临床医生提示诊断。

流行病学

- 可能与吸烟或接触甲醛等化学物质有关。
- 鼻窦黑色素瘤是局部侵袭性的，通过淋巴管扩散到淋巴结、脑、骨、肺和肝脏。

病理学

- 肉眼：通常溃疡，息肉状，色素沉着（棕色或黑色）[17]。
- 显微镜下：细胞形态各异，但胞质内通常含有黑色素。如果没有黑色素颗粒，病理学家通常会应用波形蛋白染色、S100染色和Melan-A染色。

分期

- Freedman分期系统[10,14]
  —T1期：肿瘤局限于鼻腔一侧。
  —T2期：肿瘤扩散至其他鼻结构或腭部。

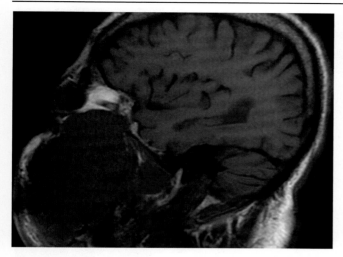

图18.2　矢状位T1 Gd图像显示一个巨大肿块占据了左侧面部,从头颅延伸至眶底和颅底。在某一点上,肿瘤几乎与前颞叶相邻,肿瘤与灰质相对等强度,这是无色素性黑色素瘤常见表现。

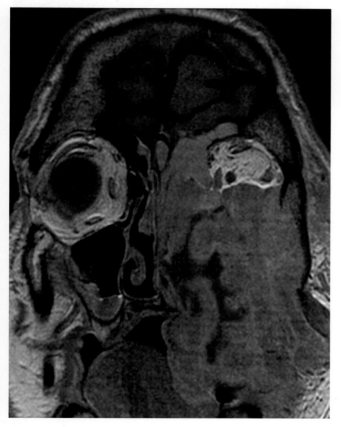

图18.3　冠状位T1图像显示一个巨大的肿瘤与灰质呈相对高信号,累及左鼻腔、上颌窦和筛窦。巨大的肿块累及额窦,L>R。它已侵及眼眶并挤出了眶内容物。它向尾部延伸,穿过硬腭进入口腔,邻接并取代舌头。

　　—T3期:肿瘤从同侧鼻腔扩散到上颌窦或筛窦、对侧鼻腔或皮肤。
　　—T4期:肿瘤延伸至眼眶、翼腭窝、脑或蝶窦。

- TNM[15]
　　—这种TNM分期系统的变异反映了SNM预后不良。
　　—该系统中不存在SNM的T1和T2。
　　—T3:局限于黏膜。
　　—T4a:侵入深层软组织、软骨、骨或皮肤。
　　—T4b:侵犯大脑、硬脑膜、脑神经、颈动脉、椎旁间隙或纵隔。
　　—N期:N0,无区域淋巴结转移;N1,区域淋巴结转移。
　　—M期:M0,无远处转移;M1,远处转移。
　　—末期。

分期	T	N	M
Ⅲ	T3	N0	M0
ⅣA	T4a T3~4a	N0 N1	M0
ⅣB	T4b	N任何	M0
ⅣB	T任何	N任何	M1

治疗

- 鼻窦黑色素瘤一直没有有效的创新的治疗方法。
- 复发率高,存活率低[5]。
- 手术:
　　—手术切除时边缘清晰是首要目标。
- 放射治疗:
　　—虽然一些研究显示单纯放射治疗有完全的临床反应,但大多数人主张对复发或不能手术的肿瘤进行放射治疗。
- 化学治疗:
　　—在可预见的将来,靶向化学治疗可能是这些患者的最大希望。
　　—目前,B-Raf和KIT基因已经在黏膜黑色素瘤患者中被鉴定出来,并且治疗增加了额外的生存时间。

预后[1]

- 鼻窦恶性黑色素瘤预后较其他鼻腔肿瘤差,局部复发是侵袭性疾病,生存期短。
- 颅底、眼眶或面部软组织浸润预示预后特别差,5年生存率约为30%[9]。
- 最近报道的平均无病间隔期为18个月,中位生存期为23个月[1]。
- 在诊断时,约10%有血行性,近20%有淋巴扩散。在治疗过程中,近1/3的患者会发生淋巴扩散。

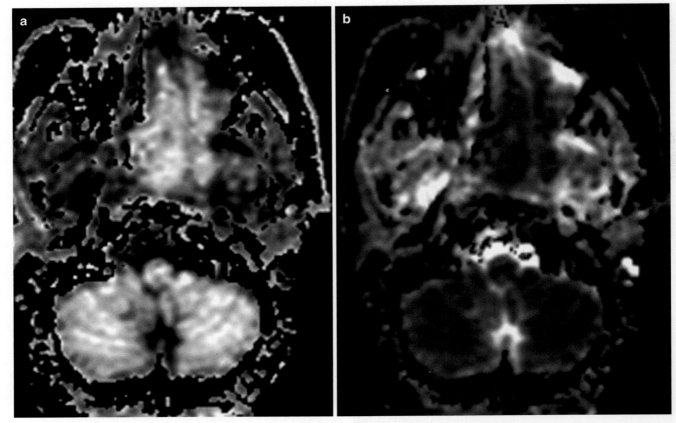

图 18.4　（a）轴位 DWI 显示了与先前图像中显示的大面积左鼻窦肿块相对应的大面积高信号。（b）轴位 ADC 图显示了与大面积左鼻窦肿块相对应的大面积低信号。此 ADC 图上的暗区与 DWI 图像上的亮区一致，显示出明显的弥散受限。

鉴别诊断[1]

1. 鼻窦未分化癌（SNUC）[19]

- 罕见且高度侵袭性的鼻旁窦肿瘤于 1987 年首次被认为是一种独特的病理实体。
- 其生长迅速，局部和区域复发，远处转移预示着预后特别差。
- CT 显示侵袭性骨质破坏通常从鼻窦区域延伸到眼眶、前颅窝，偶尔还有海绵窦。
- SNUC 通常是大的（>4cm）非钙化肿块，表现为边界不清的边缘，多见于筛窦或上鼻腔。它们经常导致鼻窦阻塞。
- T1 信号与肌肉等信号，T2 信号与肌肉呈等信号或稍高信号。
- 有人说，除了 SNM 外，单凭影像学不能将 SNUC 与该区域的其他肿瘤进行鉴别[20]（请参阅本章中 SNM 的影像特征）。
- 参见第 26 章。

2. 内翻性乳头状瘤（IP）

- 这些中晚期肿瘤通常表现为单侧鼻窝肿块伴邻近上颌窦混浊。
- IP 最常见于鼻腔外侧壁，多见于中鼻甲及上颌窦口附近。
- 肿块扩大导致骨重建和吸收，因为它延伸到上颌窦。
- 虽然它们通常阻碍上颌窦引流，但奇怪的是，伴发的黏液囊肿是罕见的。
- CT：骨质增生是肿瘤起源的高度预测因素。
- 骨硬化和畸形合并前体肿块提示生长缓慢的肿瘤，如 IP。
- MRI
  —T1：与肌肉等强度到轻微高强度。
  —T2：与肌肉等强度到轻微高强度，常表现为交替的低信号影，构成脑回型（CCP）。
  —T1 Gd：不均匀强化常表现为交替的低信号影，构成 CCP。
- 参见第 14 章。

3.嗅神经母细胞瘤(ENB)

- 罕见的神经内分泌恶性肿瘤,起源于嗅上皮。
- 典型的表现为强化"哑铃"状肿块,T1 Gd 显示筛板处有"腰"。
- 可能累及前颅窝、颅底和眼眶。
- 显示 T1 和 T2 上的中等强度信号。
- 肿瘤/脑交界处的囊性区域(病灶为 T2 高信号)具有诊断中意义,也可能是病理特征。
- DWI 显示中度弥散受限。
- ENB 位于筛板附近。
- ENB 没有性别偏好。
- 参见第28章。

4.变应性真菌性鼻窦炎(AFS)

- NECT 通常表现为窦内高密度混浊,周围有一薄层低密度黏膜。
- T1 是可变的,低强度最常见。
- T2 显示黏液中金属高信号、蛋白质高信号和游离水低信号。
- 参见第32章。

5.出血性肿瘤

- 某些肿瘤可含有瘤内出血和高铁血红蛋白血制品,呈 T1 高信号(见图18.1b)。
- 习惯性出血性原发性肿瘤包括血管瘤、淋巴管瘤和青少年鼻血管纤维瘤(JNA)。
- 可能有甲状腺、肺脏或肾脏出血性转移。
- 参见第15章。

深度探索

1.遗传学

- 在对 56 例 SNM 病例的回顾中发现了 *NRAS*(14%),以及 *KIT* 和 *BRAF*(4%)的基因突变[3,13]。

2.信息速查

- 多发性黏膜黑色素瘤可近距离观察,通常在同一部位。
- 据报道,鼻窦炎同时累及口腔和邻近但不相连的鼻腔。
- 高达50%的病例可发生血行转移[10]。

- SNM 与职业性福尔马林接触之间存在关联[16]。

(张强 译)

参考文献

1. Roth TN, Gengler C, Huber GF, et al. Outcome of sinonasal melanoma: clinical experience and review of the literature. Head Heck. 2010;32(10):1385–92. https://doi.org/10.1002/hed.21340.
2. Narasimhan K, Kucuk O, Lin HS, et al. Sinonasal mucosal melanoma: a 13-year experience at a single institution. Skull Base. 2009;19(04):255–62. https://doi.org/10.1055/s-0028-1115321.
3. Batra K, Chhabra A, Rampure J, et al. CT and MRI appearances of primary sphenoid melanoma: a rare case. AJNR Am J Neuroradiol. 2006;26(10):2642–4.
4. Eggesbø HB. Imaging of sinonasal tumours. Cancer Imaging. 2012;12(1):136–52. https://doi.org/10.1102/1470-7330.2012.0015.
5. Narasimhan K, Kucuk O, Lin H-S, et al. Sinonasal Mucosal Melanoma: a 13-year experience at a single institution. Skull Base. 2009;19(4):255–62. https://doi.org/10.1055/s-0028-1115321
6. Thompson AC, Morgan DA, Bradley PJ. Malignant melanoma of the nasal cavity and paranasal sinuses. Clin Otolaryngol. 1993;18:34–6.
7. Conley JJ, Ackerman AB. Melanoma of the head and neck. 1st ed. New York: Georg Thieme Verlag; 1990. p. 154–78.
8. Cheng YF, Lai CC, Ho CY, Shu CH, Lin CZ. Toward a better understanding of sinonasal mucosal melanoma: clinical review of 23 cases. J Chin Med Assoc. 2007;70(1):24–9.
9. Nguyen B. Sinonasal malignant melanoma with diffuse metastasis: F-18 FDG PET/CT imaging. Radiol Case Rep. 03;3(1): https://doi.org/10.2484/rcr.v3i1.118
10. Yousem DM, Li C, Montone KT, et al. Primary malignant melanoma of the Sinonasal cavity: MR imaging evaluation. Radiographics. 1996;16:1101–10.
11. Lund VJ. Malignant melanoma of the nasal cavity and paranasal sinuses. Ear Nose Throat J. 1993;72:285–90.
12. Barnes L, Peel RL. Head and neck pathology: a text/atlas of differential diagnosis. New York: Igaku-Shoin; 1990. p. 122–3.
13. Zebary A, Jangard M, Omholt K, et al. KIT, NRAS and BRAF mutations in sinonasal mucosal melanoma: a study of 56 cases. Br J Cancer. 2013;109:559–64. https://doi.org/10.1038/bjc.2013.373.
14. Freedman HM, DeSanto LW, Devine KD, Weiland LH. Malgnant melanoma of the nasal cavity and paranasal sinuses. Arch Otolaryngol. 1973;97:322–5.
15. National Comprehensive Cancer Network. NCCN Clinical Practice Guidelines in Oncology: Head and Neck Cancers. V 1.2015. Available at http://www.nccn.org/professionals/physician_gls/pdf/head-and-neck.pdf. Accessed: December 31, 2015.
16. Holmstrom M, Lund VJ. Malignant melanomas of the nasal cavity after occupational exposure to formaldehyde. Br J Ind Med. 1991;48(1):9–11.
17. Thompson LD, Wieneke JA, et al. Sinonasal tract and nasopharyngeal melanomas: a clinicopathologic study of 115 cases with a proposed staging system. Am J Surg Pathol. 2003;27(5):594–611.
18. Haerle SK, Soyka MB, Fisher DR, et al. The value of 18F-FDG-PET/CT imaging for sinonasal malignant melanoma. Eur Arch Otorhinolaryngol. 2012;269(1):127–33/Springer-Verlag, 2011. https://doi.org/10.1007/s00405-011-1664-1.
19. Pitman KT, Costantino PD, Lassen LF. Sinonasal undifferentiated carcinoma: current trends in treatment. Skull Base Surg. 2011;5(4):269–72.
20. Phillips CD, Futter SF, Lipper MH, Levine PA. Sinonasal undifferentiated carcinoma: CT and MR imaging of an uncommon neoplasm of the nasal cavity. Radiology. 1997;202(2). https://doi.org/10.1148/radiology.202.2.9015077

第19章　鼻皮样囊肿

相关知识点

- 定义:最常见的鼻中线肿块,表现为先天性异常,在鼻旁形成皮下囊样结构,有时可见外口或毛丛。
- 胚胎学:胚胎额鼻憩室的退化不全导致非内脏组织发育皮样瘤、表皮样瘤和畸胎瘤(图19.1c,d),先天性皮样囊肿是发育异常,不是真正的肿瘤[2,3]。
- 同义词:皮样囊肿、皮囊肿、真皮囊肿、鼻腔鼻窦真皮囊肿、鼻-鼻窦皮样囊肿。
- 典型线索:影像学研究显示,鼻底附近或鼻窦处的囊肿有毛发,并伴有脂肪团。
- 位置:可以发生在从鼻中隔到前颅窝盲孔的原始鼻前间隙憩室的任何地方。
- 发病率:
  - 1/30 000;M>F[1];7%的皮样瘤发生在H&N区。
  - 鼻部皮样囊肿占所有皮样囊肿的3%,占头颈部皮样囊肿的7%

影像

一般影像特征

- 不同于颅内皮样瘤的特点是,颅外皮样瘤含有脂肪,外观不稳定,可改变,可能为脂肪或液性囊肿。
- 感染:
  - 如果感染(或先前感染),它们可能会强化。
  - 感染可能发展为鼻中隔脓肿。
- 皮样囊肿可以横断鼻中隔的尖端(图19.2b)。

- MRI不是检查发育性鼻中线肿块的主要手段。
- 中枢神经系统受累:与中枢神经系统相连的鼻皮样囊肿的报道率为<50%。

CT特征[4]

- 参见"一般影像特征"。
- 典型表现为中线中心低密度病变,鼻额交界处有薄壁。
- 通常为边界清晰的低密度肿块,约为-20 HU(霍恩斯菲尔德单位),与脂肪成分一致(图19.2a~c)。
- 骨性颅底发现包括邻近骨裂孔的扇形或扩大改变、盲孔扩大、筛板缺损,以及侵蚀骨嵴[5,6]。
- 有时表现为骨管异常、边缘硬化(图19.2d~g)。

MRI特征[1]

- 参见"一般影像特征"。
- 陷阱:不要把来自鸡冠或鼻中隔的T1高信号误认为是皮样囊肿。
- T1:与颅内皮样瘤呈T1高信号不同,颅外皮样瘤是可变的,通常是非特异性的,取决于其脂肪含量[2](图19.3a和图19.4c,d)。
- T2:取决于内容的变量。它们往往是异质的信号(图19.3b和图19.4a,b)。
- T1 Gd:增强程度不同,从未感染时薄囊壁的轻微增强到感染或已感染的内部明显增强(图19.3c)。
- DWI:皮样囊肿的弥散受限是一个可变的特征(因此不能准确地用于与表皮样囊肿相鉴别)。
- 有时可见皮样囊肿、脂肪瘤和畸胎瘤的化学位移伪影。

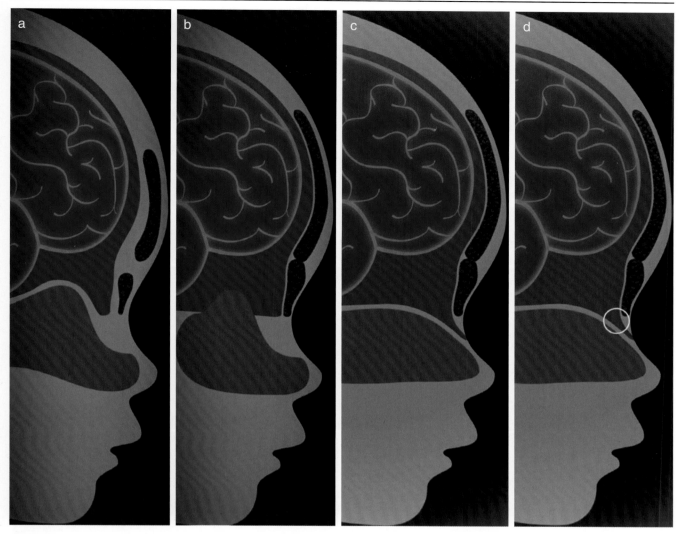

图19.1 （a,b)彩图描绘了妊娠第6周(a)和第8周(b)时正常鼻发育的矢状图。鼻软骨呈棕色，神经嵴细胞呈青绿色。在前面，发育中的额骨和鼻骨在第6周(a)时相隔几毫米，但在第8周(b)时融合。这是额窦脑膨出的潜在部位(参见第17章)。(c,d)彩色图描绘了鼻腔发育的矢状图。神经嵴细胞(如青绿色所示)已经向前迁移以接触外胚层元素(皮肤)。鼻前间隙憩室到达鼻尖外胚层，正常位于颅内。在这个过程中，如果伴随着外胚层成分，中隔和鼻骨之间可能会形成一个通道。被困的外胚层细胞可能增殖，产生皮样、表皮样或畸胎瘤。图像上的圆圈(d)描绘了一个皮样瘤的共同位置，从尾端到鼻、颅骨(棕色)和鼻软骨(Reprinted with permission from Elsevier:Castillo and Mukherji.[1])

临床问题

表现

- 皮样瘤周期性地表现为凹陷、瘘管或从鼻尖到裂缝的任何地方的湿性肿胀[2,7]。
- 从囊肿或窦道中突出的毛发，典型性表现，可见于<50%的病例[2,5]。

- 具有未闭孔或窦口的患者发生颅内连接的风险显著增高[2,5]。
- 如果不能及时诊断和治疗皮样囊肿(和表皮样瘤)，就会使皮损不断扩大，这就有发生反复感染、脑膜炎、脑脓肿、海绵状或眶上静脉血栓形成、眶周蜂窝织炎和(或)眼眶脓肿的风险[2,7]。

胚胎学[1]

- 神经管在妊娠第3周和第4周之间发育。

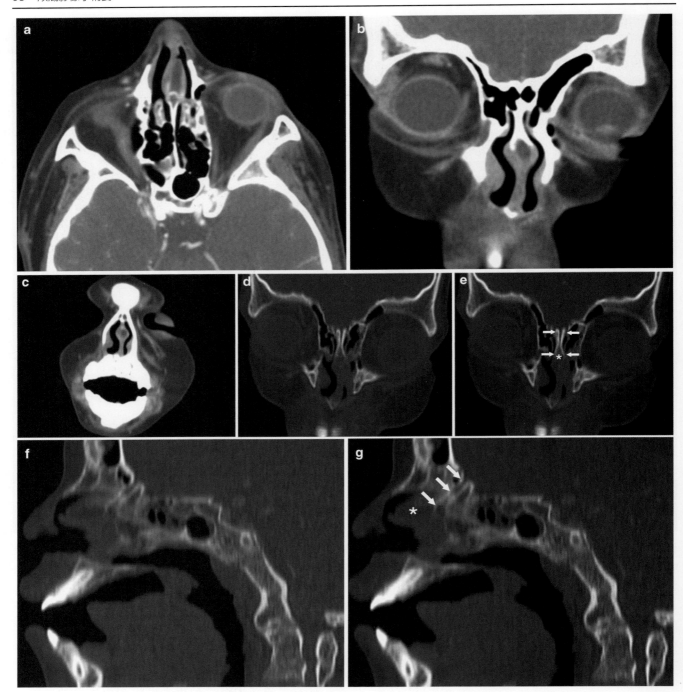

图19.2 轴位(a)和冠状位(b,e)CECT软组织算法显示低衰减肿块扩展鼻中隔。与皮下脂肪和眶内脂肪等密度。骨中隔被截短并分叉,脂肪团位于其"分叉"内。冠状骨算法CECT(d,e)显示异常骨管(箭头所示)穿过前颅底。这是沿着原始鼻前间隙憩室的路径形成的(如图19.1a所示)。它的尾端延伸到显示的鼻皮样(★),它的颅口延伸到颅内的前颅窝。(f,g)矢状骨显示边界清晰的、皮质良好的盲孔。

- 神经管闭合开始于其中部向尾部和颅骨延伸。
- 随着神经管的闭合,神经嵴细胞在眼部周围向前方和侧面迁移到额鼻突。
- 鼻由额鼻突和两个鼻板发育而成。
- 在颅底和鼻子的形成过程中。间充质结构由几个骨

化中心形成。
- 在这些骨化中心融合之前,3个间隙可能会促进先天性中线肿块的发展。
  —前囟:额骨和鼻骨之间的空间。
  —鼻前间隙:在鼻骨和鼻囊(鼻咽部和软骨的前囊

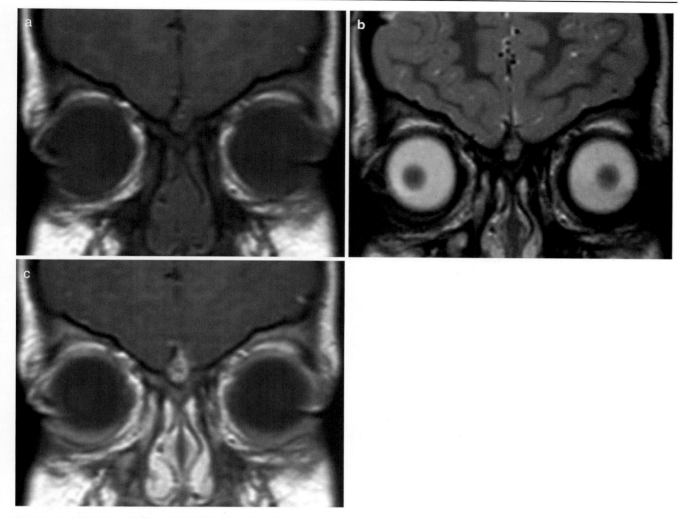

图19.3 (a)冠状位T1图像显示颅底附近的小的中线肿块。注意不要将其与正常的鸡冠相混淆。(b)冠状位T2图像显示颅底附近的小的中线肿块,呈中度不均匀,病灶为高信号。(c)冠状位T1 Gd图像显示颅底附近的小的中线肿块,呈中度不均匀,多为高信号,有多个低信号病灶。总的来说,肿块与其他脂肪结构呈等强度。

肿)之间。

— 盲孔。它位于前颅窝、筛窦筛板的前面,以及鸡冠、额骨的后面。常见于婴儿,在儿童中少见,只有<1.5%的成年人是开放的。它很少将导静脉输送到鼻腔(图19.5)。

• 参见第51章。

病理学

• 肉眼:皮样瘤被厚的真皮样壁覆盖,包含表皮、带有毛囊的皮下组织、皮脂腺和汗腺[2,8]。

• 显微镜下:皮样囊肿是典型的囊肿,由角化鳞状上皮衬里,具有明显的毛皮脂腺结构。

治疗

手术

• 手术是典型的标准治疗方法,但请记住注意事项,成像前不要进行活组织检查。术前影像学检查是排除颅内延伸的关键。

• 手术策略取决于位置和病变范围,从局部切除到颅内外联合入路。

• 虽然复发较为罕见且易于管理,但有必要切除整个囊壁以防止复发[6]。

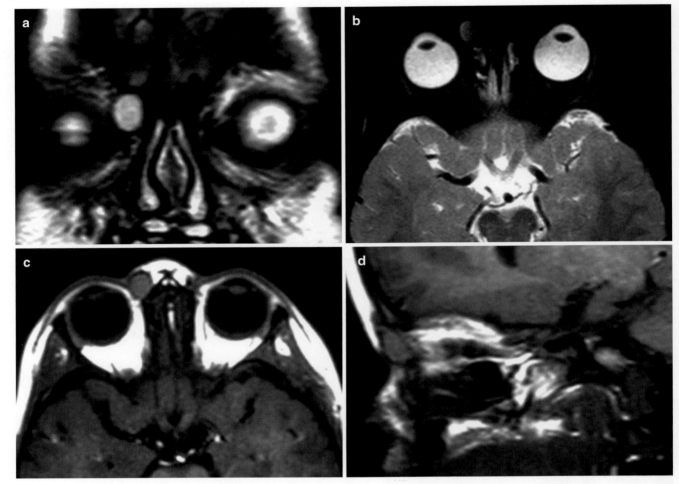

图19.4 冠状位(a)和轴位(b)T2图像显示约1.5cm×2cm的异常,中心位于中线外侧约2cm处。它的外周信号跟随CSF和球状物,表明液体围绕着一个较低的信号成分。病变向颅侧延伸,与颅底邻接,并从侧面突出到右眼眶。沿眼眶方向的不对称亮边可能与化学位移伪影有关,在轴位图像上更清晰。冠状位(c)和矢状位(d)T1图像再次显示鼻旁窦肿块。它的边缘有一个低信号囊,能清晰地将其内部内容物与邻近的脂肪分开。其T1信号是轻度不均匀的,它的被膜与骨皮质呈相对等强度。这是一个小的鼻腔皮样瘤。

鉴别诊断[2]

1.畸胎瘤

- 畸胎瘤包含3个胚层:外胚层、中胚层和内胚层。皮样囊肿(和表皮样囊肿)只显示外胚层。
- 一般来说,儿童头颈部畸胎瘤多为良性,而成人多为恶性。
- 大多数头颈部畸胎瘤有钙化。
- 畸胎瘤通常表现为巨大的复杂肿块。
- 更成熟的畸胎瘤含有脂肪和骨质。而未成熟畸胎瘤往往有更模糊的外观。
- 虽然很少见,口鼻畸胎瘤比眼眶畸胎瘤更常见,其次是甲状腺附近的畸胎瘤。

2.表皮样囊肿

- 它们经常出现在颅骨和面中部周围。
- 影像学上,表皮样囊肿和皮样囊肿可能无法区分。大多数皮样囊肿位于中线,而表皮样囊肿位于旁正中线或累及鼻中隔(鼻小柱)的软组织部分[4]。
- 表皮样囊肿不含有皮肤成分的外胚层(皮样囊肿含有皮肤成分的外胚层)。
- CT衰减随脂肪含量的不同而变化,通常表现为皮样病变为脂肪,以及表皮样病变为液体。
- MRI信号随液体含量的不同而变化,表皮样囊肿在T1和T2上呈如CSF的纯液体,表皮样囊肿的MRI信号显示更复杂(T1高信号,T2低信号)。
- 这里的一个关键因素是表皮样囊肿通常表现为弥散受限,在DWI上是明亮的,在相应的ADC图上有一

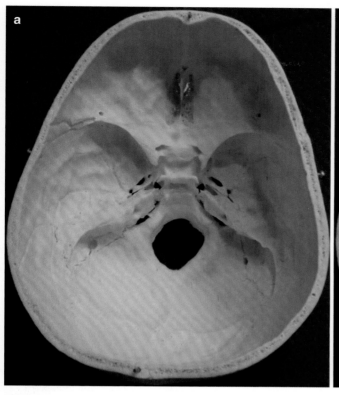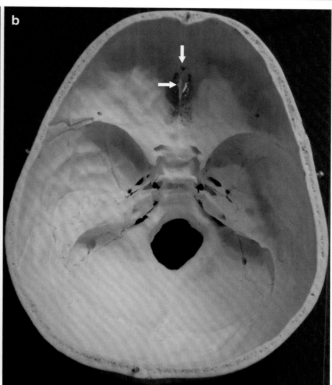

图19.5 颅内颅底图像。↓,盲孔;→,鸡冠。

个暗区。相比之下,这一特征对皮样囊肿有不同程度的阳性反应[4]。

• 参见第9章。

3. 鼻额部脑膨出(NFE)

• 大多数脑膨出是在出生后不久,甚至是在胎儿超声检查时发现的。

• 经蝶窦脑膨出的儿童可能会出现鼻塞,并且经常是隐匿的,通常是临床医生应用内镜检查才能发现。

• 经常发现中线CSF衰减软组织肿块,其薄壁稳定地以扇形包围邻近完整的骨皮质。

• T1和T2显示颅骨外中线异常积液,与CSF呈等信号。这可能包含与颅内脑组织等强度的大脑成分。

• T1 Gd:与颅内CSF和大脑等强度。

• DWI:无弥散受限。

• 参见第17章。

4. 鼻胶质瘤

• 先天性异位非肿瘤性肿块,发生于鼻根附近,由异常增生的胶质组织组成。

• 15%通过蒂与大脑相连,但不与充满CSF的蛛网膜下腔沟通。

• 鼻胶质瘤明显不同于与蛛网膜下腔相连并含有CSF的脑膨出。

• 鼻胶质瘤中有30%为鼻内胶质瘤,60%为鼻外胶质瘤,10%为混合瘤。

• 鼻胶质瘤在MRI上通常与大脑等强度。

• 高分辨率表面线圈MRI有助于显示颅内蒂。

• 参见第20章。

深度探索

1. 遗传学

• 鼻皮样囊肿患者常有颅面畸形(41%)[2,9]。

• 鼻皮样瘤通常与鼻皮样病变无关。

2. 信息速查和统计

• 7%的皮样囊肿发生在头颈部。

• 在头颈部,50%在眶周,25%在口腔,13%在鼻腔[2,10]。

3. 历史大事记

• 1891年:Cuvier描述了鼻背皮样囊肿和含有毛发的鼻窦。

- 1893年：Bland-Sutton 提出了表面隔离理论。
- 1910年：Grunwald 提出了目前普遍接受的理论，并最终发展成 Pratt 的前鼻理论和 Bradley 的颅骨理论[6]。

（张强　译）

参考文献

1. Castillo M, Mukherji SK. Imaging of facial anomalies. Curr Problems Diagnostic Imaging. 1996;15:169–88.
2. Valencia MP, Castillo M. Congenital and acquired lesions of the nasal septum: a practical guide for differential diagnosis. Radiographics. 2008;28(1):205–24. https://doi.org/10.1148/rg.281075049
3. Bilkay U, Gundogan H, Ozek C, et al. Nasal dermoid sinus cysts and the role of open rhinoplasty. Ann Plast Surg. 2001;47(1):8–14.
4. Kadom N, Sze RW. Radiological reasoning: pediatric midline nasofrontal mass. AJR 2010:194. https://doi.org/10.2214/AJR.07.7126; Downloaded from www.ajronline.org by 72.221.61.114 on 2/2/2016.
5. Paller AS, Pensler JM, Tomita T. Nasal midline masses in infants and children: dermoids, encephaloceles and gliomas. Arch Dermatol. 1991;127:362–6.
6. Rahbar R, Shah P, Mulliken JB, et al. The presentation and management of nasal dermoid, a 30 year experience. Arch Otolaryngol Head Neck Surg. 2003;120:464–71.
7. Bilkay U, Gundogan H, Ozek C, et al. Nasal dermoid sinus cysts and the role of open rhinoplasty. Ann Plast Surg. 2001;47(1):8–14.
8. Lowe LH, Booth TN, Joglar JM, Rollins NK. Midface anomalies in children. Radiographics. 2000;20:907–22.
9. Wardinsky TD, Pagon RA, Kropp RJ, et al. Nasal dermoid sinus cysts: association with intracranial extension and multiple malformations. Cleft Palate Craniofac J. 1991;28:87–95.
10. Kollias SS, Ball WS, Prenger EC, Myers CM. Dermoids of the eustachian tube: CT and MR findings with histologic correlation. AJNR Am J Neuroradiol. 1995;16:663–8.

第20章 鼻胶质瘤

相关知识点

- 定义：鼻胶质瘤（NG）是婴儿和儿童鼻根附近发现的先天性异位非肿瘤性肿块。鼻胶质瘤由发育不良的胶质组织组成。
- 同义词：鼻胶质瘤、鼻胶质异位症、胶质异位症、鼻脑异位症和良性先天性鼻神经外胚层肿瘤。
- 典型线索：婴儿表现为鼻腔肿块，通常出现在中鼻甲内侧，导致气道阻塞，偶尔也会出现撕裂。CT上肿块与大脑等密度。与脑膨出不同的是，病灶周围没有CSF（参见第17章，图17.3d）。
- 发病率：罕见，截至2008年，文献中报告的病例约为250例[7,9]。这些病例经常出现在高级别会议上。
- 影像学：鼻胶质瘤在T1和T2上通常与大脑呈等信号。
- 发展：
  - 鼻胶质瘤由发育不良的胶质细胞组成，这些胶质细胞与颅内失去连接，表现为鼻腔肿块。
  - 可以比较鼻胶质瘤和鼻动脉样脑膨出，因为在发展过程中，额鼻憩室不完全消失表现为鼻前间隙分离的胶质残余物[1]（参见第17章，图17.3d和图17.4e）。
  - 鼻胶质瘤类似于脑膨出，其中含有颅外压迫的脑组织，但鼻胶质瘤通常与颅内大脑没有联系，大脑通常被错构瘤压迫[1]。
  - 鼻胶质瘤明显不同于脑膨出，后者与蛛网膜下隙相连并含有CSF[3]。
- 位置：
  - 鼻胶质瘤常发生在鼻根附近，鼻内病变表现为中鼻甲内侧。鼻腔外胶质瘤通常位于气道外，靠近鼻弓的旁正中位置。
  - 15%的NG通过柄与大脑相连，但不与充满CSF的蛛网膜下隙沟通[3]。
  - 鼻胶质瘤有30%是鼻内型，60%是鼻外型，10%是混合型[3]。

影像

一般影像特征

- 盲孔可能比正常情况下深。
- 鸡冠嵴可能较小或分叉。
- 鼻中隔前缘可能因较大病变而中断或变形。
- 可能出现鼻内型（30%）、鼻外型（60%）或混合型（10%）。
- 前卤融合失败而形成鼻外神经胶质瘤[1]。
- 大多数鼻胶质瘤没有明显生长。然而，约有15%的鼻胶质瘤通过一细长躯干与大脑相连，并表现出与大脑等速生长[3]。

CT特征

- 参见"一般影像特征"。
- 鼻中隔通常完好无损，但若病灶巨大则鼻中隔有被中断的可能[1]。
- 尽管颅前窝底部可能表现为完整无损，但细微的征兆有时暗示着其他情况。
- 双鸡冠，以及扩大的盲孔或扩大的鸡冠提示隐匿性颅内连接。
- 鼻神经胶质瘤通常与大脑呈等密度分布。
- 鼻神经胶质瘤很少有钙化的报道。
- 鼻神经胶质瘤有时显示囊性改变。

- 可能需要CT血流造影来证明CSF空间的大小。
- 鼻神经胶质瘤通常位于中鼻甲内侧。

MRI 特征[1]

- 参见"一般影像特征"。
- MRI可以很好地显示软组织增强,使其成为评估鼻神经胶质瘤的首选影像学方法[2,3]。
- T1:显示中间信号强度[1]。图20.1c,d显示了来自局部脂肪的高信号。
- T2:显示继发于神经胶质病的高信号[1](图20.1e)。
- T1 Gd:
  —不增强或略有增强[9](图20.1f,g)。
- 有时显示从鼻神经胶质瘤延伸到前颅底的通路[1]。
- 高分辨率表面线圈成像对于显示颅内连接部分很重要[3]。
- MRI目前可以用于产前诊断和指定术前计划[9]。

超声

- 偶然的产前超声检查有时会出现鼻神经胶质瘤。
- 超声可能有助于确定肿块是囊性还是实性[2]。
- 在心脏舒张末期时,多普勒表现出典型的低动脉流速[2]。

临床问题

表现

- 婴儿或儿童时期出现的鼻胶质瘤呈大而坚硬,红色至蓝绿色的黏膜下包块,向鼻孔延伸。
- 鼻胶质瘤不会因Valsalva动作而表现出搏动或增大[9]。
- 通常,除非它们具有颅内连接,否则鼻胶质瘤不会过多生长。
- 鼻胶质瘤可能导致气道阻塞、呼吸困难、溢泪(由鼻泪管阻塞引起)、CSF鼻漏、鼻出血和脑膜炎。

胚胎学

- 神经管在妊娠的第3周和第4周发育。
- 神经管闭合开始于其中部,延伸至头部和尾部。
- 随着神经管的闭合,神经细胞在眼睛周围向前和向侧面迁移至额鼻突。
- 鼻由额鼻突和两个鼻基板发展而来。
- 在颅底和鼻的形成过程中,间质结构由多个骨化中心形成。
- 在骨化中心融合之前,以下3个空间有助于先天性中线鼻部肿块的发展。

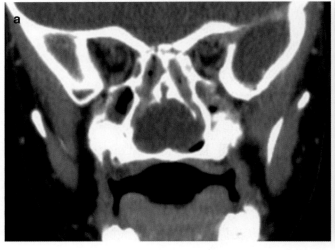
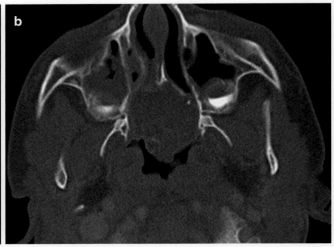

图20.1 (a)冠状位CECT软组织影显示(约3cm×4cm)大小肿块,中隔下部呈尾状延伸于硬腭连接。与大脑呈相对等价衰减。(b)轴位骨骼CECT再次显示出较大的肿块,该肿块使鼻咽肿大,导致邻近骨骼弯曲和硬化。剩余的前隔膜前部有一个小骨"叉"的残留物。占位明显堵塞了气道。鼻泪管的后缘显示开裂。已知鼻神经胶质瘤会阻塞鼻泪管,导致流泪。

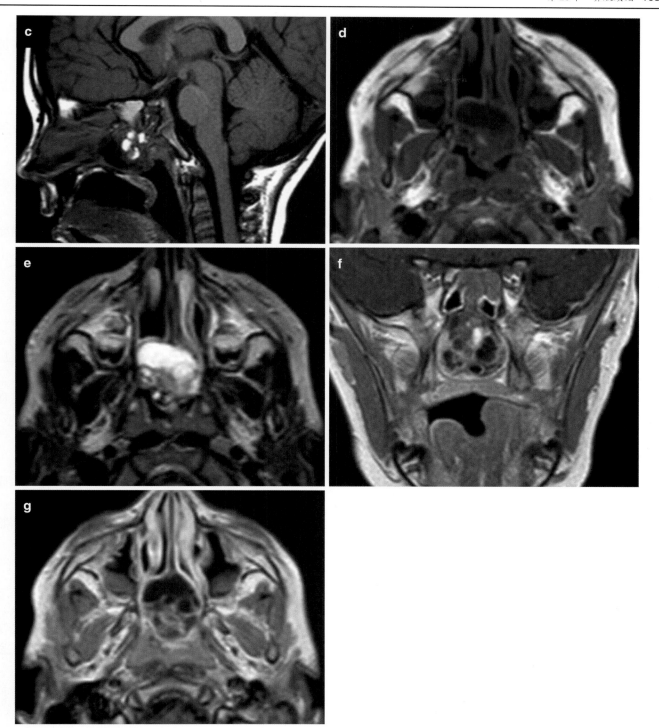

图20.1（续）（c）矢状位 T1 图像显示了巨大的异质鼻咽肿块。核心成分与大脑同质。但是，与鸡冠骨髓相比，表现为与脂肪同等特性的高信号。肿块从颅骨向后延伸以邻接前颅窝的（深色）皮质，该皮质在此图像上完整无缺。肿块向后延伸至硬软腭。下图轴位影像显示前方和下方的大面积 CSF 呈等信号低信号液体。它向后延伸到锁骨的后蝶骨部分。基底棘斜坡的前部和上部没有清晰的皮质，在蝶骨-枕联合软骨下方的后部和尾部的基底枕部也可以清楚地看到。轴位 T1（d）和 T2（e）图像显示巨大的鼻咽肿块，其中包含 T1 低信号，T2 高信号的液体影。固体成分与大脑同质。T1（d）图像上的一个小高渗区域可能代表蛋白质液。（f）冠状位 T1 Gd 图像显示巨大的异质性团，从颅骨向颅骨蝶状窦延伸，邻接前颅窝底部，在该图像上看起来是完整的。其尾部延伸以邻接硬腭。它显示出多个增强的隔片，但总的来说，除了中央的高强度区域（可能代表蛋白质液）外，其余与大脑同质。（g）轴位 T1 Gd 图像表现出巨大的异质性，向前向鼻中隔延伸，向后延伸至锁骨。肿块的前 1/3 包含低信号液影。后部 2/3 包含多个增强隔，可分隔低信号液收集物。

—前额:额骨和鼻骨之间的空间。

—鼻前间隙:在鼻骨和鼻囊之间(鼻中隔和软骨的前体)。

—舌盲孔:位于颅骨前窝,筛骨筛状板和胆囊前部,在额骨后。在婴儿中常见,在儿童中却很少有,仅在<1.5%的成年人中开放。鼻腔静脉很少(见图19.4a,b)。参见第51章。

病理学

- 肉眼:在鼻根或鼻梁附近发生坚硬、不可压缩、红蓝色至紫色的病变。
- 镜下:
  —与免疫组织学研究相结合可提供有关NG的权威性文献[2]。
  —显示未封闭的其余星形胶质细胞和神经胶质纤维包埋在纤维血管结缔组织基质中[4]。
  —有时可见多核巨细胞,但有丝分裂图很少见或缺失。
  —偶尔发现局灶性钙化[9]。
  —S100蛋白和GFAP的免疫组织化学证明对神经胶质细胞具有高度特异性。

治疗

手术

- 手术是典型的标准治疗方法,但要记住一点:做影像学检查前不要做活检。术前影像学评估对于排除颅内转移至关重要。
- 手术策略取决于病变位置和病变程度。
- 外科医生需要放射科医生鉴别鼻胶质瘤与脑膨出,两种疾病需要不同的手术入路[4]。
- 手术风险包括脑膜炎、复发和CSF漏。
- 参见第27章。

鉴别诊断[1]

1.鼻额叶脑膨出(NFE)

- 大多数脑膨出是在出生后不久甚至在产前胎儿超声检查中发现的。
- 经蝶窦脑膨出的患儿可能会出现鼻塞,并且经常被隐匿,直到做鼻镜时被临床医生首次发现。
- 常见中线低衰减软组织肿块,其薄壁常与邻近完整的骨皮质形成扇形。
- T1和T2显示颅骨外的中线充满液体异常,与CSF等强度。它可能包含与颅内脑同等强度的大脑成分。
- T1 Gd:追踪颅内CSF和大脑信号。
- DWI:显示无弥散受限。
- 脑膜脑膨出常存在根蒂,而鼻胶质瘤并不常见[6]。
- Furstenberg征兆:脑膨出的大小经常因颅内压的变化而波动。相比之下,鼻胶质瘤在Valsalva手术中大小不变。这和鼻胶质瘤不与颅内相连有关[9]。
- 参见第17章。

2.畸胎瘤

- 畸胎瘤是包含所有三种胚层的肿瘤:外胚层、中胚层和内胚层。皮样体(和表皮样体)只显示外胚层。
- 一般来说,头颈部(H&N)畸胎瘤在儿童中往往是良性的,而在成人中大多是恶性的。
- 大多数头颈部畸胎瘤含有钙化。
- 畸胎瘤通常表现为大型复杂肿块。
- 更成熟的畸胎瘤含有脂肪和骨,而不成熟的畸胎瘤往往以模糊的外观隐匿自己。
- 尽管罕见,但在甲状腺附近的发病率较高,口鼻畸胎瘤比眼眶畸胎瘤更常见。

3.表皮样体和皮样囊肿

- 常见于颅骨和面部周围的不同位置。
- 表皮样体和皮样体可能在影像学上无法区分。更常见的皮样囊肿是中线,而表皮样囊肿是副中线或累及鼻中隔的软组织部分(鼻小柱)[5]。
- 表皮样体不包括皮肤成分的外胚层。皮样体包含具有皮肤成分的外胚层。
- CT衰减因脂肪含量而异,通常显示脂肪伴皮样囊肿和液体伴表皮样囊肿。
- MRI信号随液体含量的变化而变化,从纯液体等信号到T1和T2上的表皮样的CSF,到皮样变得更复杂信号(T1高信号,T2低信号)。
- 这里的关键因素是表皮样囊肿通常表现为病变局限,DWI上呈亮区,相应ADC图上呈暗区。相比之下,皮样囊肿呈不同程度的阳性[5]。
- 参见第19章。

深度探索

1. 遗传学

- 参与神经管闭合的 *PAX3* 基因对叶酸限制的神经管缺如易感性上升。

2. 信息速查与统计

- 先天性中线鼻部肿块新生儿中的发病率为 1/30 000。
- 鼻胶质瘤占所有先天性鼻肿块的 5%。
- 术语"鼻胶质瘤"实际上是一种先天性异常疾病，而不是真正的"脑瘤"。
- 当前的发展理论包括：
  - 筛板融合时被嗅球胶质组织隔断。
  - 异位神经组织细胞。
  - 与颅内和脑膜失去联系的脑膨出。
  - 前神经孔闭合不当。
- 无论哪种观点被证明是"真正的理论"，对于普通放射科医生来说都可能是好的。

3. 历史大事记

- 1900年，Schmidt 首先描述了鼻胶质瘤。

（何京川 译）

参考文献

1. Valencia MP, Castillo M. Congenital and acquired lesions of the nasal septum: a practical guide for differential diagnosis. Radiographics. 2008;28(1):205–23. https://doi.org/10.1148/rg.281075049.
2. Dasgupta NR, Bentz ML. Nasal gliomas: identification and differentiation from hemangiomas. J Craniofac Surg. 2003;14(5):736–8.
3. Moron FE, Morriss MC, Jones JJ, Hunter JJ. Lumps and Bumps on the head in children: use of CT and MR imaging in solving the clinical diagnostic dilemma. Radiographics. 2004;24(6):1655–74. https://doi.org/10.1148/rg.246045034.
4. Penner CR, Thompson L. Nasal glial heterotopia: a clinicopathologic and immunophenotypic analysis of 10 cases with a review of the literature. Ann Diagn Pathol. 2003;7(6):354–9.
5. Kadom N, Sze RW. Radiological reasoning: pediatric midline nasofrontal mass. AJR. 2010;194. https://doi.org/10.2214/AJR.07.7126; Downloaded from www.ajronline.org by 72.221.61.114 on 2/2/2016.
6. Shah J, Patkar D, Patankar T, Krishnan A, Prasad S, Limdi J. Pedunculated nasal glioma: MRI features and review of the literature. J Postgrad Med. 1999;45:15.
7. Niedzielska G, Niedzielska A, Kotowski M. Nasal ganglioma-difficulties in radiological imaging. Int J Pediatr Otorhinolaryngol. 2008;72(2):285–7.
8. Burren KA, Savery D, Massa V, et al. Gene-environment interactions in the causation of neural tube defects: folate deficiency increases susceptibility conferred by loss of PAX3 function. Hum Mol Genet. 2008;17(23):3675–85.
9. Olubunmi Ajose-Popoola BA, Lin HW, Silvera VM, et al. Nasal glioma: prenatal diagnosis and multidisciplinary surgical approach. Skull Base Rep. 2011;1(2):83–8. https://doi.org/10.1055/s-0031-1284210. Accessed 2/3/2016.

第21章 鼻旁窦黏液囊肿

相关知识点

- 定义:黏液囊肿是一种占位性肿块,鼻窦充满因引流通道阻塞而产生的分泌物。周围有分泌黏液的上皮。
- 典型线索:通常主要表现为鼻旁窦的大肿块,其生长缓慢,可见窦壁扩张、重塑和变薄。MRI信号在T1和T2常呈高信号,表现为外周T1 Gd边缘增强。
- 位置:90%发生在额窦或筛窦。在蝶窦和上颌窦中不常见。
- 同义词:黏液囊肿、鼻旁窦黏液囊肿、鼻旁窦黏液囊肿。
- 鼻窦(或隔窦)引流口阻塞时会发生黏液囊肿。
- 促因:黏液囊肿的危险因素包括鼻窦炎、过敏和由器械造成的创伤。
- 发病率:没有可靠的发病率数据。日本报道鼻窦炎根治术后,上颌窦黏液囊肿的发病率升高。
- 假象:虽然MRI信号随水和蛋白质的浓度而变化,但T1和T2信号通常都是高信号。当T1和T2的信号都是低信号时,这可能是一种假象,特别是当MRI作为唯一的影像学研究时,因为低信号可能与正常含气窦混淆。
- 相关性:囊性纤维化,尤其是在儿童中发现[2]。除了囊性纤维化的患儿外,黏液囊肿的中位年龄约为53岁[4]。

影像

一般影像特征

- 典型的扩张性、缓慢生长的鼻旁窦病变。
- 有时表现为复发性鼻窦炎伴鼻窦壁增厚。
- 鼻窦全部受累。
- CT和MRI都可以用于诊断此病。
  - 最能显示窦壁改变的CT表现包括:
    - 扩张。
    - 重塑。
    - 稀疏。
    - 裂开(多见于大黏液囊肿)。
  - MRI
    - 最能检测黏液囊肿与颅内和眶内结构的界限。
    - T1 Gd在显示黏液囊肿周边边缘强化方面非常有效(与肿瘤实性强化相比)(图21.1f)。

CT特征[5]

- 参见"一般影像特征"。
- 黏液囊肿内容物从水样到高密度脱水黏稠分泌物不等(图21.2a,b)。
- 由于NECT的黏液物质,这些扩张性病变内的物质在软组织上经常为高密度影。
- 鼻旁窦高密度提示黏稠分泌物、真菌病或出血。相比之下,肿瘤在NECT上并不呈高信号。
- 有时可见周围钙化[1]。

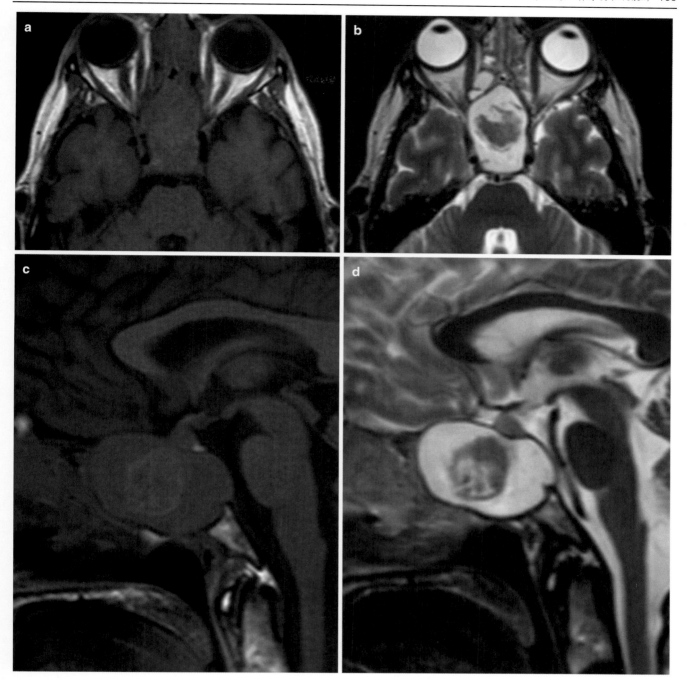

图21.1 (a)轴位T1图像显示一个(约2.5cm×4cm)肿块累及中颅底和前颅底。成分不同,显像与大脑类似。它向颈动脉虹吸段侧向突出,向后几乎与基底动脉接触(黑色流空)。沿蝶板向前侵犯眶尖。(b)轴位T2图像确定了T1(a)所述的质量位置。肿块成液体影,T2高信号与脑脊液大致相同。在病变中心,包含有T2低信号的碎屑。筛窦周围也有类似的液体影。(c)矢状位T1图像显示巨大肿块,蝶骨底至蝶枕软骨都被侵犯,而蝶枕软骨结合处周围组织保留。肿块似乎像皇冠一样覆盖在垂体上,将其向颅骨方位移位,伴随鞍底骨质不连续。同样,在肿物中心内显示的是来自内部碎片的更高信号,提示为真菌菌落。(d)矢状位T2图像显示巨大的肿块占据了基底蝶骨斜坡,显示蝶骨窦是中心位。它像皇冠一样压在脑垂体上,含有来自"友好"真菌群的异质碎片。周围有一层明显的黏液分泌上皮低信号。(待续)

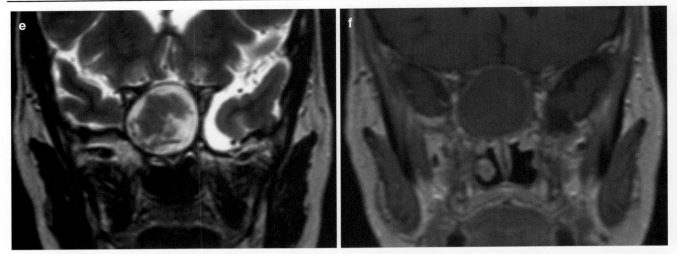

图21.1（续）（e）冠状位T2图像显示一个中央边界清晰,周围有一层低信号的黏液分泌上皮的肿块。外侧扩大与颞窝内容物接触。头侧扩张抬高颅内结构,而下端压迫下方相邻气道。T2信号液与脑脊液相似,但包括真菌菌落的中心低信号碎片。(f)冠状位T1 Gd图像显示肿块周围壁中度边缘强化,与其他序列,特别是先前的冠状位T2(e)上的低信号相对应。内部信号主要与大脑等信号。散在的T1高信号与内部真菌碎片有关。

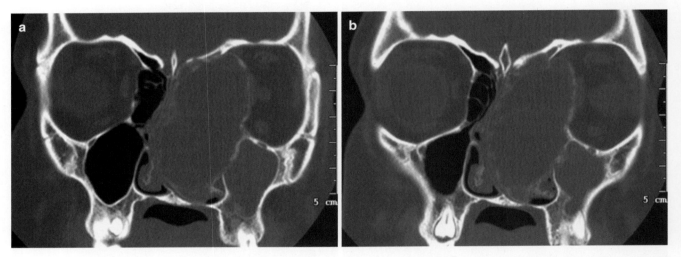

图21.2 (a,b)冠状位NECT(来自另一个病例)显示一个巨大的黏液囊肿,从筛窦开始生长,填充左鼻腔,取代鼻中隔。侵犯左眼眶以及左上颌窦和额窦。而且,具有大多数黏液囊肿的基本特点:膨胀性生长、重塑、稀疏和轮廓化。

MRI特征

- 参见"一般影像特征"。
- T1信号因内容物而异。
  - 水含量高:T1低信号(最常见)。
  - 蛋白质含量高:T1高信号。
- T2信号因内容物而异。
  - 水含量高:T2高信号(最常见)。
  - 蛋白质含量高:T1低信号。

- T1 Gd:显示分泌黏液的上皮肿块壁的中度周边强化(图21.1f)。
- DWI:可变,因此没有特别的帮助。
- 尽管MRI信号随水和蛋白质浓度的变化而变化,但在CT上观察到的内部物质高密度在T1和T2 MRI上通常是不均匀的高密度。
- 常见真菌成分具有不均匀的无定形形状,显示CECT衰减提高、T1高信号和T2低信号(图21.1b~e)。
- 蛋白质含量不同所呈现的MR信号如下表所示。

表21.1　鼻窦分泌物MRI[8]

蛋白质含量	T1信号	T2信号
<10%	⬤	◯
20%~25%	◯	◯
>25%	◯	⬤
>28%	⬤	⬤

临床问题

表现

- 出现症状时,反映肿块位置:
  - 眼眶受累可导致疼痛、复视、眼球突出或视力损害。
  - 侵犯脑垂体和脑干可导致混乱、头痛、晕厥、眩晕、视觉症状和脑神经症状。
  - 额窦受累合并骨髓炎和Pott肿性肿瘤可引起反复发热、头痛、眶周肿胀、畏光、眼球运动不适、头皮痛、颈项强直和脓性眼分泌物[3]。
  - 并发症包括黏液性脓囊肿以及眶内或颅内受累。

胚胎学

- 相关性:囊性纤维化,尤其是在儿童中发现[2]。

病理学

- 通常是由炎症、创伤或肿块引起的窦口阻塞,导致黏液积聚,使鼻窦扩张。
- 慢性非侵袭性真菌性鼻窦炎也与黏液囊肿形成有关(参见第32章)。
- 肉眼:虽然含量是可变的,但大多数单纯性黏液囊肿含有清晰、黏稠的黏液。在感染前提下,其内容物可能类似于脓液。

治疗

手术

- 目前,对大多数黏液囊肿采用鼻内镜或经面/鼻联合入路治疗。
- 内镜手术有时为多面黏液囊肿提供看似简单的解决方案。
- 然而,在患有慢性鼻窦炎且多次接受手术的患者中,术后黏液囊肿复发率仍接近25%[4]。

鉴别诊断[1]

1.垂体腺瘤

- 通常见鞍区扩张、糜烂和重塑。
- 常见鞍上和鞍上联合肿块,鞍膈处有"腰"。
- 冠状位或矢状位成像上的特征性"八字形"或"哈雷摩托车手"。
- T1和T2通常呈均匀等信号(出血除外)。
- 通常有实性肿块,T1 Gd中度均匀强化。
- 当垂体腺瘤为囊性或同时具有囊性和实性成分时,可能较难鉴别。
- 边缘强化的囊性垂体腺瘤与黏液囊肿非常相似。
- 参见第2章(见图2.4)。

2.颅咽管瘤

- 就像汽车里的液体一样,颅咽管瘤囊性液体的黏度也会发生变化,从淡黄色的蛋白质液体到含有胆固醇和血液副产物的经典"曲轴箱油"。
- 颅咽管瘤常有混合性囊实成分。除周边边缘强化外,黏液囊肿无强化,无固体成分。黏液囊肿是囊性的,但可以包含内部无定形碎片,特别当瘤内含有真菌菌落时。
- 颅咽管瘤常钙化。黏液囊肿可能偶尔出现周边钙化[1]。
- MRI上颅咽管瘤常浸润邻近结构,但这并非黏液囊肿的特征。
- 颅咽管瘤有时会扩大和(或)侵袭蝶鞍。颅咽管瘤通常发自上方,而黏液囊肿通常发自下方。

- 参见第3章。

3.颅颊裂囊肿（RCC）

- RCC通常不会侵蚀蝶鞍。蝶窦黏液囊肿有时会从下方破坏蝶鞍（见图21.1c,d）。
- 囊性垂体腺瘤可能难以与肾细胞癌区分（见图2.4）。
- 参见第1章。

4.鞍内蛛网膜囊肿

- 影像学上几乎看不到特征性的蛛网膜样、薄而透明的囊肿壁。相比之下，黏液囊肿的上皮壁清晰可见（见图21.1d~f）。
- 对于鞍内蛛网膜囊肿，Hounsfield单位的CT衰减与脑脊液相同。黏液囊肿的CT表现常为高密度。
- 鞍内蛛网膜囊肿常表现为鞍上延伸。
- 鞍内蛛网膜囊肿无出血或钙化。黏液囊肿有时表现为周边钙化。
- 鞍内蛛网膜囊肿通常在T1、T2和T1 Gd上与脑脊液呈等信号，无强化。黏液囊肿的特征性表现为T1 Gd周围边缘增强（见图21.1f）。
- 鞍内蛛网膜囊肿通常发生在鞍区，而不是蝶窦下方。相反，黏液囊肿出现在窦内，有时向上延伸至鞍内（见图21.1c,d）。
- 参见第7章。

5.内翻性乳头状瘤（IP）

- 中晚期肿瘤通常表现为单侧鼻腔窝肿块伴邻近上颌窦混浊。
- IP最常见于侧鼻腔壁，更常见于中鼻甲和上颌窦口附近。
- 肿块扩大导致骨重塑和骨吸收，因其延伸至上颌窦。
- IP通常阻碍上颌窦引流，但奇怪的是，伴随的黏液囊肿很少见。
- CT:骨质增生高度预测肿瘤起源部位。
- 合并骨硬化和畸形并伴有胃窦肿块，提示生长缓慢的肿瘤，如IP。
- MRI
 —T1:等信号到轻微高信号到肌肉。
 —T2:等信号到高信号到肌肉,通常显示交替的低信号线,构成CCP（卷曲脑回状）。
 —T1 Gd:不均匀强化常表现为构成CCP的交替低信号线（卷曲脑回状）。

—参见第14章。

6.嗅神经母细胞瘤（ENB）

- 起源于嗅上皮神经嵴的神经内分泌恶性肿瘤,罕见。
- 较新的遗传信息表明,ENB是一个独特的实体,不属于原始的外周神经外胚层肿瘤尤因瘤（pPENT-ET）。这表明ENB不是NEC。
- 经典地展示了在筛板上"腰"的哑铃形肿块。
- 可能累及前颅窝、颅底和眼眶。
- ENB在T1和T2上显示中等信号。
- 肿瘤/脑交界处的囊性区域（病灶为T2高信号）具有诊断性,可能是病理性的。相比之下,黏液囊肿是完全囊性的,但它们可能包含内部碎片。
- ENB在T1 Gd上表现出强烈的增强（黏液囊仅显示边缘强化）。
- ENB在DWI上表现为中度弥散受限。相比之下,DWI是可变的黏液囊肿。
- 参见第28章。

7.过敏性真菌性鼻窦炎（AFS）

- 来自美国西南部的年轻、免疫力良好的患者表现为难治性慢性鼻窦炎。
- T2 MRI上的低密度对应于具有特征性匍行性结构的高密度窦。
- 当AFS开始于鼻窦时,它可能已经侵入颅底,然后才出现成像。
- 参见第32章。

深度探索

1.关联

- 囊性纤维化,尤其是在儿童中发现[2]。

2.信息速查

- 鼻旁窦黏液囊肿通常发生在鼻窦口阻塞后。
- 罕见,当一个膨胀的黏液腺（黏膜下滞留囊肿）充满整个鼻窦时,就会出现这种症状。
- 为便于成像,黏膜下滞留囊肿仅填充部分鼻窦,而鼻旁窦黏液囊肿填充整个鼻窦[7]。

3.历史大事记

- 1820年，Langeback 首次描述鼻旁窦黏液囊肿。
- 20世纪，Rollet 和 Gerber 命名并推广了他们发表的178 例 PNS 黏液囊肿。
- 1995年，Lambert 认为黏液囊肿是引起眼球突出的最常见的疾病[5,6]。

（何京川　译）

参考文献

1. Mafee MF, Valvassori GE, Becker M. Imaging of the head and neck. New York, NY: George Thieme Verlag; 2004. ISBN:1588900096.

2. Guttenplan MD, Wetmore RF. Paranasal sinus mucocele in cystic fibrosis. Clin Pediatr Philadelphia. 1989;28(9):429–30.

3. Midyett FA, Mukherji SK. Chapter 46: Pott's puffy tumor. In: Orbital imaging. Philadelpshia: Elsevier/Saunders; 2015. p. 215–9. ISBN : 978-0-323-34037-3.

4. Devars du Mayne M, Moya-Plana A, Malinvaud D, et al. Sinus mucocele: natural history and long-term recurrence rate. Eur Ann Otorhinolaryngol Head Neck Dis. 2012;129(3):125–30. https://doi.org/10.1016/j.anorl.2011.10,002. Epub 2012 Jan 5.

5. Gendeh BS. Chapter 23. Paranasal sinus mucoceles-opthalmic manifestations, radiological imaging, endoscopic endonasal marsupilization and outcome. In: Opthalmology- current clinical and research updates. p. 567–93. https://doi.org/10.5772/58331.

6. Alberti PW, Marshall HF, Black JI. Fronto-ethmoidalmucocele as a cause of unilateral proptosis. Br J Ophthalmol. 1968;52:833–8.

7. Van Tassel P, Lee YY, Jing BS, De Pena CA. Mucoceles of the paranasal sinuses: MR imaging with CT correlation. AJR Am J Roentgenol. 1989;153(2):407–12.

8. Loevner L, Bradshaw J, Paranasal sinuses – MRI, head neck, radiology assistant. 2009. https://radiologyassistant.nl/en/p191710c96a36d/paranasal-sinuses-mri.html. Accessed 02/12/2016.

第22章　鼻旁窦癌

相关知识点

- 定义:鼻旁窦上皮肿瘤是前颅底最常见的恶性肿瘤。
- 同义词:鳞状细胞癌、表皮样癌、移行细胞癌和腺癌。
- 典型线索:年龄较大的男性木工,中度强化肿块破坏颅底和邻近的鼻旁窦,其病变中心位于鼻旁窦附近。
- 发病率:约为1/1 000 000。
- 分布:年龄,50~70岁;性别,M>F,可能与职业暴露有关。
- 诊断延迟:
  —由于早期症状往往被患者和医生所忽视,患者在晚期经常通过影像学检查发现[3]。
  —即使在早期进行了影像学检查,也可能是由经验较少的放射科医生进行判读,而这些放射科医生不清楚肿瘤的早期征象[3]。

影像

一般影像特征

- CT是诊断复发性和慢性鼻旁窦炎的金标准[3]。
- MRI与CT相比,其软组织表现更为突出,更容易判断肿瘤的侵袭程度。
- 常见实性肿块造成侵袭性骨性鼻窦腔消失。

CT特征

- 参见"一般影像特征"。

- CT能很好地显示骨骼受累,包括皮质增厚、硬化、糜烂、重塑和破坏[3]。
- 骨算法和软组织算法重建图像都是非常重要的[3]。
- NECT显示一个实性肿块,伴侵袭性骨破坏。CECT显示中度强化。

MRI特征

- 参见"一般影像特征"。
- 尽管MRI被公认为是颅底鼻旁窦癌的首选检查方法,但专家提示,只有在最佳的脉冲序列和成像平面上,MRI才具有优越性[6]。
- T1:
  —不均匀,中等信号肿块(图22.1a)。
  —T1在评估肿瘤延伸到骨皮质或脂肪性骨髓时,表现出色,表现为低(骨皮质)或高(骨髓)信号缺失。
- T2:中等信号肿块。有助于将肿瘤从信号较高的阻塞性鼻窦分泌物中分离出来[图22.1e,请与T1(图22.1a,b)进行比较,注意额窦信号]。
- T1 Gd(图22.1e~g):
  —中等强化肿瘤。
  —T1 Gd脂肪饱和图像有助于确定肿瘤的浸润程度,特别适用于描述神经周围肿瘤的扩散。
  —线样硬膜强化不足以诊断硬脑膜侵犯。硬脑膜增厚>5mm、硬脑膜局灶性结节或并发软脑膜强化者应保留诊断[3,6]。
- 表观弥散系数(ADC)图:
  —ADC图在鉴别良性炎症性病变和恶性鼻旁窦肿瘤上具有重要前景[5]。
  —恶性肿瘤的ADC值低于良性肿瘤或炎症性病变[5]。
- STIR:
  —有助于检测淋巴结受累和骨髓水肿[3]。

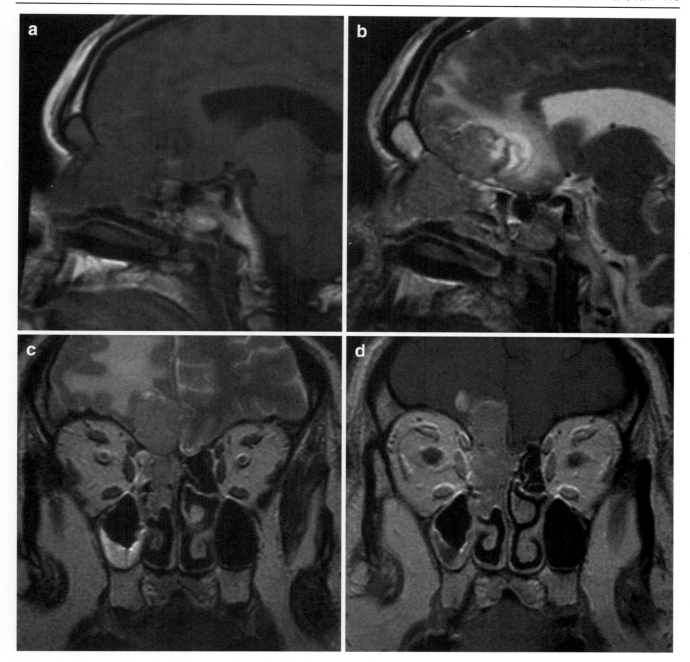

图22.1　矢状位T1(a)和T2(b)图像显示一个巨大的前颅底肿块，向尾部延伸至鼻腔，向颅侧延伸至额叶。前颅窝底在肿瘤"腰"部明显受损。在T1和T2上，MR信号与大脑信号近似，但T2图像显示肿瘤内的液体病灶在上方。肿瘤引起邻近脑组织明显水肿。前面的高T2信号代表右额窦内潴留的液体，对应于T1上相对高信号的液体，其中含有蛋白质物质。注意侵犯额叶的肿块导致右侧脑室前角明显畸形。冠状位T2(c)和T1 Gd(d)图像显示了先前图像上的巨大前颅底肿块，实性、信号相对均匀，中度强化。它侧向延伸到右眶，并可能累及右眶，但并非起自右眶。病变中心位于颅底或筛窦附近。(待续)

核医学特征

- 18F-FDG PET/CT具有较高的敏感性和中等的特异性，在发现肿瘤残留/复发方面优于常规CT和MR。然而，在诊断和分期中不常规推荐。

- 由于治疗引起的炎症会产生假阳性摄取，因此建议在治疗结束后3个月以上进行FDG显像[3]。
- 大多数恶性肿瘤具有高代谢活性，FDG摄取增加。然而，例外是显而易见的。良性肿瘤，如多形性腺瘤和腺淋巴瘤（Warthin瘤）也具有高FDG摄取，而高度恶性肿瘤如腺样囊性癌则具有低代谢活性和低FDG摄取。

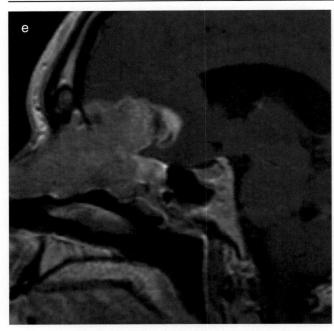

图22.1(续） （e）矢状位T1 Gd图像显示先前图像的巨大前颅底肿块,实性,中等均匀强化。它向前伸入鼻腔。前颅窝底(黑线)被这个侵袭性肿瘤破坏,肿瘤不仅通过颅底,而且通过硬脑膜延伸到额叶。这显然是一个坏的,坏的肿瘤预示着不良的预后。

平片

- 患者应每年进行一次胸片检查,以排除肺转移。
- 这些应补充诊断和随访所需的更复杂的成像程序。

血管造影

- 肿瘤包绕颈动脉需要手术的患者,应该考虑进行血管造影以评估可切除的肿瘤边界。

临床问题

表现

- 将局部肿瘤受累的症状和应该关注的部位告知放射科医生。
  - 伸入鼻腔。
    - 患者通常仅治疗慢性鼻窦炎的症状,往往延误诊断,直到疾病晚期。

- 随着肿瘤扩大,患者会出现其他症状,包括:
  - → 单侧鼻塞。
  - → 鼻涕。
  - → 嗅觉缺失。
  - → 面部麻木。
  - → 鼻出血。
  - 伸入眼眶。
    - 眼功能障碍、眼球突出、复视和疼痛。
  - 伸入口腔。
    - 牙痛。
    - 上齿松动。
    - 主诉"义齿不适合了"。
  - 伸入翼下肌。
    - 三联症。

流行病学与危险因素

- 令人惊讶的是,目前尚未发现与吸烟有关的证据。
- 职业暴露有一定影响,包括接触木屑、皮革、纺织品、异丙醇、甲醛和焊接烟尘[3]。
- 常见于矿工体内的矿物质,如砷、铬、镉和镍[3]。
- 木工患鼻旁窦腺癌的风险是普通男性的500倍,是普通人群的900倍[3,4]。
- 职业暴露可能是男性多发的原因。

病理学

- 鼻旁窦癌包括三种主要的组织学类型[2]。
  - 鳞状细胞癌(SCC):
    - SCC最常见,占鼻旁窦恶性肿瘤的50%。
    - SCC最常见于上颌窦(85%),其次为筛窦(10%)和额窦/蝶窦(5%)。
    - 这些肿瘤在亚洲更常见。
  - 腺癌:
    - 占鼻旁窦癌的35%。
    - 主要发生在筛窦或上鼻腔。
  - 腺样囊性癌:
    - 约占肿瘤的11%,起源于小唾液腺。
    - 以其弥漫性浸润和神经周围蔓延倾向为特征。
    - 参见第37章。
  - 其他罕见肿瘤类型:
    - 发生在鼻旁窦区的其他罕见类型的癌症,包括NEC、SNM、SNUC和ENB,本章没有具体介绍,但在其他章节中讨论(参见第16、18、26、28章)。

- <1%的鼻旁窦癌起源于额窦和蝶窦。
- 肉眼:易碎的真菌状息肉状棕褐色/白色或红色/粉红色团块。
- 镜下:
  - 取决于前面所述的组织学类型。
  - SCC的两个典型亚型包括角化型(80%)和非角化型(20%)。

治疗和预后

- 当前的典型治疗方案是手术和放射治疗。
- 有时可以同时需要同侧颈部淋巴结的剥离或放射治疗。

手术

- 肿瘤侵犯颅底表现出一些最复杂和技术上最困难的外科问题,通常不能完全切除。
- 影像引导下的穿刺活检常用于细胞学检查。
- 相对而言,最近颅底手术的进展改善了这些不幸患者的预后。
- 潜在的并发症包括脑脊液漏、脑膜炎、颅内积气和脓肿形成[2]。
- 持续性颅内积气是脑脊液漏的表现[2]。

化学治疗

- 一些研究表明,放射治疗和化学治疗应先于手术[2]。
- 目前化学治疗主要包括顺铂和5-氟尿嘧啶。

放射治疗

- 通常在6周内进行6000~8000cGy的剂量。
- 新的放射治疗方案(包括强度调节)试图降低干眼症、放射性坏死和视神经损伤的发生率[2]。

预后

- 肿瘤分期是预测预后的有力指标:
  - 所有肿瘤类型和分期的5年生存率均为75%。
  - T1期肿瘤经积极治疗后存活率为100%。
  - T4期存活率目前约在60%。
- 预后较好的因素包括肿瘤低分期、有内翻性乳头状瘤病史、起源于筛窦,以及手术和放射治疗相结合的治疗方案。

鉴别诊断

1.急性侵袭性真菌性鼻旁窦炎

- 通常表现为急性发热、咳嗽、鼻黏膜溃疡、鼻出血和头痛。
- 通常涉及免疫功能低下的个体。
- 相关疾病包括糖尿病、恶性肿瘤、中性粒细胞减少和严重营养不良。
- CT上的高密度窦与MRI上的低信号窦相对应,并快速进展,造成邻近骨质的进行性破坏。
- 偶尔可侵犯ICA,导致血栓形成。
- 参见第32章和第45章。

2.Wegener肉芽肿(WG)[1]

- WG是一种引起坏死和肉芽肿性炎症的系统性血管炎。
- 德国病理学家Friedrich Wegener在1936年描述了这种疾病。
- 2/3的受累患者表现出并发鼻旁窦和眼眶疾病并伴有骨质侵袭。
- 相对于眶脂肪,通常可见T1高信号和T2低信号。T2低信号特征提示此诊断。

3.软骨肉瘤(CS)

- 软骨肉瘤是软骨样恶性肿瘤,发生于颅底时多位于软骨结合处。
- 典型线索:颅底肿块与岩枕裂(POF)关系密切,有时表现为软骨样基质,以T1低信号和T2高信号为特征。
- 软骨肉瘤边界清晰,常呈扇形或分叶状溶解性病变,可伴有软骨样钙化。相反,颅底鼻旁窦癌通常无钙化。
- 年龄:10~79岁(平均39岁)。
- 低密度可能使它们在脑软组织算法图像中观察困难(参见第46章,图46.1i)。
- T2:非常高的T2信号(见图46.1b,d)。
- 参见第46章。

4.青少年鼻咽血管纤维瘤(JNA)

- 罕见、血管丰富、局部侵袭性的良性鼻咽肿瘤,几乎完全发生在青少年和年轻成年男性中,有明显的复发。

- 典型线索:青少年男性鼻出血,后鼻腔肿块明显不均匀强化,在MRI上由于其内流空而表现为"盐和胡椒"征。

- 上颌窦后壁前弓,形成典型的Holman-Miller征。
  - T1:异质性中等信号。
  - T2:具有黑色流空的异质性信号
  - T1 Gd:表现为明显强化。轴位和冠状位脂肪饱和图像对于确定颅底、蝶骨和海绵窦受累是必须的。

- 大多数序列因明显的流空效应,而显示特征性的"盐和胡椒"征。

- 导管血管造影显示大量扩张、迂曲的血管,毛细管明显染色为其特征

- 参见第15章。

5.尤因肉瘤(ES)

- ES是一种侵袭性的恶性肿瘤,发生于儿童和青少年时期,通常在20岁时出现。

- 典型线索:白人儿童或青少年表现为疼痛、发热和ESR升高,影像学检查发现有一个轴外肿块,以颅底为中侧向头骨和尾侧延伸。在检查中,患者经常表现出眼眶或脑神经症状。

- ES占儿童恶性骨肿瘤的10%~15%,仅次于骨肉瘤。

- ES在亚洲人和非裔美国人中很少见。

- 通常表现为伴有软组织成分的破坏性、渗透性骨破坏,软组织成分显示无钙化。

- 根据肿瘤的分期,ES可引起皮质糜烂和"虫蚀样"渗透性破坏。

- T1:低至中等信号,与大脑和肌肉等信号(参见第47章,图47.1a)。

- T2:不均匀信号,与大脑呈相对等信号,局灶性液体聚集显示T2高信号(参见第47章,图47.1c)。低信号条纹有时呈"发梢"样。

- T1 Gd:
  - 轻度异质性强化(参见第47章,图47.1b,d)。
  - 脂肪饱和技术非常有用。
  - ES的骨侵犯在DWI上可能比其他MRI序列更明显,尤其是在小的转移性病变时。

- 参见第47章。

6.嗅神经母细胞瘤(ENB)

- 起源于嗅上皮神经嵴的神经内分泌恶性肿瘤,罕见。

- ENB多见于中年患者,但有时见于儿童。

- ENB经典表现为以筛板处为"腰"的哑铃状肿块。

- 可能累及前颅窝、颅底和眼眶。

- ENB在T1和T2上显示中等信号,在T1 Gd上呈明显强化。

- 肿瘤/脑交界处的囊性区域(病灶为T2高信号)是具有诊断性的,可能是病理特征性的。

- DWI显示中度弥散受限。

- ENB显示病变中心为筛板。

- ENB没有性别偏好。

- 参见第28章。

7.转移性肿瘤

- 转移性肿瘤可以在颅底任何位置造成破坏。

- 在具有原发性肿瘤的患者中,经常发现多发性转移。

- 在儿童中,对转移性成神经细胞瘤应考虑鉴别诊断。

深度探索

1.遗传学和关联

- 目前,尚无已知的鼻旁窦癌的遗传倾向。

- 然而,科学家们正在发现患者发生的一些基因变化。

- 例如,研究人员报告了许多头颈部癌症中肿瘤抑制基因*TP53*的突变。

2.统计学

- 鼻旁窦肿瘤很少见,占头颈部肿瘤的3%,占所有恶性肿瘤的1%。

(靳松 译)

参考文献

1. Midyett FA, Mukherji SK. Wegener's granulomatosis. In: Orbital imaging. Philadelphia: Elsevier/Saunders; 2015. p. 227–9. ISBN : 978-0-323-34037-3.

2. Vrionis FD, Kienstra MA, Rivera M, Padhya TA. Malignant tumors of the anterior skull base. Cancer Control. 2004;11(3):144–51.

3. Eggesbo HB. Imaging of sinonasal tumors. Cancer Imaging. 2012:136–52. https://doi.org/10.1102/1470-7330.2012.0015.

4. Acheson ED, Cowdell RH, Hadfield E, Macbeth RG. Nasal cancer in woodworkers in the furniture industry. BMJ. 1968;2:587–96. https://doi.org/10.1136/bmj.2.5605.587.

5. Sasaki M, Eida S, Sumi M, Nakamura T. Apparent diffusion coefficient mapping for sinonasal diseases: differentiation of benign and malignant lesions. AJNR Am J Neuroradiol. 2011;32(6):1100–6.

6. Casselman JW. The skull base: tumoral lesions. Eur Radiol. 2005;15:534–42. https://doi.org/10.1007/s00330-004-2532-9.

第23章 颅底骨瘤

相关知识点

- 定义:骨瘤成熟,生长缓慢,良性骨肿瘤由致密的骨皮质组成,是最常见的涉及颅骨的原发性骨肿痛;但是,颅底骨瘤相对罕见[1]。
- 典型线索:一名50岁的男性因飞行时严重的额骨疼痛而接受CT检查,尤其是在最初起飞后爬升过程中。这种情况非常严重,以至于患者尽可能避免飞行。患者学会了旅行中使用鼻充血喷雾剂,这有所帮助。先前的颅脑MRI病变并不显著,但是其耳鼻喉科医生特别要求进行鼻窦CT检查。初步看似乎没有特别之处,只是在一侧额窦的尾端附近出现了一个衰减增加的小良性病灶。
- 同义词:同质性骨瘤。
- 年龄:40~50岁,平均年龄为50岁。
- 性别:M > F = 1.5∶1[4]。
- 位置:
  —骨瘤通常发生于颅骨和下颌骨。颅骨骨瘤更常见于额窦附近的额骨,但它们也可发生在颅顶的任何部位。
  —发生概率为额骨>筛骨>上颌骨>蝶骨。
- 骨瘤生长缓慢且通常无症状,但可引起鼻窦症状或体积增大到一定程度会压迫大脑。
- 患病率:鼻旁窦骨瘤的患病率为3%[3,4]。
- 加德纳综合征:当骨瘤多发时,一定要考虑加德纳综合征(如果骨瘤较大或在颅内时,应该考虑到加德纳综合征)。

影像

一般影像特征

- 影像学特征可反映出质密骨瘤无骨髓的潜在病理学表现,而成熟的骨瘤则显示有中央骨髓[1,2]。
- 大多数骨瘤为2~30mm[3],但有些情况它们可能更大(图23.1和图23.2)。
- 1/3以上伴有鼻窦异常[3]。
- 有时,当骨瘤阻塞鼻窦引流通道时会看到相关的黏液囊肿。
- 当骨瘤突破窦壁内侧壁时会产生气脑。

CT特征

- 参见"一般影像特征"。
- 尽管有时骨瘤在MRI上不显示,但它们通常在CT表现明显。
- 常表现为突入鼻窦或突出颅底的高密度影。
- 多组研究(可能与样本采样有关)发现,CT检查结果与组织学相关性良好(但不完全相关)。
- CT检查结果显示三种一般类型。
  —质密骨瘤:
    ○骨骼非常密集。
    ○经常在光线较明亮的区域聚焦。
  —成熟的骨瘤:
    ○非常致密和较密的骨分布更均匀。
  —具有成骨细胞瘤样特征的骨瘤:
    ○包含较大区域的较不密集的骨骼,外缘为致密骨[11]。

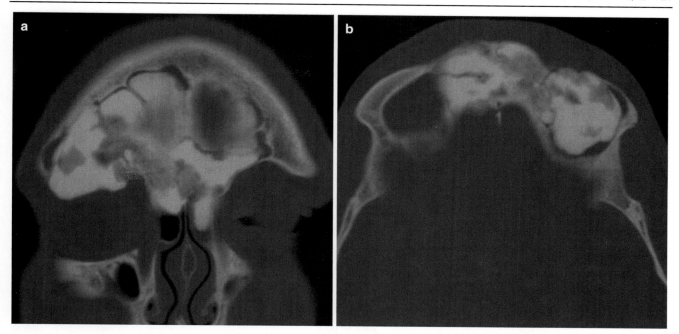

图 23.1　(a)冠状位和(b)轴位 NECT 表现出肿块分布广泛,充满额窦并延伸到右眼眶和鼻腔上部。肿瘤表现为非常密集的高衰减团块,外观呈骨质一样的白色,提示诊断为"巨大骨瘤"。一些肿瘤边缘仅邻接鼻窦骨质边缘,但是其中部分已被肿瘤生长慢性侵袭。

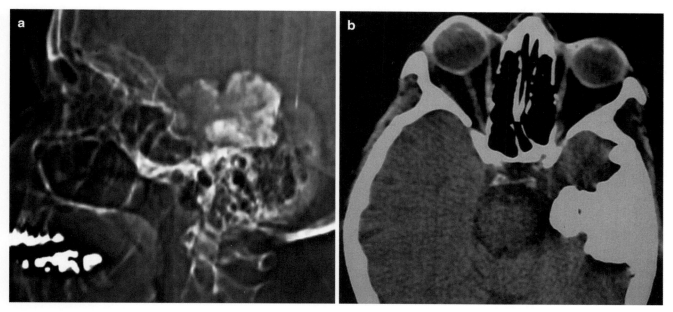

图 23.2　(a)侧位头骨检查显示,一个巨大的菜花状肿块占据了左侧中颅窝的大部分区域。虽然呈现中等程度的异质性,但其大部分密度都接近这一巨大颅底骨瘤中的皮质骨。(b)大脑组织层面的轴位 NECT 显示,巨大的左中颅窝肿块向内侧延伸至侧脑室,占据了先前被对侧颞叶占据的空间。因此,患者"真的不记得"头痛是何时开始的,这并不是一件奇怪的事。(待续)

MRI 特征

- 参见"一般影像特征"。
- MRI 有时似乎对骨质和钙化不敏感。由于骨瘤由致密的皮质骨组成,因此 MRI 无法显示病变,有时似乎是完全不可见的。请记住,即使是"隐形人",也会在雪地里留下足印。
- 然而,MRI 可能有助于显示进入邻近的硬脑膜或软组织的肿瘤[8]。

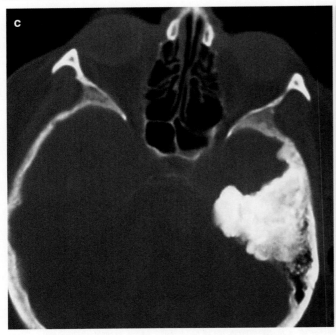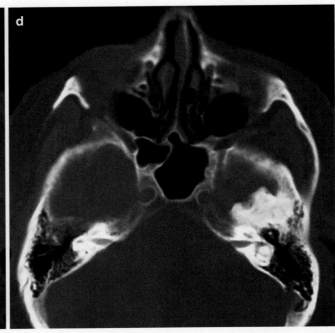

图 23.2（续）　（c,d）轴位 NECT 配合骨算法再次显示了一个巨大的左侧中颅窝占位性肿块。更靠下方的图像（d）清楚地证实了这个巨大颅底骨瘤的附着部位。

- T1 和 T2：当鼻窦内被低信号空气包围时，骨瘤通常不显示。类似于在黑篱笆前拍摄黑猫，它们有时显示出较小的对比度。
- T1 Gd：有些表现出中等程度的异质性增强[8]。但是，增强作用根据组织学亚型的不同而不同，增强程度与致密皮质骨的程度成反比。

临床问题

表现

- 大多数颅骨骨瘤通常无症状，在常规影像学检查中经常发现和偶然发现。
- 它们可能被证实为患者鼻窦炎或黏液囊肿的潜在原因。
- 有时骨瘤可对邻近的大脑产生占位效应（见图 23.2 a,b）。
- 筛骨骨瘤较早出现，并有占位效应导致症状。
- 眼眶受累可引起头痛、复视、外翻及眼球突出[6]。
- 其他临床表现包括眼眶侵袭和畸形、硬脑膜侵袭导致脑脊液鼻漏，以及颅内感染，包括脑膜炎和脑脓肿[7,8,10]。

病理生理学

- 骨瘤是良性的，生长缓慢，通常无症状。
- 源于骨骼的骨瘤被称为同型骨瘤，而那些由软组织形成的瘤称为异质性骨瘤。
- CT 相关的组织学特征[11]：
  - 象牙骨瘤通常由非常致密的骨组成，骨骼包含很少的透光区域[11]。
  - 成熟骨瘤表现不同厚度的高密度骨，邻近密度较低的区域有时类似于纤维异常增生[11]。
  - 成骨细胞瘤样骨瘤的特征是中心区域的纤维基质密度较低，周围有较薄的致密骨[11]。

治疗

手术

- 颅骨瘤是良性的，通常无症状，不需要手术切除[7]。有些医生主张只有当颅骨瘤引起外观问题或占位效应时，才进行手术切除。
- 具有占位效应的骨瘤可导致：

—鼻窦炎。

—黏液囊肿。

—对大脑的占位效应(见图23.2a，b)。

- 普遍认为应在以下情况下切除窦房结骨瘤[9, 11]：

—有症状。

—肿瘤体积增大。

—生长至鼻旁窦以外。

- 然而，有观点认为，由于眼眶和蝶骨瘤具有逐渐压迫视觉通路导致失明的潜在风险，尽管缺乏特定的体征和症状，但仍应考虑对其进行手术治疗[5]。

- 虽然传统上是通过外部手术途径切除，但在一些选定的病例中，内镜检查的使用率逐渐增高[4]。

- 幸运的是，蝶窦骨瘤非常罕见[8, 9]。

鉴别诊断

1. 纤维性结构不良(FD)[12]

- 纤维性结构不良是一种良性且进展缓慢的肿瘤样过程，正常松质骨被纤维组织和不成熟的编织骨替代。

- 纤维性结构不良好发于额骨、蝶骨、筛骨和上颌骨。

- 纤维性结构不良分为三种典型类型：硬化性、溶解性和混合性颅底病变，多为硬化性，溶解性最少见。

- 典型的纤维性结构不良导致髓腔扩张，保留其皮质及其原始形状。严重的扩张会导致皮质裂缝甚至"皮质消失"

- 骨膜反应提示恶性改变或早期病理性骨折。

- 溶解性病变意味着恶性转化，尤其是在影像学显示有进展时。

- 典型表现为毛玻璃样外观，通常交叉缝合，可能是硬化或显示泡状囊性病灶。

- 颅骨和眼眶的纤维性结构不良会导致严重的眼部问题。

- T1显示异质性低至中等信号。

- T2具有异质性，主要是T2低信号(但可能发现高信号病灶)。

- T1 Gd显示显著增强。

- 囊肿和出血引起的异质性信号因血液年龄和蛋白质含量而异。

—纤维性结构不良主要通过挤压外板同时保留内板，来扩大双板间隙。

—面部骨骼受累常见于纤维性结构不良。

- 参见第25章。

2. Paget病

- James Paget于1877年首次描述了这种疾病。

- Paget病通常涉及内、外骨。

- 面部骨骼受累在Paget病中并不常见。

- Paget病通常始于额叶或枕骨区域，而不是颅骨顶点。

- Paget病表现为界限清楚的溶解性病变，缺乏硬化边缘。

- Paget病的骨软化倾向促进基底内陷。

- Paget病的愈合阶段导致其经典的"棉絮"外观。

- 参见第41章。

3. 甲状旁腺功能亢进(HPT) [12, 13]

- 有些显示斑驳脱钙，外观为"毛玻璃"。

- 尽管罕见，HPT的棕色肿瘤可导致局部破坏，通常涉及多个颅骨病灶。

- 手部X线片中血管沟的皮质边缘模糊、骨膜下吸收以及在牙科X线片中显示硬脑膜丢失。

4. 骨内脑膜瘤[12]

- 除了非常罕见的骨内类型外，脑膜瘤是外翻性的，可导致皮质增厚。

- 骨内脑膜瘤很少见，占骨肿瘤的<1%。

- T1与灰质呈等信号。

- T2是可变的，主要与灰质呈等信号(但有些是高信号)。

- T1 Gd表现出显著的均匀增强。

- 骨内脑膜瘤可导致眼球突出。

- 65%为硬化性，35%为溶解性。

5. 硬化性转移[12]

- 硬化或囊状骨转移有时可能类似于骨瘤。

- 硬化性转移可来自前列腺、乳腺、移行细胞癌、类癌、髓母细胞瘤、神经母细胞瘤、黏液腺癌和淋巴瘤。

6. 朗格汉斯细胞组织细胞增生症(LCH)

- LCH是一种罕见的、尚不清楚但意义重大的病理过程，与巨噬细胞和树突细胞(以前称为组织细胞)的增殖有关。

- 典型线索：对有尿崩症病史的患儿，发现其漏斗柄明显增大，垂体后叶无亮点。

- LCH主要涉及1~5岁的儿童人群，通常出现在前十年。

- 可能出现涉及颅骨和(或)颞骨的溶解性病变。

- LCH 的 CNS 表现≤50%，多系统疾病患者更常见。患者很少出现孤立的中枢神经系统受累。
- 参见第8章。

深度探索

1.遗传学

- 骨瘤与加德纳综合征有关，加德纳综合征是家族性腺瘤性息肉病的常染色体显性变异。
- 加德纳综合征包括多发性颅骨瘤、结肠息肉病和软组织肿瘤。如果不加以治疗，这些结肠息肉100%会发生恶性转化。放射科医生在遇到骨瘤时至少要考虑到加德纳综合征。

2.信息速查

- 骨瘤是最常见的鼻旁窦肿瘤[11]。
- 骨瘤是一种罕见的肿瘤，占所有骨肿瘤的1%和良性骨肿瘤的11%。
- 直径>3cm，重量>110g的骨瘤为巨大肿瘤。
- 颅骨瘤可综合分类如下[7]：
  —脑内出血。
  —硬脑膜。
  —颅底。
  —颅骨穹隆。
    ◦外生骨疣。
    ◦狭窄。

（何京川　译）

参考文献

1. Greenberg M. Handbook of neurosurgery. 7th ed. New York: Thieme; 2010.
2. Maroldi R, Nicolai P, Antonelli AR. Imaging in treatment planning for sinonasal diseases. Berlin: Springer; 2005. ISBN: 3540423834.
3. Erdogan N, Demir U, Songu M, et al. A prospective study of paranasal sinus osteomas in 1,889 cases: changing patterns of localization. Laryngoscope. 2009;119(12):2355–9. https://doi.org/10.1002/lary.20646.
4. Georgalas C, Goudakos J, Fokkens WJ. Osteoma of the skull base and sinuses. Otolaryngol Clin N Am. 2011;44(4):875–90. https://doi.org/10.1016/j.otc.2011.06.008.
5. Muderris T, Bercin S, Sevil E, et al. Endoscopic removal of a giant ethmoid osteoma with orbital extension. Acta Inform Med. 2012;20(4):266–8.
6. Yiotakis I, Eleftheriadou A, Giotakis E, et al. Resection of giant ethmoid osteoma with orbital and skull base extension followed by duraplasty. World J Surg Oncol. 2008;6:110. https://doi.org/10.1186/1477-7819-6-110.
7. Haddad FS, Haddad GF, Zaatri G. Cranial osteomas: their classification and management-report on a giant osteoma and review of the literature. Surg Neurol. 1997;48(2):143–7.
8. Chen CY, Ying SH, Yao MS, et al. Sphenoid sinus osteoma at the sella turcica associated with empty sella: CT and MR imaging findings. AJNR Am J Neuroradiol. 2008;29:550–1. https://doi.org/10.3174/ajnr.A0935.
9. Strek P, Zagoliski O, Wywial A, et al. Osteoma or the sphenoid sinus. B-ENT. 2005;1:39–41.
10. Hsu CC, Kwan GN, Bhuta SS. Non-traumatic cerebrospinal fluid rhinorrhea caused by ethmoid sinus osteoma. J Clin Neurosci. 2010;17(9):1185–6. https://doi.org/10.1016/j.jocn.2009.11.028.
11. McHugh JB, Mukherji SK, Lucas DR. Sino-orbital osteoma: a clinicopathologic study of 45 surgically treated cases with emphasis on tumors with osteoblastoma-like features. Arch Pathol Lab Med. 2009;133:1587–93.
12. Midyett FA, Mukherji SK. Chapter 50. Fibrous dysplasia. In: Orbital imaging. Philadelphia: Elsevier/Saunders; 2015. p. 241–6. ISBN: 978-0-323-34037-3.
13. Midyett FA, Mukherji SK. Chapter 49. Orbital plasmacytoma and myeloma. In: Orbital imaging. Philadelphia: Elsevier/Saunders; 2015. p. 233–40. ISBN: 978-0-323-34037-3.

第24章 巨细胞瘤

相关知识点

- 定义:巨细胞瘤(GCT)是一种"常见"的溶骨性、局部侵袭性的扩张性肿瘤,其特征是有规律的复发和散发性转移[1]。虽然一般是良性的,但有5%~10%的概率是恶性的[2]。
- 典型线索:年轻成年女性常表现为头痛和脑神经缺损,可发现侵袭性的、破坏性的、溶骨性的颅底病变,伴有液-液平面和明显强化(图24.1b)
- 同义词:破骨细胞瘤、破成骨细胞瘤、髓样肉瘤、骨髓板肿瘤和良性转移性巨细胞瘤[2]。
- 发病率:
  - 在医学上,只有发生率为百万分之一的骨肿瘤,才会称之为"普通"的骨肿瘤[3]。
  - 2%的巨细胞瘤累及头颈部[1],只有1%累及颅骨[4]。
  - 巨细胞瘤约占原发性骨肿瘤的5%,占良性骨肿瘤的20%[5,6,2]。
  - 颅骨巨细胞瘤更易发生在颅底,而不是颅骨穹隆[7,5]。
  - 巨细胞瘤在中国和印度南部的发病率较高[2]。
- 年龄:巨细胞瘤通常出现在三四十岁[1]。颅底巨细胞瘤的患者往往比长骨巨细胞瘤的患者年龄大[8]。
- 性别偏好:F > M。当5%~10%的患者发生恶变时,则男性占比更多,F:M=3:1[2]。
- 位置:
  - 虽然通常在长骨中可见巨细胞瘤,但当在头颈部发现巨细胞瘤时,也不应该感到惊讶,巨细胞瘤还好发于蝶骨和颞骨,偶尔也会出现在下颌骨和上颌骨[1,9]。
  - 虽然有争议,但当发生在长骨时,巨细胞瘤通常起源于干骺端,通常穿过骨骺延伸至关节表面下1cm以内[2]。

- 虽然巨细胞瘤通常是孤立的,但偶尔也有多发[10]。
- 转移问题:
  - 巨细胞瘤在组织学上通常是良性的,但局部具有侵袭性。然而,5%~10%的患者会发生恶变[6,10-13]。
  - 当原发性和继发性病变均为"组织学良性"时,可发生转移[10,12,13]。
  - 巨细胞瘤类似于《化身博士》(*Strange Case of Dr. Jekyll and Mr. Hyde*)里的双面人,它向病理科医生呈现"组织学良性"表现,而在放射科医生面前展示恶性表现。巨细胞瘤在放射学上经常与恶性肿瘤难以区分[3]。而且,它们可能转移,而病理科医生仍然认为是良性的!
- 肿瘤分类:
  - 有观点认为巨细胞瘤是一种以良性为主,但有恶变可能的肿瘤。
  - 有观点将其分为良性巨细胞瘤和恶性巨细胞瘤。
  - 然而,病理学家最终会对这些病变进行分类;对于患者、病理学家和放射科医生来说,它们仍然是一个问题的。

影像

一般影像特征

- 颅骨巨细胞瘤往往不具备长骨巨细胞瘤特征性的"肥皂泡"样表现[1,4]。
- 颅底骨巨细胞瘤的放射学表现可能不提示特异性的肿瘤诊断,即使影像学特征清楚地表明其具有侵袭性[8]。

- 邻近的软组织(包括脑实质)通常不会出现水肿(图24.1a)。

CT特征

- 参见"一般影像特征"。
- 一般来说,GCT表现为非特异性的扩张性溶骨性病变,缺乏边缘硬化,相邻皮质变薄、扩张或破裂。
- 骨膜反应约占1/4。
- GCT没有骨基质矿化或钙化。
- 大多数表现为狭窄的(正常到病变)过渡区,但侵袭性更强的GCT,过渡区会更宽。
- CECT显示轻微高密度均匀强化。

- 经常发现软组织肿块,近一半表现为骨外受累[14]。
- 经常在CT上发现液-液平面。

MRI特征

- 参见"一般影像特征"。
- T1和T2通常与灰质呈等信号,但可能因含铁血黄素和(或)纤维成分造成信号降低。
- T1:
  —实体成分显示出与大脑皮层相似的不均匀信号。
  —经常发现多个囊性成分和液-液平面(图24.1c)。
- T2:
  —实性成分与大脑皮层呈等信号(图24.1a)。

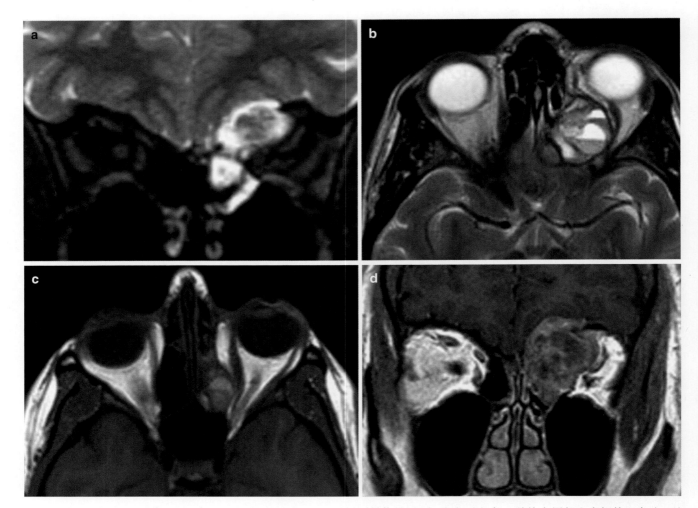

图24.1 (a)冠状位T2图像显示左侧眼眶巨大肿块,穿过被破坏的(低信号)颅底,与额叶相邻。肿块向尾部和内侧伸入鼻腔。注意,相邻的额叶未见水肿。(b)轴位T2图像显示左侧眼眶巨大肿块,使相邻眼眶内容物向内移位,并向内侧延伸至鼻腔。明显的液-液平面,低黏性,高信号物质类似于眼玻璃体。(c)T1图像显示大的左眼眶肿块取代眼眶内容物。液-液平面示黏性较低、信号较高的物质位于上层,其信号与晶状体相似或略高于晶状体。(d)冠状位T1 Gd图像显示,左眼眶肿块内的实性成分表现出中等程度的不均匀强化,但明显含有非强化成分,与其他序列上的囊肿一致。肿瘤已经突破了左侧眶顶/颅底,可见一大块颅底缺失。相比较而言,对侧颅底(黑线)则清晰显示。肿瘤紧贴眶脂肪和左额叶并造成其移位。(待续)

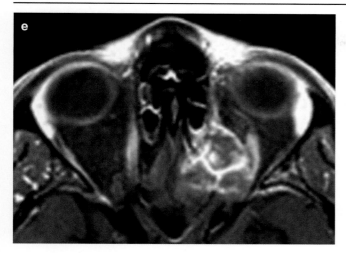

图 24.1（续）　（e）轴位 T1 Gd 图像显示脂肪饱和。巨大的左眼眶肿块破坏了左眼眶内侧壁并延伸到鼻腔。它使眼眶内容物向内侧移位。肿瘤实性成分强化，并证实了先前成像序列上所见的多囊结构。

- —囊性成分显示为高信号（类似于玻璃体），它可能覆盖在低信号液体上方。
- —邻近脑实质通常不会出现水肿。
- —见图 24.1b。
- T1 Gd：
  - —增强表现各不相同，但实性成分通常明显强化。不均匀性与囊性成分含量成正比。
  - —见图 24.1d，e。
- DWI：
  - —DWI 图像上出现明亮的弥散受限。
- 脂肪饱和技术：脂肪饱和技术通常可以改善骨病变的成像，特别是在眼眶脂肪异常的情况下（见图 24.1e）。
- MRA：
  - —表现与血管造影相似[2]。

血管造影

- 通常不用于初步诊断，在术前栓塞时需要进行血管造影：
  - —2/3 病变的血管丰富，1/3 病变的血管不丰富或无血管[2]。

核医学成像

- 大多数 GCT 在延迟图像上显示高摄取。
- 摄取主要位于病变的外围，而中心减少，表现为"甜甜圈"征，为特征性表现。
- 血池图像显示病灶和邻近骨因局部充血而活动性增加。

临床问题

表现

- 症状和体征取决于确切的起源部位，通常包括疼痛、肿胀和神经功能缺损。蝶骨受累经常导致复视、眼球突出、视觉障碍[5]。
- 颅底巨细胞瘤根据受累部位有可能出现多种疾病，包括[1]：
  - —头痛。
  - —眼肌瘫痪。
  - —三叉神经感觉减退。
  - —视力缺失。
  - —耳痛。
  - —听力减退。
  - —面神经无力。
- 诊断延迟：在做出正确诊断之前，疼痛通常会持续数月[2]。

治疗与预后

手术

- 广泛的局部切除可降低复发率，但也与发病率增加有关。
- 经典的治疗包括刮除和填塞[用骨片或聚甲基丙烯酸甲酯（PMMA）]，有 50% 的复发率[1,15]。
- 较新的术中改进，包括治疗手术边缘（使用热疗或化学手段），已将复发率降低到 <10%[2]。

放射治疗

- 调强放射治疗（IMRT）是无法完全切除患者的一种可行的选择[6]。
- 放射治疗后 GCT 的恶变问题，在初始发生率高达 24% 时显得非常重要。然而，更先进的兆伏技术赋予电流率 <1%[6,16]。
- 从最初的 GCT 诊断到继发性恶性肿瘤的发现之间的平均潜伏期，放射治疗患者为 9 年，"自发"恶变为 19 年[17]。

- 尽管一些接受放射治疗的GCT患者无疑会发生恶变,但应该记住的是,Dahlin和Cupps报告的4%未接受放射治疗的GCT患者出现肉瘤[6,18]。

化学治疗

- 虽然辅助化学治疗已经显示出可观的结果,但尚未有常规的治疗方案[4]。

其他辅助治疗

- 单克隆抗体显示出惊人的结果,导致明显的肿瘤坏死[18]。

病理学

- 肉眼:巨细胞瘤的外观与出血、纤维化的程度以及是否有相关的动脉瘤样骨囊肿(ABC)有关[14]。一些研究表明,近一半的GCT同时伴发ABC。
- 组织学:巨细胞瘤的特征是含有明显的、弥漫性的破骨组织细胞样单核细胞和巨细胞。经常发现许多有丝分裂现象,特别是在妊娠女性和口服避孕药者中[2]。

鉴别诊断

1.动脉瘤样骨囊肿(ABC)

- ABC是良性的、溶骨性的、膨胀性的,偶有局部破坏性的骨病变,常累及长骨干骺端、扁平骨和椎体附件。然而,2%~6%的ABC累及颅骨,累及颅骨穹隆的频率高于颅底。
- 典型的快速增长的多发囊性肿块,明显强化,伴液-液平面和进行性骨破坏。
- ABC的发病年龄早于骨巨细胞瘤。
- 经常发现一个膨胀的偏心性肿块,"吹出"骨性轮廓,导致特征性的"动脉瘤"样表现。
- 典型CT表现为扩张性多房溶骨性病变,有一薄层低密度的边缘。
- CT骨算法通常显示溶骨性、膨胀性肿块,周围有薄层骨壳,常有局部侵蚀或几乎不可见。
- CT软组织算法有时显示"瑞士奶酪"样的多房高密度间隔充满低密度液体。

- 通常表现为平滑、尖锐、弯曲的边缘。
- CT常表现为骨扩张,双腔增宽,神经和血管孔狭窄,磨玻璃样影,明显强化。
- MRI表现包括:
  - T1:
    - 实性成分显示出与大脑皮层相似的不均匀信号。
    - 多发间隔分隔囊性成分。
    - 多发囊性成分包含血液,根据降解产物的不同时间,呈现不同的信号。
    - 可能有一个低信号分界边缘,将病变与周围结构分开。
  - T2:
    - 实性成分与大脑皮层的等信号。
    - 囊性成分有高信号,与眼部玻璃体等信号。
    - 经常发现液-液平面。
    - 有时表现为周围边缘低信号,将病变与周围结构区分开来。
  - T1 Gd:
    - 表现为实性成分的明显不均匀强化,包括无强化囊肿周围的分隔。有时会出现"肥皂泡"样表现。
  - 参见第38章。

2.巨细胞肉芽肿(GCG)[19]

- Jaffe在1953年提出了"巨细胞修复性肉芽肿"这个名词[20]。
- 由于大多数GCG都有外伤史,Jaffe将其病理描述为损伤引起的骨内出血的修复反应[19,20]。
- 巨细胞瘤随后被证明是在没有外伤的情况下发生的,病理学家去掉了"修复性"这个词[19]。
- GCG是罕见的良性肿块,见于一小部分H&N肿瘤[19]。
- GCG是典型的生长缓慢的肿块,通常表现出明显的诊断延迟[19]。
- CT通常显示邻近骨的扩张、重塑和溶骨性破坏,伴有病灶内矿化。
- GCG有时表现为液-液平面[21]。
- T1 Gd显示明显的均匀强化[19]。
- T1和T2有时显示继发于含铁血黄素和(或)高胶原含量的信号下降[20,22-23]。
- GCG在放射学上与巨细胞瘤难以鉴别,常被误诊为巨细胞瘤[21]。
- GCG既无恶变也无转移[21],而巨细胞瘤则两者兼具。

3.纤维性结构不良(FD)

- 虽然FD没有性别偏好,但巨细胞瘤偏好女性。然而,FD的恶变在男性中更为普遍。男性:女性=3:1[2]。
- 更常见的是筛窦扩张性纤维异常增生,典型的"磨玻璃"样表现[24]。这不是GCT的特征。
- FD的皮质边缘完整,仅有轻微变薄[24]。GCT的上覆盖皮质的变薄、扩张或不完整。
- FD有时表现为泡状水泡囊肿伴出血,但我们发现很少有液-液平面[5]。
- FD在儿童和年轻人中更为普遍[24]。巨细胞瘤常发生于三四十岁[1],颅底巨细胞瘤患者往往比长骨巨细胞瘤患者年龄大[8]。
- FD表现为三种基本类型:硬化性、溶骨性和混合性硬化性病变[24]。
- 纤维异常增生在T1 Gd上呈明显强化[24]。
- 参见第25章。

4.转移

- 大多数转移病例显示不止一个病灶。
- 大约一半的乳腺癌转移患者都知道自己得了癌症[25]。然而,大多数肺转移患者通常不知道自己得了癌症。建议做胸片检查[25]。
- T1:
  - —T1是排除骨髓转移的"可靠"序列。
  - —与正常的"明亮"骨髓信号相比,转移瘤在图像上呈低信号。
  - —均匀的高信号脂肪排除转移。有问题的区域可以用T2脂肪饱和或快速STIR序列进一步评估。
- T2:通常有高信号。
- T1 Gd:大多数转移病灶表现为骨和软组织成分的明显强化[26]。

5.甲状旁腺功能亢进棕色瘤(HPT)

- Von Recklinghausen 在 1891 年首次将HPT描述为囊性纤维性骨炎。
- 颅底的"棕色肿瘤"虽然罕见,但也有报道[27]。
- HPT可为"磨玻璃"样表现,并伴有斑驳脱钙。这不是GCT的特点[28]。
- HPT显示骨膜下骨吸收,典型累及第二和第三指近端和中指骨的桡侧。最初于1951年由骨放射学家David Pugh描述,实际上这是HPT的病理特性。这不是GCT的特点[28]。

- HPT也显示硬脑膜骨膜下骨吸收,这可能导致牙齿松动[28]。
- HPT通常导致多发性颅骨缺损,伴有弥漫性小梁吸收,呈颗粒状"胡椒盐"样表现[28]。
- HPT可引起颅骨内板、外板及血管沟皮质缘模糊。这不是GCT的特点[28]。
- HPT的"棕色瘤"是罕见的,但可以导致局灶性骨质破坏,这可能造成GCT鉴别困难[28]。

6.浆细胞瘤[8]

- CT显示局灶性溶骨性病变,软组织成分可导致骨重塑或侵蚀。
- 骨髓中出现的孤立性骨髓浆细胞瘤可引起典型的骨质破坏。
- T1和T2显示纯软组织成分的均匀表现,而在肿瘤的钙化/骨化部分具有明显的不均匀表现。
- T1与肌肉和大脑呈等信号,低于眶脂肪信号。
- T2与肌肉和大脑呈等信号,可能是相当不均匀的,取决于钙化/骨化的形成。
- T1 Gd表现多样,通常表现出明显的强化和中心不均匀。这种不均匀性与钙化/骨化(常在CT上显示)相关。
- 有时显示"葡萄柚状"分隔。
- 与FD等其他病变不同,FD在骨缝处停止,浆细胞瘤几乎可以穿过其路径上的任何东西。
- 浆细胞瘤可进展为骨皮质的侵蚀、扩张和破坏,并伴有较厚的外周隆起,形成典型的"肥皂泡"外观。这与ABC的"肥皂泡"样表现类似,可给临床医生和放射科医生造成混淆,特别是因为GCT中有相当一部分含有共存的ABC。

深度探索

1.遗传学

- GCT的精确个体发育目前尚不清楚。
- 简而言之,GCT目前被认为是过度实现RANK/RANKL信号通路而产生异常旺盛的破骨细胞增殖的结果[11]。
- 详细内容超出本文范畴。

2.信息速查

- 约5%的良性GCT患者有"良性"肺转移[6,10,14]。

- GCT 通常表现为"组织学良性",同时在影像学上与许多恶性病变难以区分。此外,一些 GTC 虽然在"组织学上是良性的",但是出现转移则一定是恶性的[10,29]。难怪像 Dahlin 这样的世界级病理学家在签署最终病理诊断之前,还经常需要和骨放射学家一起回顾影像学研究。
- 所以,我们再一次思考 Jaffe 的观点。最终的诊断"与病理学家的心理状态有很大关系"。
- 当骨病理学家再次评估他们的"心理状态",并重新评估关于这个真正棘手的肿瘤时,我们大多数人不会太惊讶。

3. 历史大事记

- 1818年,Astley Cooper 爵士首次描述了巨细胞瘤[30,31,15]。

（国晶晶　译）

参考文献

1. Silvers AR, Som PM, Brandwein M, et al. The role of imaging in the diagnosis of giant cell tumor of the skull base. AJNR Am J Neuroradiol. 1996;18:1392–5.
2. Murphey MD, Nomikos GC, Flemming DJ, et al. Imaging of giant cell tumor and giant cell reparative granuloma of bone: radiologic-pathologic correlation. Radiographics. 2001;21(5):1283–309.
3. Tsai YF, Chen LK, Su CT, et al. Giant cell tumor of the skull base: a case report. Chin J Radiol. 2000;25:223–7.
4. Mondal S, Mallik S, Goswami J, et al. Base of the skull giant cell tumor: rare presenting features of a rare tumor. Clin Cancer Investig J. 2014;3:444–6.
5. Zorlu F, Selek U, Soylemezoglu F, Oge K. Malignant giant cell tumor of the skull base originating from clivus and sphenoid bone. J Neuro-Oncol. 2006;76:149–52. https://doi.org/10.1007/s11060-005-4343-5.
6. Roeder F, Timke C, Zwicker F, et al. Intensity modulated radiotherapy (IMRT) in benign giant cell tumors – a single institution case series and a short review of the literature. Radiat Oncol. 2010;5(1):18. https://doi.org/10.1186/1748-717X-5-18.
7. Rock JP, Mahmood A, Cramer HB. Giant cell tumor of the skull base. Am J Otol. 1994;15(2):268–72.
8. Bertoni F, Unni KK, Beabout JW, Ebersold MJ. Giant cell tumor of skull. Cancer. 1992;70:1124–32.
9. Lee HJ, Lum C. Giant-cell tumor of the skull base. Neuroradiology. 1999;41(4):305–7.
10. Kay RM, Eckardt JJ, Seeger LL, et al. Pulmonary metastasis of benign giant cell tumor of bone: six histologically confirmed cases, including one of spontaneous regression. Clin Orthop. 1994;302:219–30.
11. Abbas AK, Kumar V, Fausto N, et al. Robbins and Cotran pathologic basis of disease, professional edition e-book: expert consult – online and print. Philadelphia: W.B. Saunders Company; 2010. ISBN: 1437721826.
12. Chen CC, Liau CT, Chang CH, et al. Giant cell tumors of the bone with pulmonary metastasis. Orthopedics. 2016;39(1):e68–73. https://doi.org/10.3928/01477447-20151228-04. Accessed 4/23/2016.
13. Bertoni F, Present D, Enneking WF. Giant-cell tumor of bone with pulmonary metastases. J Bone Joint Surg Am. 1985;67:890–900.
14. Pereira HM, Marchiori E, Severo A. Magnetic resonance imaging aspects of giant-cell tumours of bone. J Med Imaging Radiat Oncol. 2014;58(6):674–8. https://doi.org/10.1111/1754-9485.12249.
15. Cooper AS, Travers B. Surgical essays. London: Cox Longman & Co; 1818. p. 178–9.
16. McGrath PJ. Giant-cell tumor of bone: an analysis of fifty-two cases. J Bone Joint Surg. 1972;54:216–24.
17. Bertoni F, Bacchini P, Staals EL. Malignancy in giant cell tumor of bone. Cancer. 2003;97(10):2520–9.
18. Dahlin DC, Cupps RE, Johnson EW. Giant-cell tumors: a study of 195 cases. Cancer. 1970;25:1061–70. https://doi.org/10.1002/1097-0142(197005)25:5<1061::AID-CNCR2820250509>3.0.CO;2-E.
19. Nackos JS, Wiggins RH III, Harnsberger HR. CT and MR imaging of giant cell granuloma of the craniofacial bones. AJNR Am J Neuroradiol. 2006;27:1651–3.
20. Sinha NR, Szmigielski W, Khanna M. Aneurysmal bone cyst of the ethmoid sinus: a case report. Pol J Radiol. 2010;75(3):65–7.
21. Aralasmak A, Aygun N, Westra WH, Yousem DM. Giant cell reparative granuloma of the sphenoid bone. AJNR Am J Neuroradiol. 2006;27:1675–7.
22. Hrishikesh KA, Narlawar RS, Deasi SB, et al. Aneurysmal bone cyst of the ethmoid bone. Br J Radiol. 2002;75:916–8.
23. Aoki J, Tanikawa H, Ishii K, et al. MR findings indicative of hemosiderin in giant-cell tumor of bone: frequency, cause, and diagnostic significance. AJR Am J Roentgenol. 1996;166:145–8.
24. Midyett FA, Mukherji SK. Fibrous dysplasia. In: Orbital imaging. Philadelphia: Elsevier/Saunders; 2015. p. 241–6. ISBN: 978-0-323-34037-3.
25. Midyett FA, Mukherji SK. Optic nerve metastasis. In: Orbital imaging. Philadelphia: Elsevier/Saunders; 2015. p. 87–90. ISBN: 978-0-323-34037-3.
26. Vanel D. MRI of bone metastasis: the choice of the sequence. Cancer Imaging. 2004;4(1):30–4. https://doi.org/10.1102/1470-7330.2003.0029.
27. Al-Gahtany M, Cusimano M, Singer W, et al. Brown tumors of the skull base. Case report and review of the literature. J. Neurosurgery. 2003;98(2):417–20.
28. Midyett FA, Mukherji SK. Orbital plasmacytoma and myeloma. In: Orbital imaging. Philadelphia: Elsevier/Saunders; 2015. p. 233–40. ISBN: 978-0-323-34037-3.
29. Finch EF, Gleave HH. A case of osteoclastoma (myeloid sarcoma, benign giant cell tumour) with pulmonary metastasis. J Pathol Bacteriol. 1926;29:399–406. https://doi.org/10.1002/path.1700290408.
30. Cooper A, Travers B. Surgical essays. 3rd ed. London: Cox & Son; 1818.
31. Chakarun C, Forrester D, Gottsegen C, et al. Giant cell tumor of bone: review, mimics, and new developments in treatment. Radiographics. 2013;33(1):197–211. https://doi.org/10.1148/rg.331125089.

第25章 累及颅底的纤维性结构不良

相关知识点

- **定义**：纤维性结构不良(FD)是一种缓慢进行的肿瘤样过程，正常松质骨被不成熟的编织骨和纤维组织替代。这通常与内分泌功能障碍、色素沉着异常以及女孩性早熟有关[10]。颅底和眼眶好发，纤维性结构不良可引起严重的神经系统问题。

- **典型线索**：青少年患者表现为无痛性眼球突出和复视，蝶骨翼肿块呈"毛玻璃"状，骨皮质完整。

- **表现**：累及颅底的纤维性结构不良可能以多种方式出现[28]。

- **同义词**：Lichtenstein-Jaffe病、骨性狮面。

- **性别**：M=F。没有性别差异[1]。

- **年龄**：75%患者的发病年龄<30岁，发病高峰为3~15岁。

- **患病率**：纤维性结构不良是一种非家族性骨疾病，患病率预测显示其跨度为："相对少见""不少见""相对罕见"和"罕见"[6,7,11]。

- **部位**：纤维性结构不良好发于额骨、蝶骨、筛骨和上颌骨[7,12]。

- 纤维性结构不良分为三种基本类型：硬化型、溶解型和混合型。

- 颅底以硬化性病变为主，最不可能出现溶骨性病变。

- 纤维性结构不良的髓腔扩张使其保留了原始骨形态，同时保留了皮质。

- 放射科医生尽早和适当地警惕这些"危险信号"。

- 典型的纤维性结构不良表现为"毛玻璃"样外观。相反，囊性变是一个"危险信号"，当接近眼眶时，视力损害会很严重。

- 骨膜反应也会引起病理性骨折或潜在恶性变形的第二个"危险信号"。

- 虽然纤维性结构不良的皮质可被保存，但严重的扩张可能导致皮质几乎"消失"

- 第三个"危险信号"是进行性淋巴病变，提示恶性退行性变。

影像

一般影像特征

- 纤维性结构不良的骨质扩张保留了原来的形状，同时保留了皮质。

- 相对透光的扩张性髓样病变，其透光性取决于类骨的程度。

- 纤维性结构不良显示明确的硬化边缘和骨扇形表现。

- 颅底纤维性结构不良通常是硬化性的。

- 经常发现额头隆起和面部不对称。

- 纤维性结构不良可能"模拟"各种骨病变。

CT特征

- 参见"一般影像特征"。

- 纤维性结构不良的典型表现是"毛玻璃"样。然而，当不表现为经典的"毛玻璃"样变时，病变可能会出现明显的异质性。

- 纤维异常增生典型的骨扩张，同时保持其原始形状，且保留皮质。

- 临床医生经常发现三维CT重建有助于术前制订治疗方案。

- 虽然纤维性结构不良的皮质被保存下来，但严重的扩张会导致皮质几乎"消失"

- 见图25.1。

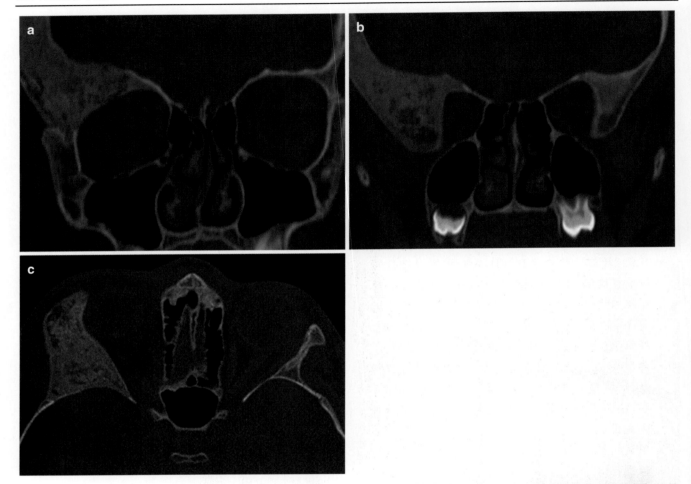

图25.1 (a,b)冠状位和轴位(c)NECT显示弥漫性蝶窦内畸形,表现为均匀的蝶窦增厚,累及右眼眶,尤其是蝶骨大翼。一般的骨性形状被保留了一个"毛玻璃"的外观。虽然一部分大脑皮层被保存了下来,但大部分实际上已经"消失"了。

MRI

- 参见"一般影像特征"。
- 令人遗憾的是,纤维性结构不良的MRI表现并不具有CT/放射学上常见的独特特征。纤维性结构不良的MRI外观通常与肿瘤相似[24]。
- 当纤维性结构不良保持了原来的骨性形状时,诊断相对容易。例外的是,骨外局部受累是一个潜在的病变[24]。
- T1:异质性通常为低至中等信号,通常与大脑的信号等强度[24]。
- T2:经常变化。异质性通常较低,与大脑信号相同,但可能显示较高信号区域[24](图25.2c)。
- T1 Gd:
  - 通常表现出明显增强。但是,请注意没有明显增强的位置。
  - 囊肿和出血可引起异质性信号,这取决于蛋白质含量和出血时间。

- 置信区间:MRI的置信区间可能很高,T1和T2信号较低(尽管有对比后增强)[24]。
- 混淆:当病变表现出明显增强时,混淆出现在中间T1和高T2。这些病例应该借助于CT来明确[24]。

核医学

- ^{99m}Tc:骨骼扫描显示^{99m}Tc高摄取,受影响区域有"热"病变。
  - 相比之下,浆细胞瘤表现为低摄取[29]。

临床问题

体征和症状

- 累及颅底的纤维性结构不良可能以多种方式出现[2]。

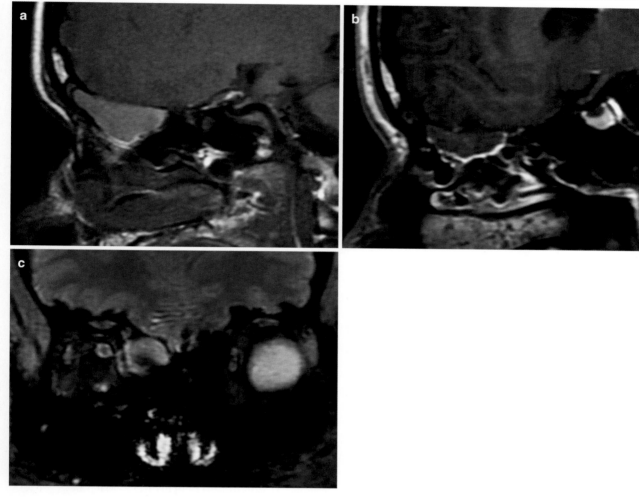

图25.2　(a)矢状位T1图像显示异常骨髓相对均匀的病灶累及右前颅底。很明显,这是一个椎间盘内的过程,扩张的骨骼保留了原来的形状和大部分的皮质。但是,构成前颅底的皮质中度模糊(失去正常的黑线)。病灶的信号强度对脑组织呈高信号,而对邻近的正常额叶脂肪骨髓呈低信号。(b)矢状位T1 Gd图像显示相对均匀的异常骨髓病灶累及右前颅底。在保留其原始形状和大部分皮质的同时,使骨骼扩张。然而,构成前颅窝底的皮层有中度模糊。病灶的信号强度与大脑相同,但与邻近的正常额叶脂肪骨髓信号强度相比,信号强度较低。病灶内无明显强化。(c)冠状位T2图像显示右前颅窝下缘沿眼眶内侧边缘存在不均匀高信号肿块。

- 当累及眼眶时,纤维性结构不良可表现为眼球突出、复视、眼球移位、眼外运动能力减退、视力损害或上覆软组织肿胀[7,13,20]。
- 纤维性结构不良可损害任何脑神经,引起类似于颅底Paget病的临床表现。
- 参见第41章。

患病率

- 年龄:
  —在儿童和年轻人中更普遍。
  —75%患者的发病年龄<30岁,发病高峰为3~15岁。
- 性别:M=F。没有性别差异[1]。

病理学

- 肉眼:受累骨髓腔充满纤维组织,可见白色异常外观。
- 镜下:
  —骨基质由不成熟的、异常骨化的小而稀疏骨小梁组成。
  —骨小梁显示的看似零星的形状与中文汉字类似[3]。
  —纤维性结构不良无包膜。
- 皮质骨通常不受纤维性结构不良的影响,尽管皮质有时会因异常髓腔扩张而变薄和破坏。
- <1%的患者会发生恶性转化,最常见的是在放射治疗后,并可能导致骨性、纤维性、软骨瘤[3]。
- 纤维性结构不良的继发性囊性变通常是导致视神经症状的更常见原因,但不侵犯视神经[7,20]。

治疗与预后

- 对于纤维性结构不良,主要进行针对骨折和畸形的姑息治疗。
- 对于纤维性结构不良,通常选择保守治疗,很少考虑干预,除非面临严重的功能损害或神经功能缺损[3]。
- 矫正美容问题的手术通常延期进行,等待病变生长停止和稳定[3]。
- 颅面外科切除术面临着严重的术后并发症,包括前3年约25%的复发率[3]。

非手术治疗

- 保守治疗:目前首选,除非出现严重的功能损害或神经功能缺损[3,20]。
- 类固醇:有观点支持短期使用全身类固醇进行治疗[7,20]。
- 放射治疗:虽然过去使用过,但由于潜在的肉瘤变性,放射治疗目前被认为是禁忌证[6,7,20]。

手术治疗

- 总结:
  - 在 Dandy 首次挑战其经颅手术解决方案的 75 年后,纤维性结构不良视力损害的病因和治疗仍然存在争议[7,8,20]。
  - 有建议在视神经“明显”受压时选择手术减压。尽管如此,尽管有严格的手术技巧,术后还是会突然出现视觉缺陷[20]。
  - 眼眶纤维性结构不良很少局限于眼眶,经常需要神经外科参与团队合作。
- 听力:
  - 纠正 EAC 和 IAC 狭窄的干预措施取得了一定成功。
- 整形:
  - 整容手术应延期,直到病变稳定为止[3]。

并发症

- 纤维性结构不良可损害任何脑神经,引起与 Paget 病相似的临床表现(参见第41章)。
- 与普通人群相比,纤维性结构不良患者发生恶性骨肿瘤的可能性高400倍。

预后

- 术后3年内的复发率约为25%[3,20]。
- 眼眶纤维发育不良患者视力丧失的最常见原因可能是医源性的[7]。

鉴别诊断

1. Paget 骨病

- 1877年,英国外科医生和病理学家 James Paget 首次在一小部分患者中描述了这种疾病,这些患者的头部和四肢表现出“奇怪的过度生长”,导致经常出现长骨弯曲并伴有复发性骨折。
- Paget 骨病的骨内外均异常。相反,纤维性结构不良取代了骨外结构,而保留了骨内结构。
- 虽然面部骨受累在 Paget 骨病中并不常见,但在纤维性结构不良中却很常见[7,14]。
- Paget 骨病通常不涉及颅顶骨,通常从额头或枕部开始。
- Paget 骨病明确的溶解性病变特征性缺乏硬化边缘。
- Paget 骨病的愈合阶段可以导致经典的“棉絮”外观[4]。
- 参见第41章。

2. 甲状旁腺功能亢进症(HPT)[20]

- 大多数显示“斑驳”骨骼脱盐,证实了经典的“毛玻璃”外观。
- 血管沟显示模糊的皮质边缘。
- HPT 罕见的“棕色肿瘤”可导致局部破坏。
- HPT 经常发现多处颅骨缺损[16]。
- 放射科医生应在手部 X 线片中寻找 HPT 的次要体征,包括骨膜下骨吸收。

3. 硬化性转移[18,19,20]

- 硬化性或囊胚性骨转移偶尔可作为颅底纤维性结构不良的鉴别诊断。
- 患者经常意识到存在或先前存在的恶性肿瘤。
- 硬化性转移可来自前列腺(最常见)、乳腺(可能是混合性)、移行细胞癌(TCC)、类癌、髓母细胞瘤、神经母细胞瘤、黏液腺癌和淋巴瘤。

4.骨内脑膜瘤

- 骨内脑膜瘤是一种非常罕见的肿瘤,占骨肿瘤的<1%。
- 大多数脑膜瘤是外翻性脑膜瘤,常引起皮质增厚,但大多数不涉及骨内。
- 一个明显的例外是骨内脑膜瘤,它可能模仿本质上的脑膜内纤维性结构不良,只是偶尔会破坏其皮质向远处延伸。
- 65%的骨内脑膜瘤是硬化性的,35%是溶骨性的[17,20]。
- 骨内脑膜瘤的MRI特征包括:
  - T1:与灰质呈等信号。
  - T2:大多数与灰质呈等信号,但有些呈高信号。
  - T1 Gd:表现明显增强。

深度探索

1.信息速查

- 纤维性结构不良的最终诊断基于临床、放射学和组织学数据。
- 视觉损伤是纤维性结构不良神经系统并发症中最常见、最可怕和最衰弱的[7,15,20]。

2.比例

- 纤维性结构不良占所有骨肿瘤的2.5%。
- 纤维性结构不良占所有良性骨肿瘤的7.5%。

3.遗传学与分子生物学

- 纤维性结构不良的确切原因尚不清楚,但目前的理论倾向于发展性而非创伤性和肿瘤性病因[3]。
- 纤维性结构不良明显不是遗传性的,没有已知的亲子传播。
- 纤维性结构不良是一种多样的疾病,能够合并颅面骨、腋骨或阑尾小骨[21]。
- 环磷酸腺苷或蛋白激酶A的异常调节被认为是纤维性结构不良的可能病因[27]。
- 纤维性结构不良可能是由编码G-S耦联蛋白受体α亚单位的20q13.2-q13.3 GNAS位点的合子激活后突变引起的[22]。
- Gs α信号增加导致骨髓基质细胞增殖,促使正常骨髓被纤维组织替代。由此产生的不规则、薄的骨小梁通常被比作"汉字"[23]。

4.历史大事记

- 1891年,von Recklinghausen医生首先描述了纤维性结构不良的独特病变[25]。
- 1938年,Lichtenstein认识到了这种独特的情况,并为这种特殊的疾病创造了"纤维性结构不良"的名称[26]。
- 1941年,Dandy发表了他的经典专著,描述了第一个经颅手术切除眼眶纤维性结构不良的方法[7,8]。
- 1936年和1937年,McCune和Albright认识到纤维性结构不良和内分泌疾病之间的紧密相关性[7-9]。
- McCune-Albright综合征包含多发性骨水泥纤维性结构不良、皮肤色素沉着(咖啡牛奶斑)和性早熟三联症[7-9]。
- 很明显,纤维性结构不良已经存在了很长的时间,在7世纪的盎格鲁撒克逊人的头骨以及最近在田纳西州的一个洞穴中发现的1480年的头骨中都有发现。

(何京川 译)

参考文献

1. Larheim TA, Westesson P. Maxillofacial imaging. Cham: Springer; 2008. p. 406.
2. Dähnert W. Radiology review manual. 3rd ed. Baltimore: Williams & Wilkins; 1996. p. 54–6.
3. Lufkin R, Borges A, Villablanca P. Teaching atlas of head and neck imaging. New York/Stuttgart: Thieme; 2000. p. 13–7.
4. Wells C. Polyostotic fibrous dysplasia in a 7th century Anglo-Saxon. Br J Radiol. 1963;36:925–6.
5. Gregg JB, Reed A. Monostotic fibrous dysplasia in the temporal bone: a late prehistoric occurrence. Am J Phys Anthropol. 1980;52:587–93.
6. Bibby K, McFadzean R. Fibrous dysplasia of the orbit. Br J Ophthalmol. 1994;78:266–70.
7. Dumont AS, Boulos PT, Jane JA, et al. Cranio-orbital fibrous dysplasia: with emphasis on visual impairment and current surgical management. Neurosurg Focus. 2001;10(5):1–8.
8. Dandy WE. Orbital tumors: results following the transcranial operative attack. New York: Piest; 1941. p. 3–7.
9. McCune DJ. Osteitis fibrosa cystic: the case of a nine year old girl who also exhibits precocious puberty, multiple pigmentations of the skin and hyperthyroidism. Am J Dis Child. 1936;52:743.
10. Albright F, Butler MA, Hampton AO, et al. Syndrome characterized by osteitis fibrosa disseminata, areas of pigmentation and endocrine dysfunction with precocious puberty in females. N Engl J Med. 1937;216:727–46.
11. Ricalde P, Horswell BB. Craniofacial fibrous dysplasia of the fronto-orbital region: a case series and literature review. J Oral Maxillofac Surg. 2001;59:157–68.
12. Michael CB, Lee AB, Patrinely JR, et al. Visual loss associated with fibrous dysplasia of the anterior skull base. Case report and review of the literature. J Neurosurg. 2000;92:350–4.
13. Moore AT, Buncic JR, Munro IR. Fibrous dysplasia of the orbit in childhood. Clinical features and management. Ophthalmology. 1985;92:12–20.

14. Doran SE, Gebarski SS, Hoff JT. Tumors of the skull. In: Youmans JR, editor. Neurological surgery, vol. 4. 4th ed. Philadelphia: WB Saunders; 1996. p. 2998–3023.

15. Sassin JF, Rosenberg RN. Neurological complications of fibrous dysplasia of the skull. Arch Neurol. 1968;18:363–9.

16. Zee CS. Neuroradiology: a study guide. New York: McGraw-Hill; 1996. p. 2–3.

17. Tokgoz N, Oner YA, Kaymaz M, et al. Primary intraosseous meningioma: CT and MRI appearance. AJNR Am J Neuroradiol. 2005;26(8):2053–6.

18. Char DH, Miller T, Kroll S. Orbital metastases: diagnosis and course. Br J Ophthalmol. 1997;81(5):386–90.

19. Jacquemin C, Bosley TM, Svedberg H. Orbit deformities in craniofacial neurofibromatosis type 1. AJNR Am J Neuroradiol. 2003;24(8):1678–82.

20. Midyett FA, Mukherji SK. Fibrous dysplasia. In: Orbital imaging. Philadelphia: Elsevier/Saunders; 2015. p. 241–6. ISBN: 978-0-323-34037-3.

21. Kelly MH, Brillante B, Collins MT. Pain in fibrous dysplasia of bone: age-related changes and the anatomical distribution of skeletal lesions. Osteoporos Int. 2008;19(1):57–63. https://doi.org/10.1007/s00198-007-0425-x. ISSN 0937-941X. PMID 17622477.

22. Weinstein LS, Shenker A, Gejman PV, et al. Activating mutations of the stimulatory G protein in the McCune-Albright syndrome. N Engl J Med. 1991;325(24):1688–95. https://doi.org/10.1056/NEJM199112123252403. ISSN 0028-4793. PMID 1944469.

23. Riminucci M, Fisher LW, Shenker A, et al. Fibrous dysplasia of bone in the McCune-Albright syndrome: abnormalities in bone formation. Am J Pathol. 1997;151(6):1587–600. ISSN 0002-9440. PMC 1858361. PMID 9403710.

24. Chong VF, Khoo JB, Fan YF. Fibrous dysplasia involving the base of the skull. AJR Am J Roentgenol. 2002;178(3):717–20.

25. von Recklinghausen F. Die Fibrose oder deformierende Ostitis, die Osteomalacie und die osteoplastische Carcinose in ihren gegenseitigen Beziehungen, vol. 13. Berlin: Germany; 1891.

26. Lichtenstein L. Polyostotic fibrous dysplasia. Arch Surg. 1938;36:874–98.

27. Lee PA, Van Dop C, Migeon CJ. McCune-Albright syndrome: long-term follow-up. JAMA. 1986;256(21):2980–4.

28. Lustig LR, Holliday MJ, McCarthy EF, Nager GT. Fibrous dysplasia involving the skull base and temporal bone. Arch Otolaryngol Head Neck Surg. 2001;127(10):1239–47.

29. Curaudeau GA, Chan L, Hammoud K, et al. Quite a slippery slope: pictorial review of the radiographic appearance of mass lesions and pseudolesions of the clivus. Neurographics. 2019;9(4):293–300.

第26章 鼻窦未分化癌

相关知识点

- 定义:鼻窦未分化癌(SNUC)是一种罕见的来自鼻腔或鼻窦上皮的强侵袭性癌症[1]。因为SNUC发现时多已是晚期,且恶性程度较高,预示着其生存率很低。
- 同义词:间变性癌[11]。
- 患病率
  - 年龄:30~90岁,中位年龄为60岁[4]。
  - 性别:M > F ≤3:1[7,11]。
  - 习惯:SNUC患者中85%为吸烟者。
- 典型线索:一例60岁的男性吸烟患者不定期出现以下一种或多种症状,包括鼻塞、面部疼痛、复视、鼻出血、眼球突出、眼眶周围肿胀和脑神经受累症状。影像学显示肿瘤已侵犯至颅底、上颌窦和(或)筛窦,甚至侵犯至眼眶或大脑。
- 预后差:生长迅速,局部和远端复发、远端转移均提示预后不良[13]。

影像

一般影像特征

- 肿瘤体积较大且边界不清。
- 多数来源于筛窦或鼻腔上部。
- 常见到侵袭性骨质破坏,伴随肿瘤从鼻窦区扩展至眼眶、颅底或偶尔进入海绵窦。
- SNUC常表现为来源于筛窦或鼻腔上部边界不清的较大(>4cm)非钙化物。它们常引起鼻窦阻塞。

CT特征

- 参见"一般影像特征"。
- 伴或不伴骨破坏的鼻腔浑浊影。
- 不均匀强化:显示不均匀的后对比强化。

MRI特征

- 参见"一般影像特征"。
  - 表现为颅底骨质完全破坏(图26.1a,b)。
  - 可能贯穿整个颅底,包括硬脑膜和脑组织(见图26.1a,b)。
  - 可能侵犯至眼眶(图26.1c~e)。
- T1信号:
  - 与大脑等强度信号。通常均匀,偶有与黏液相似的高信号(图26.1a,c和图26.2a,c)。
- T2信号:
  - 中等信号,对大脑而言主要是等至高信号。包含等强度CSF高信号影(图26.1e)。
- T1 Gd
  - 显示异常强化,包含多个非强化灶(图26.1b,d和图26.1b~e)。

临床问题

体征和症状

- 患者有时表现为鼻塞、面部疼痛、复视、鼻出血、眼球突出、眶周肿胀和脑神经受累症状[1,11]。
- 与其他鼻窦肿瘤一样,SNUC患者常伴有远端发展

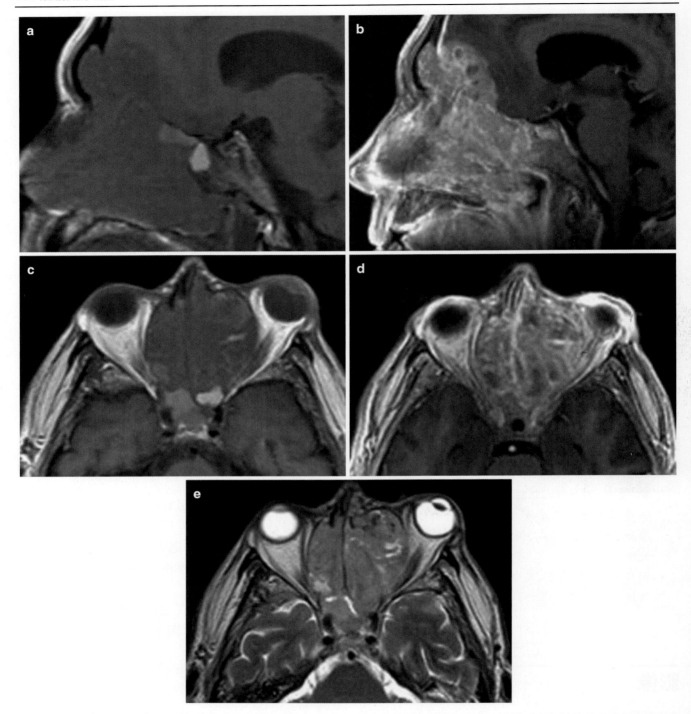

图26.1 矢状位 T1(a)图像显示低/等信号巨大颅底肿物,Gd 增强后(b)显示明显不均匀强化。进展过程包括肿物通过鼻腔和鼻窦延伸至脑膜和颅内。图像显示前自额部后沿颅底至斜坡尖,硬脑膜增厚伴明显强化。大部分颅底(黑线表示)已明显被肿瘤侵袭。轴位 T1(c)图像显示等信号巨大颅底肿物,Gd 增强后(d)显示明显不均匀强化。巨大肿物已经破坏眼眶骨质并侵入眼眶,部分眼眶内容物外移。高信号散在灶(c)与黏液成分不同的液体有关。虽然有比较明显的肿物强化,但却带有非强化病灶(d)。轴位 T2图像相显示肿物产生占位效应,压迫周围组织。肿物与大脑呈等信号,散在暗、亮病灶。其中亮病灶与脑脊液信号强度类似。

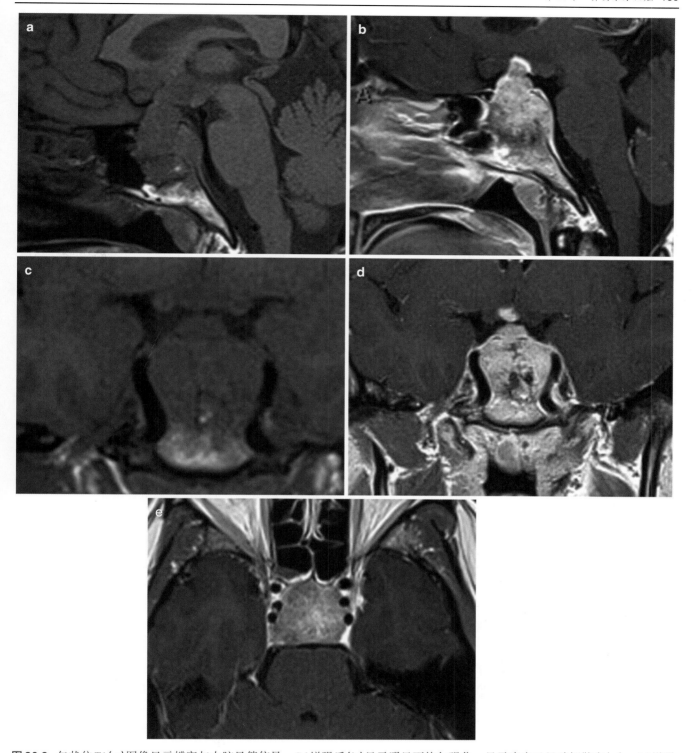

图26.2 矢状位T1(a)图像显示蝶窦与大脑呈等信号。Gd增强后(b)显示明显不均匀强化。显示病变已经破坏鞍底(a)。Gd增强后(b)显示后斜坡皮质破坏,肿块向后延伸至硬脑膜。增强明显,但显示高度不均匀的低信号区域。肿块向上延伸至鞍上交叉区。肿块前缘不规则,因其延伸至蝶窦。冠状位T1无(c)和有(d)Gd显示,Gd前(c)有一个与大脑等信号的鞍区和鞍上肿块,Gd后(d)有明显不均匀强化。肿块横向延伸至颈动脉虹吸段和头交叉处上方。它向尾部延伸至看似完好无损的鞍底。由于上蝶骨在矢状位图像上骨质明显断裂,暗示这可能不是垂体起源病变。轴位T1 Gd(e)图像显示中度强化的鞍区不均匀肿块。这张图像除了垂体腺瘤没有任何其他的迹象。但是,这是一个鞍区SNUC。另一例病例明确提示我们要进行鉴别诊断!而且,这是另一个颅窝分类系统显示异常的病例,因为这显然是发生在MCF/垂体区域。

的疾病[13]。

病理学

- 各种类型的肿瘤累及鼻旁窦[7-9]。
  - —SCC：鳞状细胞癌。
  - —NKSCC：非角化性鳞状细胞癌。
  - —CCC：柱状细胞癌。
  - —TCC：移行细胞癌。
  - —NPTC：鼻咽型未分化Ca。
  - —SNUC：鼻窦未分化癌。
- 肉眼（SNUC）：
  - —一般 > 4cm[11]。
  - —通常具有边界不清的真菌，经常侵入骨骼以及解剖结构的相邻隔室[11]。
- 镜下（SNUC）[1]：
  - —SNUC由片状、巢状、小叶、条带和小梁中显示的内聚细胞组成[11]。
  - —细胞呈现深染细胞核和细胞核/细胞质比率高。
  - —显著特征包括高有丝分裂率、肿瘤坏死以及淋巴血管和神经周围浸润。
  - —仅用光学显微镜术检查证实SNUC具有挑战性，可能需要有与临床、免疫组织化学和超微结构特征的相关性[1]。
  - —目前的组织化学研究被认为对SNUC无效[10]。

治疗与预后

- 临床治疗证明，多模式治疗是最成功的选择，为患者提供了最佳的生存机会。
- 仔细定制的颅面切除术目前通常与放化疗相结合[11]。
- 然而，目前对手术、放疗和化疗的最佳顺序还没有达成共识。多数观点认为最佳治疗方法尚未确定。
- 预后
  - —鉴于SNUC的相对罕见性，缺乏明确的预后信息[13]。
  - —目前认为SNUC患者的预后较差，中位生存期<18个月，5年生存率<20%[10,11]。
  - —然而，这比1986年报道的原始组要好得多，原始组的平均生存期只有4个月[13]。
  - —SNUC可转移到颈部淋巴结、肝、肺、骨骼和脑[10,11]。

鉴别诊断

- 尽管SNUC占所有肿瘤的<1%，但发生在同一颅底区域附近的许多肿瘤倾向于出现在相似位置，形态为未分化或低分化[4]。
- 有人认为，除了SNM外，单凭影像学不能将SNUC与该区域的其他肿瘤区分开[3]。因而放射科医生才能提供更好的鉴别诊断。
- 在每立方厘米体积下，鼻窦分泌的人体恶性肿瘤混合物最多[4]。
- 对患者，病理学家和放射科医生来说，经常给他们造成困扰的独特多样的肿瘤如下。

1. 鼻窦黑色素瘤（SNM）

- SNM是一种非常罕见和独特的恶性黑色素瘤亚型，以其预后差和独特的分期系统而著称。
- 典型线索：以鼻塞或鼻出血为表现的老年患者，在MRI表现为与灰质相比，鼻腔肿块具有高T1和低T2信号。
- 位置：SNM在鼻腔比在鼻旁窦更常见，鼻中隔前部、鼻侧壁和下鼻甲是其首选部位[10,12]。
- SNM有时会产生黑色素沉着症，黑色素沿着鼻腔黏膜表面沉积。多发病灶提示黑色素瘤。
- 黑色素瘤可能含有黑色素，其顺磁效应显示T1和T2缩短，T1上有特征性高信号，T2上有低信号。
- 然而，无色素性黑色素瘤可能表现为低T1和亮T2。而且，如果这还不足以使人困惑，那么鼻窦未分化癌的出血很常见，可以根据血红蛋白分解的阶段显示任何信号组合。
- 黑色素瘤通过血行和神经周围途径迅速扩散。
- 亚洲的老年患者（60~90岁）发病率较高。
- 可表现为多灶性或息肉样肿块。经常发现骨质重塑和侵蚀。
- 灰质可能是比较MRI信号的最佳内部标准。
- 在会议和董事会检查中遇到的这些罕见病变的最常见模式是T1高信号和T2低信号。但是，事情并不总是那么简单。所以，这里有一些一般指导原则。
- T1：同质信号。
  - —可看到高T1信号继发于黑色素或出血。
  - —与灰质相比，黑色素性黑色素瘤有高T1信号。
  - —与灰质相比，无色素黑色素瘤显示中等T1信号。

- 与灰质相比,T2 显示可变的中等信号。
- T1 Gd:轻度至中度不均匀强化。信号随组织学变化。
- DWI:显示明显弥限扩散,亮 DWI,暗 ADC。
- 参见第 18 章。

2. 横纹肌肉瘤(RMS)

- RMS 是最常见的儿童软组织肉瘤,由原始间充质细胞保持其骨骼肌分化能力引起。RMS 最常见于 10 岁以下的儿童,目前占儿童癌症的 5%。
- RMS 起源于希腊语 rhabdo,rhabdo 意为杆状,myo 意为肌肉。
- 典型线索:患儿表现为头痛,为颅神经受累,影像学显示巨大均匀、边界清楚的颅底肿块,无骨质增生或钙化。它与 NECT 和 T1 上的肌肉相似,具有明显的弥散受限。
- 美国年龄<15 岁的儿童,每年的发病率为 6/1 000 000。
- 分布情况如下。
  —年龄:发病高峰为 1~5 岁。
  —性别:M>F=1.5∶1,男性发病稍多于女性。
  —种族:第一个被公认的种族倾向为好发于毛利人。
- 胚胎型 RMS 最常见,最可能累及颅底。
- NECT 典型表现为均匀、边界清楚、无钙化的软组织肿块,边缘不规则,与肌肉等密度。很少像囊性肿块伴出血灶。
- CECT 显示肿块对周围肌肉有轻微的高信号。
- RMS 显示典型侵蚀和破坏邻近骨,但通常不含钙化或引起邻近骨增生。
- T1:肌肉等信号,眶脂肪低信号。
- T2:肌肉不均匀高信号,有多个 T2 高信号。
- T1 Gd:显示明显异质性增强。
- DWI:显示弥散受限,有明亮的 DWI 图像和相应的暗 ADC 图像。
- 核医学:骨扫描显示高摄取。
- 参见第 49 章。

3. 尤因肉瘤(ES)

- ES 是一种侵袭性的恶性肿瘤,常好发于儿童和青少年时期,含有蓝色圆形小细胞,通常在 20 岁左右出现。
- 典型线索:白人儿童或青少年表现为疼痛、发热和↑ESR,影像学检查发现有一个额外的轴性肿块从颅底震中向头骨和尾部延伸。在检查中,患者表现出眼眶或脑神经症状。

- ES 占儿童恶性骨肿瘤的 10%~15%,仅次于骨肉瘤。
- 在亚洲人和非裔美国人中,ES 是罕见的。
- 通常表现为破坏性、渗透性骨破坏,无软组织钙化。
- 根据肿瘤分期,尤因肉瘤可引起皮质侵袭,伴有稀疏和"虫蛀"渗透性破坏。
- T1:低至中等信号,与大脑和肌肉等信号。
- T2:不均匀信号,与大脑相对等信号,局灶性液体聚集显示 T2 高信号。低信号条纹有时提示"毛发末端"的外观。
- T1 Gd:轻度不均匀强化。
- DWI:DWI 上骨性受累可能更明显。
- 参见第 47 章。

4. 嗅神经母细胞瘤(ENB)

- 由嗅觉上皮引起的神经嵴起源的罕见神经内分泌恶性肿瘤。
- 虽然 ENB 多见于中年患者,但有时也见于儿童。
- 典型病例显示在筛板处带有"腰"的哑铃形肿块。
- 可能累及前颅窝、颅底和眼眶。
- ENB 在 T1 和 T2 上显示中间信号,在 T1 Gd 上显示增强。
- 肿瘤/脑交界处的囊性区域(病灶为↑T2)具有诊断性,可能是病理性的。
- DWI 显示中度弥散受限。
- ENB 显示来源于靠近筛板。
- ENB 没有性别差异。
- 参见第 28 章。

5. 神经内分泌癌(NEC)

- 神经内分泌肿瘤(NET)可能起源于上皮或神经。神经源性神经网是副神经节瘤,上皮源性神经网是 NEC。
- H&N 的非喉 NET 是一种罕见的肿瘤,最常见于鼻窦附近,常见的起源部位包括鼻腔、筛窦和上颌窦。
- 发病的中位年龄为 56 岁,性别分布相同。
- 尽管 NEC 扩张和侵袭窦壁的概率最高,但没有特征性的 CT 或 MR 特征。
- CT 通常显示软组织肿块,其扩张并侵袭受累的鼻窦,可能延伸至鼻腔和(或)鼻咽。常见颅底受累。
- T1:相对等信号或轻微高信号大脑。异质性散在的高强度区域。
- T2:大脑相对等信号或稍高信号。
- 不均匀的、散在的高密度区域。
- T1 Gd:轻度不均匀强化。

- DWI:中度弥散受限。
- 参见第16章。

6.青少年鼻咽血管纤维瘤(JNA)

- 罕见、高血管性、局部浸润性的良性鼻咽肿瘤,几乎全部发生在青少年和青年男性,表现出明显的复发倾向。
- 典型线索:青少年男性以鼻出血为表现,鼻腔后部肿块呈强烈强化,不均匀,MRI显示特征性的"盐与胡椒"征,存在显著的流空。
- 典型的Holman-Miller征伴有上颌窦后壁前弓。
  - —T1:异质中间信号。
  - —T2:不均匀信号伴暗流隙。
  - —T1 Gd:呈强烈增强。轴位和冠状位脂肪饱和度图像是确定颅底、蝶骨和海绵窦受累的关键。
- 大多数序列显示,由于存在显著的流动空隙,呈现出特征性的"盐与胡椒"征。
- 导管造影术显示扩张的迂曲血管过多,并显示出强烈的特征性毛细血管发红。
- 参见第15章。

深度探索

1.遗传学与分子生物学

- 尽管目前对于SNUC组织发生尚不确定,但它确实具有独特的临床病理特征[11]。
- 虽然未普遍发现,但EBV在一些SNUC病例中已被分离出来,在EBV流行地区尤为突出[7]。
- 13号染色体上RB-1位点的体细胞突变已被描述,可能与这些肿瘤的形成或进展有关。但目前还不确定这种突变是自发的还是辐射诱导的[6]。

2.统计学

- ≤90%的患者患有T4期疾病[4]。
- ≤50%的患者存在眼眶或颅底和大脑受累[4]。
- 约10%的患者出现淋巴结转移[4]。
- SNUC导致3%的H&N恶性肿瘤[14]。

3.历史大事记

- 1986年,Frierson等人首次认识到SNUC是一种罕见但明显不同的病理实体。SNUC是一种高度侵袭性的鼻窦肿瘤。

(何京川　译)

参考文献

1. Houston GD, Gilles E. Sinonasal undifferentiated carcinoma: a distinctive cllinicopathologic entity. Adv Anat Pathol. 1999;6(6):317–23.
2. Pitman KT, Costantino PD, Lassen LF. Sinonasal undifferentiated carcinoma: current trends in treatment. Skull Base Surg. 2011;5(4):269–72.
3. Phillips CD, Futter SF, Lipper MH, Levine PA. Sinonasal undifferentiated carcinoma: CT and MR imaging of an uncommon neoplasm of the nasal cavity. Radiology. 1997;202(2):477–80. https://doi.org/10.1148/radiology.202.2.9015077.
4. Su SY, Bell D, Hanna EY. Esthesioneuroblastoma, neuroendocrine carcinoma and sinonasal undifferentiated carcinoma: differentiation in diagnosis and treatment. Int Arch Otorhinolaryngol. 2014;18(2):S149–56.
5. Jones AV, Robinson I, Speight PM. Sinonasal undifferentiated carcinoma: report of a case and review of literature. Oral Oncol Extra. 2005;41(10):299–302.
6. Greger V, Schirmacher P, Bohl J, et al. Possible involvement of the retinoblastoma gene in undifferentiated sinonasal carcinoma. Cancer. 1990;66(9):1954–9.
7. Jeng YM, Sung MT, Fang CL. Sinonasal undifferentiated carcinoma and nasopharyngeal-typ undifferentiated carcinoma: two clinically, biologically, and histopathologically distinct entities. Am J Surg Pathol. 2002;26:371–6.
8. Franchi A, Moroni M, Massi D, et al. Sinonasal undifferentiated carcinoma, nasopharyngeal-type undifferentiated carcinoma, and keratinizing and nonkeratinizing squamous cell carcinoma express different cytokeratin patterns. Am J Surg Pathol. 2002;26:1597–604.
9. Perez-Ordonex B. Special tumors of the head and neck. Curr Diagn Pathol. 2003;9:366–93.
10. Wenig BM. Undifferentiated malignant neoplasms of the sinonasal tract. Arch Pathol Lab Med. 2009;133:699–712.
11. Frierson HF. Sinonasal undifferentiated carcinoma. In: Barnes L, Eveson JW, Reichart P, Sidransky D, editors. World Health Organization classification of tumours. Pathology & genetics of head and neck tumours, vol. 19. Lyon: IARC Press; 2005.
12. Frierson HF, Mills S, Fechner R, et al. Sinonasal undifferentiated carcinoma: an aggressive neoplasm derived from schneiderian epithelium and distinct from olfactory neuroblastoma. Am J Surg Pathol. 1986;10:771–9.
13. Enepekides DJ. Sinonasal undifferentiated carcinoma: an update. Curr Opin Otolaryngol Head Neck Surg. 2005;13:222–5.
14. Goel R, Ramalingam K, Ramani P, et al. Sino nasal undifferentiated carcinoma: a rare entity. J Nat Sci Biol Med. 2012;3(1):101–4.

第27章　颅底脑脊液漏

相关知识点

- 定义：当骨性和硬脑膜缺损直接连接蛛网膜下隙和颅外间隙时，可见颅底脑脊液(CSF)漏[14]。
- 同义词：脑脊液瘘。
- CSF漏造成了尤为独特的诊断困难，经常需要进行多种影像学研究，产生相关费用，并且患者会感到疼痛[1]。
- 虽然CSF漏主要发生在外伤(或手术)后，但非外伤性病例也可能发生，应予以考虑。虽然我们经常关注创伤后漏，但所有病因的诊断、治疗和并发症都惊人地相似。
- CSF漏可在不同的场合出现，包括外伤、手术、蛛网膜颗粒形成和持续增加的颅压[14]。
- 必须准确识别漏液部位，并采取适当的治疗措施，以避免并发症，包括低压头痛、脑膜炎和颅内脓肿，以及随之而来的严重神经系统并发症[14]。
- CSF漏会给临床和放射科医生带来相当大的挑战[1]。可疑标本应送实验室进行 β_2 转铁蛋白检测，以证明存在CSF漏[14]。
- β_2 转铁蛋白几乎只在CSF中发现，检测到 β_2 转铁蛋白应立即进行影像学检查，以立即找到其来源。
- 典型线索：患者出现头痛和持续性流鼻涕的症状可以追溯到早期的颅面部外伤。最近的症状可能包括以下一种或多种：易怒、嗜睡、发热、畏光或颈部僵硬。
- 精确的术前评估CSF鼻漏或耳漏的患者需要检测出明显的解剖缺陷[1]。
- 导致CSF漏的颅底缺损可并发脑膜炎、脑炎或脑脓肿。在可能的情况下，这些渗漏通常通过内窥镜进行修复，以防止更严重的并发症。
- 未经治疗的CSF漏患者每年面临脑膜炎的风险为10%风险，长期的风险为40%[3]。
- CSF漏最常见的原因是闭合性头部损伤，约2%的病例发生CSF漏[3]。其他病因包括肿瘤、外科手术和发育缺陷[3]。
- 自发性CSF漏在特发性颅内高压(IIH)患者中非常突出[3,16]。
- 90%的CSF漏为外伤后漏，其中80%是鼻漏，20%是耳漏[14]。
- 神经放射科医生应仔细协调系统分析，以向临床医生提供他们需要的重要信息，以便为患者提供首选治疗[14]。

影像

一般影像特征

- 在确认CSF鼻漏后，传统上采用影像学方法定位漏液部位。
- 过去有多种方法用于CSF漏的评估。多层螺旋CT结合三维重建技术，在目前大多数情况下可以提供适当的评估。
- 例外情况包括有多个可疑部位的病例，最好从各种可能性中确定鼻漏部位。
- 用于检测CSF漏的典型技术如下。

1.高分辨率CT(HRCT)

- HRCT具有薄的准直和多平面重建(MPR)，能可靠地检测出大多数CSF漏的部位[3]。
- HRCT的敏感性似乎高于放射性核素脑池造影(RNC)和CT脑池显像(CTC)。

- HRCT的精确度与泄漏状态无关[3]。
- 比较HRCT和MRC的敏感性、特异性和准确性（表27.1）[3,4]。

表27.1　HRCT和MRC的敏感性、特异性和准确性比较

方式	敏感性	特异性	准确性
HRCT	92%	100%	93%
MRC	87%	100%	89%

- 薄切片MDCT允许三维多平面重建，并已取代了大多数机构的直接冠状采集[14]。
- 使用当前的成像技术和最先进的设备，最常见的情况如下：当β_2转铁蛋白试验阳性，MDCT显示单一骨缺损时，不需要其他成像[14]。

2.CT脑池显像（CTC）

- CTC是20世纪70年代发展起来的一种使用碘化造影剂的技术，直到最近，CTC一直被认为是术前评估CSF漏的标准程序[3,14]。
  —3~10mL的非离子低渗透压碘造影剂经腰椎穿刺给药，患者被置于Trendelenburg体位，以便在随后的CT检查中使基底池混浊。
  —主动泄漏时，CTC敏感性为92%，间歇泄漏时，CTC敏感性降至40%[3]。
  —CTC感染风险低，穿刺点出血和CSF漏也较低。
  —当泄漏不活跃时，CTC并不比HRCT更有效。
- CTC通常用于MDCT阴性（多排螺旋CT）并伴有活动性骨漏或多处骨缺损的患者[14]。
- 当β_2转铁蛋白试验阳性，MDCT显示多处骨缺损伴窦性混浊时，用CTC定位渗漏部位[14]。
- 当β_2转铁蛋白试验阳性和MDCT阴性时，很少使用CTC来定位泄漏部位[14]。
- 由于在活动泄漏部位附近冲刷，对比度的密度（衰减）可能会明显降低[14]。
- 参见图27.1。

3.放射性核素脑池显像（RNC）

- RNC流行于20世纪70年代和80年代。
- RNC使用可于鞘内放置的放射性示踪剂，如[99m]Tc DTPA（二乙烯三胺五乙酸乙酯），有时还与CTC结合，因为放射性药物可与造影剂同时注射。
- RNC具有与CTC类似的低风险。
- 单独使用时，RNC的敏感性低于CTC[1]。
- 与CTC一起使用时，该组合比单独使用CTC时更敏感[1]。

- RNC表现较低的敏感性，约为75%，假阳性率<33%[3]。
- 经常发现的RNC报告似乎满意地显示泄漏位于左或右鼻下间隙，而没有精确的子站点定位[3]。
- RNC需要经鼻内镜下在筛板前板、中鼻道或蝶筛窦隐窝附近放置纱布[5]。
- 即使在鼻塞的患者中，RNC也不能充分定位和描述缺陷，因而不足以作为单独的诊断检查[14]。
- RNC目前只在最复杂的颅底脑脊液漏病例中进行[14]。
- 然而，现在似乎很少看到RNC应用的报道。

4.磁共振脑池显像（MRC）

- MRC通常是用多平面T2加权图像进行的。
- 据报道，对于蛛网膜下隙和鼻窦间隙之间的CSF漏，敏感性为85%，特异性为100%[3]。
- MRC倾向于独立于漏液活动的解剖学研究。
- MRC免除了患者和医生的腰椎穿刺问题。
- MRC不能提供手术计划所需的骨骼细节；然而，这些患者中的大多数已经进行HRCT。
- 为了排除脑膨出或脑膜膨出，MRC几乎总是在MDCT显示骨缺损伴有小叶或非依赖性软组织窦混浊时进行[14]。

5.常规MRI

- 当怀疑脑膜脑膨出时，建议使用颅底多平面MRI和MRC。
- TI GD：漏诊部位常见硬脑膜强化[14]。
- T2：
  —高分辨率T2图像可能显示更大的泄漏部位，尤其是在使用特殊序列（包括CISS或PROPELLER）执行时（周期性旋转重叠平行线，增强重建GE医疗系统）。

临床问题

体征和症状

- CSF鼻漏与其他假分泌物的分离是CSF漏诊断的基础[5]。
- 虽然大量外伤后，对CSF漏的诊断似乎显而易见，但有些患者忘了阅读文本，特别是当他们因严重的头部外伤而困惑时。

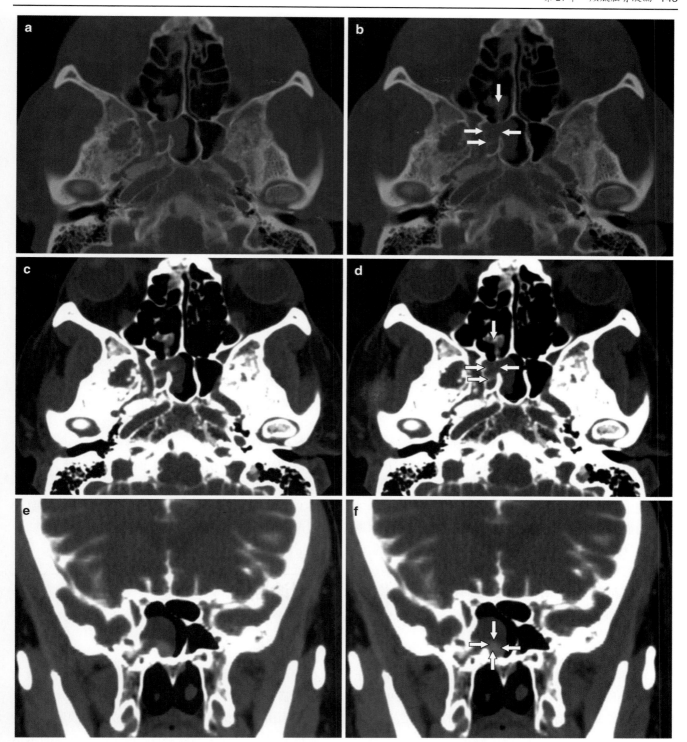

图27.1 （a~d）箭头的轴位CTC显示一个软组织肿块填充右侧蝶窦外侧隐窝并在右侧蝶窦脱出（b、d图中箭头所示）。邻近筛窦的后鼻区也有类似的密度。窦壁有一个巨大的骨缺损（b图中箭头所示←）。右侧显示细微的对比侧隐窝（b图中箭头所示→）和右侧筛窦（b图中箭头所示↓）。（e，f）轴位CTC显示右侧蝶窦依赖部分有软组织肿块（f图中箭头所示）。箭头指出了在其他低衰减质量中具有较高衰减对比度的区域。（待续）

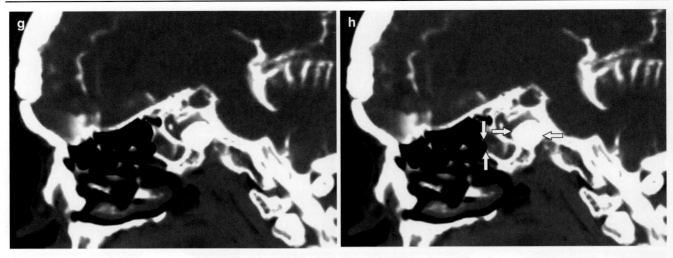

图 27.1 (续) （g,h）矢状位 CTC 显示稍延迟图像上蝶窦依赖部分的造影剂填充肿块（h 图中箭头所示→,←）。大骨缺损前路（h 图中箭头所示↓,↑）显示明显的骨缺损（h 图中箭头所示↓,↑）前方空气和后方液体之间的明显分界线。鼻窦内其他高信号对比度区域继发于渗漏。

- 有问题的患者经常出现面部骨折的浆液性分泌物，而且临床医生认为其中可能有 CSF 成分。
- CSF 鼻漏是间歇性的，有时是在创伤事件被遗忘多年后开始的[5]。
- 而且，按以下方式寻找症状通常对我们很有帮助。
  —储液池征：患者头部屈曲引起 CSF 漏。这与 CSF 漏有很好的相关性，但即使有漏液也不总是呈阳性的。
  —靶征：CSF 在滤纸（或纱布）上的迁移能力比伴随的血液更重、更轻。这会产生一个中心带血的"靶心"污点。有观点认为这种迹象是非常不可靠的，因为它可以发生在血液和水性鼻分泌物。但是这个测试花费不多，很高兴我们真的在考虑这个诊断。

生化检查

- β_2 转铁蛋白试验自 1979 年问世以来，已被广泛应用于颅外 CSF 漏的诊断，其敏感性为 99%，特异性为 97%。
- 葡萄糖检测：目前的葡萄糖氧化酶检测方法过于敏感，常出现假阳性反应，但可以用来排除"CSF 漏"。相反，大多数临床医生目前认为它"过时了"。

治疗与预后

- 大多数 CSF 漏（特别是外伤后的 CSF 漏）对卧床休息、头部抬高和避免劳累的保守治疗有反应[14]。
- 经保守治疗无效的 CSF 漏可通过内镜定期修复[3]。

- CSF 漏的形式多样从外伤后（或手术后）的大量漏到出现病因不明的引流间断性分泌物[3]。
- 当怀疑液体来源时，β_2 转铁蛋白（β_2-TF）检测证实 CSF 漏，敏感性为 97%，特异性为 99%[3]。
- 外伤后狭窄颅底骨折患者预后较好。
- 广泛或多灶性损伤引起的大面积或多发性骨折，以及颅底严重粉碎的穿透性损伤患者是最难治疗的。
- CSF 漏的关键是及时、准确的诊断和治疗，从而最大限度地减少脑膜炎及其引起的神经系统并发症。

鉴别诊断

1. 典型脑膨出

- 在胎儿发育过程中，由于神经管不完全闭合，通常引起大脑和脑膜的典型囊样突起。
- 脑膨出由通过颅骨引起的脑疝组成。脑膜膨出是指硬脑膜疝。当大脑和硬脑膜都突出时，正确的术语是脑膜脑膨出。
- 15% 的脑膨出是额颞肌样的。经蝶窦脑膨出可表现为鼻咽肿块。
- 脑膨出通常表现为脑脊液衰减中线轻度减退的软组织肿块，其薄壁使邻近完整的骨皮质呈扇形。
- T1 和 T2 表现为颅骨外侧充满液体的中线异常，与 CSF 的信号相同。这可能包含一种与颅内脑同等强度的大脑成分。

- 大多数脑膨出是在出生后不久或甚至在胎儿超声检查时发现的。
- 出生时,蝶骨样脑膨出是典型的临床隐匿性疾病,通常在出生后第1年就显露出来。
- 经蝶窦脑膨出的患儿可能伴有鼻塞,但在临床医生用鼻内镜检查发现之前,常表现为隐匿性。
- 参见第17章和第33章。

2. Sternberg管脑膨出(SCE)[15]

- 蝶窦内脑膨出极为罕见。
- Sternberg管是由基蝶骨和蝶骨大翼不完全融合而形成的颅咽侧管。
- Sternberg管引起虚弱,可能会导致颞叶脑膨出突出到附近的外侧蝶窦隐窝。
- 位于圆孔内侧。先天性蝶窦内脑膨出被认为是由持续存在的Sternberg管所致。
- 反对者们喜欢指出"先天性"起源似乎不太可能,因为这些脑膨出大多是在成年人身上首次发现的,而且解剖学研究在"Sternberg管的确切位置"上并不一致。
- 尽管如此,对伴有自发性脑脊液鼻漏的患者应怀疑脑膨出,因为单一的手术方法可以解决这个不寻常的难题。

深度探索

1. 异常的鼻漏[5]

- 医学上没有什么东西像表面上看起来那么简单,我们经常会面临一个似是而非的鼻漏。
- 累及前颅底的外伤性CSF漏可通过对侧鼻孔排出至漏液部位。
- 这可能发生在移位骨折涉及中线结构,包括鸡冠点和犁骨。
- 当黏液囊肿阻塞同侧鼻孔时,可能会发生反常的鼻漏。
- 它也发生在颞骨骨折、颞硬脑膜撕裂时,CSF通过咽鼓管进入鼻咽,通过对侧鼻孔排出。
- 幸运的是,对患者和医生来说,大多数异常的CSF漏可通过保守治疗治愈。

2. 统计

- 据报道,外伤后CSF漏后复发性脑膜炎的风险高达

50%,神经系统并发症发病率近30%[5]。
- 很明显,时间是诊断的关键,骨折后/预处理后,脑膜炎的风险在受伤后的前2周约为每天1.3%,受伤后第1个月为每周7.4%,10年随访的累积风险为85%。

3. 历史大事记

- Galen在第2世纪描述了脑脊液的渗漏,提出通过蝶鞍和筛窦的周期性鼻腔CSF漏是"正常的"[1,2]。
- 1745年,Bidloo第一个描述并关联了1例外伤性颅骨骨折后CSF鼻漏的患者[5,8]。
- 1888年,解剖学家Maximilian Sternberg描述了目前带有他的名字的颅咽侧管。
- 1899年,St. Clair Thompson描述了一系列异常的、非创伤性的CSF漏,他称之为"鼻漏",挑战了Galen的理论,认为这是一个"正常"的生理途径[1,2,14]。
- 1926年,Dandy描述了第一个成功的硬膜内闭合CSF漏使用阔筋膜[5]。
- 1937年,英国神经外科医生Cairns指出,CSF漏的外科修复可以通过阔筋膜硬膜外缝合来完成[5,9]。
- 1944年,Dandy要求为防止脑膜炎而对CSF漏进行手术修补,为期2周[5,10]。
- 1948年,Dohlman首次对自发性CSF鼻漏进行了颅外修复[5,11]。
- 1960年,Ommaya将CSF漏分为外伤性和非创伤性[14]。
- 1981年,Wigand率先使用内镜进行颅外CSF漏修补[5,13]。
- 1985年,Di Chiro描述了首次在脊椎动物鞘内注射Gd[5,6](动物权利组织对此仍持反对态度)。
- 1990年,Mattox和Kennedy利用内镜诊断和修复偶然骨折的CSF鼻漏[5,12]。
- 1994年,Gammal和Brooks开发了Di Chiro的人类磁共振脑池成像(MRC)方法[5,7]。

(张强 译)

参考文献

1. Stone JA, Castillo M, Neelon B, Mukherji SK. Evaluation of CSF leaks: high-resolution CT compared with contrast-enhanced ct and radionuclide cisternography. AJNR Am J Neuroradiol. 1999;20:706–12.
2. Zlab MK, Moore GF, Daly DT, Yonkers AJ. Cerebrospinal fluid rhinorrhea: a review of the literature. Ear Nose Throat J. 1992;71:314–7.
3. La Fata V, McALean N, Wise SK, et al. CSF leaks: correlation of

high-resolution CT and multiplanar reformations with intraoperative endoscopic findings. AJNR. 2008;29:536–41.

4. Shetty PG, Schroff MM, Sahani DV, et al. Evaluation of high-resolution CT and MR cisternography in the diagnosis of cerebrospinal fluid fistula. AJNR Am J Neuroradiol. 1989;19:633–9.

5. Ziu M, Savage JG, Jimenez DF. Diagnosis and treatment of cerebrospinal fluid rhinorrhea following accidental traumatic anterior skull base fractures. Neurosurg Focus. 2012;32(6):e2.

6. Di Chiro G, Knop RH, Girton ME, et al. MR cisternography and myelography with Gd-DTPA in monkeys. Radiology. 1985;157:373–7, 35.

7. el Gammal T, Brooks BS. MR cisternography: initial experience in 41 cases. AJNR Am J Neuroradiol. 1994;15:1647–56.

8. Dagi FT. Management of cerebrospinal fluid leaks. In: Schmidek HH, Roberts DW, editors. Schmidek & sweet operative neurosurgical techniques: indications, methods, and results, vol. 1. 5th ed. Philadelphia: Saunders Elsevier; 2006. p. 130–45.

9. Cairns H. Injuries of the frontal and ethmoidal sinuses with special reference to cerebrospinal fluid rhinorrhea and aeroceles. J Laryngol Otol. 1937;52:589–623.

10. Dandy WE. Treatment of rhinorrhea and otorrhea. Arch Surg. 1944;49:75–85.

11. Dohlman G. Spontaneous cerebrospinal rhinorrhoea; case operated by rhinologic methods. Acta Otolaryngol Suppl. 1948;67:20–3.

12. Mattox DE, Kennedy DW. Endoscopic management of cerebrospinal fluid leaks and cephaloceles. Laryngoscope. 1990;100:857–62.

13. Wigand ME. Transnasal ethmoidectomy under endoscopical control. Rhinology. 1981;19:7–15.

14. Lloyd KM, DelGaudio JM, Hudgins PA. Imaging of skull base cerebrospinal fluid leaks in adults. Radiology. 2008;248(3):725–36.

15. Bendersky DC, Landriel FA, Ajler PM, et al. Sternberg's canal as a cause of encephalocele within the lateral recess of the sphenoid sinus: a report of two cases. Surg Neurol Int. 2011;2:171.

16. Alonso RC, de la Pena MJ, Caicoya AG, et al. Spontaneous skull base meningoencephaloceles and cerebrospinal fluid fistulas. Radiographics. 2013;33(2):553–70. https://doi.org/10.1148/rg.332125028.

第28章　嗅神经母细胞瘤

相关知识点

- 定义：嗅神经母细胞瘤（ENB）是一种罕见的神经内分泌恶性肿瘤，起源于筛板附近及鼻腔附近的嗅上皮[5,20]。
- 典型线索：患者可能会出现几个月的模糊症状，包括以下一个或多个症状：头痛、鼻塞、鼻出血、鼻漏、嗅觉丧失、面部疼痛、复视或眼球突出[2,3,20]。经常可见明显的"哑铃形"肿块，其"腰部"位于突出鼻腔、ACF和眼眶的筛板上[20]。
- 年龄：虽然嗅神经母细胞瘤在所有年龄组都有发生，但在20岁和60岁年龄段呈双峰型[3]。

影像

一般影像特征

- 显示"哑铃形"或"8字形"肿块，其"腰部"位于筛板。
- 通常为单侧肿块，震中位于鼻上缘附近。
- 在CT上，混浊阻塞的鼻旁窦可以被误认为是肿瘤进展[3,20]。
- 嗅神经母细胞瘤展示了一种可预测的颈部淋巴结转移模式，通常首先倾向于Ⅱ级，但也有可能为Ⅰ、Ⅲ级和咽后淋巴结（RPN）[21,22]（图28.1a,b和图28.2）。

CT特征

- 参见"一般影像特征"[20]。
- NECT显示鼻腔软组织肿块导致重塑和扩大。

- 随着肿瘤的年龄变化，嗅神经母细胞瘤可能会导致骨破坏，同时发生钙化，有时显示出某种"斑点状结构"。
- 骨质增生有时可见，提示生长缓慢[3,20]。
- 筛板是发现骨质改变的常见部位。
- CECT表现为增强的均匀软组织肿块。
- CT血管造影（CTA）显示明显的血管性腮红。
- 参见图28.3。

MRI特征[20]

- 参见"一般影像特征"。
- 与CT的永久性问题不同，MRI可以很容易地将单纯性窦性梗阻与肿瘤性窦性病变区分开来[3,20]。
- 肿瘤/脑边缘的特征性囊性区域说明了诊断，可能是病理性的，尽管尚未完全清楚这些囊肿是肿瘤的一部分还是大脑对肿瘤的反应[2]。
- 经常发现T1、T2和质子密度都显示出类似于大脑的中间信号[2,3]。相关的周边边缘囊肿导致异质性[1]，一般表现为局限性T1和T2信号。
- T1 Gd：
  - 虽然不稳定且不均匀，但固体成分通常表现出强烈的（中度到强烈）增强，然而"经典囊肿"表现出不稳定的增强，有时表现为囊肿边缘的增强[2]。
  - 参见图28.1b,d。
  - 有时提示脑膜瘤伴有强化，提示独特的"硬脑膜尾"征（图28.1d）。
- DWI显示中度弥散受限，DWI信号上升，和ADC图上对应的信号下降。
- MRI是评估嗅神经母细胞瘤的理想影像学检查方法，它能轻易显示咽后淋巴结的延伸，是嗅神经母细胞瘤的首选路径（图28.2和图28.1a,b）。

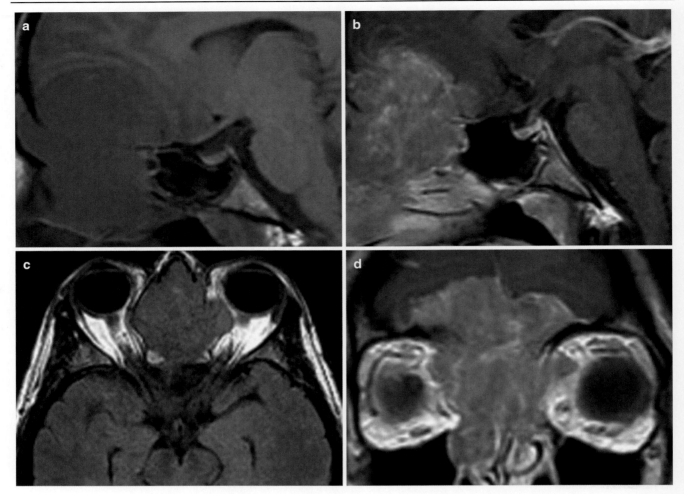

图28.1 矢状位T1未增强（a）和增强后（b）图像显示一个巨大的软组织肿块，类似"哑铃"状，腰部靠近现已破坏的筛板。前颅窝底部有一个巨大的空洞，其特征性的线状低信号明显消失。在增强后图像上显示出明显的不均匀增强之前，肿瘤表现为轻度异质性，与脑组织呈相对等强度。肿瘤从颅内延伸到额叶，尾端和前部进入鼻腔，后部伸入蝶骨。邻近的大脑出现水肿。问题：在这两张图像上还显示了什么其他重要的发现（a,b）？ 在查看完图28.2后，请返回确认这一重要发现。（c）轴位T1图像显示巨大的颅底ACF和鼻腔肿块延伸至眼眶，使其内容物向外侧移位。肿瘤呈轻度异质性，与脑组织呈相对等强度，信号明显低于邻近眼眶脂肪。（d）冠状位T1 Gd图像显示巨大的肿块侵犯眼眶，其内容物向外侧移位。肿瘤增强呈现广泛的不均匀性。前颅窝底部及部分骨性眼眶出现了明显的破坏。肿瘤使两个额叶移位并向下延伸至鼻腔。在大脑半球和左侧眼眶上方区域显示出硬膜尾征。

核医学特征

- 间碘苄胍（MIBG）是神经递质去甲肾上腺素的功能类似物，存在于嗅神经母细胞瘤的特异性储存和摄取系统[21]。
- 在ENB的鉴别诊断中，使用放射性碘（[123]I或[131]I）标记的偏碘苄胍（MIBIG）进行闪烁显像研究是有帮助的，因为ENB对MIBG有明显的抑制作用[8]。
- 最初的病例显示ENB对[123]I MIBG的摄取明显高于其他肿瘤[8]。
- 一些作者提出了术前放化疗的策略，将不能手术的病变转化为可切除的病变[8]。
- 转移的显示是分期的关键，MIBG显像可能很有帮助[8]。
- 嗅神经母细胞瘤的转移淋巴结也强烈地依赖FDG[22]。

临床问题

临床表现

- 患者有时会在数月内出现一些非特异性的症状，包括鼻塞、鼻出血、鼻漏、嗅觉丧失、头痛、面部疼痛、复

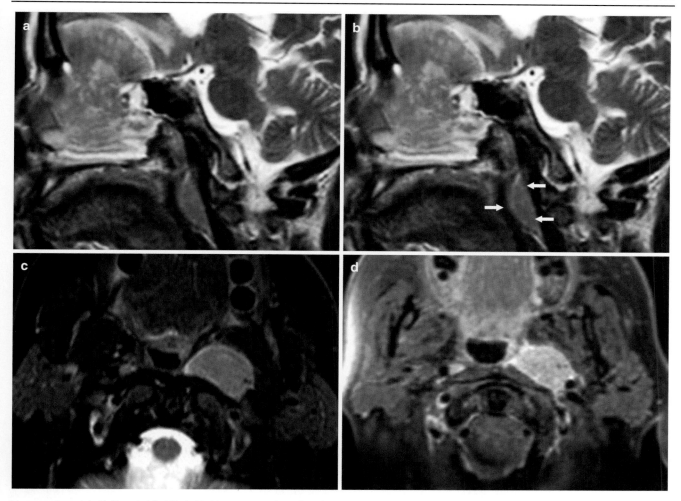

图28.2 （a，b）矢状位T2图像（箭头所示）。可见一个巨大的软组织肿块，呈明显的"哑铃"状，腰部靠近已被破坏的筛板。前颅窝底部有一个巨大的空洞，低信号明显消失，肿瘤呈中度异质性，相对脑组织呈高信号。肿瘤向上延伸至额叶，向下延伸至鼻腔。[注：图28.2患者与图28.1患者不同（尽管成像结果惊人地相似），半月形咽后肿块显示肿瘤扩散至咽后大淋巴结（b图中箭头所示）。轴位T2（e）和T1 Gd（d）图像再次显示左咽后淋巴结。其在T2和T1 Gd图像上呈中度异质性，信号明显增强。

视和眼球突出[2,3,20]。

- 症状似乎令人困惑，但可以分为不同的组。
  - 眼部症状：
    - 常累及眼眶，可导致失明[5]。
    - 眼部特有的体征和症状包括眼球突出、眶周疼痛、视力下降、EOM下降和结膜水肿[5]。
  - 耳部症状：咽鼓管阻塞后常伴有疼痛和浆液性中耳炎。
  - 鼻部症状：鼻塞、鼻出血、分泌物、嗅觉丧失和息肉。
  - 神经系统症状：头痛和恶心。
  - 口腔症状：溃疡。不愈合的拔牙部位，不合适的假牙，偶尔还有牙齿松动。
  - 面部症状：肿胀、疼痛、麻木，很少出现牙关紧闭。
  - 颈部症状：腺病伴明显肿块。

- 因为症状似乎很微妙，倾向于首先发现ENB，当处于进展期时，大多数有相关的显微硬脑膜沉积，30%显示严重的颅内侵犯[2]。
- 一些系列的诊断延迟显示从症状出现到诊断的平均时间为17个月[5]。
- 出现继发症状有时考虑为隐匿性恶性肿瘤。

治疗

- 即使在颅内受累的情况下，仍建议行颅面切除术[3]。
- 典型的治疗方法是前颅骨切除、放射治疗和（或）化学治疗，总治愈率为70%[2]。
- 有时对颅内局限性小的肿瘤的治愈率为85%~90%。
- 较大的高级别肿瘤更常接受化疗。

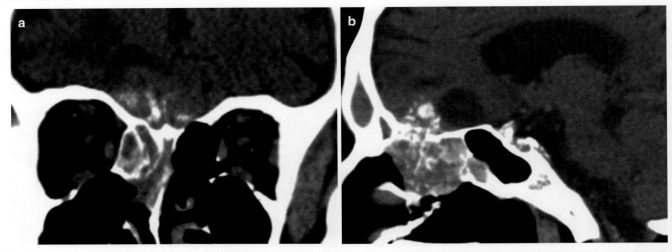

图28.3 冠状位(a)和矢状位(b)NECT图像显示巨大的前颅底ENB,其中心邻近筛板。肿瘤相对于脑组织呈等信号,但充满无数高密度钙化灶。筛板和左蝶窦顶部明显破裂。有一个大的低密度囊性成分毗邻颅内肿块的后部。

预后

- 成感觉神经细胞瘤8年无瘤生存率为80%,总治愈率约为70%[2]。
- 早期诊断和治疗特别重要,因为颅内局限性小肿瘤患者通常精力充沛,进行整体颅面切除术的治愈率≤90%[2,3,20]。
- 远处扩散是永久性的问题,≤35%的ENB患者经历一次或多次转移疾病。转移发生在颈部淋巴结受累或血行性扩散至脑、肝、肺或骨[2,3]。
- 潜在的悲观预测指标如下表所示(表28.1)[4]。

表28.1 潜在的悲观预测指标

1.女性	预后差
2.年龄:<20岁或>50岁	预后差
3.肿瘤级别	
(1)低级别肿瘤	5年生存率为80%
(2)高级别肿瘤	5年生存率为40%
4.明显的颅内扩散	预后差
5.转移	
(1)无远处转移	5年生存率为60%
(2)远处转移	5年生存率为0%
6.复发	预后差

- Hyams:Hyams组织学分级系统通常也是一个可靠的预后预测因子。对I级肿瘤通常有一个非常有利的预测,而对IV级肿瘤的预测基本上是致命的,II级和III级的预测结果介于两者之间[13]。

病理学

普通病理学

- ENB来源于筛板、上鼻甲和前筛窦以及鼻腔顶和鼻中隔黏膜中的神经外胚层干细胞[3]。
- ENB显示生长缓慢,通常表现为破坏、骨质扩张或侵蚀。

肉眼和镜下病理学

- 肉眼:易碎的多叶灰粉色肿瘤,尽管谨慎触碰,但仍有明显出血的倾向。
- 镜下:ENB似乎布满了小圆细胞[2]。组织学和放射学表现均可引起与其他几种鼻窦肿瘤的混淆[3]。
- 最终确诊可能需要借助电子显微镜和免疫组化[3]。
- "典型"影像学检查可以为病理学家指明正确的路径。遗憾的是,有些肿瘤"不读书",也没能显示出"典型"的发现。
- 最明显的显微硬脑膜侵犯邻近筛板。令人遗憾的是,30%的患者表现为颅内弥漫[2]。
- 光学显微镜下常有以下特征:多个小圆细胞显示小核仁,含有粗颗粒染色质,细胞质稀少,核膜突出,有纤维间隔和假霍默—赖特花环结构。
- 当光学显微镜检查不确定时,电子显微镜可通过显示神经分泌颗粒来确定诊断。

- 目前,ENB 可能处于病理学的"灰色地带",因为有观点认为它们更属于尤因肉瘤而不是嗅神经母细胞瘤[2]。敬请关注;分类依据病理学家的"思想状态"。

分期

- 横断面成像对术前分期是非常有价值的,也是临床预后的重要预测因素[3,7]。
- 局部疾病经治疗后预后良好[3]。
- 用于 ENB 的分期系统包括更典型的 TMN 和较不常见(但可能更有用)的 Kadish 系统[3]。

TNM

- T1:肿瘤累及鼻腔和(或)鼻旁窦,保留筛窦上细胞,不累及蝶窦。
- T2:肿瘤累及鼻腔和(或)鼻旁窦,并延伸至筛板和(或)侵蚀筛板,也累及蝶窦。
- T3:肿瘤累及眼眶和(或)前颅窝。无硬脑膜侵犯。
- T4:肿瘤累及大脑。
- N 和 M 分别表示淋巴结受累和转移(图 28.1a,b 和图 28.2)。

Kadish

- Kadish A:肿瘤局限于鼻腔。
- Kadish B:肿瘤局限于鼻腔和鼻旁窦。
- Kadish C:肿瘤延伸到鼻腔和鼻旁窦之外,还包括眶、颅底、前颅窝或颈淋巴结+远处转移中的一个。
  - —不幸的是,Kadish C 是患者有长期迟发倾向。
  - —根据定义,眶受累的患者分期为 Kadish C(图 28.1 c,d)。

鉴别诊断

1. 嗅沟脑膜瘤(OGM)[20]

- OGM 是一个罕见的实体,也与嗅觉丧失和头痛类似。
- OGM 患者通常在发现前 6~36 个月出现症状,包括额窦炎、偏头痛和神经痛[25]。ENB 患者通常在诊断前几个月出现症状。
- 颅底肿块骨质增生高度提示 OGM。然而,伴有 ENB 的骨质增生却鲜有报道[14]。

- 一个宽大的硬脑膜基底有一个"硬膜尾",包括典型的 OGM 发现。ENB 经常发展为"硬膜尾"(图 28.1d)。
- OGM 的发病年龄为 33~91 岁,平均年龄为 58 岁[23]。ENB 出现在所有年龄组,20 岁和 60 岁为真正的双峰[3]。
- TI 通常是等强度的,但偶尔在 OGM 中对灰质呈弱阳性。
- OGM T2:与灰质比较,T2 在 50% 为等信号,40% 为高信号,10% 为低信号。
- OGM:非典型和恶性亚型有时在 DWI 上表现出高度弥散受限。ENB:适度弥散受限。
- OGM:T1 Gd 习惯性增强。ENB:同样是强烈增强,但通常包含"典型囊肿",显示不稳定的增强。
- 核医学特征:OGM 和 ENB 在骨扫描上均显示摄取。然而,ENB 对 MIBG 的特殊亲和力可能对鉴别诊断有所帮助。
- 参见第 13 章。

2. 内翻性乳头状瘤(IP)[20]

- IP 多见于 40~60 岁的患者[11]。ENB 在 20 岁和 60 岁出现双峰[3]。
- IP 的中心在中道附近。ENB 的中心在筛板附近。
- IP 表现为扩张性、良性骨改变。ENB 有时显示骨质增生,提示生长缓慢[3,14]。
- ENB 通常以"哑铃状"肿块为特征,其"腰部"位于筛板。这不是 IP 的特征。
- 根据肿瘤的分期,ENB 可能表现为骨破坏伴有钙化,有时呈斑点状。这不是 IP 的特征。
- ENB 特别容易累及筛板,但这不是 IP 的特征。
- ENB 在肿瘤/脑边缘的特征性囊性区域可能是病理性的。这不是 IP 的特征。
- ENB 伴发囊肿显示 T2 信号可变增强[2]。这个不是 IP 的特征。
- IP 显示男性偏好,M∶F=10∶1[10]。ENB 没有性别偏好。
- ENB 表现出等强度至稍高强度的 Tl 信号。T2 显示一个中间信号。IP 似乎"没有特征性的 MRI 表现"[11]。
- IP 常表现出其独特的"脑回型"(CCP)增强,尤其是在上颌窦部位。这是一个可靠的,但不是病理特征[24]。CCP 不是 ENB 的特征。
- 核医学特征:骨扫描显示 IP 和 ENB 均为高摄取。然而,ENB 对 MIBG 的特殊亲和力可能对鉴别诊断有所帮助。
- 参见第 14 章。

3.横纹肌肉瘤(RMS)

- RMS多见于15岁以下的儿童,是最常见的儿童软组织肉瘤。ENB在20岁和60岁出现双峰[3]。
- RMS典型的表现为均匀的边界清楚的非钙化软组织肿块,边缘不规则,与肌肉等密度。很少像囊性肿块伴出血灶[8,9]。
- NECT显示与肌肉等密度的肿块。CECT显示肿块对周围肌肉有轻微的高信号[24]。
- RMS典型地侵蚀和破坏邻近骨,但通常不含钙化或引起邻近骨骨质增生[8,9,24]。
- CT和FDG PET/CT在评估转移性疾病中起主要作用。
- MRI是评估颅骨RMS的首选方法。
- TI:与肌肉等信号,但对眼眶脂肪呈低信号。
- T2:对肌肉不均匀高信号,T2高信号多发。
- ENB通常在T1和T2上显示中间信号[2]。
- TI Gd:显示出与ENB一样的强烈的异质性增强[2]。
- DWI:RMS和ENB都显示出明亮的DWI图像和相应的暗ADC图像的弥散受限。
- 核医学特征:RMS和ENB在骨扫描上均显示高摄取。然而,ENB对MIBG的特殊亲和力可能对鉴别诊断有所帮助。
- 参见第49章。

4.鼻旁窦癌

- 鼻旁窦上皮恶性肿瘤是前颅底最常见的恶性肿瘤。
- 年龄:50~70岁。性别:M>F。患病率可能与职业暴露有关。相比之下,ENB发生在所有年龄组,在20岁和60岁出现双峰峰值。
- CT能很好地显示骨受累,包括皮质增厚、硬化、侵蚀、破坏或重塑。
- NECT显示一个实性肿块,伴有骨破坏。CECT显示中度增强。
- 鼻旁窦SCCA显示严重骨破坏。ENB显示软组织肿块,骨生长缓慢,导致鼻腔扩张和重塑,偶尔伴有骨质增生。根据肿瘤的分期,NECT有时会显示骨破坏伴有"斑点状钙化"。
- T1:在评估肿瘤扩展到皮质骨或脂肪骨髓方面表现出色。
- T2:显示中间信号团,有助于从阻塞的鼻窦分泌物中分离肿瘤。
- T1 Gd:显示中度肿瘤增强。
- ADC图显示了将良性炎症性病变与恶性鼻旁窦肿瘤分离的重要前景。

- 短Tau倒置恢复(STIR):用于寻找淋巴结和骨髓水肿。
- ^{18}F FDG PET/CT高敏感性,中等特异性。
- 当鳞状细胞癌起源于鼻窦高位时,通过影像与嗅神经母细胞瘤分离几乎是不可能的。
- 核医学特征:鼻旁窦癌和嗅神经母细胞瘤在骨扫描中都显示高摄取。然而,嗅神经母细胞瘤对间碘苄胍(MIBG)的特殊亲和力可能有助于诊断决策。
- 参见第22章和第26章。

5.韦格纳肉芽肿病(WG)[19]

- WG是一种引起肉芽肿性炎症和坏死的全身性血管炎。大多数患者在没有现代药物治疗的情况下,通常会出现常规的"流鼻涕"症状,并在短短几个月内死亡。
- WG可表现为眼眶内侧肿块,并伴有筛窦旁中央病变。
- 眶内WG通常伴有鼻旁窦受累。眶内嗅神经母细胞瘤通常有一个伴行成分,其瘤中心位于筛板附近。
- T1上显示WG信号明显高于眶脂肪,而嗅神经母细胞瘤表现为等信号。
- T2上显示WG呈低信号(相对于眼眶脂肪),而嗅神经母细胞瘤通常是中等信号。
- T1 Gd上WG呈不均匀强化,多个微小病灶呈低信号。而嗅神经母细胞瘤呈明显均质增强信号[2,3]。
- 嗅神经母细胞瘤在肿瘤/脑边缘显示囊性区域,有助于诊断[2],但也可能是病理性的,不是WG的特点。
- 本组嗅神经母细胞瘤表现为T2低信号和不同程度的强化,不是WG的特征。
- 不像嗅神经母细胞瘤,90%WG患者为白种人。
- WG好发于中年人,但据报道,青年人和老年人也发病。ENB好发于所有年龄组,但在20岁和60岁是高峰发病年龄。

6.后鼻孔息肉(AP)

- AP是一种"哑铃"状肿块,通常被观察到在上颌窦和鼻腔之间分隔。
- 虽然ENB也常常是"哑铃"形的,但它们的"腰"要高得多,靠近筛板,由此延伸到颅腔。
- 后鼻孔息肉是肿块无强化,骨质呈良性改变。相比之下,ENB呈明显增强表现。
- 后鼻孔息肉有时表现为囊性改变。ENB的特点是在其肿瘤/脑边缘附近含有小的囊性区域。
- 大体上,AP是呈亮光的白色息肉样肿块。ENB是一种易碎的多分叶粉灰色/红灰色肿瘤,往往因轻微触碰导致大出血。

深度探索

1. 信息速查

- 嗅神经母细胞瘤占鼻部肿瘤的2%[3]。

2. 历史大事记

- 自从1924年Berger和Luc第一次发现ENB以来,文献中已经记录了大约1000个新病例[6,9]。

3. 遗传学

- 目前,还没有真正的遗传特征被识别出来,以准确地辅助诊断或预测预后。
- 已经发现并正在进行研究的基因改变包括以下几种:
  - ENb与8三体相关[16]。
  - 已报道的染色体异常包括t(11;22)(q24;q12)的累积性易位,这种易位在尤文肉瘤、阿斯金瘤和外周神经上皮瘤中也有报道,提示有一些共同的干细胞起源[17]。
  - 7q11和20q的染色体增加以及2q、5q、6p和18q的染色体缺失。
  - 20Q的异常与其他多种癌症有关,包括乳腺癌、卵巢癌和SCCA。
  - 参与嗅神经细胞分化的HASH1基因可能有助于将ENB与其他具有"小蓝细胞"的低分化肿瘤区分开来[18]。
  - 需要进一步的研究来确定基因组变异在嗅神经母细胞瘤中的作用。

（张强　译）

参考文献

1. Som PM, Lidov M, Brandwein M, et al. Sinonasal Esthesioneuroblastoma with intracranial extension: marginal tumoral cysts as a diagnostic MR finding. AJNR. 1994;15:1259–62.
2. Fischbein NJ, Dillon WP, Barkovich AJ. Teaching atlas of brain imaging. New York: Thieme; 2000. p. 532–4.
3. Lufkin R, Borges A, Villablanca P. Teaching atlas of head and neck imaging. New York: Thieme; 2000. p. 333–6.
4. Morita A, Ebersold MJ, Olsen KD, et al. Esthesioneuroblastoma: prognosis and management. Neurosurgery. 1993;32:706–15.
5. Laforest C, Selva D, Crompton J, et al. Orbital invasion by Esthesioneuroblastoma. Ophthal Plast Reconstr Surg. 2005;21(6):435–40.
6. Broich G, Pagliari A, Ottaviani F. Esthesioneuroblastoma: a general review of the cases published since the discovery of the tumour in 1924. Anticancer Res. 1997;17(4A):2683–706.
7. Zollinger LV, Wigging RH, Cornelius RS, et al. Retropharyngeal lymph node metastasis from Esthesioneuroblastoma: a review of the therapeutic and prognostic implications. AJNR Am J Neuroradiol. 2008;29(8):1561–3.
8. Sasajima T, Kinouchi H, Tomura N, et al. High uptake of ^{123}I-metaiodobenzylguanniding related to olfactory Neuroblastoma revealed by single photon emission CT. AJNR Am J Neuroradiol. 2000;2(4):717–20.
9. Berger L, Luc G, Richard D. L'esthesioneuroepitheliome olfact. Bull Assoc Fr Etud Cancer. 1924;13:410–21.
10. Saha SN, Ghosh A, Sen S, et al. Inverted papilloma: a clinico-pathological dilemma with special reference to recurrence and malignant transformation. Indian J Otolaryngol Head Neck Surg. 2010;62(4):354–9.
11. Yousem DM, Fellows DW, Kennedy DW, et al. Inverted papillomas: evaluation with MR imaging. Radiology. 1992;185(2):501–5.
12. Sorensen PH, Wu JK, Berean KW, et al. Olfactory Neuroblastoma is a peripheral primitive neuroectodermal tumor related to Ewing Sarcoma. Proc Natl Acad Sci U S A. 1996;93(3):1038–43.
13. Miyamoto RC, Gleich LL, Biddinger PW, et al. Esthesioneuroblastoma and sinonasal undifferentiated carcinoma: impact of histological grading and clinical staging on survival and prognosis. Laryngoscope. 2000;110(8):1262–5.
14. Ramanathan M, Germanwala AV. Hyperostotic esthesioneuroblastoma. J Case Rep Med. 2013;2:Article ID 234779. https://doi.org/10.4303/jcrm/235779.
15. Tsikoudas A, Martin-Hirsch DP. Olfactory groove meningiomas. Clin Otolaryngol Allied Sci. 1999;24(6):507–9.
16. VanDevanter DR, George D, McNutt MA, et al. Trisomy 8 in primary esthesioneuroblastoma. Cancer Genet Cytogenet. 1991;57(1):133–6.
17. Whang-Peng J, Freter CE, Knutsen T, et al. Translocation t(11;22) in esthesioneuroblastoma. Cancer Genet Cytoqenet. 1987;l29(1):155–7.
18. Mhawech P, Berczy M, Assaly M, et al. Human achaete-scute homologue (hASH1) mRNA level as a diagnostic marker to distinguish esthesioneuroblastoma from poorly differentiated tumors arising in the sinonasal tract. Am J Clin Pathol. 2004;122(1):100–5.
19. Midyett FA, Mukherji SK. Chapter 48. Wegener's granulomatosis. In: Orbital imaging. Philadelphia: Elsevier; 2014. p. 227–30. ISBN 9780323340373.
20. Midyett FA, Mukherji SK. Chapter 22. Esthesioneuroblastoma. In: Orbital imaging. Philadelphia: Elsevier; 2014. p. 91–8. ISBN 9780323340373.
21. Wafelman AR, Hoefnagel CA, Maes RAA, Beijnen JH. Radioiodinated metaiodobenzylguanidine: a review of its biodistribution and pharmacokinetics, drug interactions, cytotoxicity and dosimetry. Eur J Nucl Med. 1994;21:545–59.
22. Howell MC, Branstetter BF, Snyderman CH. Patterns of regional spread for esthesioneuroblastoma. AJNR. 2011;32:929–33.
23. Nakamura M, Struck M, Roser F, et al. Olfactory groove meningiomas: clinical outcome and recurrence rates after tumor removal through the frontolateral and bifrontal approach. Neurosurgery. 2007;60(5):844–52.
24. Jeon TY, Kim HJ, Chung SK, et al. Sinonasal inverted papilloma: value of convoluted cerebriform pattern on MR imaging. AJNR. 2008;29:1558–60.

第 4 部分

中颅窝

第29章　颈静脉孔副神经节瘤

相关知识点

- 定义：颈静脉孔副神经节瘤(JFP)通常起源于颈静脉球的穹顶的颞骨颈静脉孔,可逐渐发展成典型的高血管性肿瘤。为神经嵴化学感受细胞,能对血压和温度的变化做出反应[2]。
- 典型线索：中年患者出现搏动性耳鸣,主诉听力减退为"家族病史"。患者存在一个锯齿状突起的颈静脉孔肿块,具有明显的流空效应,表现出渗透性骨质破坏的特性
- 同义词：颈静脉球副神经节细胞瘤(GJP)、颈静脉鼓室、血管球瘤、副神经节瘤、化学感受器瘤。
- 头颈部副神经节瘤有5种基本类型。
  - I型：GJP从颈静脉球穹顶起源,完全局限于颈静脉孔。临床上,颈静脉球传递与鼓膜相同的信号。
  - II型：鼓室球起源于鼓室中耳腔鼓室丛。
  - III型：
    ○ 颈静脉鼓室球结合了I型和II型。
    ○ 肿瘤累及两侧颈静脉孔和中耳腔。
    ○ 临床上,颈静脉鼓室球表现为鼓膜后有红色肿块。
  - IV型：迷走神经球。<5%的副神经节细胞瘤起源于迷走神经的结节状神经节。
  - V型：颈动脉体瘤起源于颈动脉分支附近的颈动脉体。
- 颈静脉孔副神经节瘤有两种典型类型,即上文所述的I型和III型。
- 96%的神经嵴细胞为良性,4%为恶性[2]。
- 散发性副神经节细胞瘤,约3%为多中心性。当为家族性时,约25%为多中心性[1]。
- 发病率：F>M=3:1。年龄：通常见于成年人,为40~50岁[13,14]。
- 颈静脉孔副神经节瘤是最常见的颈静脉孔肿瘤,通常为单侧的,但可能是双侧的[14]。

影像

一般影像特征

- 颈静脉孔副神经节瘤边缘不规则[2]。
- >2cm的肿瘤倾向于显示显著的病灶内血流空隙[2]。
- 颈静脉孔和颈静脉棘的边缘为不规则渗透性侵蚀。
- 影像学特征因肿瘤位置的类型而异。

CT特征

- 参见"一般影像特征"。
- 高分辨率CT(HRCT)通常用于显示骨骼结构和肿瘤扩展方式的初始成像[16]。
- 当在非对比体上显示可疑肿块时,HRCT,颞骨增强CT可能发现一个相较于其他良性和恶性颅底肿瘤的强烈增强的副神经节细胞瘤[16]。
- 扩张、侵蚀颈静脉孔及邻近的血管皮质[11]。颈静脉板的侵蚀提示JFP。一种"虫蛀"的骨破坏模式[16]引起不规则渗透性骨破坏[2](图29.1a,b和图29.2b,c)。
- 大型病灶可能表现为广泛的颅底破坏[11]。
- 它们通常表现出强烈的异质性,为分叶状斑点肿块[11](图29.1c,d和图29.2)。
- 颞骨CT可以显示鼓室球包裹但不破坏小骨。当病变小且伴有胆脂瘤时,有助于鉴别诊断[12](图29.2b~e)。

MRI特征

- 参见一般影像特征。
- MRI显示了优越的软组织细节,重要的是能识别颅内肿瘤的扩展[16]。

- T1:具有"盐和胡椒盐"征的中间信号。深色的"胡椒"是由肿瘤实质包围的高速信号丢失流动空隙造成。不常见的"盐"继发于亚急性出血的高信号[2,3,11,12]。
- T2:等信号至轻度高信号[2](图29.2h)。
- T1 Gd:强烈的异质性增强(图29.1c,d和图29.2f,g)。

血管造影特征

- 血管造影术通常有助于确定供养血管和术前栓塞情况[2]。
- 通常从颈外动脉咽升支开始供养。
- 特征性高血管性肿块表现出强烈的长时间肿瘤充盈伴动静脉分流,提示早期静脉引流[3](图29.1e,f)。
- 约5%的血管球瘤分泌去甲肾上腺素,并可能需要α-肾上腺素能阻滞剂来预防高血压血管造影危象的沉淀[12](图29.1e,f)。

核医学特征

- 铟[111] DTPA-D-Phe1-奥曲肽是目前首选的放射性示踪剂,用于评估疑似有多发性副神经节细胞瘤的患者[16]。

临床问题

表现和症状

- 可能导致:搏动性耳鸣、听力减退(传导性或感觉神经性)、眩晕、面部无力/麻痹,声音嘶哑或吞咽困难[3]。
- 可能涉及CN Ⅸ、Ⅹ、Ⅺ和(或)Ⅻ。不常累及CN Ⅶ和Ⅷ。

- 血管球瘤位置类型如下所述。
  - Ⅰ型:颈静脉孔副神经节瘤。
    - 指局限于颈静脉的血管球瘤孔。
    - 起源于颈静脉球穹顶。
    - 肿瘤可向下延伸至颈静脉以及乙状窦或横窦[12]。
  - Ⅱ型:鼓室球副神经节瘤。
    - 起源于中耳腔的鼓膜丛,引起相对早期的症状。
    - 通常被认为是一个小的软组织肿块,在鼓膜凸起。
    - 起源于Jacobson神经,即CN Ⅸ的鼓室分支。
    - 通过高分辨率颞骨CT,显示肿瘤包裹但不侵蚀听小骨[12]。
    - 早期典型表现为明确的软组织肿块,无骨受累[14]。
  - Ⅲ型:颈静脉鼓室球。
    - 为累及颈静脉和中耳腔的血管球瘤。
    - 结合上述类型Ⅰ和Ⅱ。
    - 起源于Arnold神经,是迷走神经(CN Ⅹ)的耳郭(或乳突)分支。
    - 当Ⅰ型JFP从颈静脉球向颅骨延伸至中耳腔时,临床上可以模拟(Ⅱ型)鼓室球。实际上,这个肿瘤为Ⅲ型颈静脉鼓室球。
    - 这对于没有借助影像学检查的临床医生来说是个问题,因其只看到冰山一角(图29.2g)。
    - 典型的中年患者在疾病晚期出现无痛的缓慢增长的肿块[3]。

自然史

- 疾病的自然史因肿瘤位置的类型而异。
- 疾病的结果因肿瘤细胞类型而异,96%为良性,4%为恶性[2]。

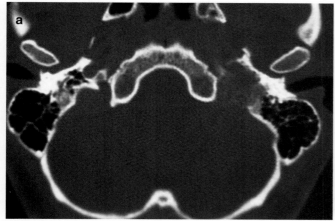
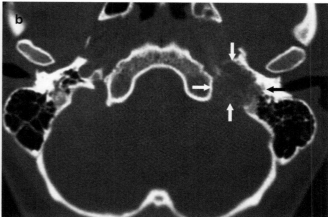

图29.1　轴位(a,b)NECT图像显示左颈静脉孔及其周围结构有不规则的渗透性破坏(b图中箭头所示)。(待续)

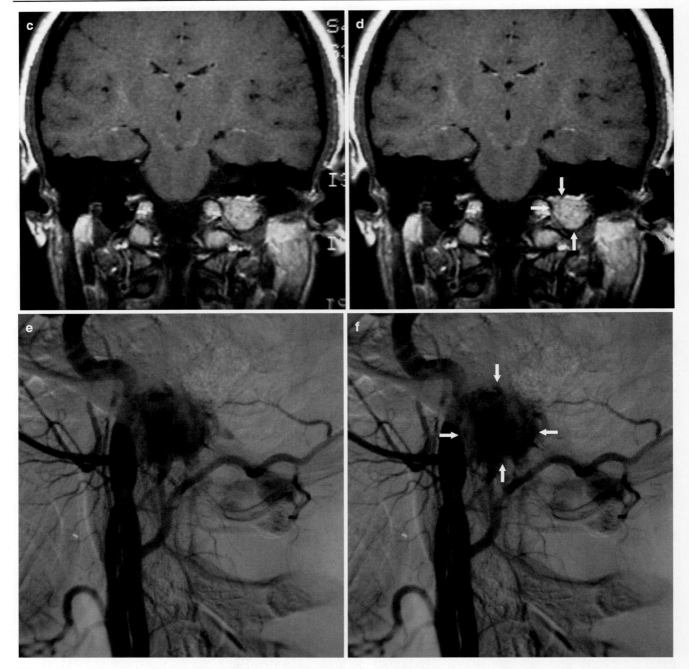

图29.1(续)　冠状位T1 Gd图像显示左颈静脉孔肿块呈明显强化,表现为频发局灶性低信号"流空效应"(d图中箭头所示)。(e,f)左颈总动脉血管造影显示特征性血管增生(f图中箭头所示),伴有与显示的肿瘤相对应的杂乱的肿大,动脉对应于(a,b)渗透性缺陷和(c,d)增强的肿块。

- 治疗方案因肿瘤位置类型、肿瘤细胞类型和疾病分期的表现而异。
- 结果因上述所有因素而异。

流行病学与病理学

- 肉眼:扩张的动脉迂曲缠绕肿块,形成分叶状的红紫色肿瘤,被覆纤维假包膜。
- 镜下:
  - 光学显微镜显示支持细胞和主细胞与纤维肌间质呈现出独特的Zellballen螺纹图案[3]。
  - 电子显微镜显示神经分泌颗粒[3]。
- 侵及鼓室引起搏动性耳鸣[1]。
- JPF可能是多发性和家族性的,很少转移[2]。

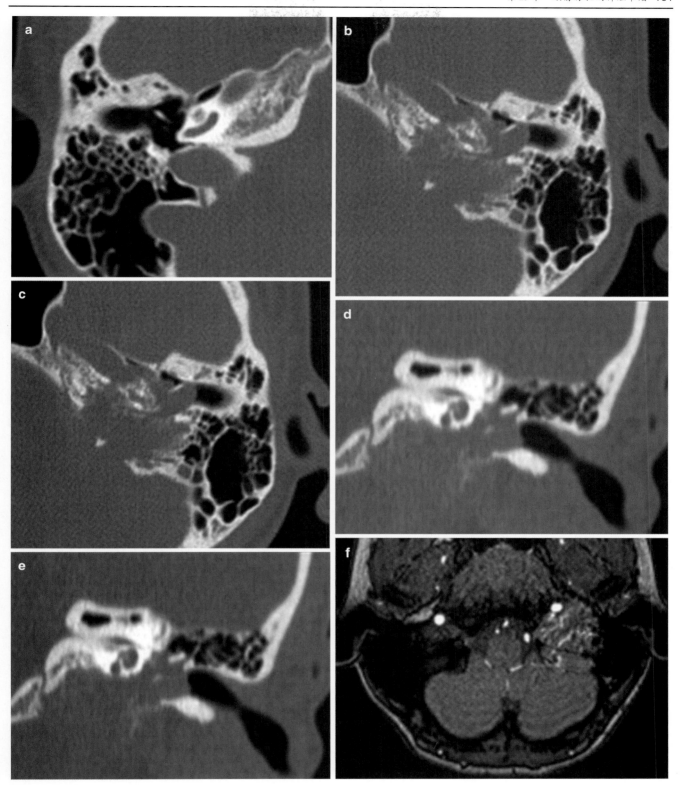

图 29.2 （a）轴位 NECT 图像，正常右侧（用于对比）显示完整的颈静脉孔和小骨（第 2 例患者）。（b，c）轴位左侧 TB 图像显示左颈静脉孔不规则渗透性破坏，肿块向中耳延伸。请注意，软组织被肿块包围但未破坏所示小骨。（d，e）冠状位左侧 TB 图像显示左颈静脉孔不规则渗透性破坏，向中耳延伸。同样注意，软组织被肿块包围但未破坏所示小骨。（f）轴位 T1 Gd 图像显示左侧颈静脉孔大肿块，伴有蠕虫样增强血管聚集。（待续）

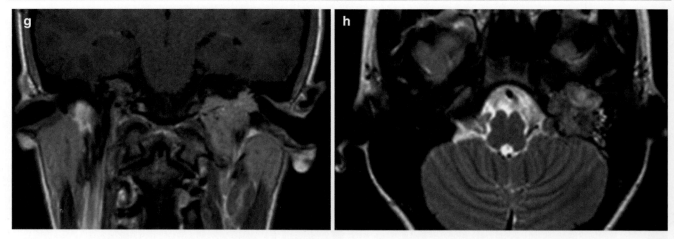

图29.2(续) (g)冠状位T1 Gd图像显示左侧大的颈静脉球瘤,中心位于颈静脉窝,已明显侵入中耳腔并向外耳道(EAC)膨胀。临床医生的耳镜检查作用有限。(h)轴位T2图像显示左颈静脉孔肿块呈不均匀轻度高信号,伴多个"流空效应",对应形成肿瘤的血管团。

- 总体而言,<10%的头颈部副神经节瘤是恶性的,恶性发病率在迷走神经副神经节瘤中最高,颈动脉体瘤较低,颈静脉鼓室肿瘤最低[16]。
- 由于目前尚无公认的关于副神经节瘤的恶性肿瘤的组织病理学标准,因此,诊断仅限于非神经内分泌转移组织[17]。
- ≤5%的恶性副神经节瘤扩散到区域淋巴结或远处转移[13]。

治疗

目前的治疗方案包括观察等待、栓塞、常规手术切除、放射治疗和立体定向放射手术[16]。

手术

- 手术治疗通常是决定性的[3]。
  - 病变大小有着明显的不同:小病变更常用手术治疗。较大的病变可能同时需要手术和放疗治疗。
  - 手术显示术后颅内出血发生率为60%。

放射治疗

- 高龄患者通常接受姑息性放射治疗。
- 不适合手术的肿瘤可采用姑息性辅助治疗[3]。
- 治疗后反应有时表现为病变体积缩小,流空减少和低强化[1]。
- 恶性副神经节瘤可在术前栓塞,以最大限度地保证

手术切除和术后放射治疗的安全[13]。

鉴别诊断

副神经节瘤占颈静脉孔肿瘤的90%[14]。其他10%的颈静脉孔肿块如下所述。

1.颈静脉孔脑膜瘤[2]

- 脑膜瘤可能有骨质增生改变,但这不是JFP的特征。
- 脑膜瘤有广泛的硬脑膜基底,但这不是JFP的特征。
- 当JFP较大时,显示特征性流空,但这不是脑膜瘤的特征[2]。
- 脑膜瘤常出现"硬膜尾"征,但这不是JFP的特征。

2.颈静脉孔神经鞘瘤[2]

- 神经鞘瘤表现为平滑的骨质侵蚀或重塑。副神经节瘤在CT上表现为浸润性破坏。
- 较大的JFP有血管增生伴流空显示"盐和胡椒"的外观,但这不是神经鞘瘤的特征[2]。
- 神经鞘瘤呈哑铃状沿CN IX、X和XII扩展,但这这不是JFP的特征。
- 神经鞘瘤表现为平滑的梭形增强肿块。副神经节瘤表现为分叶状增强肿块。

3.转移

- 高度血管转移有时也可能表现为"盐和胡椒"征。
- 然而,转移通常表现出强于JFP的侵蚀性[2]。

4.颈静脉球变异

- 颈静脉球增大。
  - 正常变体。
  - 颈静脉孔的皮质光滑,未受侵蚀。
- 高位颈静脉孔。
  - 正常变体。
  - 颈静脉孔边缘完整,皮质外观正常。
  - 在高位颈静脉球体瘤信号瞬变。
- 颈静脉球裂开
  - 正常变体。
- 乙状板局部缺损。
- 颈静脉球通过乙状板缺损伸入中耳。

深度探索

1.遗传学

- 副神经节瘤是散发性和家族性的。
- 目前,已确定相关基因突变在*SDHB*、*SDHC*和*SDHD*基因中。多个新发现的基因尚未被确定与遗传性副神经节瘤嗜铬细胞瘤综合征有关。
- 副神经节瘤的发病率在NF1、MEN Ⅱ和VHL等几种综合征中很高。
- 所有头颈部副神经节瘤患者应寻求遗传咨询,因为30%的患者中可有基因突变,但这与"常见"综合征无关[16]。

2.信息速查

- 血管球瘤与甲状腺癌、神经纤维瘤病和多发性内分泌肿瘤综合征相关[13]。
- Arnold神经最早由德国人发现,并以德国解剖学家Friedrich Arnold(1803—1890)的名字命名[15]。
- Arnold神经也被称为Alderman神经,因为人们相信,在狼吞虎咽之后,Alderman会在他们的外耳道里扭动小指,以减轻饭后的获得性腹痛。

3.历史大事记

- 1941年,Gild在芝加哥的美国解剖学家协会首次报道了颈静脉球为"迄今未被认识的人类结构"[4,5]。
- 1945年,Rosenwasser首次确定了Gild的"颈静脉球"和颞骨中的"颈动脉体"肿瘤之间这种关系[4,6]。

- 1953年,Gild发现在连续切片的人类颞骨中,只有沿着Jacobson(舌咽神经鼓室支)和Arnold(迷走神经耳支)神经,才会形成血管球[4,7]。
- 1953年,Semmes开创了治疗副神经节瘤的枕下入路[8]。
- 1969年,House描述了如何在颈静脉球瘤切除术中保存小骨[9]。
- 1977年,Gardner、Cocke、Robertson等人描述了由多学科团队实施的三期侧颅底联合入路[10]。将多学科团队中的佼佼者联系在一起。

(卢醒 译)

参考文献

1. Castillo M. Neuroradiology companion. Philadelphia, PA: J.B. Lippincott; 1995. p. 294.
2. Fischbein NJ, Dillon WP, Barkovich AJ. Teaching atlas of brain imaging. New York: Thieme; 2000. p. 610–2.
3. Rao AB, Koeller KK, Adair CF. From the archives of the AFIP. Paragangliomas of the head and neck: radiologic-pathologic correlation. Armed Forces Institute of Pathology. Radiographics. 1999;19(16):1605–32.
4. Michael LM, Robertson JH. Glomus jugulare tumors: historical overview of the management of this disease. Neurosurg Focus. 2004;17(2):1–5.
5. Gild SR. A hitherto unrecognized structure, the glomus jugularis in man. Anat Rec. 1941;79(Suppl 1):28m (Abstract).
6. Rosenwasser H. Carotid body tumor of the middle ear and mastoid. Arch Otolaryngol. 1945;41:64–8.
7. Gild SR. The glomus jugulare, a nonchromaffin paraganglion, in man. Ann Otol Rhinol Laryngol. 1952;62:1045–71.
8. Semmes RE: Discussion of Alexander E Jr, Beamer PR, Williams JO. Tumor of the glomus jugulare with extension into the middle ear. J Neurosurg. 1951;8:515–23.
9. House W: Discussion in McCabe BF, Rosenwasser H, House W, et al. Management of glomus tumors. Arch Otolaryngol. 1969;89:170–8.
10. Gardner G, Cocke EW, Robertson JT, et al. Combined approach for removal of glomus jugulare tumors. Laryngoscope. 1977;87:665–725.
11. Osborne AG. Diagnostic Neuroradiology. St. Louis: Mosby; 1994. p. 507–9.
12. Grossman RI, Yousem DM. Neuroradiology: the requisites. Philadelphia: Mosby; 1994. p. 345–7.
13. Hansen EK, Roach M. Handbook of evidence-based radiation oncology. 2nd ed. New York: Springer; 2010. p. 191–5.
14. Runge VM. Review of neuroradiology. Philadelphia: WB Saunders Company; 1996. p. 91.
15. Whonamedit. A dictionary of medical eponyms. Subject: Frederich Arnold: www.Whonamedit.com. No update date given. Accessed 08/11/2014.
16. Woolen S, Gemmete JJ. Paragangliomas of the head and neck. Neuroimaging Clin N Am. 2016;26(2):259–78. https://doi.org/10.1016/j.nic.2015.12.005. Epub 2016 Mar 5.
17. Lee JH, Barich F, Karnell LH, et al. National Cancer Data Base report on malignant paragangliomas of the head and neck. Cancer. 2002;94(3):730–7.

第30章　斜坡脊索瘤

相关知识点

- 定义:相对罕见的恶性肿瘤,起源于原始脊索的胚胎残余。在胚胎学上,脊索是最初的轴向骨骼结构,是一种原始细胞系[1,2],颅底和脊柱围绕其发育。
- 典型线索:中线小叶肿瘤伴骨质破坏发生于斜坡或斜坡附近。MRI对邻近椎间盘呈高信号(图30.2b)。
- 同义词:颅内脊索瘤。
- 虽然斜坡脊索瘤是生长缓慢的低度恶性肿瘤,但其在局部具有侵袭性,且反复发作。
- 斜坡脊索瘤罕见,占所有颅内脊索瘤的<0.2%。
- M:F=2:1;白人>非裔美国人。
- 患者主要是成人。30岁以下很少发生。Dahlin在1910年至1971年间在梅奥诊所发现的155例病例中,患者的年龄从8岁到80岁不等[2]。
- 最近对1973年至1995年的400例美国患者的回顾发现,颅骨、脊柱和骶骨部分的脊索瘤分布大致相似,在一定程度上改变了Dahlin早期的小系列病例分布较小的报道[2,3]。
- 颅内脊索瘤最常起源于斜坡-蝶骨-枕骨结合。

影像

一般影像特征

- 分叶状中线肿块,引起明显的骨破坏。
- MRI和CT互补评估。

CT特征

- 见"一般影像特征"。
- 斜坡中线软组织肿块,引起邻近骨破坏[4]。
- 破坏性溶骨性病变,通常伴有低密度软组织肿块。
- CT优先于肿瘤的破坏程度,显示无定形的瘤内钙化。
- 约1/2的患者出现异常骨硬化。
- 静脉注射对比剂,显示轻度至中度不均匀强化。
- 囊性坏死导致不同区域的异质性。
- 软组织肿块内CT低衰减区域,对应于在大体病理检查表面上发现的黏液和凝胶状物质[5]。
- CT对溶骨性颅底受累的描述优于MRI,特别适合于显示颅底孔[6,7]。
- 参见图30.2a。

MRI特征

- MRI是评估斜坡脊索瘤的单一最佳方法[8]。
- T1:相较于髓质,呈不均匀低至等信号。
  —高信号的小病灶与肿瘤内出血或黏液有关。
- T2:椎间盘和脑脊液呈高信号(图30.1a和图30.2b,c)。
  —有时显示低信号纤维隔膜。
- T1 Gd:蜂窝状不均匀强化(图30.1b~d和图30.2e,f)。
- 梯度回波:如果出现出血,有时可以看到""井喷。
- DWI:
  —DWI可有助于鉴别典型脊索瘤和软骨肉瘤。
  —与典型脊索瘤相比,软骨肉瘤与脊索瘤的ADC值更具有统计学意义。
  —统计差异无助于区分更典型的软骨样脊索瘤。
  —T2信号的差异随着时间的推移更加明显。相较于大脑而言,典型脊索瘤最亮(高信号),软骨肉瘤

（不太明亮）和低分化脊索瘤（甚至不那么明亮）对大脑呈等信号。

—参见"一般影像特征"。

其他检查结果

- X线片
  —大多数病变是溶解性的,伴有频繁的瘤内钙化或

者游离的骨碎片。四个常见特征包括:①扩张;②骨质稀疏;③骨小梁形成;④肿瘤内钙化。

—X线片往往低估了肿瘤的大小以及没有鉴别软组织的组成部分和无钙化的肿瘤。

- 放射性核素骨扫描:可能正常或显示"冷损伤"导致摄取减少。

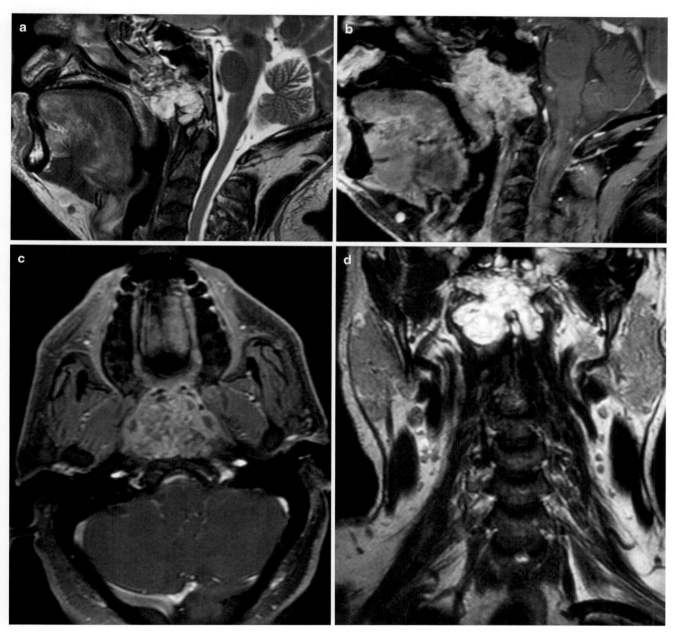

图30.1　(a)矢状位T2图像显示大的异质性肿块,中心位于斜坡前部。肿瘤的某些部分与邻近的CSF一样明亮。肿瘤内血管低信号。与后斜坡和蝶骨平面相比,前斜坡皮质的黑线明显被破坏。(b)矢状位T1 Gd图像显示大的异质性肿块的显著增强,中心同样位于斜坡前部。肿瘤内低信号。前斜坡皮质明显被破坏,侵犯斜坡髓质。(c)轴位T1 Gd图像显示明显增强的前斜坡巨大肿块。肿瘤内血管低信号。前斜坡皮质已因增强的肿瘤而受到破坏。(d)冠状位T2图像显示来自斜坡巨大肿块的明亮不均匀T2信号,显示出典型的多个高信号液体填充病灶的"葡萄"状外观。

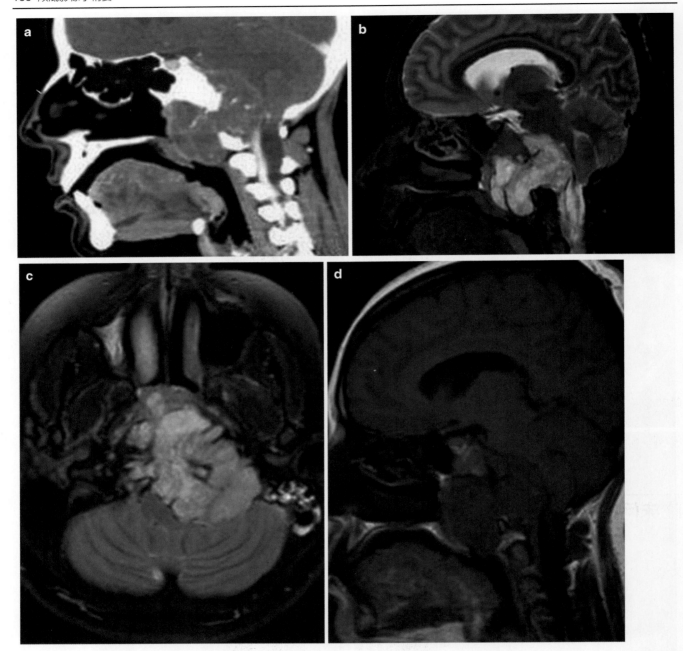

图30.2 （a）矢状位CECT显示了远端斜坡的破坏性损坏，有巨大的软组织肿块向前和向后延伸。软组织肿块内含有无数的经造影剂显像的蛇行血管。肿瘤的中心毗邻斜坡-蝶骨-枕软骨连接处。（b）矢状位T2图像显示巨大的异质性斜坡肿块，向前延伸的程度大于向后。T2信号强度与相邻CSF信号相同，几乎无法区分。很明显，斜坡皮质的前部和后部都被侵袭性肿瘤破坏了。（c）轴位T2图像显示巨大异质性分叶状斜坡肿块向前和向后延伸，移位并压迫包括脑桥和小脑在内的重要结构。左侧乳突气房内的液体可能与咽鼓管受压有关。（d）矢状位T1图像显示巨大异质性肿块占据斜坡，向前延伸的程度大于向后。T1信号强度与邻近肌肉信号相同，几乎无法区分。肿瘤已破坏斜坡的远端、部分颅底，以及C1、C2部分皮质。（待续）

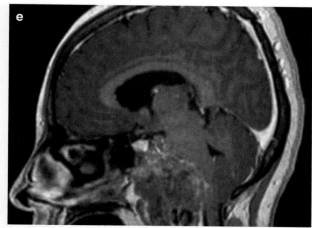
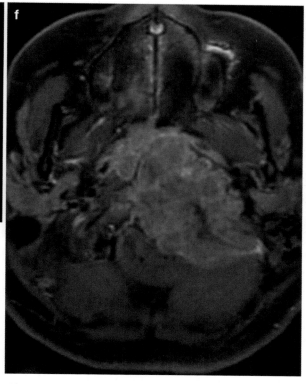

图30.2（续）（e）矢状位T1 Gd图像显示巨大的异质性斜坡肿块。信号不均匀,有造影剂的血管穿过并延伸到肿瘤周围。肿瘤本身与大脑相对等强度。(f)轴位T1 Gd图像显示巨大的异质性肿块占据斜坡,向前和向后延伸,移位并压迫脑桥和小脑。信号不均匀,有造影剂的血管穿过并延伸到肿瘤周围。肿瘤本身与大脑相对等强度。

临床问题

表现

- 最常表现为头痛、复视和脑瘫[10]。头痛可能是枕部或眶后疼痛。
- CN Ⅴ和CN Ⅷ的参与最为频繁。

自然史

- 斜坡脊索瘤病灶生长缓慢。
- 约10%的患者表现为肿瘤远处转移至脑、肺、肝、骨、腹部内脏和淋巴结。

流行病学与病理学

- 病因:起源于原始脊索的残余物[1, 2]。
- 位置:约1/3颅骨、1/3脊柱和1/3骶骨[3]。

- 发病率:脊索瘤是一种罕见的肿瘤,发病率大概为百万分之一(所以,发病率是百万分之一,可以称之为"常见";发病率为两百万分之一,则称为"罕见")。
- 斜坡脊索瘤占所有颅内肿瘤的不到0.2%。
- M > F=2∶1;白人>非裔美国人。
- 主要发生在成人。30岁以下很少发生。在Dahlin研究中,年龄从8岁到80岁不等[2]。
- 组织学变异:典型、软骨样和不分化。
- 典型脊索瘤大小为2~5cm,半透明,灰色,胶状多叶,有纤维隔膜[11](图30.3)。
- 组织学上,它们的圆形细胞核有丰富的空泡细胞质[12]。

治疗与预后

手术和放射治疗

- 目前首选的治疗方法是手术切除联合质子束放射

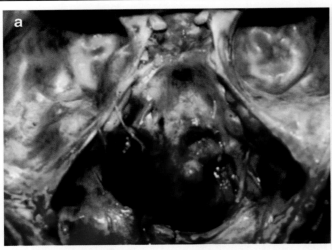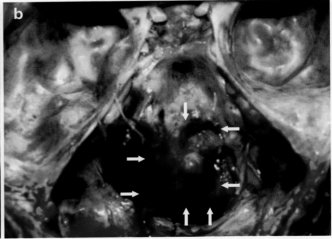

图30.3 （a,b）图片显示了5cm斜坡脊索瘤的灾难性后果（b图中箭头所示）。大体解剖图像显示颅中窝和后窝上方的标本视图。分叶状肿块起源于并累及中、下斜坡，其硬脑膜覆盖物在图像上十分明亮。枕骨大孔几乎被肿瘤完全填满，仅在后方为受压的脑干提供了一个狭窄的新月形通道，该脑干在拍摄这张照片之前已被移除。我们感谢MedPix及其主编James G. Smirniotopoulos医生提供了这张真实生动且富有信息量的照片。

治疗[11,13]。

- 新类型的放射治疗与放射外科也在使用中[13]。
- 复发是常见的，与预后不良有关，包括肿瘤尺寸大、次全切除和显微镜下坏死。
  —经皮射频消融术正用于辅助治疗试验[14]。
- 化学治疗：斜坡脊索瘤对常规化疗不敏感。利用遗传学和分子生物学的靶向治疗在以后的治疗中有帮助[13]。

鉴别诊断

1. 软骨肉瘤

- 斜坡脊索瘤位于更中央，起源于斜坡软骨交界。大多数软骨肉瘤起源于在岩斜裂隙的侧方，在大约1/3的病例中发生重叠[11]。
- 免疫组织化学有助于鉴别脊索瘤、软骨样脊索瘤和软骨肉瘤[11]。
- 参见第46章。

2. 斜坡脑膜瘤

- 斜坡脑膜瘤表现为硬脑膜附着，通常显示为增强的"硬膜尾"征。
- 斜坡脑膜瘤常表现为骨硬化，而脊索瘤表现为溶骨性破坏。
- 斜坡脑膜瘤表现出更均一性的增强[15]。脊索瘤表现

为异质性有蜂窝状图案的增强。

- 脊索瘤在MRI T2上异常高信号，有时显示低信号纤维间隔。脑膜瘤T2表达增高不明显。

3. 浆细胞瘤、淋巴瘤和转移

- 当位于中心位置时，可能与脊索瘤相似。
- 转移的相对骨外脊索瘤成分，通常小于骨外肿瘤成分。

4. 横纹肌肉瘤（RMS）

- 应纳入对儿科患者的诊断。
- 起源于鼻咽部，常表现为颅内外大体积肿瘤伴溶骨破坏[11]。
- 大多数脊索瘤好发于成人，<30岁的患者很少见，而RMS更常见于1~5岁的患者。
- 参见第49章。

5. 颅内脊索瘤（EP）

- 定义：EP曾经是一个不知名的，相对罕见的脊索残余物，曾在2%的尸检中发现，但现在可见于常规横断面成像。
- 典型线索：小而光滑、无强化、无症状的中线后斜坡肿块，伴有限骨性受累，T1低信号T2高信号，偶尔可见根蒂。
- 成像：
  —CT和MRI可以起到互补的评估作用，虽然EP的大小和CT的后颅窝伪影见于MRI而不是CT。

—CT 脑池造影和放大骨窗通常比常规 CT 更有用。

—当 MRI 显示后斜坡肿块需要额外治疗，一个骨柄在薄层 CT 上可以确定诊断结果[16]。

- 临床意义：
  —EP 常发现于常规影像，因为大多数病例无症状。由于较小的体积和温和的生长模式，EP 症状相对少见。
  —当症状偶发时，症状从模糊到严重不等，包括头痛、复视、突发性感音神经性耳聋、偏瘫、部分感觉减退、脑脊液漏、蛛网膜下隙出血和致死性脑桥出血。
- 相比之下：
  —脊索瘤通常是硬膜外的，罕见的硬脊膜内脊索瘤往往被包裹且边界清楚，无骨受累。
  —所有报道的斜坡后硬膜内脊索瘤病例表现为脑干症状或脑神经麻痹。
  —然而，这些病变具有相同的胚胎病因，可能很难与 EP。

深度探索

1. 信息速查

- 罕见：斜坡脊索瘤非常罕见，占颅内肿瘤的不到 0.2%。
- 发病率：发病高峰出现在 50~60 岁，在儿童中也很少见。
- 变型：
  —软骨样脊索瘤见于 1/3 的颅骨脊索瘤，预后比"典型脊索瘤"好[1, 17]。
  —软骨样脊索瘤类似于低度软骨肉瘤，需要免疫组织化学研究鉴别[1, 2]。
- 复发：同时接受放疗和手术的患者，治疗复发率为 5%[18]。

2. 历史大事记

- 脊索瘤的复杂历史可以追溯到 150 多年前。
- 1846 年，德国医生和病理学家 Rudolph Virchow 将病变描述为偶然产生于鞍背生长的小黏液[19,20]。
- 1856 年，德国解剖学家 Hubert von Luschka 描述了另一种"果冻样"的斜坡脊索瘤[21]。

- 在 1857 年，Virchow 首先全面描述该实体的组织病理学[20]。
- 1858 年，Müller 提出这些肿瘤起源于脊索肿瘤[22]。
- 1864 年，Krebs 发表了第一份病例报告，证实其观点的临床重要性。
- 1894 年，Ribbert 首次创造了"脊索瘤"这个名称。
- 1973 年，Dahlin 发表了他对 155 篇具有里程碑意义的病例回顾，1920 年至 1971 年，他们在梅奥诊所发现像软骨肉瘤的颅内脊索瘤实际上为"软骨样"软骨瘤[1]。这是一个矛盾的结论，因为肿瘤看起来严重，但效果良好。我们还需要在医学中寻找更多这样的矛盾结论。

3. 遗传学

- 大多数脊索瘤患者没有阳性家族史。
- 然而，家庭内部的各种病例都表明有某种遗传倾向。
- 脊索瘤目前与 *TBXT* 基因的变化有关，该基因为制造一种叫作短纤维蛋白的蛋白质提供了指令。
- 短纤维蛋白是 T 盒蛋白家族的一员，在脊索发育中起着关键作用。
- 脊索通常在出生前消失，但在一小部分个体中，它会持续存在，并引起一系列与脊索残余物相关的异常。
- 在少数病例中发现了 *TBXT* 基因的复制，见于脊索瘤风险增加的家族以及那些没有家族遗传倾向的病例。
- 而且，有些脊索瘤患者的 *TBXT* 基因没有变化，表明了另一个未命名且尚未被发现的致病基因的存在[23]。

（卢　醒　译）

参考文献

1. Heffelfinger MJ, Dahlin DC, MacCarty CS, Beabout JW. Chordomas and cartilaginous tumors at the skull base. Cancer. 1973;32:410–20.
2. Dahlin DC, Beabout JW. Dedifferentiation of low-grade chondro-sarcomas. Cancer. 1971;28:461–6.
3. McMaster ML, Goldstein AM, Bromley CM, Ishibe N, Parry DM. Chordoma: incidence and survival patterns in the United States, 1973–1995. Cancer Causes Control. 2001;12:1–11.
4. Meyer JE, Oot RF, Lindfors KK. CT appearance of clival chordo-mas. J Comput Assist Tomogr. 1986;10(1):34–8.
5. Moore KA, Bohnstedt BN, Shah SU, Abdulkader MM, Bonnin JM, Ackerman LL, et al. Intracranial chordoma presenting as acute hemorrhage in a child: case report and literature review. Surg Neurol Int. 2015;6:63.
6. Fenerty KE, Patronas NJ, Heery CR, Gulley JL, Folio LR. Resources required for semi-automatic volumetric measurements in metastatic

chordoma: is potentially improved tumor burden assessment worth the time burden? J Digit Imaging. 2015;29(3):357–64.

7. Müller U, Kubik-Huch RA, Ares C, Hug EB, Löw R, Valavanis A, et al. Is there a role for conventional MRI and MR diffusion-weighted imaging for distinction of skull base chordoma and chondrosarcoma? Acta Radiol. 2015;57(2):225–32.

8. Larson TC, Houser W, Laws ER. Imaging of cranial chordomas. Mayo Clin Proc. 1987;62:886–93.

9. Yeom KW, Lober RM, Mobley BC, et al. Diffusion-weighted MRI: distinction of skull base chordoma from chondrosarcoma. AJNR Am J Neuroradiol. 2013;34(5):1056–61.

10. Mizerny BR, Kost KM. Chordoma of the cranial base: the McGill experience. J Otolaryngol. 1995;24:14–9.

11. Weber AL, Liebsch NJ, Sanchez R, Sweriduk ST. Chordomas of the skull base. Radiologic and clinical evaluation. Neuroimaging Clin N Am. 1994;4(3):515–27.

12. Chugh R, Tawbi H, Lucas DR, Biermann JS, Schuetze SM, Baker LH. Chordoma: the nonsarcoma primary bone tumor. Oncologist. 2007;12(11):1344–50.

13. Walcott BP, Nahed BV, Mohyeldin A, Coumans JV, Kahle KT, Ferreira MJ. Chordoma: current concepts, management, and future directions. Lancet Oncol. 2012;13(2):e69–76.

14. Neeman Z, Patti JW, Wood BJ. Percutaneous radiofrequency ablation of chordoma. AJR Am J Roentgenol. 2002;179(5):1330–2.

15. Doucet V, Peretti-Viton P, Figarella-Branger D, Manera L, Salamon G. MRI of intracranial chordomas: extent of tumour and contrast enhancement—criteria for differential diagnosis. Neuroradiology. 1997;39:571–6.

16. Alkan O, Yildirim T, Kizilkilc O, et al. A case of ecchordosis physaliphora presenting with an intratumoral hemorrhage. Turk Neurosurg. 2009;19(3):293–6.

17. Clark WC, Robertson JH, Lara R. Chondroid chordoma. J Neurosurg. 1982;57:842–5.

18. Fischbein NJ, Kaplan MJ, Holliday RA, Dillon WP. Recurrence of clival chordoma along the surgical pathway. AJNR. 2000;21:578–83.

19. Virchow R. Untersuchungen uber die Entwickelug des Schadelgrundes. Berlin: G. Reimer; 1857.

20. Sahyouni R, Goshtasbi K, Mahmoodi A, Chen JW. A historical recount of chordoma. Historical vignette. J Neurosurg Spine. 2018;28:422–8.

21. Luschka H. Ueber gallertartige Auswuchse am Clivus Blumenbachii. Virchows Arch. 1857;11:8–11.

22. Muller H. Ueber das Verkommen von Resten der Chorda dorsalis bei Menschen nach der Geburt, und uber ihr Verhaltnis zu den Gallertgeschwulsten der Clivus. Z Rat Med. 1858;2:202–29.

23. Yang XR, Ng D, Alcorta DA, et al. T (Brachyury) gene duplication confers major susceptibility to family chordoma. Nat Genet. 2009;41(11):1176–8.

第31章 淋巴管畸形

相关知识点

- 定义：淋巴管畸形(LM)是罕见的非恶性海绵状肿块，内有充满液体的通道或间隙，由淋巴系统无法与静脉系统正常连接引起。
- 典型线索：多囊性肿块伴积液延伸于到多个相邻的空间。
- 同义词：水囊状淋巴管瘤、囊性淋巴管瘤、血管淋巴畸形。
- 淋巴管畸形除了颅内随处可见，最常见于头颈。
- 由海绵状淋巴腔和上皮层组成。

成像

一般影像特征

- 淋巴管畸形可能是单叶的或多叶的。

CT特征

- 参见"一般影像特征"。
- 边界不清、低密度、无强化的囊性肿块。
- 大多数都是同质的，但有些由于血液、脂肪或蛋白质液体而出现异质性。
- CT有时显示内隔膜。
- 相邻结构的位移和压缩，随病变的大小而变化（图31.1a,b。本病例可见病变附近的鼻咽部和面部有明显压迫和位移）。

MRI特征

- 参见"一般影像特征"。
- MRI是血管异常的首要鉴别方法[3]。
- T1：通常信号较低，但与蛋白质含量成正比，即蛋白质含量越高，信号越亮
- 液-液平面非常明显（图31.1a,d）
- T2：像淋巴管畸形这种慢速血管畸形通常具有T2高信号（而高流量病变包含无效信号[3]）。
- T1 Gd：偶尔发现微弱的边缘增强（图31.1）。

超声特征

- 淋巴管畸形常在产前超声检查中被发现。

临床问题

表现

- 症状源于邻近血管的压迫或阻塞。
- 淋巴管畸形通常随着患者的成长而扩大生长，但有时会自行消退。
- 淋巴管畸形迅速扩张主要是由创伤、出血或感染引起。

自然史

- 活产婴儿中，患病率约为1/4000。
- 无性别流行：M=F。
- 50%在出生时出现，90%在两岁时出现[4]。
- 15%的患者表现为自行消退。

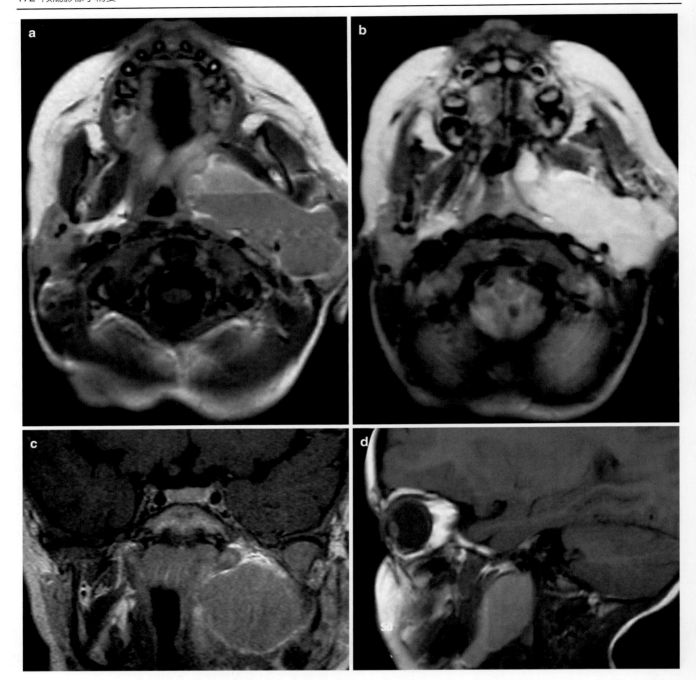

图31.1 （a）轴位T1 Gd图像显示巨大的异质性香肠状囊性肿块位于左侧中颅窝尾部。肿物边缘增强。在低衰减液体上分层，存在衰减较高的液–液平面。肿块向内侧延伸，使鼻咽部空气阴影移位，向外侧延伸，使左耳变形，导致左侧面部变形。它向前延伸至左下颌角，向后延伸至左颈内动脉。（b）轴位T2图像显示图像（a）中的大囊性肿块呈明亮的T2信号。在该序列中，液–液平面不太明显。（c）冠状位T1 Gd图像显示左侧颞下大肿块，周围增强。肿块内部的液体信号轻度不均匀，信号略高于脑组织。肿块横向延伸至下颌骨，向内侧移位鼻咽，向上延伸至颞叶皮质的几毫米范围内（注：这不是一个用来观察液–液平面的切面）。（d）矢状位T1图像显示巨大的异质性香肠状囊性肿块位于左侧中颅窝尾部。再次显示了液–液平面，高衰减液体层位于前方。

流行病学与病理学[5]

- 术语：术语"淋巴管畸形"更常用，因为大多数是海绵状的聚集物，包含淋巴而不是完全囊性结构，正如水囊状淋巴管这个词所描述的一样。

- 病因学：被认为是由淋巴系统病变，与颈部静脉系统联结失败所致。

- 外观:经常在胎儿超声波检查中发现。如果在出生时不明显,这些畸形通常在两岁时出现。
- 位置:大多数典型位置是在颈部后三角和腋窝,但约10%的病变可隐匿于胸部。
- 肉眼:
  - 淋巴管畸形为柔软、光滑、明亮、灰色、无包膜,富含淋巴液的囊性肿物。
  - 它们是内皮层的海绵状淋巴腔。
  - 淋巴管畸形可能与其他类型血管异常的肿瘤混合,包括毛细血管或静脉畸形。

治疗与预后

手术[8]

- 如有可能,首选手术切除。
- 多叶化和与主要血管相关,神经结构是复杂因素。
- 局部复发率高与不完全切除相关。

放射治疗与化学烧灼

- 放射治疗和化学烧灼对于淋巴管瘤不如对血管瘤那么有效。
- 硬化剂:在更复杂的情况下,硬化剂可以考虑替代使用。
- 射频消融术:当病变仅为浅表时,可考虑射频消融术。

鉴别诊断

1.皮样囊肿

- 皮样囊肿由生殖细胞发育而成,为表皮样囊肿和畸胎瘤之间的肿瘤。
- CT显示边界清楚的包裹性脂肪团,放射强度很低。
- 常见成分包括头发、血液、脂肪、骨、指甲、牙齿、眼睛、软骨、皮脂和甲状腺组织。
- 首选的成像方式是钆增强MRI与脂肪饱和技术。
- MRI显示边界清楚的包裹性肿块,呈高T1信号。LM无包膜。

- MRI显示皮样厚的低信号壁覆盖肿块。但这不是LM的特征。
- T1是典型的高信号(由于胆固醇成分)。
- T1 Gd:皮样囊肿通常表现为边缘变薄,这一发现偶尔在LM中观察到。
- T2信号从低信号到高信号不等。
- T2有时显示脂肪–液体平面显示的化学位移伪影。
- 皮样囊肿壁内衬角化鳞状上皮细胞。
- 皮样囊肿破裂有时会引发严重的炎症反应[7]。

2.表皮样囊肿

- 表皮样囊肿占所有颅内肿瘤的<2%。
- 表皮样囊肿最常见于CPA,占CPA肿瘤的5%。
- CT特征:
  - 通常为无强化低密度肿块。
  - 25%表现为斑片状周边钙化。
  - 在大多数情况下,衰减类似于CSF。
- MRI显示类似CSF的信号,显示"混浊的CSF"与特征性的弥散受限,通过潜入脑池的凹处,灯泡亮DWI和暗ADC图影射。
- 参见第9章。

3.基底部脑膨出

- 包括经筛窦、蝶筛窦、经蝶窦、额蝶窦变种。
- 重要结构,如下垂体、下丘脑、视神经、视交叉和前三脑室,通常涉及经蝶窦脑膨出[6]。
- 参见第17章。

4.第二鳃裂囊肿

- 无强化,界限清楚的卵形单囊性肿物,下颌角邻近胸锁乳突肌的前缘。
- 位于颌下腺后部和外侧颈动脉间隙。
- 感染后囊壁增厚,周围的软组织随时间推移而强化。
- T1:信号与蛋白质含量成正比,即蛋白质含量越高,信号越亮。
- T2:高信号。
- T1 Gd:除非感染,否则常规显示没有增强。

5.甲状舌管囊肿

- 中线卵圆形单囊性肿块,位于舌骨。
- 被邻近的舌骨下肌肉环绕。

深度探索

1.信息速查

- 影像学检查结果支持3种亚型。
  - 大囊型:囊肿>2cm。
  - 微囊型:囊肿<2cm(或无明显囊肿)。
  - 混合型:大囊型和微囊型的混合型。大多数淋巴管畸形是混合型的。

2.历史大事记

- 1828年Redenbacher首次描述了淋巴管瘤。但这位不是一个世纪后人们更加熟悉的Orville Redenbacher。
- 1843年,Wernher提出了第一例水囊状淋巴管瘤病例报道,结合希腊语"hygroma"表示流体和"oma"表示肿瘤。
- 1965年Bill和Summer提出水囊状淋巴管瘤和淋巴管瘤是单发的变异。
- 1909年Sabin提出淋巴管来源于出芽的内皮细胞原始静脉。

3.遗传学与环境

- 可能是散发性或综合性。
- 特纳综合征和唐氏综合征是最常见的相关疾病。
- 非整倍体是指细胞中存在异常数量的染色体;人类的正常值是46。非整倍体不包括一个或多个基因的差异染色体组;即所谓的真倍体[2]。

- 非整倍体关联疾病包括特纳综合征和唐氏综合征,13、18三体和三倍体[1]。
- 非整倍体相关性包括以下综合征:阿佩尔综合征、阿姆斯特丹型侏儒征、胎儿酒精综合征、努南综合征、Fryns综合征、Pena-Shokeir综合征和致命的多发性翼状胬肉综合征[1]。

(卢醒 译)

参考文献

1. Entezami M, Albig M, Knoll U, et al. Ultrasound diagnosis of fetal anomalies. New York: Thieme; 2003. ISBN: 1588902129.
2. Griffiths AJF, Miller JH, Suzuki DT. An introduction to genetic analysis. 7th ed. New York: W.H. Freeman & Company; 2000.
3. Hyodoh H, Hori M, Akiba H, Tamakawa M, Hyodoh K, Hareyama M. Peripheral vascular malformations: imaging, treatment approaches, and therapeutic issues. Radiographics. 2005;25(Suppl 1):S159–71.
4. Giguère CM, Bauman NM, Smith RJ. New treatment options for lymphangioma in infants and children. Ann Otol Rhinol Laryngol. 2002;111(12 Pt 1):1066–75.
5. Sabin FR. The lymphatic system in human embryos, with a consideration of the morphology of the system as a whole. Am J Anat. 1909;9:43–91.
6. Martinez-Lage JF, Poza M, Sola J, et al. The child with a cephalocele: etiology, neuroimaging, and outcome. Childs Nerv Syst. 1996;12:540–50.
7. Midyett FA, Mukherji SK. Orbital imaging. Amsterdam: Saunders/Elsevier; 2015. p. 54–6. ISBN: 978-0-323-34037-3
8. Sindou M. Practical handbook of neurosurgery: from leading neurosurgeons, vol. 1. Wien: Springer; 2009. p. 301.

第32章 变应性真菌性鼻窦炎

相关知识点

- 定义:变应性真菌性鼻窦炎(AFS)是一种近年来发现的疾病,为鼻窦炎的独特形式,易误诊。虽然可以治愈,但医生必须了解其诊断和治疗方法[1]。
- 典型线索:美国西南部的年轻且免疫力良好的患者表现为难治性慢性鼻窦炎。在T2 MRI上呈低衰减,对应典型的特征性窦性高密度,以及特征性的丝状物模式。
- 同义词:变应性真菌性鼻窦炎(AFRS)。
- CT上的高密度分泌物主要由3种因素引起:
  —浓缩分泌物;
  —真菌性鼻窦炎;
  —出血。
- 窦内出血通常与近期外伤有关,所以在没有外伤的情况下,必须考虑变应性真菌性鼻窦炎。
- 高密度鼻窦是一个重要的发现,可能是确诊真菌性鼻窦炎的唯一线索。
- 长期慢性鼻窦炎伴细菌感染,有时可见高密度,特别常见于囊性纤维化患者。
- 变应性真菌性鼻窦炎是一种独特的病理类型,与变应性真菌黏蛋白相关,一种厚的、顽固的嗜酸性分泌物,有独特的组织学特征。
- 变应性真菌性鼻窦炎多见于20~30岁的男性[10]。
- 变应性真菌性鼻窦炎作为最常见的真菌性鼻窦炎,临床上对其的诊断仍然不足,因为它没有被完全认识并被视为一个独特的临床病种[10]。
- 由于鼻息肉病在这些患者中的发生率高达100%[3],因此,不可仅诊断鼻息肉病而忽略了伴随的变应性真菌性鼻窦炎。

影像

一般影像特征

- 对于本病的诊断,CT和MRI的检查结果具有显著的特异性[2]。
- 当CT上高密度鼻窦对应MRI低信号时,应怀疑鼻窦内有顺磁性物质的浓缩堆积和(或)真菌性鼻窦炎。

CT特征

- 参见"一般影像特征"。
- NECT:大多数鼻窦显示接近完全的混浊,其中央有高密度物质,周围为低密度黏膜的边缘。该高密度中心性混浊是典型的匍行性模式[9]。
- 窦扩张是典型变现,25%表现为糜烂,还有一些延伸至周围结构。
- 见图32.1a,c。

MRI特征

- 参见"一般影像特征"。
- T1:可变,但低强度是最常见的。T1级是评估骨皮质黑信号空洞的中断或颅底高信号脂肪骨髓的低信号侵袭的最佳方法。然而在鼻窦周围,由于一些骨皮质骨质太薄,不能进行充分的MRI评估[12,13]。
- T2:低信号或信号空洞继发于高浓度金属、高蛋白和黏蛋白中的低游离水。真菌有机体浓缩各种金属,包括铁、镁和锰。
- 潜在的陷阱:只关注MRI是一种潜在的陷阱,异常低信号鼻窦可能类似于正常含气窦(图32.1 b和图32.2 a)。

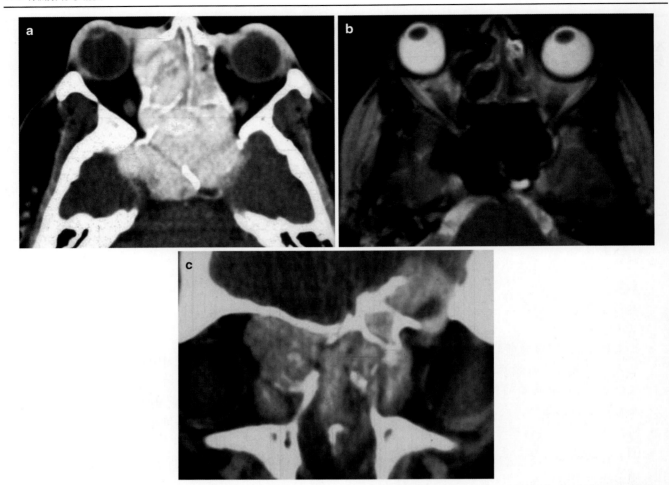

图 32.1 (a)轴位 NECT 软组织窗显示窦内弥漫性衰减增加。即使没有骨窗,这也是显而易见的,该病变已突破骨边界并延伸至颅中窝和眼眶。虽然肿瘤的诊断已被考虑在内,但进一步分析提示了确切的诊断。注意肿块通过筛骨眶板侵犯右眼眶,表现为眼球突出。(b)轴位 T2 图像显示弥漫性低衰减形成的巨大"黑洞",其中心位于蝶窦和右筛窦。虽然这可能具有病理学上的诊断特性,但与 CT 上显示的病变相比,MRI 有时会大大低估疾病的表现。(c)冠状位 NECT 软组织窗显示弥漫性窦内衰减增加。即使没有骨窗,很明显这个病灶已经侵蚀和破坏了骨性边界,延伸至左前颅窝和两侧眶内,形成了眶内肿块,衰减不均匀且增强。

- T1 Gd:炎症黏膜增强(通常对应于 CT 上所见的低密度边缘)。然而,大部分鼻窦内容物没有增强。

临床问题

表现

- 大多数患者表现为慢性头痛、变应性鼻炎、鼻气道阻塞、慢性鼻窦炎,通常接受过鼻窦手术。
- 疼痛是一种不常见的症状。
- 通常对抗组胺药、鼻内类固醇甚至免疫疗法无反应。
- 大多数患者都是具有免疫能力的患有鼻息肉的年

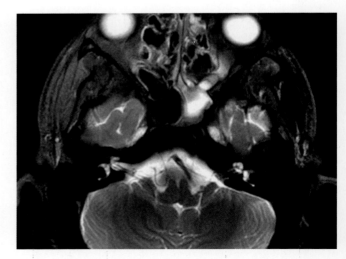

图 32.2 轴位 T2 图像(不同患者)显示蝶窦和筛窦内低衰减。这种情况鼻窦含有空气和液体相似。当 MRI 作为唯一的影像学研究时,变应性真菌性鼻窦炎往往被忽视。

轻人。

- 变应性真菌性鼻窦炎更喜欢温暖的环境,包括密西西比河流域以及美国东南部和西南部。
- 有观点认为美国西南部是这种疾病的"潜在危险区域",尤其是当致病的微生物是穗状离蠕孢时[3]。
- 免疫状态:变应性真菌性鼻窦炎患者通常免疫功能正常,而侵袭性真菌性鼻窦炎患者通常免疫功能低下。

自然史

- 变应性真菌性鼻窦炎是最常见的真菌性鼻窦炎[10]。
- 患者主要表现为鼻窦疾病,以应对细菌性鼻窦炎的常规外科和临床方法进行治疗,效果不佳[7]。
- 准确诊断很重要,因为治疗方式不同于其他类型的真菌性鼻窦炎[10]。
- 变应性真菌性鼻窦炎占所有需要手术干预的慢性鼻窦炎的6%~8%[9]。

流行病学与病理学

- 变应性真菌性鼻窦炎是一种免疫调节疾病[1]。
- 黏膜炎症显示淋巴细胞、嗜酸性粒细胞增多
- 来自儿童和成人的培养物主要表现为离蠕孢属以及弯孢属。
- 然而,成人感染曲霉属的发病率较儿童更高[5]。
- 手术中发现的黏膜外过敏性黏蛋白是一种典型的"花生黄油"材料。其为棕色或带绿色,并带有干酪的稠度[10]。
- 除了在受累窦中发现真菌成分和过敏性黏蛋白,其他重要发现包括 Charcot-Leyden 晶体、Ⅰ 型超敏反应,CT 显示不均匀、不透明的窦扩张和骨侵蚀[8]。

治疗与预后

- 激进的传统手术已经发展到几乎完全采用保守但彻底的内镜下组织保留技术[1,12,13]。
- 鼻窦手术后应进行过敏原免疫治疗,全身和局部使用皮质类固醇,抗组胺药和抗白三烯[4]。

鉴别诊断

1. 急性侵袭性真菌性鼻窦炎

- 患者习惯性出现急性发热、咳嗽、鼻塞、黏膜溃疡、鼻出血和头痛。
- 通常见于免疫功能低下的个体。
- 相关疾病包括糖尿病、恶性肿瘤、中性粒细胞减少和严重营养不良。
- 参见第45章。

2. 急性暴发性真菌性鼻窦炎

- 真菌菌丝侵入黏膜、黏膜下层或血管。
- 黏液菌属和种烟曲霉占主导地位。
- 需要彻底清创、抗真菌治疗,以及对潜在病因进行处理。

3. 肉芽肿性侵袭性真菌性鼻窦炎

- 又称惰性真菌性鼻窦炎。
- 罕见疾病,主要见于非洲和东南亚国家,美国很少见。
- 以局部组织大量真菌生长侵袭为特征。
- 烟曲霉是最常见的分离物。
- 涉及免疫能力强的个体。
- 组织学显示非干酪样肉芽肿中的血浆和巨细胞。
- 清创术后需要抗真菌治疗。

4. 慢性侵袭性真菌性鼻窦炎

- 以病程长为特点。
- 通常与眶尖综合征相关。
- 黄曲霉是最常见的分离物。
- 通常涉及免疫功能低下的个体。
- 需要类似于急性侵袭性鼻窦炎的治疗。

5. 非侵袭性真菌性鼻窦炎

- 表现为对既往医学治疗以及外科治疗无效的慢性鼻窦炎。

6. 鼻窦息肉病伴真菌定植

- 弥漫性鼻窦息肉病伴真菌定植,类似变应性真菌性鼻窦炎。
- CT 显示受累窦完全混浊,鼻窦壁增厚。
- 窦内区域的高衰减类似于变应性真菌性鼻窦炎。

- 由于息肉病起因,如果没有过敏性黏蛋白提供正确的诊断,大多数病例可由内镜诊断。

7. 鼻旁窦癌

- 鳞状细胞癌是最常见的恶性鼻窦肿瘤(80%),其次为腺癌[12]。
- 广泛且生长缓慢的鼻旁窦癌,一开始可能会导致诊断困难。
- T2通常显示中间信号肿瘤。这与变应性真菌性鼻窦炎的次衰减导致出现一个典型的黑洞形成鲜明对比。
- 参见第22章。

- 1994年,Bent和Kuhn重新定义了诊断标准,即为目前最常用的标准[1]。
- 1997年,deShazo提出了五项诊断标准,包括鼻窦炎,过敏性黏蛋白,真菌染色/培养阳性,无真菌侵袭以及无促成因素(如糖尿病、免疫缺陷)。
- 1998年,Mukherji等人提请注意大型多机构医院的CT表现。他们指出的这一点没有得到应有的重视,但不常见的肿物确实是引起真菌感染鼻窦炎的最常见原因。

(卢醒 译)

深度探索

1. 遗传学与环境

- 变应性真菌性鼻窦炎(AFS)和肥厚性鼻窦疾病(HSD)患者HLA-DQB1*03作为疾病的危险因素[11]。

2. 高级AFS中常见的传播模式:

- 眶内延伸穿过筛骨眶板(见图32.1a,c)。
- 颅内侵袭是通过蝶窦、蝶板、蝶窦后壁、额窦侵袭来实现的[10]。

3. 历史大事记

- 1976年,Safirstein首次报道AFS是一种独特的临床疾病[6]。
- 1991年,Allphin描述了AFS与其他形式的真菌性鼻窦炎的鉴别特征。
- 1993,Loury和Schaefer提出的诊断标准,包括嗜酸性粒细胞增多、真菌抗原抗体、鼻腔感染黏膜水肿或息肉病、特征性CT或MRI检查。
- 1994年,Cody简化了诊断标准。

参考文献

1. Glass D, Amedee RG. Allergic fungal rhinosinusitis: a review. Ochsner J. 2011;11(3):271–5.
2. Zinreich SJ, Kennedy DW, Malat J, Curtin HD, Epstein JI, Huff LC, Kumar AJ, Johns ME, Rosenbaum AE. Fungal sinusitis: diagnosis with CT and MR imaging. Radiology. 1988;169(2):439–44.
3. Schubert MS, Goetz DW. Evaluation and treatment of allergic fungal sinusitis. I. Demographics and diagnosis. J Allergy Clin Immunol. 1998;102(3):387–94.
4. Schubert MS. Allergic fungal sinusitis: pathogenesis and management strategies. Drugs. 2004;64(4):363–74.
5. McClay JE, Marple B, Kapadia L, et al. Clinical presentation of allergic fungal sinusitis in children. Laryngoscope. 2002;112(3):565–9.
6. Safirstein B. Allergic bronchopulmonary aspergillosis with obstruction of the upper respiratory tract. Chest. 1976;70:788–90.
7. Kuhn FA, Javer AR. Allergic fungal rhinosinusitis: perioperative management, prevention of recurrence, and role of steroids and antifungal agents. Otolaryngol Clin N Am. 2000;33(2):419–33.
8. Saravanan K, Panda NK, Chakrabarti A, et al. Allergic fungal rhinosinusitis: an attempt to resolve the diagnostic dilemma. Arch Otolaryngol Head Neck Surg. 2006;132(2):173–8.
9. Bent JP, Kuhn FA. Diagnosis of allergic fungal sinusitis. Otolaryngol Head Neck Surg. 1994;111(5):580–8.
10. Mukherji SK, Figueroa RE, Ginsberg LE, et al. Allergic fungal sinusitis: CT findings. Radiology. 1998;207(2):417–22.
11. Schubert MS, Hutcheson PS, Graff RJ, et al. HLA-DQB1 *03 in allergic fungal sinusitis and other chronic hypertrophic rhinosinusitis disorders. J Allergy Clin Immunol. 2004;114(6):1376–83.
12. Eggesbo HB. Imaging of sinonasal tumors. Cancer Imaging. 2013;12:136–52.
13. Casselman JW. The skull base: tumoral lesions. Eur Radiol. 2005;15:534–42.

第33章　基底脑膨出

相关知识点

- 定义：维持蛛网膜下腔连接的脑膜和(或)脑的颅外疝。
- 术语："脑膨出"一词涵盖了由胎儿发育期间神经管闭合不全导致的颅骨骨缺损，从而引起的大脑和脑膜的典型囊状突起。
- 失去颅内连接的脑膨出为鼻胶质瘤(参见第20章)。
- 同义词：颅裂(拉丁语)、脑膜膨出、脑膜脑膨出、经蝶窦脑膨出[3]。
- 典型线索：经评估，患者有明确的鼻漏和鼻咽肿物病史。眼科医生表示患者有视神经异常、宽位眼和牵牛花综合征。影像学显示有不寻常的颅底肿物，CT显示骨改变，MRI显示脑脊液信号。
- 病因：脑膨出可能是先天性的，也可能与创伤、外科手术、肿瘤、放射性骨坏死或在NF 2中蝶骨发育不良有关[18]。
- 这些突出物可归类为脑膜膨出或脑膜脑膨出，视情况脑疝的神经成分而定
- 脑膨出通常被归类为前部(额筛或前顶)、基部和后枕型。
- 患病率：累及颅底的脑膨出是罕见的，患病率为1/35 000。经蝶窦脑膨出是最不常见的，约占所有脑膨出的5%[10,11]。
- 范围：本章集中讨论基底部脑膨出(更多关于前部脑膨出的信息见第17章)。
- 分类：
  - 基底部脑膨出通过前壁和中颅底缺损突出，而又可分为以下亚型。
    - 蝶筛窦型；
    - 蝶骨上颌型；
    - 蝶枕骨型；
    - 经筛骨型；
    - 经蝶窦型。
  - 后脑膨出发生在枕部或颅颈位置的异常，常累及枕骨、寰椎和后脑。它们经常被发现与Chiari和Dandy Walker畸形有关。
- 脑膨出由颅骨突出的脑疝组成。脑膜膨出是指硬脑膜疝。当大脑和硬脑膜都疝出时，正确的术语是脑膜脑膨出，通常称之为脑膨出。
- 神经管是一种可在大脑、脊髓和周围骨质中发育的胚胎组织。这个狭窄结构的折叠并闭合发生在胎儿大脑和脊髓发育的第3~4周。如果这个过程出了差错，神经管不能关闭完全，就会发展为罕见的神经管缺陷(NTD)。目前这种发生在第4周的缺损称为"晚期神经发育缺陷"。
- 脑膨出的位置和发病率[4]：
  - 75%枕部；
  - 15%额筛部；
  - 10%基底部。
    - 经筛骨
      - → 最常见，占脑膨出的1%~5%[16]。
    - 蝶筛窦
      - → 在东南亚女性中，蝶筛窦(和鼻额)脑膨出最常见。
    - 经蝶窦
      - → 最罕见的基底部脑膨出，大约每70万活产中就有1例[11]。
      - → 与视觉和激素紊乱有关。
    - 额蝶窦[4]

Sternberg管[24]

- 1888年,解剖学家 Maximilian Sternberg 描述了侧颅咽管,目前以他的名字命名。
- 蝶骨由单独的骨化发展而来,这些骨化中心形成蝶骨体部以及大翼和小翼。
- Sternberg管是一种先天性融合平面缺损,由体部和大翼的不完全融合导致。
- Sternberg管是颅底结构的"软点",颞叶脑膨出可通过该软点伸入蝶窦外侧隐窝[19,21]。
- Sternberg管以前被认为存在于≤4%的成年人,但最近 CT 显示只在千分之一的病例中得到证实。
- Sternberg管位于圆孔的外侧,而 CT 分析表明它位于圆孔内侧(参见第51章)。
- Sternberg的描述在一个多世纪以来一直存在争议[20]。
- 从实践的角度来看,当前的争议似乎与命名法有关,而与治疗方法无关,因为对侧隐窝脑膨出的治疗(和鼻漏,无论是圆孔内侧还是外侧)定义清楚。
- 目前,脑脊液外侧漏的病因常被认为是解剖和生理因素结合的结果,包括由于蛛网膜下隙颗粒异常引发的脑脊液动力学改变[18,22]。
- 也许,我们作为21世纪的临床医生应用最先进的扫描仪,应该对这些解剖学家感到敬畏,因为他在我们能够常规执行这些详细检查的近一个世纪前就发现并描述了这个生理结构。

影像

一般影像特征

- 眼距过宽,通常与儿童期基底部脑膨出有关,并不总是在成人期才表现出来[12]。
- 脑膜可能疝入鼻腔、鼻咽,翼腭窝或眼眶以及蝶骨或筛窦[15]。
- 经蝶窦脑膨出通常穿过鞍区底部缺损进入鼻腔。它们也可能进入口腔,通常与腭裂有关[4]。
- 经筛窦脑膨出通过中线或筛板缺损进入鼻腔[4]。
- 当位于鞍背前方时,经蝶窦的脑膨出使蝶骨展开,可能移位于海绵窦外侧面。

CT 特征

- 参见"一般影像特征"。
- 典型表现为脑脊液衰减中线软组织肿块,在一般成像特征中概述了骨质变化。
- 常见中线低衰减肿块,薄壁有时呈扇形附着于完整的骨皮质。
- 当病变长期存在时,有时会看到严重的骨破坏。虽然骨破坏具有破坏性,但这些特征有利于肿瘤缓慢生长,而非恶性破坏(图33.1a~c)。
- CT 脑池显像(CTC)[9]
  - CTC 通常有助于评估脑脊液漏。
  - CTC 通常用于高分辨率 CT 无法识别骨缺损的患者,或存在多个缺损但不清楚遗漏掉哪个缺损的患者。
  - 参见第27章。

MRI 特征

- 参见"一般影像特征"。
- T1 和 T2 显示中线、颅外、充满液体的脑脊液等信号异常,可能包含脑组织成分,与颅内的大脑等信号(图33.1d)。
- T1 Gd:通常遵循颅内脑脊液信号和大脑(图33.1e,f)。
- DWI:无弥散受限。

超声特征

- 可能在常规产前检查中偶然遇到这类实体。
- 常有经过颅骨缺损突出的脑疝,颅骨缺损是一个球形的,充满液体的结构,可以包含脑实质。
- 90%为中线。

临床问题

表现

- 大多数前、后脑膨出在出生后不久,甚至在胎儿出生前行超声检查可发现。
- 基底脑膨出可表现为鼻内或鼻咽肿物。

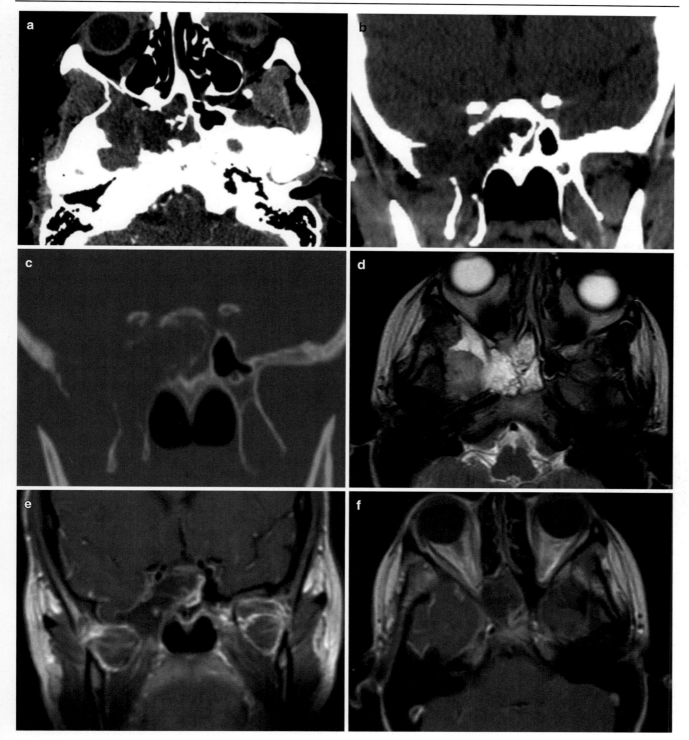

图33.1 (a,b)轴位(a)和冠状位CECT(b)软组织窗显示了巨大的破坏过程,累及右侧中央颅底。软组织部分具有轻度异质性,没有明显的增强。(c)冠状位CECT骨窗显示巨大的破坏过程,累及右侧中央颅底。中颅窝缺失伴翼状骨破坏,仅保留部分翼突板。右蝶窦侧壁、圆孔和侧隐窝已被完全破坏。小蝶骨翼基本完整,包括前床突。这些特征虽然具有破坏性,但其更倾向于缓慢生长,而非恶性破坏。(d)轴位T2图像显示右侧中央颅底巨大肿块,与脑脊液强度相同。它向前延伸至眼眶,穿过中线,邻接对侧完整的骨皮质。其后部延伸几乎触及斜坡骨质。肿块变薄并侵犯了邻近的多处皮质边缘。(e,f)冠状位(e)和轴位(f)T1 Gd图像显示右侧中央颅底巨大肿块,再次提示与脑脊液强度相同,无异常增强,但周围有明显含造影剂的静脉。虽然这是大规模的破坏,但其生长缓慢,很可能是良性的过程。虽然很罕见,但长期的基底脑膨出并不是一个罕见的后果。

- 可导致鼻气道阻塞、脑脊液鼻漏、复发性脑膜炎或癫痫。
- 脑膨出可能随着Valsalva动作的增大而增大,即Furstenberg征。
- 脑膨出可透照。
- 脑膨出可以通过影像学检查来评估鼻咽肿块。
- 脑膨出可能伪装成鼻息肉或增大的腺样体,可能与腭裂有关。
- 修复腭裂和(或)活检相关的肿块会导致脑脊液鼻漏、脑膜炎,甚至死亡[15]。
- 相关的骨发育不良提示NF。
- 参见第17章。

治疗

- 治疗包括切除、闭合硬脑膜缺损,以及相关骨缺损的重建[1]。
- 额筛脑膨出的预后更好于枕部或顶叶脑膨出。
- 这是因为额筛脑膨出不与各种异常有关[4],预后主要取决于这些相关的异常[1,2]。

鉴别诊断[1]

1.鼻胶质瘤[4,5]

- 鼻胶质瘤是一种先天性异位非肿瘤性疾病,发生在鼻根附近。
- 鼻胶质瘤由发育不良的胶质组织组成。
- 15%的患者通过根蒂与脑部相连,脑脊液充满了蛛网膜下隙但不沟通。
- 鼻胶质瘤不同于脑膨出,后者与蛛网膜下隙相连,并含有脑脊液。
- 鼻胶质瘤30%位于鼻内,60%位于鼻外,还有10%为内、外混合。
- 鼻胶质瘤在MRI通常与大脑呈等信号。
- 高分辨率表面线圈MR成像可用于显示颅内茎。
- 参见第20章。

2.皮样和表皮样囊肿

- 发现于颅骨周围和面中的不同位置。
- 皮样囊肿包含外胚层和皮肤成分。表皮样囊肿包含没有皮肤成分的外胚层。
- CT衰减随脂肪含量变化而变化,包括皮样脂肪和表皮样液体。
- MRI信号随液体含量的变化而变化,包括清亮液体(T1和T2在表皮样体与脑脊液呈等信号)和更复杂的皮样强度(T1高信号,T2低信号)。
- 一个关键因素是表皮样囊肿通常表现为弥散受限,DWI上亮,相应地在ADC图上暗。这不是脑膨出的特征。
- 参见第9章。

3.鼻畸胎瘤[6,7]

- 畸胎瘤是包含所有三种生殖细胞层的肿瘤。
- 一般来说,H&N畸胎瘤在儿童中往往是良性的,而在成人中则多为恶性。
- 大多数H&N畸胎瘤含有钙化,这不是脑膨出的特征。

深度探索

1.信息速查[13-16]

- 基底脑膨出与牵牛花综合征(MGS)有关。
- MGS是一种罕见的视神经盘异常,检眼镜成像和检查中,视神经盘类似牵牛花。
- 基底部脑膨出和MGS的共同点,包括:
  —胼胝体发育不全;
  —眼距过宽;
  —眼组织缺损。

2.历史大事记[2,8]

- 从16世纪开始就有脑膨出的记录[2]。
- 1755年,Corvinus描述了脑脊液引流和周围膜的切除。
- 1774年,Freeand发表了一篇关于"脑疝"的文章,主张用水煮皮革以助形成牢固的瘢痕,从而支持外科修复。
- 1827年,Geoffroy Saint-Hilaire提出基底脑膨出形成理论,归因于在神经管形成过程中,外胚层与神经分离不良导致骨缺损。这大概阻碍了中胚层(形成骨骼)进入附着的胚层之间。这在1827年是一个令人钦佩的发现,但这并不能回答由21世纪的探究者提出的所有问题[10,11]。
- 1888年,解剖学家Maximilian Sternberg描述了侧颅

咽管,目前这个生理结构以他的名字命名。

- 1970 年,Kindler 报告了 10 例 MGS[13, 17]。

3.遗传学与关联

- 脑膨出是一种罕见的神经管缺陷(NTD)疾病。
  - 疾病预防控制中心(CDC)预估,在美国出生的 10 000 名婴儿中,就有 1 例脑膨出[23]。全世界的出生率更高,为 1/5000。
  - 脑膨出有遗传成分,通常发生在有脊柱裂和无脑畸形病史的家族中。
  - 据报道,斜坡脑膨出中可发现 5q15 染色体缺失[24]。
  - 目前与脊柱裂相关的特定基因包括:
    ◦ 叶酸代谢有关的 *MTHFR* 和 *SHMT1* 基因;
    ◦ 葡萄糖代谢的 *VANGL1* 基因。
- 相关[16]:
  - 通常会出现眼距过宽,但可能是轻微或不显著的。
  - 唇裂、腭裂。
  - 胼胝体发育不全。
  - 脊柱裂。
  - MGS。
  - 眼组织缺损
  - 与 NF 相关的蝶骨发育不良。

（卢　醒　译）

参考文献

1. Hoving EW. Nasal encephaloceles. Childs Nerv Syst. 2000;16:702–6.
2. Tirumandas M, Gbenimacho SA, Shoja MM, et al. Nasal encephaloceles: a review of etiology, pathophysiology, clinical presentations, diagnosis, treatment, and complications. Childs Nerv Syst. 2013;29(5):739–44.
3. Koral K, Geffner ME, Curran JG. Australas Radiol. 2000;44(2):220–4.
4. Moron FE, Morriss MC, Jones JJ, Hunter JJ. Lumps and bumps on the head in children: use of CT and MR imaging in solving the clinical diagnostic dilemma. Radiographics. 2004;24(6):1655–74. https://doi.org/10.1148/rg.246045034.
5. Lowe LH, Booth TN, Joglar JM, Rollins NK. Midface anomalies in children. Radiographics. 2000;20:907–22.
6. Cukurova I, Gumusssoy M, Yaz A, et al. A benign teratoma presenting as an obstruction of the nasal cavity: a case report. J Med Case Rep. 2012;6:147. https://doi.org/10.1186/1752-1947-6-147.
7. Barnes L, Eveson J, Reichart P, Sidransky D. Germ cell tumours. In: Cardesa A, Luna M, editors. Pathology and genetics of head and neck tumors. Lyon: IARC Press; 2005. p. 76–9.
8. McGee JDF. The history of nasofrontal encephaloceles. Am Assoc Neurol Surg. 2004.
9. Stone JA, Castillo M, Neelon B, Mukherji SK. Evaluation of CSF leaks: high-resolution CT compared with contrast-enhanced CT and radionuclide cisternography. AJNR Am J Neuroradiol. 1999;20(4):706–12.
10. Blustajn J, Netchine I, Fredy D, et al. Dysgenesit of the internal carotid artery associated with transsphenoidal encephalocele: a neural crest syndrome? AJNR. 1999;20:1154–7.
11. Smith D, Murphy M, Hitchon P, Babin R, Abu-Yousef M. Transsphenoidal encephaloceles. Surg Neurol. 1983;20:471–80.
12. Harada N, Nemoto M, Miyazaki C, et al. Basal encephalocele in an adult patient presenting with minor anomalies: a case report. J Med Case Rep. 2014;8:24.
13. Midyett FA, Mukherji SK. Chapter 24, Coloboma. In: Orbital imaging. Amsterdam: Elsevier/Saunders; 2015. p. 107. ISBN: 978-0-323-34037-3.
14. Minotto I, Abdala N, Miachon AAS, et al. Basal encephalocele associated with morning glory syndrome: case report. Arq Neuropsiquiatr. 2007;65(4):988–91. https://doi.org/10.1590/S0004-282X2007000600013. Available from: http://www.scielo.br/scielo.php?script=sci_arttext&pid=S0004-282X2007000600013&lng=en&nrm=iso. ISSN: 1678-4227.
15. Pollock JA, Newton TH, Hoyt WF. Transsphenoidal and transethmoidal encephaloceles. Radiology. 1968;90:44253.
16. Caprioli J, Lesser RL. Basal encephalocele and morning glory syndrome. Br J Ophthalmol. 1983;67:349–51.
17. Kindler P. Morning glory syndrome: unusual congenital optic disc anomaly. Am J Ophthalmol. 1970;69:376–84.
18. Settecase F, Harnsberger HR, Michel MA, et al. Spontaneous lateral sphenoid cephaloceles: anatomic factors contributing to pathogenesis and proposed classification. AJNR. 2014;35(4):784–9. https://doi.org/10.3174/ajnr.A3744.
19. Bendersky DC, Landriel FA, Ajler PM, et al. Sternberg's canal as a cause of encephalocele within the lateral recess of the sphenoid sinus: a report of two cases. Surg Neurol Int. 2011;2:171.
20. Baranano CF, Cure J, Palmer JN, Woodworth BA. Sternberg's canal: fact or fiction? Am J Rhinol Allergy. 2009;23:167–71. https://doi.org/10.2500/ajra.2009.23.3290.
21. Sternberg M. Ein bisher noch nich beschrieben Kanal im Keilben des Menschen. Anat Anz. 1888;3:225–53.
22. Schlosser RJ, Woodworth BA, Wilensky EM, et al. Spontaneous cerebrospinal fluid leaks: a variant of benign intracranial hypertension. Ann Otol Rhinol Laryngol. 2006;115:495–500.
23. Canfield MA, Honein MA, Yuskiv N, Xing J, Mai CT, Collins JS, et al. National estimates and race/ethnic-specific variation of selected birth defects in the United States, 1999–2001. Birth Defects Res A Clin Mol Teratol. 2006;76(11):747–56.
24. Puvabanditsin S, Malik I, Garrow E, et al. Clival encephalocele and 5q15 deletion: a case report. J Child Nerurol. 2015;30(4):505–8.

第34章　海绵状颈动脉瘤

相关知识点

- 定义:海绵状颈动脉瘤(CCA)累及颈内动脉的海绵窦段。虽然为典型的良性疾病,但临床医生可以帮助这些患者选择专业医疗以避免出现非常严重的后果,包括蛛网膜下腔出血(SAH)或鼻出血。
- 典型线索:患者表现为复视和脑神经麻痹,影像学检查显示海绵窦扩大。血管研究显示海绵窦段颈动脉异常增大,但眼上静脉(SOV)未见异常或观察到的海绵窦血栓。
- 同义词:海绵窦动脉瘤。
- 虽然大多数CCA是浆果样动脉瘤,但也有一些是外伤后动脉瘤,还有一些是真菌感染动脉瘤。
- 平均年龄:非外伤性,52岁;外伤性动脉瘤,29岁[15]。
- 发病率:CCA占所有颅内动脉瘤的5%。
- 位置:CCA起源于颈内动脉通过海绵状窦时的海绵状部分。
- 海绵窦由一个复杂的成对静脉通道组成。沿侧壁动眼神经(CNⅢ)、滑车(CNⅣ),以及三叉神经的第一和第二部分(V1和V2)。
- 一般病程:CCA通常被认为是相对良性的病变,可能表现为缓慢的病程,发生危及生命的并发症的风险较低。然而,大的病灶有时表现为生长、占位效应、骨侵蚀、血栓形成,炎症或由破裂的导致SAH或颈动脉海绵窦瘘(CCF)[2,4]。
- 本章论述了一些必要事实,以回答哪些CCA需要治疗,以及哪些CCA需要进行仔细的检查。

影像

一般影像特征

- 颈内动脉C4段(又名海绵状部分)始于岩舌韧带的上缘,延伸至近端硬脑膜环(PDR)。
- CCA显示不同的成像信号,这取决于多种因素,包括:
  - 动脉瘤是否有血栓或夹层,如果有血栓,则为血栓形成阶段。
  - 未完全栓塞的巨大动脉瘤显示不同阶段的腔内和腔内血栓的混合信号强度。

CT特征

- 参见"一般影像特征"。
- 外观主要取决于是否存在血栓。
- NECT:通常显示同侧海绵窦不对称扩张(图34.1)。
- CCA界限清楚,通常为圆形,轻度超衰减,可包含钙化。
- CECT
  - 如果明显存在,CCA显示明亮,均匀的增强。
  - 如果血栓形成,有时可见边缘强化伴充盈缺损。
- CTA是大多数此类病例的标准成像程序(图34.2)。
- Guglielmi可拆卸线圈(GDC)治疗后显示动脉瘤部位的"金属块"成团,导致大量金属伪影条纹(图34.3)。
- CTA可与3D重建相结合,以无限投影显示血管成像细节(图34.4)。

MRI特征

- 参见"一般影像特征"。
- 未闭动脉瘤的管腔通常在自旋回波成像上表现为信

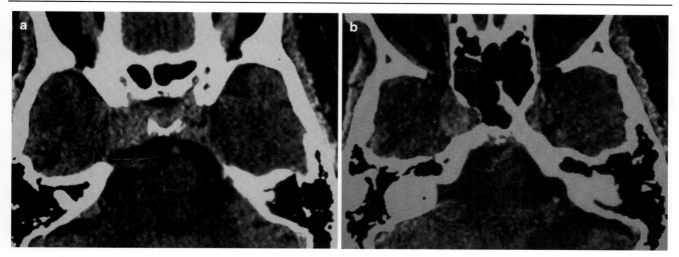

图 34.1　轴位 NECT 图像显示右侧海绵窦不对称性扩大。虽然有些异常，但在这种情况下，这些发现最初并没有引起观察者的太多关注。

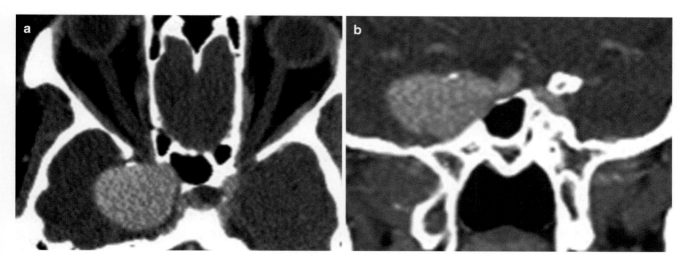

图 34.2　轴位 (a) 和冠状位 (b) CTA (第 2 例患者) 显示巨大的右侧海绵状颈动脉瘤均匀充满造影剂并侵蚀邻近蝶窦的骨壁。

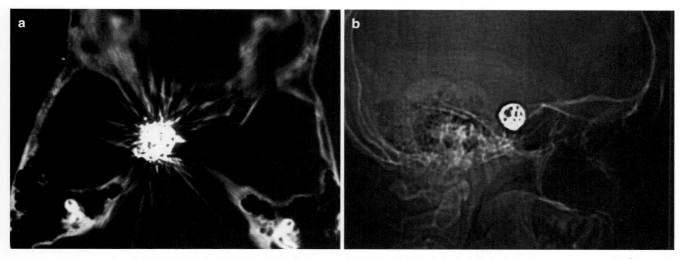

图 34.3　轴位 NECT (a) 和侧位平片 (b) 显示了另 1 例患者在 CCA 动脉瘤血管内治疗成功后的大球状铂金 GDC。这会在轴位 CT 图像 (a) 上显示巨大的光束硬化伪影。

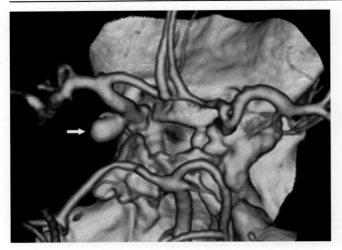

图34.4 通过CTA的3D重建技术显示较小的右侧CCA（箭头所示）。

号强度流空洞,在梯度回波(GRE)成像上表现为高信号强度[4]。
- 搏动性未闭动脉瘤有时表现为环状血流伪影。
- T1
  —大多数未闭动脉瘤表现为流动性空洞。
  —血栓动脉瘤的出现取决于血栓的年龄。
  —高强度可能与血流有关或继发于亚急性血栓形成[7]。
- T2
  —异质信号取决于血流(低信号流空隙)、钙化和细胞内脱氧或高铁血红蛋白[7]。
  —开放时,CCA通常具有次于流动空隙的低信号内部信号。
  —层压血栓可能有高信号边缘。
  —CCA周围的低T2信号提示真菌性动脉瘤的可能[8]。
- T1 Gd
  —脂肪饱和技术非常有助于将强化组织与相邻的正常脂肪组织分离。
  —CCA周围的增强提示真菌性动脉瘤的可能。
- 数字减影血管造影(DSA)
  —报道了3D DSA相较于2D DSA,检测小动脉瘤的敏感性[11]。
  —然而,3D DSA具有与血管搏动和容积平均相关的假阴性和假阳性结果的倾向。
  —3D DSA可能会导致动脉瘤的大小被低估20%。
  —据报道,3D DSA高估了动脉瘤的颈部大小,这种差异会改变诊断结果以及当前治疗方案的选择。
  —由于体积平均产生的空间分辨率低于传统DSA,建议将重建图像与原生2D图像进行比较[11]。

- MRA
  —TOF-MRA(时间飞跃法MRA)通常用于检测和评估CCA。

临床问题

表现

- 由于发生严重并发症的风险很小,大多数无症状的CCA不需要治疗。因为有症状的CCA平均大小为17mm,有观点建议对所有无症状的CCA进行治疗(CCA≥15mm)。然而,推荐治疗的最小尺寸尚未确定。
- 25%的CCA表现为脑神经麻痹导致的复视,约2.5%出现SAH[12]。
- 治疗建议包括较大动脉瘤,动脉瘤显示连续扩大,或延伸至上颌窦或蛛网膜下腔[12]。
- 通过蝶骨进入上颌窦的CCA可导致灾难性鼻出血[12]。

病理学/发病机制

- 大多数动脉瘤是"基本型"浆果样动脉瘤,当累及海绵状颈动脉时,表现为可预测的良性过程。
- 然而,真菌性动脉瘤(MA)具有较高的自发性出血率,导致严重的发病率和死亡率。
- 海绵窦内的海绵窦动脉瘤(CSA)出血通常会导致CCF。
- 有时出现SAH、脑出血,甚至鼻窦出血。

治疗与预后

外科

- 由于海绵窦结构相邻,常规的直接夹闭的开放式手术治疗是困难的。
- 先前的手术治疗包括颈内动脉结扎和海绵状动脉瘤的直接显微手术显露。
- 目前,一些外科中心在血管内治疗之前进行旁路移植试图减少血管内治疗后的并发症[3]。

血管内治疗

- 自1974年以来,可拆卸球囊被用于进行血管内母血管闭塞[6]。
- 自1991年以来,GDC一直用于通过血管内途径填充动脉瘤[6]。
- 传统手术已基本上被并发症少、恢复快的微创性血管内治疗方法所取代[6]。
- 海绵窦动脉瘤破裂引发CCF的概率为1.5%,而治疗症状性海绵窦动脉瘤引发CCF的概率约为25%[3]。
- 显然,在考虑海绵窦动脉瘤的治疗方案时,必须仔细权衡相对良性的自然病史与永久性术后并发症的风险[1,6]。
- 促进治疗建议的因素包括较大的动脉瘤、增大的动脉瘤或动脉瘤延伸到上颌窦或蛛网膜下隙[12]。

并发症

- 虽然相关的占位效应导致脑神经病变的情况常有发生,但约20%的患者的症状会自发消失。
- 通过蝶骨进入上颌窦的CCA可导致灾难性鼻出血[12]。
- 鼻内镜下蝶窦清创术可导致真菌性鼻窦炎伴霉菌性CCA患者的死亡[16](见图34.2,其中动脉瘤明显侵蚀蝶窦)。
- 与CCA大小相关的5年SAH破裂风险如下:
  - <12mm:0%;
  - 13~24mm:3%;
  - >25mm:6.4%。

鉴别诊断

1.真菌性动脉瘤

- 与浆果样动脉瘤相比,颅内真菌性动脉瘤很少见,占所有脑动脉瘤的≤5%[13]。
- 真菌性动脉瘤之所以这样命名,是因为它们与真菌植被的相似性。虽然真菌性动脉瘤有时是真菌引起的,但更常见的是由细菌感染引起的。
- 真菌性动脉瘤通常由心内膜炎细菌栓塞导致的血管壁坏死引起。
- 随访发现真菌性动脉瘤包括梭形、多样性、远端位置和形状改变。

- 其他指标包括合并心内膜炎、阳性血培养、白细胞增多、↑ESR、↑C反应蛋白(CRP)[13]。
- 真菌性动脉瘤的识别很重要,因为治疗过程和阈值不同于更常见的浆果样动脉瘤。
- 虽然梭形应提示可能存在真菌性动脉瘤,但当我们看到囊状动脉瘤周围有明显的动脉瘤周围炎症改变时,也应考虑梭形动脉瘤[8,9]。
- CCA周围的T2低信号提示真菌性动脉瘤[8]。

2.海绵窦血栓形成

- 患者近期出现HA、畏光、眶周水肿、眼球突出、眼肌麻痹和视力丧失,表现为扩张的SOV和海绵窦(CS)血栓。
- 尽管通常是患者的第一次影像学检查,但在1/3的病例中,CT呈阴性。
- CECT显示CS和眶上静脉内有多处低衰减填充缺损。
- 偶见海绵状血管狭窄或闭塞,导致相关脑梗死。
- MRI有时显示CS的变化,包括轮廓、大小或信号。
- MRI信号随细胞内和细胞外血红蛋白的氧化而变化。
  - 颅内血栓的发展阶段如下:
    - 急性期
      - 在第一周内,急性血栓形成,但通常很轻微。
      - 顺磁性脱氧血红蛋白存在于红细胞中。
      - T1等信号,可能难以诊断。
      - T2低信号,显示预期的流动空隙。
      - CS边缘强化通常是血栓的第一个征象。
      - 间接征象包括SOV扩张、眼球突出和硬脑膜异常强化。
    - 亚急性期
      - 发生在7~14天。
      - 亚急性早期。
        - T1高信号、T2低信号继发于细胞内高铁血红蛋白。
        - 亚急性血栓可能以高铁血红蛋白继发的明亮T1高信号提示其存在。
      - 亚急性晚期。
        - 细胞外高铁血红蛋白,T1和T2都是明亮的高信号。
    - 慢性期
      - 慢性血栓在所有脉冲序列上都有明显的高信号。
      - DWI显示弥散受限。

3.Tolosa-Hunt综合征[5]

- 眶后假性肿瘤进展至累及腔CS。
- 临床三联征包括:①眼肌麻痹;②脑神经麻痹;③显著的类固醇反应。
- 位置:95%的病例为单侧,5%为双侧。
- 眼眶和CS的CT和MRI通常正常。
- 阳性时,多数病例表现为CS轻度增大,T1上异常软组织与肌肉呈等信号。T2信号由暗变亮。
- 通常看到强烈的造影后增强,有时显示增强的"硬膜尾"从海绵窦上升。
- 可延伸至眶尖或缩小海绵状颈内动脉。
- 组织学显示浆细胞和淋巴细胞的低度非特异性炎症过程。

4.转移

- 血行转移
  - 最可能的来源包括肾、胃、甲状腺、肺或乳腺。
  - CS扩大使侧窦壁弯曲,均匀强化的组织延伸至Meckel腔。
- 神经周围转移
  - 通常沿着CN V分支延伸。
  - 腺样囊性癌和鳞状细胞癌是最常见的神经周围扩散的原发灶。
  - 也可见于淋巴瘤、黑色素瘤、基底细胞癌和横纹肌肉瘤。
  - MRI显示神经增大和增强,同时伴有破坏性的椎间孔增大[5]。

5.颈动脉海绵窦瘘(CCF)

- 构成了CS和颈动脉系统之间的异常连接。
- MRI表现:
  - 经常发现CS和SOV的扩张。
  - 在眼球突出患者中也发现扩张的CS和SOV的血流相关增强。
  - 有时显示"脏"的眼眶后脂肪伴眼眶扩大。
  - CCF有时可细分为以下类型:
    - A型CCF
      - →CS和ICA之间的高流量连接。
      - →通常继发于外伤或ICA动脉瘤破裂。
      - →典型表现为急性表现,伴有脉冲性眼球突出、结膜水肿和颈动脉窦综合征。

- B、C、D型的间接硬脑膜CCF
  - →包括颈动脉脑膜分支和CS之间的低流量瘘管。
  - →与直接CCF相比,症状较少[5]。

6.结节病[5]

- 虽然结节病可以仅累及CS,但通常也可累及其他部位。
- 结节病有时表现为以下一种或多种疾病:多发性硬脑膜病变、厚脑膜炎、软脑膜强化、脑散在病变和多灶性脑室周围白质病变。
- 虽然成像是非特异性的,但T2加权图像上的异常通常显示为暗。

7.韦氏肉芽肿病(WG)[5]

- WG是一种罕见的病因不明的疾病,其特征是坏死性肉芽肿累及鼻腔、鼻旁窦、眼眶或极少累及CS。
- T1 Gd显示脑膜增厚,增强,有时累及CS。
- 典型的低T2信号与促进广泛纤维化的倾向有关。
- 大多数WG患者在神经影像学检查前都有明确诊断,临床上与其他类型的CST相混淆的可能性较小。

8.结核病[5]

- 结核病典型表现为以局灶性或弥漫性轴外结节性肿块为特征的硬脑膜炎,可累及海绵窦。
- T1 Gd病变呈明显的均匀强化。
- 结核病表现为↓T2的暗病变。
- 结核病通常不局限于CS,影像学检查常发现合并基底脑膜炎。
- 在影像学研究中,结核病有时似乎与结节病难以区分。

9.真菌感染[5]

- 曲霉病、毛霉菌病和放线菌病可从鼻旁窦到CS中定植。
- 毛霉病可导致海绵窦血栓(CST)形成,伴有颈动脉壁增厚和管腔狭窄。
- 曲霉病导致出现铁磁性和含钙分子,可导致T1和T2图像上的特征性低信号。
- 放线菌病显示非特异性MRI特征。
- 尽管真菌感染可导致CST,但通常不会与CST的典型原因相混淆。

深度探索

1.信息速查

- 解剖学:海绵状颈动脉的具体解剖结构因海绵窦的大小和形状而大不相同。
- 当颈内动脉通过海绵窦前壁的一个被称为 PDR 的开口时,海绵窦–颈动脉段结束。
- 除 PDR 外,过渡段从海绵体变为硬膜内/蛛网膜下腔。
- 当过渡段穿过邻近前床突上表面的远端硬脑膜环(DDR)时,过渡段结束。
- 尽管多次尝试对各种颈动脉段进行分类,但不断变化的海绵状颈动脉始终包含三个亚段:
    - 后上升(垂直)段;
    - 水平(较长)段;
    - 前垂直(短)段。
- 较低的蛛网膜下腔出血风险(每例患者每年 0.4%)可能与 PDR 和 DDR 的可靠性有关,尽管血管造影未显示,但在手术和解剖分析中可以清楚观察到(图 34.5)。

2.病因学

- 大多数 CCA 是特发性的,但偶尔也有真菌或创伤

类型。

- 虽然典型的梭形大概率提示存在真菌性动脉瘤(MA),但当看到明显的动脉瘤周围炎症时,即使动脉瘤呈囊状,也应考虑 MA[8,9]。
- CCA 周围的低 T2 信号也提示有 MA 的可能[8]。
- 海绵状颈动脉瘤的"5% 规则":
    - CCA 占颅内动脉瘤的 5%。
    - 直径>2.5cm 的巨大动脉瘤中,CCA 占 5%[4]。
    - MA 占颅内颈动脉瘤的 5%。

3.历史大事记

- 在 16 世纪,Pare 揭示了感染和动脉瘤扩张之间的关系[9]。
- 1885 年,病理学家、"现代医学之父" William Osler 爵士首次创造了"真菌性动脉瘤"一词[9]。
- 1990 年,意大利神经外科医生 Guido Guglielmi 博士发布了一种创新性的血管内治疗方法,使用铂金 GDC 治疗动脉瘤[6,14]。
- 1990 年 Guglielmi 博士与 UCLA 团队合作,第一例接受 GDC 治疗成功的 CCA 的患者见图 34.3。

4.遗传学与关联

- 动脉瘤家族性倾向是公认的,有一个以上的近亲患动脉瘤的患者,也有 30% 的概率患上动脉瘤[10]。

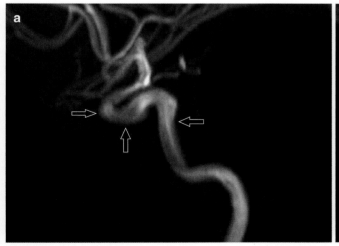
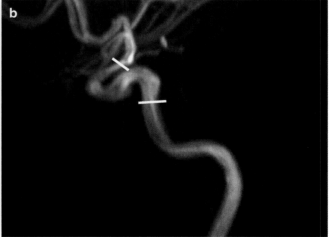

图 34.5　侧位颈内动脉血管造影显示海绵窦颈动脉的正常解剖结构。后上升垂直段(←),长水平段(↑),短前垂直段(→),尾水平线显示 PDR,颅角线显示 DDR 的位置。

(李海艳　译)

参考文献

1. Eddleman CS, Hurley MC, Bendok BR, et al. Cavernous carotid aneurysms: to treat or not to treat? Neurosurgical focus. JNS J Neurosurg. 2009;26(5):E4.

2. Ambekar S, Madhugiri V, Sharma M, et al. Evolution of management strategies for cavernous carotid aneurysms: a review. World Neurosurg. 2014;82(6):1077–85. https://doi.org/10.1016/j.wneu.2014.03.042.

3. van Rooij WJ, Sluzewski M, Beute GN, et al. Ruptured cavernous sinus aneurysms causing carotid cavernous fistula: incidence, clinical presentation, treatment and outcome. AJNR. 2006;27:185–9.

4. Razek AAAKA, Castillo M. Imaging lesions of the cavernous sinus. AJNR Am J Neurol. 2009;30:444–52.

5. Midyett FA, Mukherji SK. Chapter 29, cavernous sinus thrombosis. In: Orbital imaging. Amsterdam: Elsevier/Saunders; 2015. p. 133–8. ISBN : 978-0-323-34037-3.

6. van der Schaaf I, Brilstra EH, Buskens E, et al. Endovascular treatment of aneurysms in the cavernous sinus. Stroke. 2002;33:313–8.

7. Korchi AM, Cuvinciuc V, Caetano J, et al. Imaging of the cavernous sinus lesions. Diagn Interv Imaging. 2014;95:849–59.

8. Deltomme M, Schroeven M, Lawson TM, et al. MRI and MRA features of saccular mycotic aneurysm of the cavernous carotid artery resulting from invasive Aspergillus sinusitis. Belgian J Radiol. 2015;99(2):76–9. https://doi.org/10.5334/jbr-btr.886.

9. Cloud GC, Rich PM, Markus HS. Serial MRI of a mycotic aneurysm of the cavernous carotid artery. Neuroradiology. 2003;45:546–9. https://doi.org/10.1007/s00234-003-1021-1.

10. Takahashi S. MRI & microangiography, neurovascular imaging. Berlin: Springer Verlag; 2010. ISBN:1848821336.

11. Cieściński J, Serafin Z, Strześniewski P, et al. DSA volumetric 3D reconstructions of intracranial aneurysms: a pictorial essay. Pol J Radiol. 2012;77(2):47–53.

12. Choulakian A, Drazin D, Alexander MJ. Endosaccular treatment of 113 cavernous carotid artery aneurysm. J NeuroIntervent Surg. 2010;2:359–62. https://doi.org/10.1136/jnis.2010.003137.

13. Zanaty M, Chalouhi N, Starke RM, et al. Endovascular treatment of cerebral mycotic aneurysm: a review of the literature and single center experience. Bio Med Res Int. 2013;2013:8. https://doi.org/10.1155/2013/151643. Article ID 151643.

14. Gugliemi G, Vinuela F, Duckwiler G, et al. Endovascular treatment of posterior circulation aneurysms by electrothrombosis using electrically detachable coil. J Neurosurg. 1992;77:515–24.

15. Keane JR. Cavernous sinus syndrome. Analysis of 151 cases. Arch Neurol. 1996;53(10):967–71.

16. Hurst RW, Judkins A, Bolger W, et al. Mycotic aneurysm and cerebral infarction resulting from fungal sinusitis: imaging and pathologic correlation. AJNR Am J Neuroradiol. 2001;22(5):858–63.

第35章　岩尖胆固醇肉芽肿

相关知识点

- 定义：一般认为岩尖胆固醇肉芽肿（CGPA）是岩尖气细胞中出现的扩张性囊性肿块，其经历了周期性的阻塞、水肿和出血。这些扩张性囊性肿块含有被异物巨细胞和纤维组织包围的胆固醇晶体，并有慢性炎症[1]。
- 典型线索：患者表现为头痛、听力丧失、头晕和耳鸣，表现为岩尖扩张性病变，T1和T2均为高信号但无增强。
- 同义词：岩尖肉芽肿、胆固醇囊肿、"巧克力囊肿"。
- 年龄：青壮年。
- 位置：岩尖（PA）是颞骨岩部的锥体内侧突出[5]。
- 发生：CGPA是最常见的岩尖异常，需要手术治疗。1/3的正常成年人表现出岩尖气化。
- 患病率：虽然1/3的正常患者有岩尖气化，但PA病变并不常见[3]。
- 通过仔细影像学检查可评估不对称岩尖脂肪性骨髓和积液，最终得出准确诊断[3]。
- 渗出液中的中或高T1信号最常与CGPA混淆。由于手术仅针对有症状的患者，因此，只要这些患者无症状，就应该对其进行长期随访。
- 岩尖病变非常罕见，临床医生在很大程度上依赖放射科医生帮助将这些"稀有病变"分为需要治疗和安全并可以忽略的类别[3]。
- 岩尖位于舌骨上颈和颅骨室之间的独特位置[5]。
- 与大多数颅底病变一样，病理过程可能出现在颅底上方、下方或颅底内部，使得基于症状做出的诊断变得困难，因此，影像学检查依然十分重要[5]。

影像

一般影像特征

- CGPA的肿块特征表明其增长缓慢，边缘光滑。
- 较小的病变倾向于单房平滑扩张，而较大的病变倾向于多房。
- CGPA最终可向内侧延伸至斜坡，向外侧延伸至内耳和中耳，向后延伸至桥前池和小脑脑桥池。

CT特征

- 参见"一般影像特征"。
- 典型表现为轮廓清晰、边缘光滑、扩张性岩尖肿块，导致小梁切除，随后皮质变薄和裂开[参见非侵入性充气岩尖边缘（图35.1a）]。
- 通常表现出"蛋壳"薄的中间边缘（图35.1a）。
- 较大的病变最终侵蚀邻近的岩骨（图35.1a,b）。

MRI特征

- 参见"一般影像特征"。
- T1和T2：特征性的T1和T2信号升高源于出血性血液制品和胆固醇晶体。
- T2：常表现为与含铁血黄素沉积相关的明显低信号边缘[5]。
- T1 Gd：有时可见继发于炎症的轻微周边强化，但无中心实体组织强化[5]（图35.1d~f）。
- DWI：中度弥散受限扩散，DWI信号明亮（图35.1g）。它们通常显示相关的低ADC映射信号（此处未显示）[5]。
- FLAIR：内部信号增强，含铁血黄素边缘信号明显低

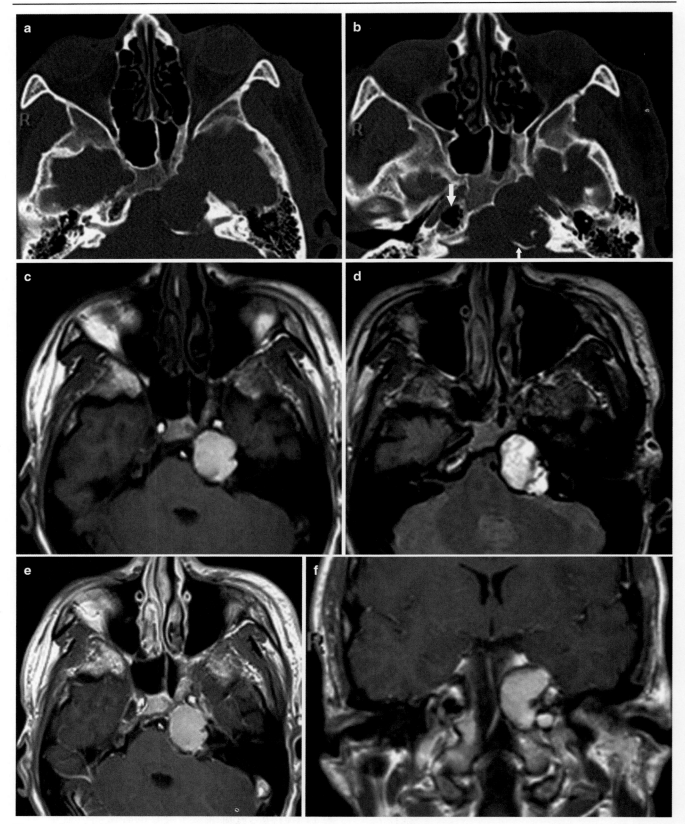

图 35.1 （a，b）颅底 NECT 显示一个巨大的扩张性病变，累及并几乎完全破坏左侧岩骨尖。在左下方，仅留下一薄层"蛋壳边缘"（"↑"箭头所示）。相比之下，"↓"箭头指示了正常右侧岩骨尖未累及的区域。（c）轴位 T1 图像显示在较大的左侧 CGPA 内，有一个非常明亮的、轻度不均匀的信号。来自黏性物质的低信号明显被黏性较低、信号较高的物质包围。边界清晰的病变向前延伸至斜坡，向内侧延伸至 CPA，使脑桥移位和变形。（d）轴位 FLAIR 显示左侧巨大 CGPA 内有非常明亮的、轻度不均匀的信号，部分 CGPA 被周围黑暗的含铁血黄素环包围。病变边界清晰，向前延伸至斜坡，向内侧延伸至 CPA，使脑桥和小脑移位和变形。轴位（e）和冠状位（f）T1 Gd 图像显示左侧巨大 CGPA 内有非常明亮、轻度不均匀的信号，部分 CGPA 被非常暗的边缘包围。边界清晰的病变向前延伸至斜坡，向内侧延伸至 CPA，使脑桥和小脑移位和变形。它向内侧延伸，与基底动脉相邻。该病变没有显示囊肿内容物的强化。除了使周围的血管结构更加明显外，Gd 通常没有帮助。（待续）

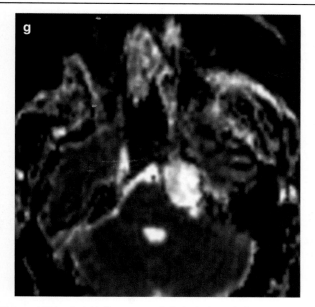

图 35.1（续）　(g)轴位 DWI 显示病变发出明亮信号。相应的 ADC 图（未显示）应显示低信号。

衰减（图 35.1d）[2]。

临床问题

表现

- 大多数 CGPA 患者出现感觉神经性耳聋。感觉神经性耳聋（SNHL）约占所有听力损失的 90%，暗示其根本原因与内耳、耳蜗或前庭蜗神经有关。
- 其他初始指标包括前庭症状、耳鸣、头痛、面部麻木或痉挛、三叉神经痛、外展神经麻痹、耳漏、复视和面部无力。

病理生理学

- 岩尖病变 60% 为 CGPA。
- 理论：目前存在两种关于该实体病因的理论[1,2]：
  - 经典的阻塞/真空假说：这一"古老的理论"认为，黏膜肿胀与气体吸收相结合，导致负压和真空颞骨空气细胞出血。
  - 暴露骨髓假说：这一"新理论"证明多产性积气暴露充满骨髓的空间，产生出血倾向。出血→血栓→岩尖流出道阻塞。
- 评论：如果你对这类争议感兴趣，最近关于内华达州

51 区的版本可能会符合你的阅读风格。否则，你可能只会像大多数人一样认为这可能发生在许多患者身上，患者的影像学检查经常显示其有明显充气的岩尖。

治疗

观察等待

- 无症状患者可以由细心的临床医生应用影像学检查进行安全随访，并观察等待。

手术

- 主张对有症状需要引流的患者进行手术，外科医生通常倾向于耳蜗下入路。
- 主要的手术目的是建立一个永久性的流出道以防止复发。
- 术后组织病理学取样显示纤维组织、肉芽肿反应和新骨形成，这些往往会阻塞手术引流管。
- 建议支架植入手术创建的引流通道，以延长其有效使用寿命，降低症状复发的可能性[1]。

鉴别诊断

1. 岩尖积液[1]

- NECT：
  - 液体填充岩尖空气细胞并使其混浊。
  - 空气细胞无扩张。
  - 骨小梁和皮质完整。
- MRI：T1 通常为中低信号，T2 为高信号，T1 Gd 无强化。
- 液体：无菌、透明或黄色液体，含有少量慢性炎症细胞。
- 可能被粗心的放射科医生误认为 CGPA。
- 岩尖的"别管我"病变之一[3]。

2. 先天性胆脂瘤[1]

- NECT：边缘光滑，病变向岩尖扩展。
- T1：低至中等信号强度。

- T2:中高信号强度。
- T1 Gd:显示边缘增强。
- 肉眼病理学:珍珠白色病变。
- 镜下病理学:角蛋白伴鳞状上皮脱落。

3.牙尖岩炎[1]

- NECT:显示皮质骨和小梁骨的渗透性破坏。
- T1:岩尖低信号。
- T2:岩尖高信号。
- T1 Gd:周边边缘增强,邻近脑膜增厚。
- 肉眼:真的"恶心",黄绿色脓!
- 镜下:主要是白细胞。当对患者使用不合适的抗生素时,有时可见细菌。

4.岩尖头膨出[1]

- NECT:显示非特异性结果。有时表现出平滑的侵蚀,指向像 Meckel 腔这样的起源地。
- T1:岩尖低信号。
- T2:岩尖高信号。
- T1 Gd:岩尖病变无强化。
- FLAIR 和 DWI:低信号强度。

5.岩尖蛛网膜囊肿[1]

- 发病率:与类似的 CPA 相比极为罕见。
- NECT:非特异性成像。
- T1:岩尖低信号。
- T2:岩尖高信号。
- T1 Gd:岩尖病变无强化。
- FLAIR 和 DWI:低信号强度。

6.不对称脂肪骨髓[3]

- 岩尖的"别管我"病变之一[3]。
- 所有序列上的信号。
- T1 高信号,T2 低信号,显示与眶脂肪相同的信号。
- 可被粗心的放射科医生误认为 CGPA。

深度探索

1.解剖学

　　出于解剖学目的(图 35.2),岩尖是颞骨前内侧至内耳的锥体部分,位于前基底蝶骨和后枕骨之间,最顶

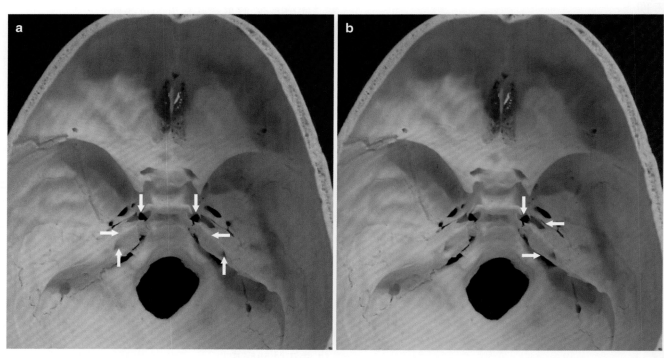

图 35.2　(a)颅内解剖颅底视图显示:(1)岩尖(→←箭头所示),(2)破裂孔(↓箭头所示),(3)内耳道(↑箭头所示)。(b)颅内解剖颅底视图描述:(1)岩蝶骨裂(←箭头所示),(2)破裂孔(↓箭头所示),(3)岩枕裂(→箭头所示)。

端终止于破裂孔[3,4,5]。

- 60%的患者岩尖前部充满骨髓,33%的患者为表现为充气,7%的患者表现为硬化。
- 5%~10%的患者岩尖气化不对称。
- 岩尖向外侧延伸至内耳结构,向内侧延伸至岩枕裂,向前延伸至岩蝶骨裂和颈内动脉,向后延伸至后颅窝[6]。

2.历史大事记

- 1894年,Manasse首次描述了岩尖胆固醇肉芽肿[7]。

3.遗传学

- 岩尖胆固醇肉芽肿通常不归因于遗传联系。
- 在纯合子家族性高胆固醇血症中报告了1例罕见的颅内脑胆固醇肉芽肿,与岩尖无关[8]。

（李海艳　译）

参 考 文 献

1. Hoa M, House JW, Linthicum FH, Go JL. Petrous apex cholesterol granuloma: pictorial review of radiological considerations in diagnosis and surgical histopathology. J Laryngol Otol. 2013;127(4):339–48. https://doi.org/10.1017/S0022215113000091.
2. Jackler RK, Cho M. A new theory to explain the genesis of petrous apex cholesterol granulomas. Otol Neurotol. 2003;24:96–106.
3. Moore KR, Harnsberger HR, Shelton C, Davidson HC. Leave me alone. Lesions of the Petrous Apex AJNR Am J Neuroradiol. 1998;19:733–8.
4. Larson T. Petrous apex and cavernous sinus: anatomy and pathology. Semin Ultrasound CT MR. 1993;14:232–46.
5. Chapman PR, Shah R, Cure JK, Bag AK. Petrous apex lesions: pictorial review. AJR Integrative Imaging, Lifelong Learning For Radiology. 2011;196. https://doi.org/10.2214/AJR.10.7229.
6. Razek AA, Huang BY. Lesions of the petrous apex: classification of findings at CT and MR imaging. Radiographics. 2012;32(1):151–73. https://doi.org/10.1148/rg.321105758.
7. Tringali S, Linthicum FH. Cholesterol granuloma of the petrous apex: temporal bone histopathology case of the month. Otol Neurotol. 2010;31(9):1518–9. https://doi.org/10.1097/MAO.0b013e3181d279c3.
8. Francis GA, Johnson RL, Findlay JM, et al. Cerebral cholesterol granuloma in homozygous familial hypercholesterolemia. CMAJ. 2005;172(4):495–7.

第 36 章　颅底淋巴瘤

相关知识点

- 定义：颅底淋巴瘤(SBL)是一种罕见的肿瘤，其发病率随着中枢神经系统淋巴瘤发病率的上升而增加。
- 典型线索
  - 儿童：9 岁男孩出现以下(一种或多种)症状。脑神经病变、面部疼痛、听力丧失、眩晕、眼球突出、视觉症状和面部无力。该患儿有强烈增强的颅底异常，有时表现为海绵窦受累。
  - 成人：免疫功能正常的成年患者表现为视力障碍和眼肌麻痹，影像学显示颅底明显强化异常，可累及海绵窦。
- 同义词：非霍奇金淋巴瘤(NHL)、非中枢神经系统淋巴瘤、脑外淋巴瘤、非典型脑内淋巴瘤、原发性中枢神经系统淋巴瘤(PCNSL)。
- 偏好和普遍性
  - 年龄：非霍奇金淋巴瘤的发病高峰年龄在 7~11 岁。
  - 性别：M:F=3:1[1]。颅底淋巴瘤的发病率为 M:F=1.7:1[1]。
  - 患病率：尽管淋巴瘤是第三常见的儿童癌症，占儿童癌症的 12%，但原发性颅底淋巴瘤仍然相对罕见，仅占颅底肿瘤的 1%~2%[1,3,9]。
- 原发性中枢神经系统淋巴瘤发病率的增加，明显增加了颅底淋巴瘤的数量。
- 尽管淋巴瘤可累及任何头颈部结构，但它更倾向于累及淋巴结。然而，儿童结外受累比成人更为频繁，60% 的儿童淋巴瘤为 NHL[1]。

影像

一般影像特征

- 与大多数颅底病变一样，病理过程可能出现在颅底上方、下方或颅底内部，使基于症状的诊断变得困难。像往常一样，成像是至关重要的，CT 和 MRI 都是必不可少的评估手段[1]。
- 然而，MRI 结合 Gd 是诊断颅内淋巴瘤的首选成像方法。
- 无动脉狭窄：常见海绵窦受累，无颈动脉管腔狭窄[2](图 36.1e,f)。
- 颅底淋巴瘤被认为是该区域其他"常见疑点"的"模仿者"[2]。
- 为明确的鉴别诊断，可能需要活检[2]。

CT 特征

- 参见"一般影像特征"。
- CT 显示硬化性改变，有时可见完整的成骨细胞轮廓。
- CT 显示破坏性、溶解性结构的频率较低，该现象更常见于邻近的鼻窦癌[2]。

MRI 特征

- 参见"一般影像特征"。
- T1：灰质等信号[1,2,7](图 36.1a,b)。
- T2：可能是可变的，但通常与灰质等强度[1,2](图 36.1e,f)。
- T1 Gd：显示中度不均匀或均匀强化。有/无硬脑膜尾，可表现为颅内斑块强化。脂肪饱和通常是有益的(图 36.1)。

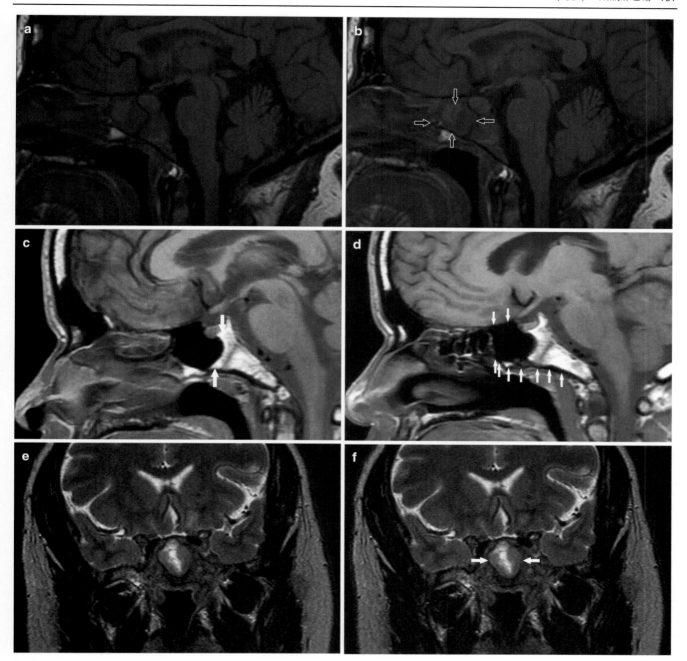

图36.1　(a,b)图像显示这例年轻患者的蝶窦内有一些高信号液体(b图中↓箭头所示)。液体受到内部软组织肿瘤(b图中←箭头所示)的限制,该肿瘤占据了蝶窦的大部分,T1信号几乎与大脑等信号。斜坡皮质的暗信号完整,与蝶窦底部相连(b图中↑箭头所示)。蝶窦底部前缘(b图中→箭头所示)不可见,明显裂开。(c)正常患者的矢状位T1图像显示明亮的骨髓(箭头所示),这在先前的图a,b中明显缺失。明亮的骨髓位于通气良好的蝶窦后方,在先前的异常图a,b上,蝶窦含有肿瘤和液体。(d)正常患者的矢状位T1图像显示蝶窦空气的暗信号(↓箭头所示)和蝶骨皮质的黑线(↑箭头所示),在先前的图a,b中,浸润性肿瘤损害了蝶骨皮质。(e,f)冠状位T2显示图像中心呈椭圆形信号,显示蝶窦内含有肿瘤,肿瘤周围与灰质呈等强度,内部T2信号较高。注意:右侧蝶窦黑色皮质线完整(f图中→箭头所示),但在类似的左侧边缘缺失(f图←箭头所示)。(待续)

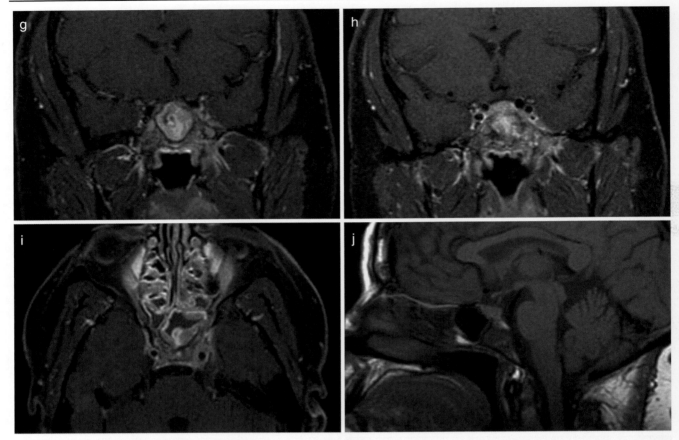

图 36.1（续） 冠状位 T1 Gd 脂肪抑制图像（g,h）显示肿瘤在蝶窦内呈明显增强，并延伸至邻近的海绵窦。注意，颈动脉虹吸（低信号流空效应）明显被异常增强的浸润性肿瘤包围，但未显示管腔狭窄。轴位 T1 Gd 脂肪抑制图像（i）显示浸润性肿瘤呈明显增强，累及蝶窦、鼻腔、鼻泪管、眼眶和海绵窦。颈动脉虹吸流空效应未显示狭窄。矢状位 T1 图像（j）显示了治疗的反应，与治疗前相比，可见蝶窦清理（g,h）。

- DWI：颅底淋巴瘤显示弥散受限。
  - 由于淋巴瘤的特征是细胞相对丰富，水分子的空间被压缩，导致颅底淋巴瘤在 DWI 上表现为高信号，在 ADC 图上表现为低信号[8]。

临床问题

表现

- 诊断延迟：从最初表现到诊断的间隔从 1 周到 1 年不等[1]。
- 症状：
  - 症状包括脑神经病变、面部疼痛、听力丧失、眩晕、眼球突出、视觉症状和面部无力。
  - 患者主诉脑神经症状的时间早于那些因占位效应和颅内压升高而出现症状的患者[1]。

- 全身症状包括咳嗽、发热、瘙痒和腹部肿块。
  - 大多数出现 NHL 的儿童患者都患有播散性疾病，需要进行全面的分期检查[1]。
- 关联：
  - T 细胞缺乏症儿童患 NHL 的风险增高[1]。
  - 据报道，在艾滋病或免疫抑制治疗中出现视交叉淋巴瘤[1]。
  - 艾滋病患者的颅底淋巴瘤的发病率高[1]。

治疗

1.手术[1]

- 广泛的颅底手术会导致严重的发病率，其作用值得商榷[9]。然而，需要定期活检来确认组织学。
- 偶尔通过手术完全切除颅底淋巴瘤病变。
- 积极的颅底手术可能需要移植物，其本身可能会产生并发症,包括(但不限于)脑脊液泄漏[9]。有时,进行脑脊液漏修补需要二次手术[3]。

2.化学治疗和放射治疗

- 虽然一些临床医生通常认为多药化学治疗是治疗 NHL 的有效方法[1],但统计数据支持完成联合化学治疗的患者生存期更长[9]。
- 化学治疗和放射治疗似乎显著提高了患有原发性中枢神经系统淋巴瘤的免疫活性个体的生存率[9]。

病理学

- 肉眼:通常被视为柔软的棕灰色"鱼肉"块[6]。
- 镜下:通常显示非典型淋巴样细胞浸润下层结缔组织基质[6]。
- 颅底的大多数淋巴增生性病变是 B 细胞系淋巴瘤和鼻腔 NK/T 细胞淋巴瘤,这是一种罕见的 NHL[6]。

鉴别诊断

颅底淋巴瘤由于其罕见性和与其他实体的相似性,通常是一个诊断难题。

1.脑膜瘤

- 脑膜瘤显示硬脑膜附着,造影后通常显示强化的"硬膜尾"。
- 脑膜瘤常伴有骨质增生。这不是颅底淋巴瘤的特征[2]。
- 淋巴瘤可导致硬化或成骨细胞改变,渗透性骨受累,使皮质轮廓保持完整[2]。
- 脑膜瘤通常呈均匀强化。
- 动脉狭窄:当侵袭性颅底淋巴瘤包围海绵内颈动脉时,通常不会引起管腔狭窄。这与脑膜瘤形成对比,脑膜瘤通常会引起管腔狭窄[2,7]。
- MRI 特征
  - T1:大多数显示不均匀的低 T1 信号。
  - T2:大多数显示 T2 信号升高。
  - T1 Gd:
    - 所有患者显示增强(83% 明显,17% 中度)。
    - >50% 的患者有"硬膜尾"征。
    - "硬膜尾"征是一种常见但非特异性的征象,在任何侵犯硬脑膜或引起硬脑膜反应的肿瘤中均可见到。硬膜尾通常表现为高血管性硬脑膜反

应,而不是实实在在的肿瘤受累。
  - FLAIR:大多数脑膜瘤在 FLAIR 上显示高信号。
  - DWI:
    - DWI 是用于区分恶性脑膜瘤和良性脑膜瘤的有效手段。
    - 大多数脑膜瘤是良性的,DWI 表现为典型的等强/稍高信号,ADC 为等强/稍高信号。
    - 弥散受限伴明显高信号(明亮)的 DWI 图像与低信号(黑洞)ADC 图相对应,提示不典型或恶性脑膜瘤。
- 脑膜瘤最常见的相关表现包括"硬膜尾"征和骨浸润。
- 参见第 13 章和第 43 章。

2.鼻旁窦癌

- 由鼻旁窦上皮引起的恶性肿瘤是前颅底最常见的恶性肿瘤,但其在中颅窝也是一个常见的诊断难题。
- 肿瘤类型:鳞状细胞癌是最常见的鼻腔恶性肿瘤(80%),其次是腺癌。
- NECT:极好地描绘了骨质受累,包括皮质增厚、硬化、侵蚀、破坏和重塑
- T1:中间信号质量。分别为黑质骨或白质骨髓(T1)或黑质骨髓(NAL)肿瘤。
- T2:中间信号质量。T2 在分离肿瘤和阻塞的窦性分泌物时是有用的,而阻塞的窦性分泌物通常有较高的信号。
- T1 Gd:显示中度肿瘤增强。
- 恶性肿瘤的 ADC 始终低于良性肿瘤或炎症性病变。
- ^{18}F-脱氧葡萄糖正电子发射体层成像(^{18}F-FDG PET/CT)具有高度的敏感性和中等的特异性,似乎优于常规 CT 和 MR 对残余/复发肿瘤的成像。
- 参见第 22 章。

3.脊索瘤

- 起源于原始脊索胚胎残余的相对罕见的恶性肿瘤。
- 发生在斜坡内或斜坡附近的中线小叶肿瘤,在 MR T2 成像上表现为邻近椎间盘的高信号,伴有骨破坏。
- NECT:
  - 斜坡引起的中线软组织肿块,导致邻近骨破坏。
  - 破坏性溶骨性病变,通常伴有低密度软组织肿块。
- T1:
  - 与骨髓相比,呈不均匀的低至等信号。
  - 小病灶高信号与肿瘤内出血或黏液池有关。

- T2：
  —椎间盘和脑脊液呈高信号（参见第30章）。
  —有时显示低信号纤维隔膜。
- T1 Gd：蜂窝状不均匀强化，从几乎不发红到灯泡明亮（参见第30章）。
- 梯度回波：如果出现出血，有时可以看到"井喷"。
- DWI：可能有助于区分典型的脊索瘤和软骨肉瘤。
- 参见第30章。

4.横纹肌肉瘤（RMS）

- 应将RMS纳入儿科患者的鉴别诊断。
- 通常起源于鼻咽部，伴有一个巨大的颅内或颅外肿瘤，引起溶骨性破坏。
- NECT显示一个与肌肉等密度的肿块。
- CECT显示一个相对于周围肌肉有轻度高密度肿块。
- T1：肌肉呈等信号，对眶脂肪呈低信号。
- T2：肌肉呈不均匀高信号，有多个高信号病灶。
- T1 Gd：显示异质性摄取增强。
- DWI：
  —ADC值可能有助于区分各种良性和恶性肿瘤。
  —明亮的DWI图像和相应的暗ADC图像显示弥散受限。
- 参见第49章。

5.颅底骨髓炎（SBO）

- SBO是一种潜在的威胁生命的疾病，表现为非常严重的颅底感染，最常见于老年糖尿病患者（或任何年龄段的免疫抑制患者），尽管进行了强有力的抗生素治疗，但仍可能导致死亡。
- 临床发现：SBO可引起脑神经病变、隐匿性头痛和红细胞沉降率上升，伴有特殊的斜坡影像学表现。
- CT：显示硬化、皮质不连续和髓质扩张。
- MRI：高敏感性但非特异性的发现包括T1低信号和T2高信号。
- T1 Gd：有时表现为感染（SBO）和肿瘤（颅底淋巴瘤）的异常强化。
- DWI可能有助于区分SBO与淋巴瘤和鼻咽癌[5]。
- Technium^{99M}和Ga^{67}枸橼酸镓闪烁显像有时可用于初步诊断。
- 颅底骨髓炎（参见第44章）

深度探索

- 淋巴瘤是头颈部第二常见的原发性恶性肿瘤。
- 对于儿童来说，淋巴瘤是第三大最常见的癌症病因，占所有儿童恶性肿瘤的10%~12%[4]。
- 侵袭性NHL的发病率在中青年患者中不断增加。
- 淋巴瘤通常分为两大类。
  —霍奇金病
    。美国患病率：0.3例/百万。
    。发病率正在下降。
    。年龄：平均发病年龄为28岁，发病高峰在15~24岁，第二高峰在55岁之后。
    。涉及所有淋巴瘤病例的15%。
    。霍奇金病的特征是显微镜下的里德–斯特恩伯格细胞。
  —非霍奇金病
    。美国患病率：160例/百万。
    。发病率正在上升。
    。平均发病年龄为67岁。
    。非霍奇金病占所有淋巴瘤的85%。
    。结外受累在儿童中更为常见[4]。
- 虽然中枢神经系统淋巴瘤并不常见，但其发病率在免疫功能正常和免疫功能低下的个体中都在增加[9]。

遗传学

- 相关性：遗传改变免疫系统的基因突变的个体，淋巴瘤发病率显著增加。
- 候选基因：
  —一些研究表明，共同的低外显率基因组修饰会影响淋巴瘤的可能性，尽管额外的研究对于消除可行的假阳性至关重要。
  —相关的候选基因库非常丰富，目前的信息过多，无法在本文中列出[10]。

（李海艳　译）

参考文献

1. Belhoucha B, Aderdour L, Mohamed S, et al. Isolated primary malignant lymphoma arising from the skull base. Inter J Hematolog Disorders. 2015;2(1):1–3.
2. Dare AO, Datt RV, Loree TR, et al. Sinonasal non-Hodgkins's lymphoma with Skull Base involvement. Skull Base. 2001;11(2):129–35.
3. Teo M, Sam E. Skull Base in non-Hodgkin's lymphoma. Skull Base. 2009:19–A104. https://doi.org/10.1055/s-2009-1242381.
4. Choi HK, Cheon JE, Kim IO, et al. Central skull base lymphoma in children: MR and CT features. Pediatr Radiol. 2008;38:863–7.
5. Ozgen B, Ogua KK, Cila A. Diffusion MR imaging features of skull base osteomyelitis compared with Skull Base malignancy. AJNR Am J Neuroradiol. 2011;32:179–84.
6. Hanna EY, DeMonte F. Comprehensive management of skull base tumors: CRC Press; 2008. p. 57–8.
7. Han MH, Chang KH. Kim IO, et al. non-Hodgkin lymphoma of the central skull base: MR manifestations. J Comput AssistTomogr. 1993;17:567–71.
8. Haldorsen IS, Espeland A, Larsson E.-M. Central nervous system lymphoma: characteristic findings on traditional and advanced imaging. AJNR Am J Neuroradiol 2011;32:984–992.
9. Teo M, Martin S, Bowness J, Eljamel MS. Dural graft-induced fibrotic mass twelve years after successful treatment of Skull Base non-Hodgkin lymphoma mimicking recurrence: case report and literature review. Open J Mod Neurosurg. 2014;4:7–12.
10. Skibola CF, Curry JD, Nieters A. Genetic susceptibility to lymphoma. Hema. 2007;92(7):960.

第37章 颅底腺样囊性癌

相关知识点

- 定义:腺样囊性癌(ACC)是一种起源于外分泌腺的,逐渐生长的惰性癌症,具有通过神经束途径侵袭邻近结构的特殊倾向[1]。ACC被称为一种危险的、不可预测的肿瘤,有可能在新的部位复发。
- 典型线索:成年患者有多个月的症状史,包括鼻塞、疼痛、鼻出血或复视。图像显示侵袭性、生长缓慢的颅底病变,可包含假性囊肿。
- 同义词:圆柱瘤、圆柱瘤型腺癌。
- 年龄:主要见于成人,发病高峰出现在40~60岁[19]。偶尔见于儿童[19]。
- 性别偏好:无性别偏好。
- 重要性:
  - ACC的临床过程看似缓慢,但有侵略性,并有神经周围再生的倾向。ACC具有频繁的局部复发和晚期远处转移的倾向[18,19]。
  - ACC对当前的化疗无反应,表面上具有抗辐射性(尽管对辐射敏感,但并非放射治疗可以根治)。
  - ACC占头颈部癌症的1%。
- 多颅窝:腺样囊性癌是一种典型的实体,不会出现在单一的颅窝。虽然有些ACC显然仅限于前颅窝(ACF),另一些涉及中颅窝(MCF),有些则同时出现在两者中。虽然通过颅窝分离似乎是一个很好的起点,但聪明的读者会在两个位置处寻找ACC。
- 黏膜下扩散:ACC的黏膜下肿瘤扩散倾向使其能够在临床诊断雷达下潜行。明确的诊断可能被证明是有问题的,特别是在颅底[1]。
- ACC占头颈部癌症的1%。

影像

一般影像特征

- 与大多数颅底病变一样,病理过程可能出现在颅底上方、下方或颅底内部,使基于症状的诊断变得困难。像往常一样,成像是至关重要的,CT和MRI都是必不可少的评估手段。
- 然而,MRI结合Gd是诊断颅底ACC的首选成像方法。
- 根据影像学和组织学,两处海绵窦的侵犯都被报道为"模拟"脑膜瘤[5]。
- 据报道,ACC呈哑铃形,中心位于蝶骨平面[6],明显累及ACF。
- 颅底ACC患者通常同时累及其他区域[18](表37.1)。
- 无包膜、增强、浸润性肿块,常在非骨边缘附近显示不规则轮廓[2]。

MRI特征

- 参见"一般影像特征"。
- MRI特征各不相同,肿瘤类型见下文[22]。

表37.1 颅底ACC患者同时累及其他区域的概率

蝶窦	61%
鼻咽	61%
Meckel腔	57%
大脑	52%
斜坡	48%
眼眶软组织	39%
额窦	17%

- 筛状花纹：
  - 可能为异质性，表现为分隔或中央坏死。
  - T1 与邻近肌肉呈等信号。
  - T2 不均匀伴低信号分隔。
    - 根据病理学家的说法，影像学上清晰显示的囊肿样间隙不是真正的囊肿，因为显微镜下没有显示"真正的腺体"组织，而且这些间隙与周围的基质没有分离[25]。
    - 由于病理学家将其归类为"假性囊肿"，我们将遵循他们的诊断先例。这些假性囊肿的 T2 信号各不相同，取决于它们的蛋白质含量。蛋白质含量低于 35% 的病变是明亮的，高于 35% 的病变是黑暗的。
  - T1-Gd 具有由非强化假性囊肿穿孔的摄取实体成分强化形成的异质性外观。
  - 对于一个典型表现为"瑞士奶酪"外观的肿瘤来说，这并不奇怪。
- 管状图案：
  - MRI 均匀[22]。
  - T1 与邻近肌肉呈等信号。
  - T2 与大脑皮层呈等信号。
  - T1 Gd 显示中度均匀强化。
- 立体图案：
  - 可能是不均匀的，伴有分隔或中央坏死。
  - T1 与邻近肌肉呈等信号。
  - T2 是异质性的，与大脑皮层呈等信号。
  - T1 Gd 显示强烈的异质性增强。
- 病例表现（图 37.1）。
  - T1：异质性固体成分，眶脂肪呈低强度。假性囊肿显示类似于眼部玻璃体的信号（图 37.1a~d,i,j）。
  - T2：异质性，具有类似于大脑皮层的固体成分。大多数假性囊肿的 T2 信号较低，提示高蛋白含量 >35%。其中一个较小的幼年假性囊肿显示类似于眼部玻璃体的信号，表明它尚未达到蛋白质含量 >35%（图 37.1e,f）。
  - T1 Gd：相当不均匀，固体成分呈中等程度的多灶性强化，由强化较差的假性囊肿区分隔开（图 37.1g,h）。
- 参见下文"神经周围扩散"讨论。

CT 特征

- 参见"一般影像特征"。
- NECT 有时显示肿瘤生长缓慢，伴有骨弯曲或破坏。

- CECT 显示肿瘤实体成分的强烈增强，包含多个非增强区域。
- 参见图 37.2a,b。

临床问题

表现

- 诊断延迟：从最初出现到正确临床诊断的中位时间间隔为 12 个月[1,18]。
- 患者的症状见表 27.2[18]。

表 37.2　患者的症状

脑神经缺损	48%
鼻塞	43%
面部疼痛或麻木	35%
头痛	29%
牙齿问题	29%
视力损害	22%

治疗

- 当侵袭性肿瘤累及颅底时，很少有统计数据可用于指导该肿瘤的治疗[4]。
- 大多数观点都认同，患者最大的希望在于积极的多学科治疗方法[4]。

手术[1]

- 手术是典型的治疗选择，由于肿瘤的弥漫性浸润和神经周围扩散（PNS），完全切除通常是不可能的。这对于颅底肿瘤来说，尤其困难[1]。
- 由于 ACC 往往不累及局部淋巴结，通常不进行颈部清扫。

放射治疗和化学治疗

- 一些研究表明，只有 1/3~1/2 的病例可有干净的手术切缘[1,4]。
- 一些观点认为 ACC 具有"抗辐射性"，而另一些观点则认为其"具有辐射敏感性，但不具有放射治疗性"[19]。
- 目前建议对手术边缘浸润的患者进行术后放射

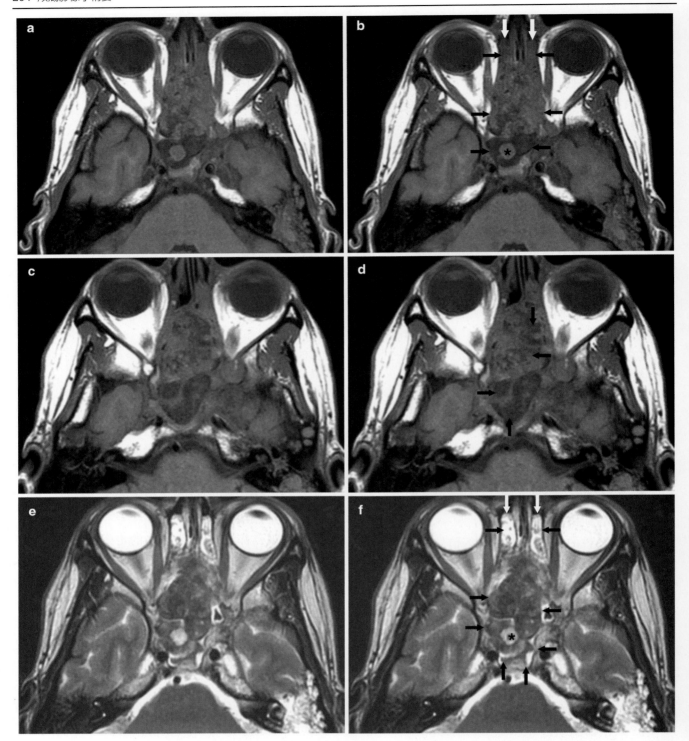

图37.1 （a,b）轴位T1图像。巨大的异质性肿块累及中、前颅底中央。信号主要与肌肉呈等信号，散在有低信号区域。小椭圆形液体充填集合，中心低衰减，边缘高衰减。（c,d）轴位T1图像。巨大的异质性肿块累及中、前颅底中央。固体部分的信号主要与肌肉呈等信号，散在有低信号区域的液体（箭头所示）。（e,f）轴位T2图像。巨大的异质性肿块（箭头所示）累及中、前颅底中央。周围实体成分中的信号主要与大脑皮层等信号。大部分信号较低，与肌肉近似等强度。小椭圆形液体充填集合为高T2信号，与脑脊液呈等信号（星号所示）。（待续）

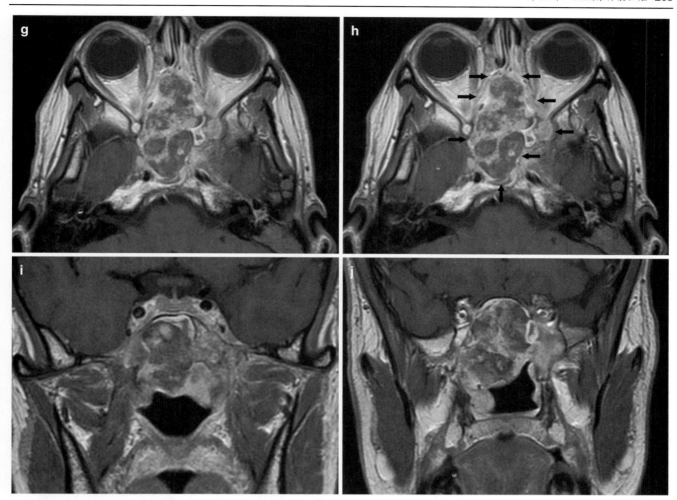

图37.1（续）（g,h）轴位T1 Gd图像。巨大的异质性肿块（箭头所示）累及中、前颅底的中央。周围实体成分的信号表现出明显的异质性增强。多个分隔区域主要是非增强，但充满了无数小的包含造影剂的血管。（i,j）冠状位T1 Gd图像再次显示巨大的异质性肿块填充蝶窦，延伸至蝶鞍下完整的皮质。肿瘤向尾部延伸，侵犯鼻咽部气道，右侧的大于左侧（j）。

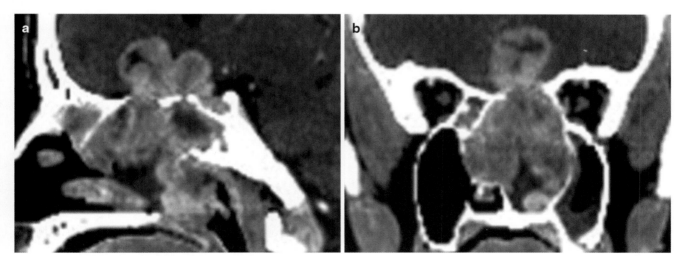

图37.2　矢状位（a）和冠状位（b）CECT重建图像显示巨大哑铃状肿瘤，具有异质性增强，向上和向下延伸穿过颅底。分叶状颅内成分的轮廓相当光滑，中央有低衰减假囊性成分。虽然不是骨骼图像，但很明显，前颅窝底和（前部和下部）蝶窦壁已被破坏。巨大的肿瘤累及鼻腔和筛窦并充满鼻咽。冠状位（b）图像显示在肿瘤延伸至左上颌窦之前，由于其缓慢而稳定的生长，导致左上颌窦壁的弯曲。

治疗[1,4]。

- 有观点建议对老年患者或多病种患者单独进行放射治疗[1]。

- 高剂量质子适形颅底放射治疗对 ACC 的局部控制有令人欣慰的结果[3,18]。

- 有作者主张使用化学治疗来缓解病情[1,19],但其他大型中心的研究明确指出,目前的化学治疗并不能使患者获益[4,15]。

预后

- 对头颈部(H&N)ACC 的早期诊断和治疗至关重要,因为颅底受累将患者的平均生存期从 144 个月缩短至 99 个月[1]。

- 主要的预后预测因素是无瘤手术切缘是否存在,通常仅存在于 1/3 到 1/2 的病例中[1,4]。

- 由于 ACC 特征性的无痛生长模式和缓解数年后复发的倾向,患者需要终生随访[1]。

- ACC 累及颅底导致预后不良,局部控制率和生存率降低[18]。

- 蝶骨和斜坡受累更明显地预示着这类患者的预后不良[18]。

- 翼腭窝受累会降低无病生存率,但不会降低总生存率[18]。

- 令人惊讶的是,有观点认为海绵窦、颞下窝、鼻咽、额窦、眼眶或大脑的受累似乎没有特殊的预后意义[18]。

- 远处转移(可能在 15 年后发生)往往是由于失败的疾病控制。与肺转移不同,骨转移可能表现为孤立的、缓慢进行的和可切除的,骨转移常常是可迅速致命的[19]。

病理学

- 这种不常见的肿瘤似乎起源于大唾液腺和小唾液腺[18]。

1.肉眼

- 通常为 2~4cm,但很少>6cm[21]。ACC>3cm 更易发生转移[23]。

- 质硬的灰/黄白色局限性肿瘤,显示不完全包裹,具有浸润特征[19,21]。

- ACC 很少出现囊性变或出血倾向[21],但如果出现这种情况,应支持对高级别转化的怀疑[24]。

- ACC 有黏膜下肿瘤扩散的倾向,这使得临床诊断雷达可能检测不出。

2.组织学

- 3 种公认的 ACC 组织学模式如下[22]。
  - 筛状:
    - 最常见且易于识别。
    - 由排列紧凑的细胞质贫乏细胞片组成,明显被大的透明填充空间刺穿,显示栅栏。
    - 形成"瑞士奶酪"外观的细胞。
    - 复发率:89%。
  - 管状:
    - 第二常见的组织学模式。
    - 差异化程度最高。
    - 复发率:59%。
  - 立体:
    - 最不常见的组织学模式。
    - 复发率:100%。

- 与大多数头颈癌不同,ACC 很少扩散到区域淋巴结。然而,40% 的患者表现为远处转移,常累及肺、肝、肾、骨和脑[17]。

鉴别诊断

- 颅底 ACC 引起的诊断困难通常可通过活检最终解决,这是由于其罕见性和与其他实体的相似性,包括以下几种。

1.脑膜瘤

- 脑膜瘤通常有硬脑膜附着物,在对比后经常显示增强的"硬膜尾"征。

- 常见骨质增生和均匀强化。

- MRI 特征
  - T1:大多数信号不均匀。
  - T2:大多数具有高信号。
  - T1 Gd:
    - 普遍表现为 83% 的强烈增强和 17% 的中度增强。
    - >50% 显示"硬膜尾"征。
  - FLAIR:大多数脑膜瘤在 FLAIR 上显示高信号。
  - DWI 似乎是区分非典型和恶性脑膜瘤与更常见良性脑膜瘤的有用手段。

- 参见第 13 章和第 43 章。

2.窦旁癌

- 鼻旁窦上皮引起的恶性肿瘤是前颅底最常见的恶性肿瘤,并且在中颅窝也是一个常见的诊断难题。
- 鳞状细胞癌是最常见的鼻腔恶性肿瘤(80%),其次是腺癌。
- NECT:极好地描绘了骨质受累,包括皮质增厚、硬化、侵蚀、破坏和重塑。
- T1:中间信号质量。T1在评估肿瘤延伸至皮质骨或脂肪骨髓时表现出色,分别伴有低(皮质骨)或高(骨髓)信号丢失。
- T2:中间信号质量。T2可用于将肿瘤与(高信号)阻塞的鼻窦分泌物分离。
- T1 Gd:中度肿瘤增强。
- 恶性肿瘤的ADC始终低于良性肿瘤或炎症性病变。
- ^{18}F-FDG PET/CT具有高敏感性(和中等特异性),似乎优于常规CT和MR成像对残余/复发肿瘤的成像。
- 参见第22章。

3.斜坡脊索瘤

- 起源于原始脊索胚胎残余的相对罕见的恶性肿瘤。
- 发生在斜坡内或斜坡附近的中线小叶肿瘤,在MRI T2上表现为邻近椎间盘的高信号,伴有骨破坏。
- NECT:
  —斜坡引起的中线软组织肿块导致邻近骨破坏。
  —破坏性溶骨性病变,通常伴有低密度软组织肿块。
  —参见第30章。
- T1:与骨髓相比,呈异质性低至等信号。
  —小病灶高信号与肿瘤内出血或黏液池有关。
- T2:椎间盘和脑脊液高信号(参见第30章,图30.2 b,c)。
  —有时显示低信号纤维隔膜。
- T1 Gd:蜂窝状异质性强化,从几乎不发红到灯泡明亮(参见第30章,图30.1b~d和图30.2b,e,f)。
- 梯度回波:如果出现出血,有时可以看到"井喷"。
- DWI:可能有助于区分典型脊索瘤和软骨肉瘤。
- 参见第30章。

4.颅底软骨肉瘤(SBC)

- 软骨肉瘤是软骨样恶性肿瘤,通常在肿瘤几乎不累及颅底时选择与软骨结合。
- 典型线索:颅底肿块表现出对岩枕裂(POF)的亲和力,有时表现为软骨样基质,特征为低T1和高T2信号。
- 软骨肉瘤可能是新发的,也可能是由先前存在的疾病引发,包括内生软骨瘤、外生骨疣、骨软骨瘤以及Ollier病和Paget病。
- DWI和ADC在分离SBC和脊索瘤方面很有效。
- SBC的预后明显优于脊索瘤,且复发率较低。
- CT显示边界清楚,常呈扇形或叶状溶解性病变,显示软骨样钙化。
- T1显示↓低信号(至中等)信号强度。
- T2具有非常高的T2信号。
- T1 Gd表现出强烈的增强。脂肪饱和度是非常有助于明确界定。
- 与典型脊索瘤相比,软骨肉瘤的ADC值在统计学上更高。
- 参见第46章。

5.颅底淋巴瘤

- 颅底淋巴瘤罕见,但其发病率与中枢神经系统淋巴瘤的一样也在增加。
- 颅底淋巴瘤通常涉及颅底区域。
- 淋巴瘤是第三大常见的儿童癌症,占儿童癌症的12%,但原发性颅底淋巴瘤仍然相对少见,仅占颅底肿瘤的1%~2%。
- CT有时显示硬化或成骨细胞改变,皮质渗透,轮廓完整。
- CT表现破坏性、溶解性结构的频率较低,更典型地表现为邻近的鼻窦癌。
- T1:灰质等信号(参见第36章,图36.1a,b)。
- T2:可能是可变的,但通常与灰质呈等信号(参见第36章,图36.1e,f)。
- T1 Gd:显示中度异质性或均质强化。有时表现为颅内斑块强化。脂肪饱和度通常是有帮助的(参见第36章,图36.1g~i)。
- 参见第36章。

深度探索

1.遗传学

- 目前最常见的基因改变是1p32-p36缺失,是预后不良的预测因素[12]。
- 晚期疾病中,p53肿瘤抑癌基因可能失活[13]。
- Ki-67标记值在治疗失败和广泛局部扩散的患者中显著较高[12,16]。

- ACC 可以连接到一个恒定的染色体易位, t(6;9) q22-23;p23-24), 与 *MYB* 和 *NFIB* 基因的融合拷贝有关[14]。
- 目前尚未发现一致的环境因素。

2. 神经周围扩散 (PNS)

- 神经周围肿瘤扩散是最隐匿、最可怕、最复杂的癌症增殖形式之一, 对患者、临床医生和放射科医生来说都是一个难题[20]。
- 神经周围肿瘤扩散导致恶性细胞沿邻近神经延伸, 侵入先前未被侵犯的区域。
- 影像学在评估潜在的无症状 PNS 中至关重要, 通常对指导最佳治疗起决定性作用。一些患者对 PPNS 的敏感性高达 95%[20]。
- PNS 对神经周围扩散侵袭((PNI):PNS 和 PNI 通常可以互换使用, 请记住, PNI 是一种镜下组织学诊断, PNS 是一种肉眼下病理学/放射学诊断[28,30]。
- 神经周围肿瘤扩散的预后很差, 是肿瘤分期的独立预后指标[26]。它预示着对治疗方案和预后有深远的负面影响[20]。
- 神经周围肿瘤扩散导致神经尺寸变大, 信号增强, 周围脂肪低信号伴颅底孔扩大/破坏。
- PNS 的去神经支配首先引起信号细胞内水分减少和细胞外水分增高, 然后引起肌肉萎缩伴脂肪浸润[27]。
- 显而易见的是, ACC 具有 PNS 的倾向, 而其他更具侵袭性的肿瘤并不具有这种倾向, 这些肿瘤有时发生在类似的区域。
- PNS 似乎是由某些类型的肿瘤细胞、维持基质和神经之间复杂的相互作用引起的[28]。
- 某些关键的基因改变使肿瘤细胞能够分离胶原支持结构, 沿着神经鞘扩散。
- 这种能力是通过基质金属蛋白酶和细胞表面受体或其配体(如趋化因子 CX3CL1 或其受体 CX3CR1)的作用升级而实现的[28]。
- 额外的分泌分子, 如胶质细胞系衍生的中性粒细胞因子(GDNF)、神经元生长因子(NGF)和中性粒细胞营养素可促进 PNS[28]。
- 中性粒细胞蛋白质家族构成, 它可以刺激神经元存活、发育及其功能。
- 神经细胞黏附分子(NCAM), 又名 CD56, 与 PNS 密切相关, 在 89% 的 ACC 和 93% 的 PNS 患者中发现[28,29]。

3. 历史大事记

- 1842 年, Cruveilheir 首次报道肿瘤性神经侵犯。
- 1853 年和 1854 年, 法国人 Charles Robin 和 Alexandre Laboulbene 首次描述了这种肿瘤的"圆柱形"外观[1,7,8,10,18]。
- 1859 年, 奥地利外科医生 Christian Albert Theodur Billroth 创造了"圆柱瘤"一词来描述这种生长缓慢、表面上呈良性的肿瘤, 该肿瘤表现出非特异性症状并且"极易复发"[7]。但这实际上是一种恶性上皮肿瘤[2]。
- 1930 年, Spies 可能是使用 ACC 这个词的第一人[7,9]。
- 1943 年, Dockerty 和 Mayo 强调 ACC 确实是恶性的, 并重申了其具有 PNS 的特殊倾向[8,10,11]。
- 1999 年, Issing 等人认为 Billroth"没有公正地"对待 ACC, 因其几乎肯定没有意识到颅底 ACC 患者的严峻的生存率[1]。

(李海艳　译)

参考文献

1. Issing PR, Hemmanouil I, Stover T, et al. Adenoid cystic carcinoma of the skull base. Skull Base Surg. 1999;9(4):271–5.
2. Midyett FA, Mukherji SK. Chapter 42, adenoid cystic carcinoma of the lacrimal gland, orbital imaging: Elsevier/Saunders; 2015. p. 194–9. ISBN: 978-0-323-34037-3.
3. Pommier P, Liebsch NM, Deschler DG, et al. Proton beam radiation therapy for skull base adenoid cystic carcinoma. Arch Otolaryngol Head Neck Surg. 2006;132(11):1242–9.
4. Ramakrishna R, Raza SM, Kupferman M, et al. Adenoid cystic carcinoma of the skull base: results with an aggressive multidisciplinary approach. J Neurosurg. 2016;124(1):115–21.
5. Arsene D, Ardeleanu C, Danaila L. Skull base tumor invading both cavernous sinuses. Adenoid cystic carcinoma mimicking a meningioma. Romanian J Morphol Embryol. 2006;47(4):367–71.
6. Brunori A, Scarano P, Iannetti G, Chiappetta F. Dumbbell tumor of the anterior skull base: meningioma? No, adenoid cystic carcinoma! Surg Neurol. 1998;50(5):470–4.
7. Bradley PJ. Adenoid cystic carcinoma of the head and neck: a review. Curr Opin Otolaryng Head Neck Surg Lippincott Williams & Wilkins. 2004;12:127–32.
8. Stell PM. Adenoid cystic carcinoma. Clin Otolaryngol. 1986;11:267–91.
9. Spies JW. Adenoid cystic carcinoma. Arch Surg. 1930;21:365–404.
10. Tauxe WN, McDonald JR, Devine KD. A century of cylindromas. Arch Otolaryngol. 1962;75:1–6.
11. Dockerty MB, Mayo CW. "Cylindroma" (adenocarcinoma, cylindroma type); report of 2 cases with metastasis. Surgery. 1943;13:416–22.
12. Rao PH, Roberts D, Zhao YJ, et al. Deletion of 1p32-p36 is the Most frequent genetic change and poor prognostic marker in adenoid cystic carcinoma of the salivary glands. Clin Cancer Res. 2008;14(16):5181–7.
13. Edwards PC, Bhuiya T, Kelsch RD. Assessment of p63 expression in the salivary gland neoplasms adenoid cystic carcinoma, poly-

morphous low-grade adenocarcinoma, and basal cell and canalicular adenomas. Oral Surg Oral Med Oral Pathol Oral Radiol Endod. 2004;97(5):613–9.

14. Bell D, Hanna EY. Head and neck adenoid cystic carcinoma: what is new in biological markers and treatment? Curr Opin Otolaryngol Head Neck Surg. 2013;21(2):124–9. https://doi.org/10.1097/MOO.0b013e32835c05f.

15. Terashima K, Shioyama Y, Nakamura K, et al. Long-term local control of recurrent adenoid cystic carcinoma in the parotid gland with radiotherapy and intra-arterial infusion chemotherapy. Radiat Med. 2006;24(4):287–91.

16. Triantafillidou K, Dimitrakopoulos J, Iordanidis F, et al. Management of adenoid cystic carcinoma of minor salivary glands. J Oral Maxillofac Surg. 2006;64(7):1114–20.

17. Moskaluk CA. Adenoid cystic carcinoma: clinical and molecular features. Head Neck Pathol. 2013;7(1):17–22. https://doi.org/10.1007/s12105-013-0426-3. Epub 2013 Mar 5.

18. Pommier P, Liebsch NJ, Deschler DG, et al. Proton beam radiation therapy for skull base adenoid cystic carcinoma. Arch Otolaryngol Head Neck Surg. 2006;132(11):1242–9. https://doi.org/10.1001/archotol.132.11.1242.

19. Pinakapani R, Chaitanya NC, Lavanya R, et al. Adenoid cystic carcinoma of the head and neck- literature review. Qual Prim Care. 2015;23(5):309–14.

20. Nemzek WR, Hecht S, Gandour-Edwards R, et al. Perineural spread of head and neck tumors: how accurate is MR imaging? AJNR Am J Neuroradiol. 1998;19:701–6.

21. Foote FW, Frazell EL. Tumours of the major salivary glands. Cancer. 1953;6:1065–133.

22. Liu XW, Xie CM, Li H, et al. Nasopharyngeal adenoid cystic carcinoma: magnetic resonance imaging in ten cases. Chin J Cancer. 2012;31(1):19–28. https://doi.org/10.5732/cjc.011.10242.

23. Spiro RH. Distant metastasis in adenoid cystic carcinoma of salivary origin. Am J Surg. 1997;174(5):495–8.

24. Seethala RR, Hunt JL, Baloch ZW, et al. Adenoid cystic carcinoma with high-grade transformation: a report of 11 cases and review of the literature. Am J Surg Pathol. 2007;31(11):1683–94.

25. Ellis GL, Auclair PL. Tumors of the salivary glands. Washington, DC: American Registry of Pathology; 2008. p. 225–59. Atlas of Tumor Pathology; 4th series, fascicle 9

26. Sobin LH, Gospodarowicz MK, Wittekind C. TNM classification of malignant tumours. 7th ed: Wiley-Blackwell; 2009.

27. Russo CP, Smoker WR, Weissman JL. MR appearance of trigeminal and hypoglossal motor denervation. AJNR Am J Neuroradiol. 1997;18:1375–83.

28. Paes FM, Singer AD, Checkver AN, et al. Perineural spread in head and neck malignancies: clinical significance and elevation with [18]FDG PET/CT. Radiographics. 2013;33(6):1717–36. https://doi.org/10.1148/rg.336135501.

29. Barrett AW, Speight PM. Perineural invasion in adenoid cystic carcinoma of the salivary glands: a valid prognostic indicator? Oral Oncol. 2009;45(11):936–40.

30. Ginsberg LE. Imaging of perineural tumor spread in head and neck cancer. Semin Ultrasound CT MR. 1999;20(3):175–86.

第38章　动脉瘤性骨囊肿

相关知识点

- 定义：动脉瘤性骨囊肿（ABC）是良性、溶骨性、膨胀性的，偶有局部破坏性病变，常累及长骨；然而，当它们少见地累及颅底时，常可发现预期的颅外累及的特征[1]。
- 典型线索：存在局灶性神经功能缺损的年轻患者表现为增强型多发囊性肿块，液-液平面显示"肥皂泡"外观。纤细、明确界定的囊肿边界似乎不同于研究者在鉴别诊断中遇到的其他类似的实体。
- 偏好
  - 年龄：通常出现为10~20岁[1]。
  - 性别偏好：F>M。
  - 位置：
    - 预计在四肢、骨盆、胸部和脊椎中会发现ABC，但当在头部和颈部发现ABC时，不应感到惊讶，因为其显示出对鼻旁窦和下颌骨的偏好[8,12]。
    - ABC通常累及长骨、扁骨和后路椎体的干骺端[1,2]。
    - 2%~6%的ABC累及颅骨，累及穹隆的比例大于颅底[1,3]。
- 发生频率：ABC不常见，占所有原发性骨肿瘤的1%~2%[7,8]。
- 病理诊断和病因学
  - 大约75年前首次描述该肿瘤[6]。自从1942年Jaffe和Lichtenstein第一次描述并创造了ABC一词以来，这就成了其名称。虽然ABC在成像上类似于动脉瘤，但其显然不是动脉瘤。有人提出ABC既不是囊肿也不是肿瘤[11,16]。所以ABC不是真正的肿瘤、囊肿或肿瘤，那么ABC是什么？然而，所有人都同意ABC涉及骨骼。Jaffe和Copeland在1963年一致认为"ABC代表了一种心理状态，用于对各种疾病过程的最终结果进行分类"[11]。
- 总之，最终的诊断取决于病理学家在签署病例当天的"心理状态"。
- 病因学：
  - 简单的回答是，虽然不知道ABC的真正病因[24]，但现在可以很方便地推测该病是某种骨异常血管畸形。在此期间，学界等待病理学家进行进一步澄清的下一个"心理状态"。
  - 最近，病理学家对"房间里的大象"做出反应，提出了一个显而易见的问题：ABC是原发性病变还是继发性病变[23]？病理学家依据现状提出，1/3的ABC是在其他肿瘤中发现的，归类为"继发性"；2/3的ABC是单独发现的，归类为"原发性"[23]。

影像

一般影像特征

- 液-液平面增强多囊性肿块[4]。
- 影像学检查常显示一个边界清楚的骨溶解偏心区，伴有骨膜抬高。
- 通常，随着逐渐破坏而迅速增长。
- 通常在偏心位置发现扩张性病变，扩张或吹出骨质轮廓，导致特征性的"动脉瘤"外观[10]。
- 钙化和骨化遵循"肥皂泡"阶段，并可能发展为坚硬致密的肿块。
- T1 MRI比CT更可能显示液-液平面[10]。

CT特征

- 参见"一般影像特征"。
- 骨骼图像通常显示一个溶解性、膨胀性肿块，周围有一层薄薄的骨壳，经常被局部侵蚀或几乎完全不可见（图38.1a）。
- 软组织图像描述了上述多种变化，也显示了多房高衰减隔膜填充低衰减液体的"瑞士奶酪"模式（图38.1b）。
- 通常显示平滑、尖锐、弯曲的周边边缘，表示骨膜受到抑制[4]。
- CT常表现为骨扩张、双腔变宽、神经和血管孔变窄，"磨玻璃"混浊，以及造影后增强[7,10]。
- 约1/3的病例显示，低衰减液体漂浮在高衰减液体上方的液–液平面[7]。
- 在对患者进行一段时间的扫描前固定和使用狭窄的观察窗后，液–液平面的显示更为频繁[4]。
- ABC的"肥皂泡"外观与病变稳定性相关[10]（图38.1）。

MRI特征

- 参见"一般影像特征"。
- 典型的表现为扩张性多房溶性病变，边缘有一个薄的低信号边缘[4]。
- 经常发现多个包含液–液平面的囊肿，单个囊肿证实其边缘有薄而清晰的低信号[4]。
- 特征性液–液平面似乎出现于分解血液产品的沉降和分层之后。

- T1：
  —固体成分显示出类似于大脑皮层的异质信号。
  —多个分隔囊性成分（图38.2a，b）。
  —多个内部囊性成分含有血液，显示不同的信号，这些信号根据降解产物的不同年龄而不同[7,10]。
  —液–液平面为1/3。
  —通常有一个分界的低信号边缘，将病变与周围结构分开。
- T1 Gd：
  —包括围绕非强化囊肿的间隔在内的实体成分的不均匀强化。有时会出现"肥皂泡"外观[7,10]。
  —参见图38.2c~f。
- T2：
  —固体成分与大脑皮层的强度相同。
  —囊性成分显示与眼部玻璃体等信号的高信号。
  —有时显示液–液平面。
  —可能有低信号的周边边缘，将病变与周围结构区分开来。
  —参见图38.3a，b。
- STIR（短τ反转恢复）是一种脂肪抑制技术，通常可以改善骨病变的成像。

血管造影

- 通常可以通过在无血管中心周围有丰富的血管这一特征确定特征性的肿瘤充盈。
- 然而，有时没有出现淡红色，而占位效应会使周围正常血管移位[7]。

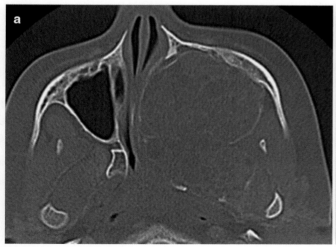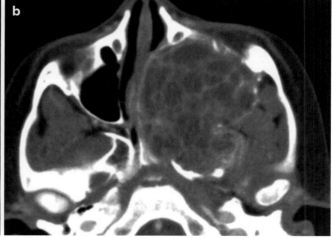

图38.1 轴位CECT骨（a）和软组织（b）图像显示左上颌巨大ABC。上颌窦已经被这一缓慢生长的肿瘤显著扩大，其保留了大部分光滑、弯曲的周围骨壳。肿瘤呈"瑞士奶酪"或"肥皂泡"形多房间隔，内填充低衰减物质。

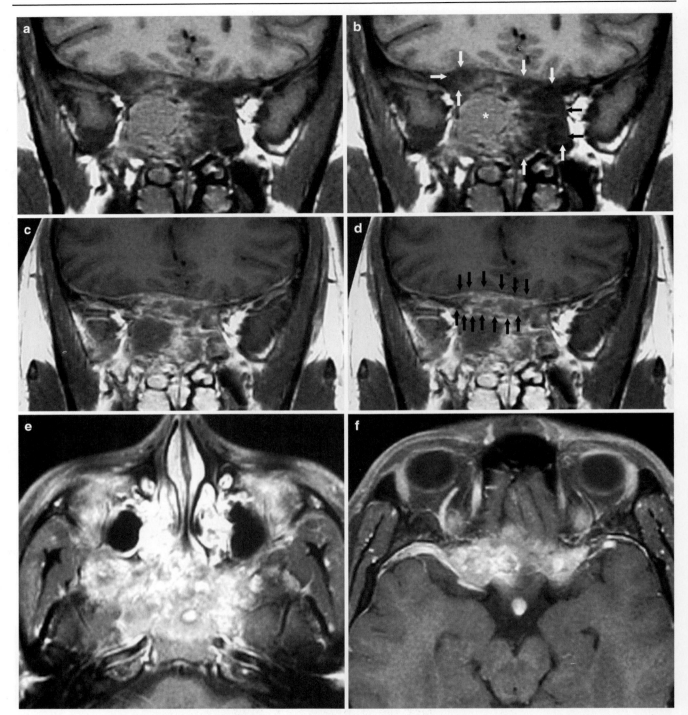

图38.2 (a,b)冠状位T1图像。巨大的异质性肿块紧邻前颅底下方。实体成分(星号所示)的信号与大脑呈等信号,散在有低信号区域。多个椭圆形液体充填集合(箭头所示)具有低衰减中心和高衰减边缘。(c,d)冠状位T1 Gd图像。巨大的异质性肿块累及前颅底的下半部。右侧(及中央)前颅底呈椭圆形,是由肿瘤扩张所致。前颅底的颅内边缘显示向头部弯曲(d图中↓箭头所示),并已被增强的肿瘤取代,形成"硬脑膜尾"征。右前颅底的尾部皮质已向尾部弯曲(d图中↑箭头所示),并已被肿瘤破坏,肿瘤向尾部延伸至邻近的鼻腔和鼻旁窦。(e,f)轴位T1 Gd图像。巨大的异质性肿块累及前颅底和中颅底,呈强烈增强。边缘极不规则,模糊不清(e)。右侧颞窝前部的硬膜异常不对称增厚,呈现增强。增强的肿瘤浸润双侧小蝶骨翼(f)。

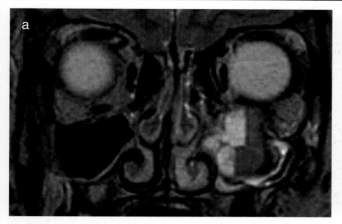 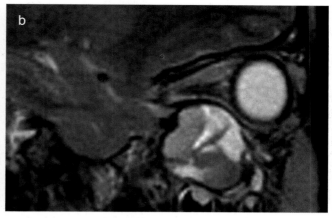

图38.3 （a,b）冠状位（a）和矢状位（b）T2图像显示巨大的ABC填充和扩张左侧上颌窦,使其弯曲但未破坏相邻眶底。实体成分与皮质呈等信号,液体与玻璃体呈等信号(与本书中的许多病例不同,本例中的颅窝底完好无损)。

临床问题

表现

- 颅底ABC有可能出现多种疾病,包括[7]:
  - 局灶性神经功能缺损导致:
    - 嗅觉缺失。
    - 视觉缺陷。
    - 面部麻木和虚弱。
    - 复视伴眼球运动缺陷。
    - 听力下降。
    - 颈静脉孔综合征。
    - 共济失调。
  - 症状和体征来自:
    - 颅内压增高。
    - 颅内出血(ICH)。
    - 癫痫发作。
    - 脑积水。
    - 眼球突出。
    - 鼻阻塞和鼻出血。
    - 耳痛、中耳炎和耳包。
- 诊断延迟:疼痛和肿胀通常出现于诊断前6个月[10]。
- 2/3的ABC似乎是新出现的。
- 1/3的ABC与既往创伤或既往疾病有关,包括[10,11]:
  - 巨细胞瘤。
  - 软骨母细胞瘤。
  - 软骨黏液样纤维瘤。
  - 非骨化性纤维瘤。

  - 成骨细胞瘤。
  - 骨肉瘤。
  - 纤维性结构不良。
  - 血管瘤。
- 由于ABC倾向于与预先存在的条件共存,因此必须建立适当的病理诊断排除潜在的恶性肿瘤。

治疗

1.手术

- 虽然全切除术是首选的治疗方法,但对于较大或颅底病变,这通常很难实现。
- 手术方式包括保守性刮除术和根治性摘除术,手术类型多样,包括内镜手术、旁侧鼻切开术和双额开颅术。

2.血管内栓塞

- 术前选择性动脉供体血管内栓塞通常有助于明显改善此类血管性肿瘤的止血效果并减少术中出血[3,4]。

3.不可切除病灶的其他治疗方法[4]

- 干扰素α-2a的医疗管理。
- 放射治疗。

病理学

- Jaffe和Lichtenstein于1942年首次将其描述为良性、膨胀性溶骨性病变[6]。

- 其由缺乏正常血管内膜的薄壁腔形成,特征是含有血液[4]。
- 肉眼:
  - 在手术中,其呈现柔软、搏动、易碎的特征[5]。
  - 其通常为红褐色,切面显示多个含血囊腔。
- 组织学:
  - 显微镜下,肿瘤被纤维隔分隔成多个含血腔。
  - 隔膜毛细血管丰富,充满成纤维细胞、反应性骨、慢性炎症浸润和分散的巨细胞[7]。

鉴别诊断

- 对于ABC,确实需要实际的放射逻辑和病理学鉴别诊断,因为ABC常被误认为其他重要肿瘤,包括骨原性恶性肿瘤[13]。
- 尽管液-液平面是独特的ABC特征,但在骨巨细胞瘤、软骨母细胞瘤、血管扩张型骨肉瘤、水囊状淋巴管瘤、软组织海绵状血管瘤和单纯性骨囊肿等病变中也经常发现。
- ABC独特的纤细、清晰的边界使其有别于类似实体。
- 一直为ABC的影像学鉴别诊断带来困难的病变如下。

1.纤维性结构不良(FD)[15]

- 筛窦常发现扩张性纤维异常增生,其典型的"毛玻璃"外观与筛窦重叠。这不是ABC的特征。
- 与ABC不同,纤维性结构不良的皮质边缘完整,变薄程度很小。
- 纤维性结构不良有时表现为泡状水泡囊肿伴出血,但通常很少发现液体水平,从而导致与ABC混淆。
- 纤维性结构不良在儿童和年轻人中更为普遍,这一年龄组与ABC相似。
- 我们发现3种基本类型的纤维性结构不良:硬化性、溶解性和混合性,导致颅底硬化性病变。
- T1 Gd显示纤维性结构发育不良的明显增强。
- 纤维性结构不良没有已知的性别偏好。
- 参见第25章。

2.浆细胞瘤[14]

- CT显示局灶性溶解性病变,可使骨膨胀,软组织成分可导致骨重塑或侵蚀。
- 骨髓中出现的孤立性骨髓浆细胞瘤导致特征性骨质破坏。

- T1和T2显示纯软组织成分外观均匀,而肿瘤钙化/骨化部分外观呈明显异质性。
- T1与肌肉和大脑呈等信号,但与眶脂肪呈低信号。
- T2与肌肉和大脑呈等信号。可能存在较大的异质性,取决于钙化/骨形成的数量。
- T1 Gd是可变的。常表现出明显的对比度增强和中心异质性。这种异质性与钙化/骨化有关(通常在CT上显示)。
- 有时显示"葡萄柚"状分隔。
- 与纤维性结构发育不良等鉴别诊断中的其他病变不同,纤维性结构发育不良在缝合处停止,浆细胞瘤可以穿过其路径中的大部分物质。
- 浆细胞瘤可发展为骨皮质的侵蚀、扩张和破坏,并伴有较厚的周围隆起,导致特征性的"肥皂泡"外观。这种"肥皂泡"外观与ABC共享,显然给临床医师和放射科医师带来了困惑。

3.巨细胞瘤(GCT)[19]

- 巨细胞瘤多见于老年人。
- 巨细胞瘤也可能表现出液-液平面。
- 巨细胞瘤通常表现为缺乏硬化边界的非特异性扩张性溶解性病变。
- T1和T2通常显示继发于含铁血黄素和(或)纤维成分的低信号。
- 增强效果从轻微到强烈不等。
- 巨细胞瘤在组织学上通常是良性的,但局部具有侵袭性。然而,其可能会经历恶性转化,并可能转移。
- 参见第24章。

4.巨细胞肉芽肿(GCG)[17]

- Jaffe在1953年创造了"巨细胞修复性肉芽肿"一词。
- 其将GCG描述为创伤引起的骨内出血的局部修复反应。
- 大多数患者有外伤史[4]。然而,随后发现GCT可在没有创伤史的情况下发生,病理学家迅速省略了"修复性"一词。
- 巨细胞肉芽肿是罕见的良性肿块,见于一小部分H&N肿瘤。
- 巨细胞肉芽肿是生长缓慢的肿块,通常表现出明显的诊断延迟。
- CT通常显示邻近骨的扩张、重塑和溶解性破坏,伴有病灶内矿化。
- 巨细胞肉芽肿有时表现出液-液平面[19]。

- T1 Gd 显示明显的均匀增强[17]。
- T1 和 T2 有时表现为继发于含铁血黄素和(或)高胶原含量的低信号[4,18-20]。
- GCG 在放射学上难以与 GCT 区分,经常被误诊为GCT[19]。
- GCG 既不发生恶性转化也不发生转移[19]。

5.毛细血管扩张型骨肉瘤(TO)[13]

- TO 是一种罕见的骨肉瘤变体。
- 以恶性成骨细胞排列的扩张、充满血液的血管间隙为特征。这些间隙由纤维间隔隔开,纤维间隔含有肿瘤类骨细胞和多核巨细胞。
- 肿瘤边缘显示从明确边界到渗透性破坏的范围。这对于 ABC 鉴别诊断而言是潜在问题。
- 有溶解性病变,显示充满液体的空间。此外,这一特征也会为 ABC 的鉴别诊断带来潜在的困难。
- 成像、快速生长和攻击性行为可能导致与 ABC 混淆。
- TO 实际上比 ABC 更具攻击性,且常发生在年龄较大的人群中。

6.转移

- 大多数转移病例显示不止一个病灶。
- 虽然约 50% 的转移性乳腺癌患者知道自己患有癌症,但大多数转移性肺癌患者并不知道自己患有此类癌症。建议对患者进行胸部 X 线片检查[22]。
- T1:
  - T1 是排除骨髓转移的“首选”序列。
  - 与正常的“明亮”骨髓信号相比,转移癌在图像上呈低信号。
  - 高均质脂肪信号排除转移。存在问题的区域可以用 T2 脂肪饱和或 STIR 序列进一步评估。
- T2:通常为高信号。
- T1 Gd:大多数转移病灶显示骨和软组织成分的强烈增强[21]。

深度探索

1.遗传学

- 为了进行病理诊断,区分原发性和继发性 ABC 通常非常重要[7]。

—原发性 ABC
  - 经常发现 t(16;17)(q22;p13)易位[7],这种异常仅见于成纤维细胞,不影响这些肿瘤内的其他细胞类型[7]。

—继发性 ABC
  - 在另一个增殖过程背景下产生的继发性 ABC 不显示上述易位[7]。继发性 ABC 偶尔出现 t(X;9)(q26;q32)[7]等不太频繁的易位。

2.其他

- ABC 很少见,占所有原发性骨肿瘤的 1%~2%[7,8]。
- 只有 3%~6% 的 ABC 累及颅骨[7,9]。

3.历史大事记

- 1942 年,Jaffe 和 Lichtenstein 首次描述并创造了“动脉瘤性骨囊肿”这一术语,用于描述一种特殊的实体,该实体由膨胀的骨质病变和显示肥皂泡影像学外观的血管内膜组成[6]。

(李海艳　译)

参考文献

1. Aghaghazvini L, Sedighi N, Karami P, Yeganeh O. Skull Base aneurysmal bone cyst presented with foramen jugular syndrome and multi-osseous involvement. 2012 Iran J Radiol. 2012;9(3):157–60. https://doi.org/10.5812/iranjradiol.7952.
2. Resnick D. Tumor and tumor-like lesion of bone: imaging and pathology of specific lesions. In: Resnick D, editor. Bone & joint imaging. 3th ed: Elsevier/Saunders; 2003. p. 1187–9.
3. Sheikh BY, Kanaan I, AlWatban J, et al. Aneurysmal bone cyst involving the skull base. Skull base surgery. 1999;9(2):145–8.
4. Sinha NR, Szmigielski W, Khanna M. Aneurysmal bone cyst of the ethmoid sinus: a case report. Pol J Radiol. 2010;75(3):65–71.
5. Lin SP, Fang YC, Chu DC, et al. Characteristics of cranial aneurysmal bone cyst on computed tomography and magnetic resonance imaging. J Formos Med Assoc. 2007;106(3):255–9.
6. Jaffe HL, Lichtenstein L. Solitary unicameral bone cyst with emphasis on the roentgen picture, the pathologic appearance and the pathogenesis. Arch Surg. 1942;44:1004–25.
7. Hnenny L, Roundy N, Zherebitskiy V, et al. Giant aneurysmal bone cyst of the anterior cranial fossa and paranasal sinuses presenting in pregnancy: case report and literature review. J Neurol Surg Rep. 2015;76(2):e216–21. https://doi.org/10.1055/s-0035-1555017.
8. Leithner A, Windhager R, Lang S, et al. Aneurysmal bone cyst. A population based epidemiologic study and literature review. Clin Orthop Relat Res. 1999;363:176–9.
9. Guida F, Rapanà A, Conti C, et. al. Cranial aneurysmal bone cyst: a diagnostic problem. With a review of the literature. Childs Nerv Syst 2001; 17 (4–5) 297–301.
10. Senol U, Karaali K, Akyüz M, et. al. Aneurysmal bone cyst of the orbit. AJNR Am J Neuroradiol 2002; 23 (2) 319–321.
11. Kransdorf MJ, Sweet DE. Aneurysmal bone cyst: concept, controversy, clinical presentation, and imaging. AJR Am J Roentgenol. 1995;164:573–80.

12. Baker HL, Papsidero MJ, Batsakis JG, Krause CJ. Aneurysmal bone cyst of the ethmoid. Head Neck Surg. 1982;5(2):177–80.

13. Lee HM, Cho KS, Choi KU, Roh HJ. Aggressive aneurysmal bone cyst of maxilla confused with telangiectatic osteosarcoma. Auris Nasus Larynx. 2012;39(3):337–40. https://doi.org/10.1016/j.anl.2011.05.002. Epub 2011 Sep 8

14. Midyett FA, Mukherji SK. Orbital plasmacytoma and myeloma. Orbital imaging: Elsevier/Saunders; 2015. p. 233–40. ISBN: 978-0-323-34037-3.

15. Midyett FA, Mukherji SK. Fibrous dysplasia. Orbital imaging: Elsevier/Saunders; 2015. p. 241–6. ISBN : 978-0-323-34037-3

16. Mirra JM. Bone tumors: clinical, radiologic and pathologic correlations. Philadelpha: Lea & Fibiger; 1989. p. 1233–4.

17. Nackos JS, Wiggins RH III, Harnsberger HR. CT and MR imaging of Giant cell granuloma of the craniofacial bones. AJNR. 2006;27:1651–3.

18. Hrishikesh KA, Narlawar RS, Deasi SB, et al. Aneurysmal bone cyst of the ethmoid bone. BJR. 2002;75:916–8.

19. Aralasmak A, Aygun N, Westra WH, Yousem DM. Giant cell reparative granuloma of the sphenoid bone. AJNR Am J Neuroradiol. 2006;27:1675–7.

20. Aoki J, Tanikawa H, Ishii K, et al. MR findings indicative of hemosiderin in giant-cell tumor of bone: frequency, cause, and diagnostic significance. AJR Am J Roentgenol. 1996;166:145–8.

21. Vanel D. MRI of bone metastasis: the choice of the sequence. Cancer Imaging. 2004;4(1):30–4. https://doi.org/10.1102/1470-7330.2003.0029.

22. Midyett FA, Mukherji SK. Optic nerve metastasis. Orbital imaging: Elsevier/Saunders; 2015. p. 87–90. ISBN : 978-0-323-34037-3.

23. Saheeb BD, Ojo MA, Obuekwe ON. Aneurysmal bone cyst: a primary or secondary lesion. Niger J Clin Pract. 2007;10(3):243–6.

24. Tedesco N, Gellman H. Aneurysmal bone cyst: Background, history of the procedure, problem. http://emedicine.medscape.com/article/1254784-overview#a8. Accessed 20 April 2016.

第39章 三叉神经鞘瘤

相关知识点

- 定义:三叉神经鞘瘤(TS)生长缓慢,通常是良性的,是由三叉神经周围的施万细胞形成的包膜肿瘤。
- 典型线索:40岁左右的患者表现为"灼烧性"面部疼痛,影像学表现为明显增强、界线清晰的"哑铃"状病变,累及中颅窝,导致罕见的神经萎缩,累及咀嚼肌。
- 同义词:三叉神经神经鞘瘤(TNS)、CN V 的神经鞘瘤。
- 三叉神经是最大和最复杂的颅丛神经[16]。
- 影响:
  - 颅内神经鞘瘤相对较常见,占所有颅内肿瘤的8%[12]。
  - TS占颅内神经鞘瘤的3%[1]。
    - 虽然95%的颅内神经鞘瘤涉及CN Ⅷ,但TS是第二常见的颅内神经鞘瘤。
    - CN V是最常受累的中枢颅底神经[12]。
  - 良性TS在所有颅内肿瘤中占比<0.4%[1,13]。
  - 恶性TS非常罕见,但已有报道,在评估该实体时必须予以考虑[13]。
- 年龄:发病率高峰在40岁左右[12]。
- 性别:没有性别偏好,F=M[12]。
- 位置:
  - 虽然TS可能发生在任何神经段,但大部分发生在三叉神经半月节附近[1](同义词:三叉神经节、半月神经节或Gasser神经节)。
  - TS可从其起源于三叉神经半月节附近的共同部位后延至后颅窝,或通过颅底孔向前方滑入神经鞘瘤,呈典型的"哑铃"状结构[1]。

影像

一般影像特征

- CT和MRI是评估骨和软组织变化的辅助手段。
- TS可能包括囊肿、钙化或出血。
- 去神经性萎缩:咀嚼肌萎缩是重要的线索,进行性翼状肌和颞肌萎缩常提示去神经支配[18]。
- X线平片或骨CT算法可根据相关分区显示颅底孔的扩张、侵蚀或重塑[12]。

眶上裂	V_1
圆孔	V_2
卵圆孔	V_3

- 良性TS与恶性TS:
  - 恶性TS容易引起耳基底孔的早期侵犯,通常与神经鞘瘤的大小不成比例[13]。
  - 有时建议基于快速生长或广泛的神经受累进行恶性诊断[13]。
  - 恶性肿瘤的确认通常需要进行组织诊断[13]。
  - 在接受放射治疗或伽马刀手术(GKS)治疗后,影像学显示典型的肿瘤坏死和囊性退化。

CT特征

- 参见"一般影像特征"。
- 边缘光滑,呈圆形或椭圆形肿块。
- 有时显示神经鞘瘤典型的"哑铃"状或鞍形结构[1]。
- 骨算法可能显示眶上裂、卵圆孔和圆孔扩大,或者中颅窝的岩尖或底板腐蚀。

MRI特征

- 参见"一般影像特征"。
- T1信号：
  —约2/3脑实质的T1信号呈轻度低信号,约1/3脑实质呈等信号[9]。
  —可能有出血、囊肿形成或坏死,均为异质性,通常相对于大脑呈低信号。
  —参见图39.1a。
- T2：
  —相对于大脑,T2信号呈等高信号,较大病变比较小病变更具异质性。
  —囊性变化呈高信号,导致显著的异质性。
  —参见图39.1b。
- FLAIR：
  —高度异质性,流体/变性成分相对于大脑呈高信号。
  —参见图39.1c。
- T1 Gd
  —增强功能：
    ○ 非均质性固体成分明显增强后对比度的直接变化与囊性和(或)肿瘤的坏死程度成正比。
    ○ T1 Gd可在囊肿或囊性坏死区域显示相对信号流空。这些肿瘤坏死区域在GKS后尤为突出。
  —参见图39.1d。
- CISS成像[17]：
  —虽然CN V通常不增强,但在相邻增强静脉丛的高信号旁可见线性低信号。
  —对比增强的3D CISS序列在描绘半月神经节方面表现良好。
  —对比增强的3D TOF在显示V_1、V_2和V_3的颅骨和孔段更胜一筹。
  —使用这两种特殊序列,最好对半月神经节及其根部进行完整的MRI评估[17]。
- DWI：
  —可观察到"T2透过效应",伴DWI高信号和ADC高信号,但TS通常不显示弥散受限。
- fMRI[2]：
  —fMRI通过识别血流差异来测量大脑活动。
  —fMRI利用神经元激活与脑血流密切相关的事实。
  —fMRI主要使用血氧水平依赖(BOLD)测序生成的图像。
  —弥散张量成像(DTI)是一种定量水弥散的技术,可用于神经纤维的可视化。
  —这些技术可能会显示包括肿瘤转移在内的区域异常,通常用于制订手术计划。
  —目前,虽然一些fMRI图像似乎没有其纯解剖学对应物那么清晰,但采用该技术是因为其可提供有价值的、以前未经证实的分层"功能"信息。学界将这一技术视为里程碑,并期待着未来的软件创新[5]。
  —参见图39.1e~g。

临床问题

表现

- TS主要伴有面部"灼烧性"疼痛[13]。
- 患者通常因有感觉障碍或角膜反射异常症状而接受影像学检查。感觉症状通常包括麻木、感觉减退或痛觉减退[1]。
- 后来,患者表现为咀嚼肌无力,因为肿瘤扩大并累及V_3[13]。
- 诊断延迟：虽然症状有时出现在诊断前几个月,但肿瘤通常很大,因为有时隐性症状很难诊断[18]。
- 海绵窦受累可能导致CN Ⅲ、Ⅳ和Ⅵ的进一步功能障碍。
- 前池内的加宽可压缩CN Ⅶ、Ⅷ和Ⅸ。

治疗和预后[3,5,6,10,11]

良性TS

- 首选手术切除,良性TS在严格切除后有轻微复发倾向[1]。

恶性TS

- 手术
  —传统神经外科手术
    ○ 虽然有人认为完全显微外科切除是治疗的"黄金标准"[16],但完全手术切除通常是不可能的[3,13]。
    ○ 通常不需要颈部清扫,因为淋巴扩散很少见。

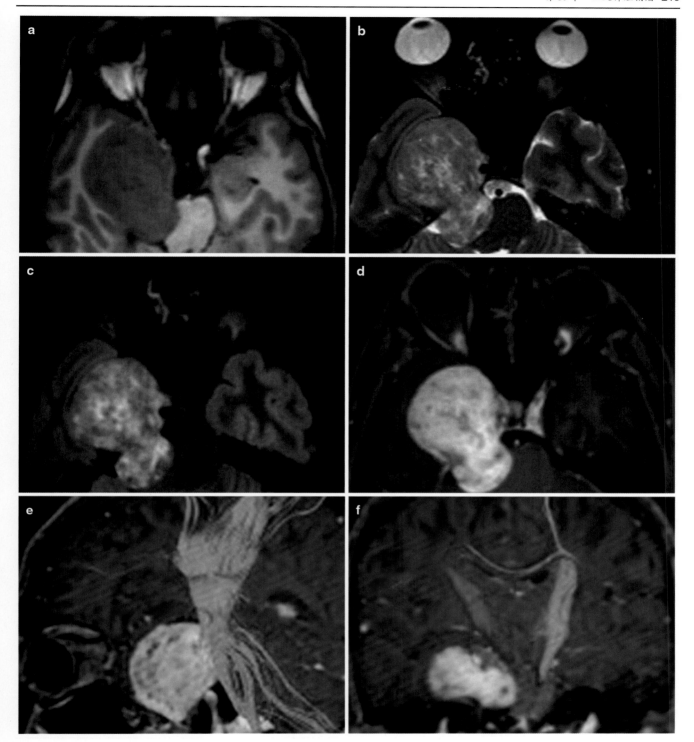

图 39.1 （a）轴位 T1 图像显示右侧巨大的中央颅底肿瘤，对右侧颞叶和脑桥产生明显的占位效应。其信号为中度异质性，与灰质相似。（b）轴位 T2 图像显示巨大的"哑铃"状中央颅底异常，对右侧颞叶和脑桥产生明显的占位效应。其信号具有高度异质性，实体部分与灰质相似。其还含有类似脑脊液的液体成分。肿瘤覆盖在岩部的深三角区，有时呈"鞍状"。（c）轴位 FLAIR 图像显示右侧颅底中央"哑铃"状的巨大肿块，对右侧颞叶和脑桥产生明显的占位效应。其信号具有高度异质性，与大脑的实体成分相似。可见多发高密度灶。（d）轴位 T1 Gd 图像显示右侧颅底中央"哑铃"状的巨大肿块，实体成分呈高度异质性增强。其显然包含明显的非增强成分，这些成分与其他序列中显示的囊性含液体区域一致。（e,f）矢状位、冠状位和轴位视图。（待续）

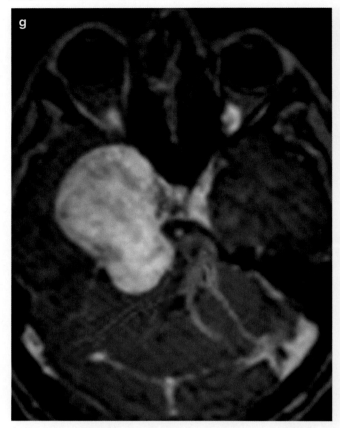

图39.1（续） （g）fMRI显示了颅底中央的"哑铃"状肿块，呈高度异质性增强。彩色fMRI显示巨大的TS所引起的功能神经束的移位。虽然一些fMRI图像似乎没有解剖图像那么清晰，但我们仍然认为，对于以前未被证明的"功能性"信息的描述，它们是有价值的。学术界将这一技术作为里程碑，并期待着未来的软件创新。

- 伽马刀手术（GKS）
  —GKS为TS提供了有利的风险收益比[14]。
  —GKS对于选定的TS患者是一种安全有效的治疗方法[15]。
  —在使用GKS治疗残余肿瘤之前，脑干或第四脑室出现占位效应的患者应首先进行常规手术[15]。
- 放射治疗
  —目前表现出反复无常的结果。
- 化学治疗
  —目前，化学治疗所发挥的作用非常有限。
- 预后
  —1/3的恶性头颈神经鞘瘤发展为晚期肺或骨转移[13]。
  —≤50%的恶性神经鞘瘤在手术切缘阴性并接受辅助放射治疗的情况下发生局部复发[13]。
  —尽管医生在临床上尽了最大努力，但恶性神经鞘瘤的5年生存率仍只接近50%[13]。

病理学

肉眼

- 卵圆形，棕褐色，神经不对称的包膜肿块。
- 通常包括囊性变性和偶尔出血。
- 未经治疗，通常有出血和壁内囊肿。
- GKS后显示更多坏死和囊性改变。

显微镜

良性

- 包含两种微观上不同的组织类型：
  —网状型A
    。致密的成熟胶原蛋白，细胞密度提高。
    。细胞长而呈双极状，边界不清。
    。以栅栏状排列，彼此平行。
  —网状型B
    。松散的黏液样基质，细胞密度降低。
    。细胞核类似于淋巴细胞。
    。结构呈网状，基质黏液性强。

恶性[13]

- 丰满的梭形细胞和多面体细胞混合，细胞核大而深染。
- 有丝分裂活跃、坏死、神经周围延伸和神经周围侵犯。
- 免疫组化标记包括S-100蛋白、亮氨酸7和髓鞘碱性蛋白。
- 电子显微镜有时显示交错的胞质突起、少量的细胞间连接、局灶性基底膜和间质胶原纤维。

鉴别诊断

　　显然，TS的鉴别与病变大小有关，这取决于肿块是否为局限于Meckel腔的小肿块，是否明显位于CN V内，是否是延伸到CPA的大病灶，或是否为无处不在的绝对巨大病灶。通常，研究者会对奇怪的动脉瘤、脂肪瘤、表皮样瘤和脑膨出进行分类，但经常会遇到困难的决定，包括以下一个或多个选择。

1.脑膜瘤

- NECT：
  - 脑膜瘤可引起骨质增生。
  - 75%为高密度肿块。
  - 25%显示沙样钙化。
- CECT：
  - 90%表现为强烈增强。
- T1：
  - 轴外肿块，与脑实质相比，75%呈等信号，25%呈低信号。
  - 25%有出血、坏死或囊肿形成。
- T2：
  - 轴外肿块与脑实质相比呈等信号或高信号。
  - 脑脊液间隙：有时可以看到脑脊液与肿瘤之间的血管间隙。
- T1 Gd：95%显示广泛性肿瘤的明显增强，频繁突出其"硬脊膜尾"征。
- 尽管大多数脑膜瘤通常具有典型性，但考虑到其患病率，统计数据表明我们可能可以预测大量的"非典型"病例。
- 一些可能引起误诊的不寻常特征包括"环增强"、大囊肿和脂肪转化[4]。
- 参见第10章。

2.颅底软骨肉瘤(SBC)

- 颅底肿块表现出对岩枕裂的亲和性，有时表现为软骨样基质，以低T1信号和高T2信号为特征。
- 表现为界限清晰、常呈扇形或分叶状的溶解性病变，表现为软骨样钙化。
- 大多数SBC发生在中线以外，通常引起局部扩张，侵犯鼻旁窦和海绵窦。
- T1：低强度(至中等强度)信号。
- T2：
  - 非常高的信号。
  - 异质性区域可对应于CT上的钙化。
- T1 Gd：注射对比剂后明显增强。
- 参见第46章。

3.神经周围肿瘤扩散(PNS)

- 神经周围肿瘤作为一个孤立的大病灶沿着神经鞘不间断地扩散[12]。
- 沿三叉神经的偏心强化"跳跃"区构成PNS的一个

虚拟警示特征，应立即提示寻找潜在的原发性恶性肿瘤[12]。
- 特别容易出现PNS的肿瘤包括腺样囊性癌、黏液表皮样癌、淋巴腺瘤和鳞状细胞癌[12]。
- PNS通常从次级分支返回神经根[12]。
- 对三叉神经的所有部分进行成像非常重要。
- PNS是最隐匿、最可怕、最复杂的癌症增殖形式之一，对患者、临床医生和放射科医生都具有一定挑战性。
- 一些人认为检测PNS的敏感性高达95%。
- PNS预示着对治疗选择和预后的严重负面影响。
- V3广泛的分支网络使其特别容易受到PNS影响，并显示出显著的迹象，包括：
  - 神经增厚。
  - 神经孔扩大。
  - Meckel腔肿块。
  - 海绵窦肿块。
  - 咀嚼肌去神经性萎缩。
- 参见第37章。

4.其他神经鞘瘤

- 大型神经鞘瘤累及其他脑神经时，会导致与鉴别诊断的混淆[12]。
- 涉及CN Ⅶ和CN Ⅷ脑池节段的神经鞘瘤位于前脑池更外侧，并向IAC延伸，IAC经常扩大[12]。
- 神经鞘瘤更常累及感觉神经而不是单纯的运动神经。
- 虽然神经鞘瘤累及CN Ⅲ、Ⅳ和Ⅵ也有报道，但其确实极为罕见。

5.神经结节病(NS)

- 很少见到没有全身性疾病的NS，但NS患者通常是最先出现症状的结节病患者。
- 经常发现多个硬脑膜病灶伴NS信号。
- 寻找垂体漏斗的特殊受累。
- 相对于大脑T1通常呈等信号。
- T2常为低信号，这是一个关键特性。
- T1 Gd显示从同质到异质的明显增强。
- 有时伴有脑水肿。
- 90%的结节病患者肺部受累，包括肺间质浸润，伴有肺纤维化、高血压和限制性肺病，以及能够明显识别的肺门腺病。
- 30%的患者有皮肤病，包括皮肤结节病和结节性红斑。
- 25%的患者有心脏受累，包括心律失常和心肌病。
- 参见第6章。

6.转移

- 转移可能通过神经、蛛网膜下隙或血行扩散发生。
- 三叉神经血行转移更常见于黑色素瘤、乳腺癌和肺癌[12]。
- 转移可能显示双侧神经受累和（或）多灶脑膜受累。

深度探索

1.肿瘤分类

- TS 可根据其沿三叉神经的位置进行分类[12]。
- 对评估症状和确定手术入路有用的一种分类方法为[12]：
  - Ⅰ型。起源于中颅窝的半月神经节（最常见）。
  - Ⅱ型。涉及后颅窝的神经池部分。
  - Ⅲ型。典型的"哑铃"状病变，一部分位于 Meckel 腔，另一部分位于后颅窝前脑池。这两个主要部分被邻近 Meckel 腔开口处的"腰"所隔开，即三叉孔。Ⅲ型是第二常见的类型。
  - Ⅳ型主要为颅外型，但可能表现为颅内成分。

2.历史大事记

- 1833年，Charles Bell 爵士首先证实了 Meckel 腔神经瘤[8]。

3.遗传学相关问题

- TS 可以是新发的，或与神经纤维瘤病同时发生[12]。
- 神经鞘瘤显示与2型神经纤维瘤病相关，2型神经纤维瘤病与膜-细胞骨架支架蛋白从 merlin（同义词：神经纤维瘤蛋白2或施万膜蛋白）的突变有关[19]。
- 周围神经和脑神经的恶性神经鞘瘤常与2型神经纤维瘤病有关[20]。然而，这种联系在恶性 TS 中尚未发现[13]。
- 恶性 TS 的确切发病率很难确定，因为其很少发生，而且有许多别称，包括恶性神经纤维瘤、神经纤维肉瘤、神经肉瘤、神经源性肉瘤、恶性神经鞘瘤和恶性神经鞘肿瘤[13]。
- 神经鞘瘤普遍对 S-100 呈阳性，S-100 是神经嵴起源细胞的标志物。

（李海艳　译）

参考文献

1. Fischbein NJ, Dillon WP, Barkovich AJ. Teaching atlas of brain imaging. New York: Thieme; 2000. p. 568–70.
2. Hakyemez B, Erdogan C, Bolca N, et al. Evaluation of different cerebral mass lesions by perfusion-weighted MR imaging. J Magn Reson Imaging. 2006;(24):817–24.
3. Wigand ME, Rettinger G, Haid T, et al. The removal of VIIIth nerve neurinomas from the cerebellopontine angle by enlarged middle fossa approach. HNO. 1985;33:11–6.
4. Buetow MP, Buetow PC, Smirniotopoulos JG. Typical, atypical, and misleading features in meningioma. Radiographics. 1991;11(6):1087–106.
5. Salzman KL, Childs AM, Davidson HC, et al. Intralabyrinthine Schwannomas: imaging diagnosis and classification. AJNR Am J Neuroradiol. 2012;33:104–9.
6. Koerbel A, Gharabaghi A, Safavi-Abasi S, et al. Evolution of vestibular schwannoma surgery: the long journey to current success. Neurosurg Focus. 2005;18(4):E10.
7. Wishart JH. Case of tumours in the skull, dura mater, and brain. Edin Med Surg J. 1822;18:393.
8. Bell C. The nervous system of the human body; embracing the papers delivered to the Royal Society on the subject of the nerves. Washington, DC: Duff Green; 1833.
9. Mulkens TH, Parizel PM, Martin JJ, et al. Acoustic schwannoma: MR findings in 84 tumors. AJR Am J Roentgenol. 1993;160(2):395–8.
10. Silk PS, Jl L, Driscoll CL. Surgical approaches to vestibular schwannomas: what the radiologist needs to know. Radiographics. 2009;29(7):1955–70.
11. Shelton C. Unilateral acoustic tumors: how often do they recur after translabyrinthine removal? Laryngoscope. 1995;105(9 pt 1):958–66.
12. Lufkin R, Borges A, Villablanca P. Teaching atlas of head and neck imaging. New York: Thieme; 2000. p. 8–12.
13. Stone JA, Cooper H, Castillo M, Mukherji SK. Malignant Schwannoma of the trigeminal nerve. AJNR. 2001;22:505–7.
14. Sheehan J, Yen CP, Arkha Y, et al. Gamma knife surgery for trigeminal schwannoma. J Neurosurg. 2007;106(5):839–45.
15. Haseqawa T, Kida Y, Yoshimoto M. Trigeminal schwannomas: results of gamma knife surgery in 37 cases. J Neurosurg. 2007;106(1):18–23.
16. Sutiono AB, Glady A, Zafrullah M, et. al. Three subtypes of trigeminal Schwannoma in relation with meninges pattern for surgical consideration: anatomy and histological study. JSM Neurosurgery Spine 2015; 3(2): 1056–1062.
17. Yousry I, Moriggl B, Schmid UD, et al. Trigeminal ganglion and its divisions: detailed anatomic MR imaging with contrast-enhanced 3D constructive interference in the steady state sequences. AJNR. 2005;26:1128–35.
18. Coniglio AJ, Miller MC, Walter KA, et al. Trigeminal Schwannoma with extracranial extension and brainstem compression. Otol Neurotol. 2013;34(6) https://doi.org/10.1097/MAO.0b013e318287f21b.
19. Hanemann CO. News on the genetics, epidemiology, medical care and translational research of Schwannomas. J Neurol. 2006;253(12):1533–41.
20. Majoie CBLM, Hulsmans FJH, Castelijns JA, et al. Primary nerve-sheath tumours of the trigeminal nerve: clinical and MRI findings. Neuroradiology. 1999;41:100–8.

第5部分

颅颈交界区

第40章 寰枕分离

相关知识点

- **定义**:外伤性颅颈交界区脱位包括连接寰椎、枢椎和枕骨的坚固韧带附着处断裂。寰枕分离(AOD)是一种严重的损伤,包括寰枕脱位和寰枕半脱位。
- 这些损伤严重威胁邻近的关键神经血管结构和生命本身,而寰枕脱位通常是致命的。
- **典型线索**:一例被机动车撞击而遭受多处创伤的患者被要求进行头颈部成像,该患者主诉颈部疼痛,但该患者在其他医院进行的检查确认无骨折,并且该医院处理了该患者的其他非明显损伤。
- **同义词**:颅颈分离、寰枕分离、AOJ脱位。
- 颅颈交界区是颅骨和颈椎之间高度复杂的特殊运动过渡区域,因此非常容易受到创伤。
- CVJ固有的脆弱性是因为其以结构的活动性换取稳定性,并依赖于韧带而非骨固有的稳定性[2]。
- CVJ损伤会破坏结构完整性和重要的神经血管功能,严重危及生命[2]。
- 尽管CVJ的创伤性骨韧带损伤并不常见,但早期诊断和治疗对保护神经功能至关重要。
- CVJ独特的解剖特征需要在发生创伤性破坏时进行专门护理。
- CVJ损伤是少数极可能导致快速死亡的骨骼损伤之一[2-5]。

影像

一般影像特征

- 寰枕分离在最初的影像学研究中通常很难诊断[2]。

- 正常的CT测量与X线片有明显的不同,尤其是在儿童中[10]。因此如果怀疑有问题,建议行CT检查。
- 即使是颈枕区微小的撕脱骨折,也可能预示着严重的韧带损伤或不稳定。
- 枕髁和寰椎髁突表面之间的距离>5mm为危险信号。
- Harris标准或Harris 12规则:
  - 从枕骨大孔前缘中点(颅底点)至齿状突尖的距离>12 mm。
  - 从枕骨大孔前缘中点(颅底点)至寰椎体皮质后部的连线>12 mm[17]。
- 主要机制是过度伸展,但侧方屈曲可能是一个补充因素[13]。
- 寰枕分离的Traynelis分型[15]:
  - Ⅰ型
    - 头部相对于脊柱的前移位。
    - 最常见。
  - Ⅱ型
    - 头部相对于脊柱的纵向牵引及头部牵引。
    - 最不稳定。
  - Ⅲ型
    - 头部相对于脊柱的后移位。
    - 极为罕见。

X线片特征

- 查看随带的X线片,可获得一些有用的信息(图40.1a,b)。
- 毫无疑问,一旦怀疑AOD,就必须进行更高级别的成像。
- 下列X线片的征象提示AOD:
  - 枕骨大孔前缘中点(颅底点)和齿状突尖之间的位移>10 mm[16]。
  - 异常"Powers比">1。

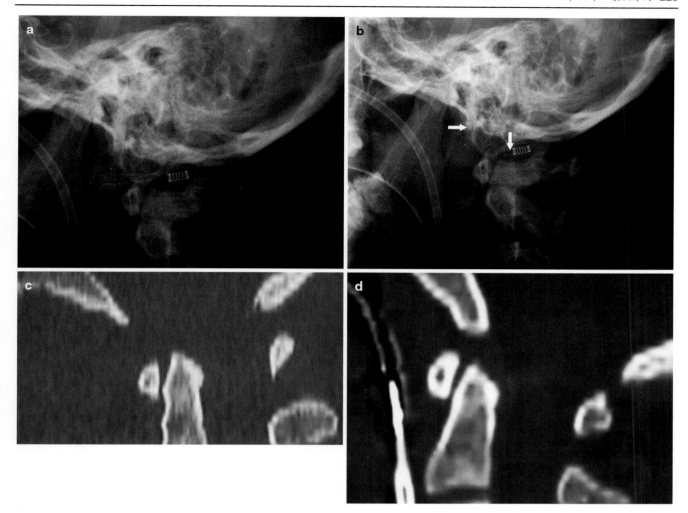

图40.1 （a）几名观察者称"未发现骨折或脱位"的颈椎侧部。但原告（患者遗孀）的"专家"证人表示存在明显异常。你能否看到？（b）带有箭头的相同视图。水平箭头指向斜坡的尖端。垂直箭头指向齿突尖端。但是沿着斜坡后部画的线（Wackenheim斜坡线）通常与齿突后部相切。此为AOD。（c）矢状位CT显示"无骨折"。现在能否看到问题？沿斜坡后部绘制的线（Wackenheim斜坡线）与齿突关系异常。正常关系图像见下一幅。（d）矢状位CT显示一例"正常"患者作为比较。注意斜坡和齿突尖的关系。记住Wackenheim斜坡线通常与齿突后部相切。

—下颌骨后部与寰椎前缘之间的距离>13 mm，或下颌后部骨与齿状突尖之间的距离为20 mm。

—从枕骨大孔前缘中点（颅底点）到枢椎棘突与椎板结合部处的一条线不能与C2相交，或者从枕骨大孔后缘中点（颅后点）到C2体部后角的一条线不能与C1相交。

- 据报道，创伤后脊柱骨折的放射检查漏诊率为15%~30%[20,21]。

- 此篇文献和其他类似经验使得某些专家认为，X线片在评估颅颈交界区时"基本无用"[1]，尤其是对于儿童患者。

- 一些人建议将X线片用于诊断罕见但存活率较高的损伤[2]，但依赖X线片很可能对患者和医生都不利。

- 法律专业人士明确表示，对这些高风险病例进行正确解读，这给所有凭借这些X线片做诊断研究的人提出了极高的要求。

- 从逻辑上讲，如果X线片检查结果为阳性，则需要更高级别的成像。如果X线片检查为阴性，高级别的影像检查就是至关重要的。

- 因此，在目前，X线片检查可能只在无法进行更复杂影像检查的紧急情况下才考虑。

CT特征

- 对于许多此类AOD，通过"眼球试验"进行诊断就已足够（图40.2）。

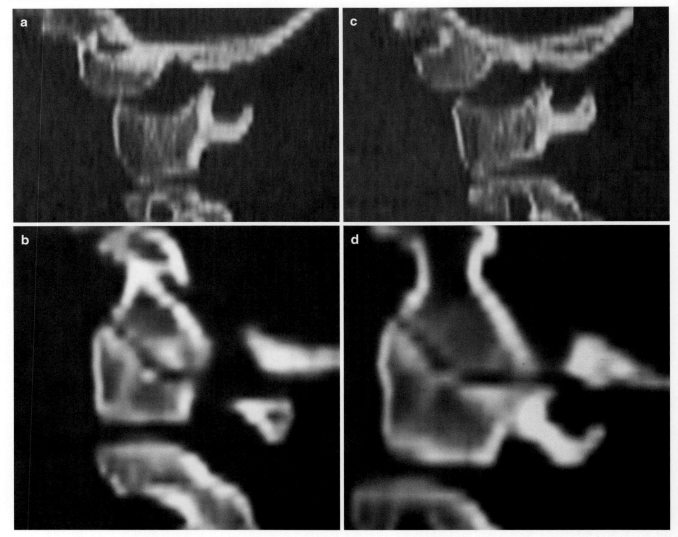

图40.2 （a）旁矢状位CT清晰显示左侧寰枕交界脱位。与下一幅"正常"的图像进行比较。（b）旁矢状位CT显示一例"正常"患者作为比较。注意枕髁上部与寰椎下部的关系。（c）右侧旁矢状位CT清晰显示寰枕关节脱位。与下一幅"正常"的图像进行比较。（d）旁矢状位CT显示一例"正常"患者作为比较。注意枕髁上部与寰椎下部的关系。

- 但确实可以通过测量来让研究者和临床医生获得更好的证据（图40.3a，b）。
- 目前已有多种测量方法，但应了解其有不同的可信度。
- 要牢记这些患者有各种不同类型的损伤。我们正在研究创伤介于最严重和最轻两个极端之间的患者，而他们的影像检查结果可能很微妙。
- 目前常用的6种测量方法如下。
  - —BAI：
    - ○枕骨大孔前缘中点（颅底点）轴向间隔。
    - ○从斜坡顶端（枕骨大孔前缘中点，颅底点）到沿C2（枢椎）体部后缘皮质并向头侧颜色的连线距离。
    - ○成人>12mm是不正常的。
    - ○枕骨大孔至枢椎后缘连线的距离在儿童中是可靠的，应该<12 mm[17]。
  - —BDI：
    - ○枕骨大孔前缘中点–齿状突尖间隔。
    - ○从斜坡顶端（枕骨大孔前缘中点）到齿状突尖的距离。
    - ○成年人>12mm是不正常的。
    - ○有人认为在13岁以下的儿童中，BDI是不可靠的[17]。
    - ○其他人认为，这一测量结果和X线片测量结果明显一致，但这与报道的结果明显不同。在儿童中，97.5%的患者CT上的BDI<10.5 mm，而X线片上的BDI为12 mm[10]。如果将儿童人群分为两组，即末端骨化和未骨化组，则正常值上限将改变2 mm（9.5~11.6 mm）[10]。

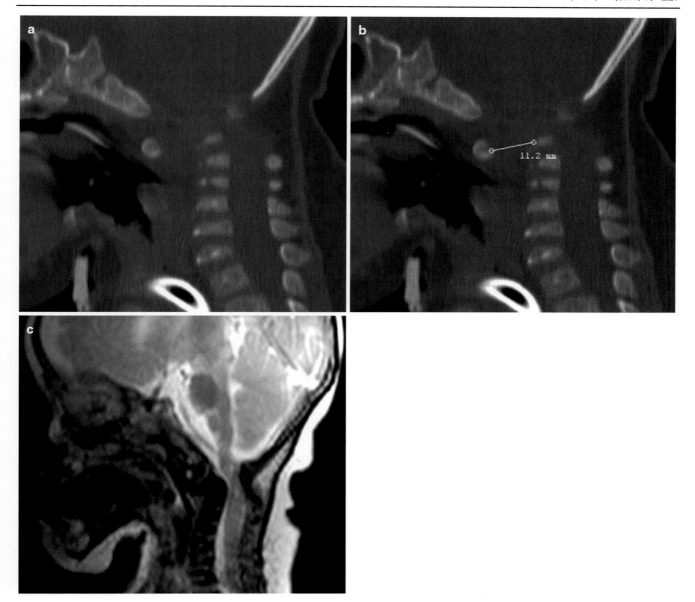

图40.3 （a）矢状位CT。快速眼球试验告知观察者颅骨与颈椎的关系不正确。颅骨向前移位,齿突位于枕骨大孔附近。C1前弓与齿突之间的距离明显变宽。（b）矢状位CT无异常。C1前弓与齿突之间的距离>11mm。儿童CT上的正常寰齿间隙（ADI）为2.6mm。（c）矢状位T2证实颅椎脱位导致硬膜囊和脊髓受压。这一结果不足为奇,在此前的6周内,让该患儿脱离呼吸机的尝试未成功。

—Powers 比：
- 1979 年,Powers 等人描述了现在所知的评估寰枕分离的 Powers 比,当 Powers 比<1 时被认为是正常的[8,9]。
- 用基底尖到棘中线的距离除以从支架尖端到 C1 前弓后部中点的距离。
- Powers 比>1 为异常。
- Powers 比对 II 型或 III 型（垂直或后向）分离不敏感。

—ADI
- 寰齿间隙。

→同义词：齿前间隙、寰齿距离。
- 从 C1 的前弓到齿状突（齿突）最前面的弓颅尾正中的垂线。
- 成年男性>3mm,成年女性>2.5mm。
- 在儿童中,CT 上的 ADI<2.6mm,而 X 线片的 ADI 为 4~5mm。
- 横韧带断裂可能导致 C1~C2 前半脱位。这种半脱位可能发生于横韧带完整并伴有齿状突或游离齿状突的骨折[27]。
- 当颈部处于中立或伸展状态时,ADI 测量可能正常,只有当颈部弯曲时,ADI 测量才会异常。

—AOI(左、右):

○ 画一条垂直于枕髁关节面和C1侧块的线。这条线是在多维工作站中从关节中线绘制的。

○ 97.5%的儿童在CT上的寰枕间隙<2.5mm,而在X线片上公认的值为5mm[10]。

○ Harris12规则:

→成人从齿突顶端到颅底点(斜坡尖端)或颅底点(斜坡尖端)到后部线(C2)的距离不应超过12 mm。

MRI特征

• 除了上述的所有关系和数值(这些关系和数值非常重要,但在本节中不再赘述),MRI还能够清晰地显示包括韧带和脊髓在内的软组织(图40.3c)。

• 相关的MRI指标如下[23]。

—椎前软组织异常:

○ 咽后血肿总是伴有AOD[26]。

○ 咽后气肿偶尔出现[26]。

—韧带损伤:

○ MRI可显示CVJ处主要韧带结构的损伤,包括盖膜、顶端韧带、横韧带、十字韧带和棘间韧带[22]。

○ 有时会看到解剖连续性的丧失、韧带不完全断裂的高信号,或韧带骨插入处出血[27]。

○ T2脂肪抑制图像可能有助于显示维持关节稳定的韧带的破坏[6]。

○ 横韧带损伤分为两种类型,每种类型的治疗方法不同,预后也不同。

→Ⅰ型,寰椎横韧带断裂。这种情况需早期进行手术治疗。

→Ⅱ型,撕裂(或骨折),累及横韧带与C1侧块的韧带连接。①3/4的患者可用刚性HALO支架治疗;②1/4的患者无法通过固定治疗,需要进行手术治疗[27]。

—盖膜隆起或撕裂:

○ 盖膜是一条宽而结实的带,覆盖着齿突及其韧带,是PLL(后纵韧带)向上延伸的部分。

○ 其前表面与寰椎横韧带相连,后表面与硬脑膜相连。

○ 它向上与轴后体下方相连,与枕骨基底沟相连。

—斜坡后血肿。

—信号异常。这是最重要的不良预后信号。

• 危重病例的相关影像学特征:

—3/4患者有脑桥延髓连接处撕裂。

—1/2患者有延髓脊髓交界处的裂伤和(或)挫伤。

—1/3患者有中脑撕裂和(或)拉伸。

• 可能与以下相关:

—1/6患者有SDH。

—SAH(通常少见)。

—血管痉挛或颈内动脉或椎动脉夹层(发病率未知)。

临床问题

表现

• 严重损伤会破坏CVJ处的韧带。

• 创伤类型不同,但与AOD类型相关。

• 突然减速性损伤占病例的较大一部分。

• 临床模式各不相同,通常包括心血管或神经系统症状。

• 神经系统症状表现不同,可表现为无损伤,也可表现为需要呼吸机依赖的四肢瘫[11,14]。

流行病学与病理学

• AOD导致严重的韧带损伤。

• AOD损伤可分为两大类:脱位和半脱位。

• 寰枕关节脱位通常是致命的,这对放射科医生来说不仅仅是诊断问题。

• 寰枕关节半脱位发生率低于寰枕关节脱位,且很少致命[8]。

治疗与预后

• 自1908年首次报告以来,AOD预后始终非常差[24]。

• 尸检显示,CVJ骨折脱位是机动车碰撞事故致死的主要原因[2,4,5,7]。

• 避免颈椎错位是必要的,尤其是将儿童患者置于成人手术床上时。

• 通过沙袋将头部固定于解剖位置。

• AOD患者禁止使用牵引。

• 手术前后需要应用HALO支架固定以保持体位。

• 仅使用HALO支架不足以保持永久性对合,需要行紧急内固定手术[27]。

- 建议采用 C2 与枕骨的颅颈融合术,并进行内固定。
- 死亡率常与椎动脉和颈动脉血管损伤和(或)颈髓区神经源性损伤相关,伴有膈神经或延髓神经麻痹导致窒息[24]。
- 许多创伤性 AOD 患者会在创伤后立即死亡或数小时内死亡。
- 自 1908 年 Blackwood[25]首次报道以来,AOD 的主要进展包括怀疑指数(诊断疑似指标)上升、新的诊断技术出现和初始管理的改进。
- 令人困惑的是,现场气管插管将这些患者分为两组:第一组是该技术挽救的患者,第二组是因该技术死亡的患者[24]。
- 颈椎创伤在儿童中很少见,仅占因创伤入院患儿数的 1.5%。
- 然而,与低发病率相比,严重的儿童颈椎创伤显然会导致不成比例的医疗和社会支出[1]。

鉴别诊断

非创伤因素引起的寰枕关节和寰枢椎不稳定的原因如下。

- 各种关节炎:
  - 类风湿关节炎。
  - 银屑病。
  - 狼疮。
- 各种综合征:
  - 唐氏综合征。
  - Morquio 综合征。
  - Larsen 综合征。
  - Grisel 综合征。
  - Kniest 综合征。
- 神经纤维瘤病。
- 成骨不全。
- 变形性骨发育不良。

深度探索

1.信息速查

- AOD 是一种罕见的疾病,约占颈椎损伤的 1%,但约占致命脊柱创伤的 15%[11,12]。

- AOD 在儿童中更为常见,可能是因为其枕髁较小、C1 侧块的表面平坦,以及拥有相对"松散"的韧带囊。
- 该结构缺乏足够的稳定性,无法承受重大创伤[24]。
- Ⅰ型、Ⅱ型和Ⅲ型 AOD 明显由不同的损伤机制引起,包括前移(过屈)、纵向牵拉和后移(伸展过度)。
- 这些损伤在引起下位脑干损伤导致呼吸骤停时通常是致命的,但幸运的是,此类损伤发生率不高。

2.历史大事记

- 1871 年至 1938 年:非裔美国作家和词曲作者 James Weldon Johnson 创作了 *Dem Dry Bones*,其可能是首批公开谈论/演唱 AOD 的人之一。该作品第 1 节中的"颈部骨骼与头骨相连"和第 2 节中的"头骨从颈骨上折断"描述了 AOD。
- 1908 年:Blackwood 首先在《外科年鉴》(*Annals of Surgery*)中更正式地报道了 AOD[25]。
- 1958 年:Wholey、Bruwer 和 Baker 描述了伴有 AOD 脱位的颈脊髓外侧束损伤[16]。
- 1974 年:Wackenheim 出版了一整卷关于颅颈区域 X 线诊断的书籍,因此这一区域现在被称为"Wackenheim 斜坡基线"[18],后来专门提到了"颈枕关节"[19]。
- 1979 年:Powers 等人在创伤性 AOD 论文中提出了现在被称为"Powers 比"[9]的概念。
- 1994 年:Harris 等人比较了 3 种检测枕椎关系的方法,由此归纳出了"Harris 准则"或"Harris 12 规则"[17]。
- 2009 年:Berzotti、Rojas 和 Martinez 发表了儿童 CVJ CT 标准测量值,证明了儿童与成人,以及 CVJ CT 和 X 线测量结果的不同之处。

(薛凯　译)

参考文献

1. Oppenlandr ME, Clark JC, VKH S, Nicholas T. Pediatric craniovertebral junction trauma: Springer; 2014.
2. Bellabarba C, Mirza SK, Chapman JR. Chapter 28 injuries of the craniocervical junction. In: Rockwood & green's fractures in adults. 6th ed: Lippincott Williams & Wilkins; 2006. p. 1436.
3. Ahuja A, Glasauer FE, Alker GJ Jr, et al. Radiology in survivors of traumatic atlanto-occipital dislocation. Surg Neurol. 1994;41:112–8.
4. Alker GJ, Oh YS, Leslie EV, et al. Postmortem radiology of head neck injuries in fatal traffic accidents. Radiology. 1975;114:611–7.
5. Bucholz RW, Burkhead WZ. The pathological anatomy of fatal atlanto-occipital dislocations. J Bone Joint Surg Am. 1979;61:248–50.
6. Kathol MH. Cervical spine trauma. What is new? Radiol Clin N Am. 1997;35:507–32.

7. Alker GJ Jr, Oh YS, Leslie EV. High cervical spine and craniocervical junction injuries in fatal traffic accidents: a radiological study. Orthop Clin North Am. 1978;9:1003–10.

8. Rojas CA, Bertozzi JC, Martinez CR. Et-al. Reassessment of the craniocervical junction: normal values on CT. AJNR Am J Neuroradiol. 2007;28(9):1819–23.

9. Powers B, Miller MD, Kramer RS, et al. Traumatic anterior atlanto-occipital dislocation. Neurosurgery. 1979;4:12–7.

10. Bertozi JC, Rojas CA, Martinez CR. Evaluation of the pediatric craniocervical junction on MDCT. Am J Roentgenol. 2009;192(1):26–31.

11. Labler L, Eid K, Platz A, Trentz O, Kossmann T. Atlanto-occipital dislocation: four case reports of survival in adults and review of the literature. Eur Spine J. 2004;13(2):172–80.

12. Van Den Bout AH, Dommisse GF. Traumatic occipito-atlantal dislocation. J Spinal Discord. 1986;11(2):174–6.

13. Woodring JJ, Selke AL, Duff DE. Traumatic atlanto-occipital dislocation with survival. AJR Am J Roentgenol. 1981;137(1):21–4.

14. Przybylski GJ, Clyde BL, Fitz CR. Cranio-cervical junction subarachnoid hemorrhage associated with atlanto-occipital dislocation. Spine. 1996;21(15):1761–8.

15. Traynelis VC, Marano GD, Dunker RO, Kaufman HH. Traumatic atlanto-occipital dislocation. Case report. J Neurosurg. 1986;65(6):863–70.

16. Wholey MH, Bruwer AJ, Baker HL. The lateral roentgenogram of the neck (with comments on the atlanto-odontoid-basion relationship). Radiology. 1958;71(3):350–6.

17. Harris JH Jr, Carson GC, Wagner LK, Kerr N. Radiologic diagnosis of traumatic occipitovertebral dissociation: part 2—comparison of three methods of detecting occipitovertebral relationships on lateral radiographs of supine subjects. Am J Radiol. 1994;162(4):887–92.

18. Wackenheim A. Roentgen diagnosis of the craniovertebral region. New York, NY: Springer; 1974.

19. Wackenheim A. Cervico-occipital joint. Berlin, Germany: Springer; 1985.

20. Reid DC, Henderson R, Saboe L, Miller JD. Etiology and clinical course of missed spine fractures. J Trauma. 1987;27:980–6.

21. Davis JW, Phreaner DL, Hoyt DB, Mackersie RC. The etiology of missed cervical spine injuries. J Trauma. 1993;34:342–6.

22. Grabb BC, Frye TA, Hedlund GL, et al. MRI diagnosis of suspected atlanto-occipital dissociation in childhood. Pediatr Radiology. 1999;29(4):275–81.

23. du Plessis JP, Dix-Peek S, Hoffman EB, et al. Pediatric atlanto-occiptial dissolution: radiographic findings and clinical outcome. Evid Based Spine Care J Feb. 2012;3(1):19–20.

24. Ehlinger M, Charles YP, Adam P, et al. Survivor of a traumatic atlanto-occipital dislocation. Orthopad Traumatol Surg Res. 2011;97(3):335–40.

25. Blackwood NJ. Atlanto-occipital dislocation. Ann Surg. 1908;47:654–8.

26. Winn HR. Chapter 313: evaluation and management of craniocervical disociation from youmans neurological surgery.

27. Dickman CA, Spetzler R, Sonntag VKH. Surgery of the Craniovertebral junction, vol. 180. New York: Thieme; 1998.

第41章 累及颅底的Paget病

相关知识点

- 定义:一种慢性进行性疾病,由异常破骨细胞和成骨细胞导致骨的彻底重塑。这种破骨细胞和成骨细胞混杂在一起,产生了令人惊讶的不同表现,即同时发生的骨肥大和骨强度降低。
- 典型线索:老年患者表现为帽子尺寸增大,检查可能出现听力、视力丧失及其他感觉和运动功能丧失(包括无力、瘫痪或失禁)。
- 同义词:畸形性骨炎、骨Paget病、Paget病。
- 局限性骨质疏松症常见于额骨。
- Paget病(PD)的患病率:
  - 40岁以上人群的患病率为4%,随着年龄增长,80岁以上人群患病率超过10%[7]。
  - Paget病在英国的人口分布异常高,且在英国首先被清晰地描述。其患病率可以追溯到英国殖民地国家,包括澳大利亚、新西兰和美国[7]。
  - 与此相反的是,直到1921年,Paget病才在日本被发现,并出现了发病率暂时上升的现象,且被怀疑与旅行有关[7]。
- 年龄:通常>40岁。
- 性别偏好:男:女=3:2。
- 位置
  - Paget病主要累及中轴骨骼,最常见的受累部位是骨盆、脊椎和颅骨。
  - 颅骨受累:
    ○ 约50%的Paget病患者表现为颅骨受累[11]。
    ○ Paget病起源于枕骨或额骨,最初不累及颅顶。
    ○ 局限性骨质疏松症的溶骨期常见于额骨。
    ○ Paget病可以累及颅骨内板和外板[1]。

并发症

- 病理性骨折。
- 恶性变。
  - 男:女=2:1[7]。年龄:55~80岁[7]。
  - 单病灶病例恶变率<1%,多灶性Paget病恶变率≤10%。
  - 骨肉瘤(60%)、纤维肉瘤(25%)、软骨肉瘤(10%)、淋巴瘤和血管肉瘤(<5%)[7]。
- 与巨细胞瘤(GCT)相关。
- 由于慢性应力不足引起颅底凹陷而导致骨畸形。
- Paget病的血管分流可导致高输出型慢性心力衰竭。
- Paget病的神经系统并发症包括[11]:
  - 颅底内陷引起脑积水,伴痴呆、步态失用和尿失禁。
  - 可能由大脑半球受压引起癫痫。
  - Paget病会损害脑神经,常损害嗅觉神经和听觉神经。
    ○ CN I:影响筛板会导致嗅觉缺乏。
    ○ CN II:压迫视神经的血管可以导致视盘水肿、视网膜出血、视神经萎缩、血管样条纹和失明。
    ○ CN III、IV和VI:这些神经穿过眶上裂损害眼球运动,导致瞳孔异常和复视。
    ○ CN V:累及三叉神经的病变会导致面部麻木和三叉神经痛。
    ○ CN VII:面神经受累可能引起偏侧面肌痉挛或轻瘫。
    ○ CN VIII:累及颅底的Paget病患者中有13%出现不可逆的听力损失。
    ○ CN IX、X、XI和XII与颅底凹陷有关。

病因学

- James Paget 爵士于 1877 年提出了一类炎症性疾病。
- 随后,许多人将破骨细胞核内包涵体(位于 Paget 病的标本中)作为"确凿的证据"提出了疾病来源于病毒的病原学说。但是一个多世纪后,仍未发现病毒。
- 但是该疾病的相关基因已经确认,虽然其看起来略复杂,但研究者终于开始逐渐了解这一疾病。
- 参见"遗传学相关问题"部分。

影像

一般影像特征

- Paget 病可产生大量与这一复杂疾病过程的各种病理状态相关的成像模式。
- 由于 Paget 病可同时出现不同的疾病分期,因此其可导致一种杂乱增厚的"马赛克"样或"拼图"样小梁[7]。
- Paget 病显示板障增宽,同时累及内板和外板。
- 在约 1/3 累及头骨的 Paget 病患者中,出现骨质软化而导致颅底凹陷[10]。
- Paget 病的愈合阶段导致混合性的溶解-硬化病变形成,经常出现明显的棉絮状表面[1]。
- 外耳道狭窄弯曲。
- 虽然不常见,但 Paget 病患者也可能发生面部骨受累[1]。
- Paget 病表现为 3 个不同的阶段。
  - 溶解期:
    - 溶解期早期可显示明确的破骨细胞活性。
    - 成骨细胞活性降低可以导致典型的缺乏硬化边缘的溶解透光带,尤其是在颅骨区。
    - 最常见于额骨和枕骨。
    - 颅骨内板和外板都受到影响,内板受到的影响更广泛(这与主要影响外板的 FD 完全相反)。
    - 早期变化包括小梁变粗和突起,可在初始阶段的早期后段或活动性溶解期观察到[7]。
  - 混合期
    - 大多数 Paget 病在混合期可被放射科医师诊断出来。
    - 常见症状包括特征性皮质粗化和小梁增厚[7]。

- 在混合期,脊柱中可以呈现出原始的"相框"外观。
  - 成骨期:
    - 骨膨大在成骨期尤为明显。
    - 在一些穿过颅骨骨缝的成骨区域,骨硬化有时成为显著特征。
    - 早期局限性骨质疏松区域边缘逐渐发生硬化,并发展为典型的"棉絮"外观。
    - "Tam O'Shanter 颅骨"显示了颅骨的显著扩大,其特点是板障空间显著扩大,尤其是内板[7]。
    - "Tam O'Shanter"是一种苏格兰式宽顶圆帽,此类帽子以 Robert Burn 的同名诗而闻名。饱受 Paget 病折磨的患者常会令人想起此种帽子[7]。
    - 颅底软化经常导致扁平颅底,当与明显的颅骨增大结合在一起时,就会看似颅骨向下盖住面部,如同"Tam O'Shanter"帽子盖在某人的头上。

CT 特征

- 参见"一般影像特征"。
  - 放射学为 Paget 病诊断奠定了基础,描绘了这种可预测疾病的病理学征象[7]。
- 颅底和颅骨:
  - 溶解性病变显示正常小梁缺失。
  - 导致明显的皮质和小梁增厚。
  - 局限性骨质疏松症常见于额骨。
  - Paget 病的治疗阶段经常出现典型的"棉絮"外观[1]。
  - Paget 样改变通常避开前颅底和中央颅底、鼻、鼻窦和下颌骨。
  - 在成骨期经常伴有皮质和小梁增厚,伴有散在硬化。
  - Paget 病的骨髓比邻近的未受累骨髓的脂肪含量更高。
  - 通常无皮质破坏或相关软组织肿块。
- 颞骨:
  - 正如 Paget 病常见的特征,随着时间的推移,容貌会发生变化。
  - 早期变化表现为弥漫性复杂溶解过程。在后期,这些相同的区域显示高衰减。
  - 溶解期开始于岩尖的内侧,向外侧发展。
  - 耳囊变薄(图 41.1a)。
  - Paget 病可使中耳腔收缩。
  - 谨记 Paget 病在外周开始并向中央发展,而耳蜗耳硬化症在中央开始并向外周扩散。
  - 有时可看到累及听小骨的 Paget 样变化(图 41.1)。

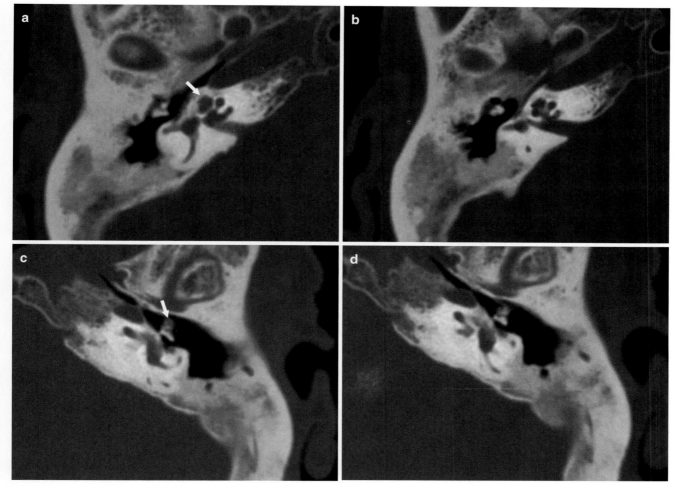

图41.1　(a~d)颞骨轴位CT显示典型的Paget病的颞骨鳞部和岩部弥漫性均匀增厚。图a显示耳囊模糊且右前方变薄(箭头所示)。听小骨Paget样变化在图c上最为明显(箭头所示)。

MRI特征

- 参见"一般影像特征"。
- T1：
  - Paget病的T1信号随疾病分期而变化,取决于组织学骨髓成分。
  - 非复杂Paget病的3个一般阶段如下。
    - 黄骨髓期。Paget样骨的"骨髓萎缩"可能比附近正常骨的脂肪含量更高。
    - "斑点"阶段。①溶解期至早期混合活跃期；②非均匀T1和T2；③T1低信号,与肌肉类似,病灶为正常的黄色骨髓。发现这一特征对于排除恶性变很重要。
    - 硬化期。①后成骨期；②硬化骨髓腔在所有序列中显示为低信号。

- T2：
  - T2具有高异质性信号,尤其在水敏感脉冲序列更为突出。
  - 相当于活跃期的纤维血管骨髓置换。
- FLAIR：
  - 取决于疾病阶段,混合期为不均匀高信号,而急变期为低信号。
  - Paget病倾向于同时出现不同阶段的病变,这可能会导致各种各样的成像信号。
- T1 Gd：
  - 与正常骨髓相比,血流量增加导致骨髓增强。
  - 活动期表现出更显著的强化,尤其对于皮质内成分。
  - 髓内增强显示"斑点状"强化。
- 核医学(NM)：
  - 放射性核素骨扫描有助于确定疾病的整体范围。闪烁显像似乎对检测多骨性疾病的分布最有价值[7]。

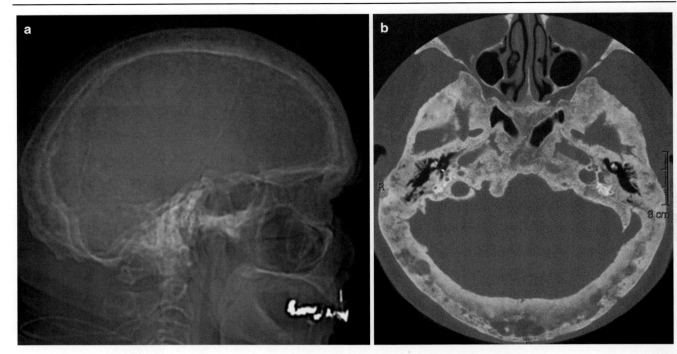

图 41.2 (a)颅骨侧位片显示典型的广义 Paget 样改变,导致颅底软化和颅底凹陷。可以对该患者进行进一步的正中矢状位 CT 检查,用常规的 Chamberlain 线、McGregor 线和 McRae 线对患者进行评估。该患者已经有头围扩大和搏动性耳鸣,并且随着年龄的增长,出现典型的 Tam O'Shanter 外貌。(b)通过颅底的轴位 CT 显示典型的 Paget 样改变,表现为明显的板障间隙扩张、广泛的皮质和小梁增厚,但没有皮质破坏。[For Figure (a) and (b), we wish to thank. C. Douglas Phillips, MD, FACR, Professor of Radiology, Director of Head and Neck Imaging, Weill Cornell Medicine, Department of Radiology, NewYork-Presbyterian Hospital.]

—典型的闪烁显像显示所有阶段的摄取增加,包括血流、血池和静态图像。虽然这些信息非常敏感,但其并不具有显著的特异性。

—Paget 病在溶解期非常"热"。不过,非活动性病变偶尔也会"冷"。

—Paget 病的病灶趋向于细长状(与更典型的骨髓瘤或转移瘤的圆形病灶不同)[7]。

—闪烁显像有时看起来"正常",而患者同时显示"异常"的影像学表现。此类静止的晚期病变在≤75%的患者中是无症状的。

临床问题

表现

• 20%的 Paget 病患者最初无症状[7]。

• 一些患者会遇到无法解释的帽子尺寸增大情况。

• 患者通常表现为血清碱性磷酸酶和尿羟脯氨酸升高[7]。

• 颅底凹陷使枕骨大孔变窄,可导致脊髓受压、脑积水和(或)脑干/小脑受压综合征。

• 神经孔狭窄会导致听力和视力以及其他感官和运动功能的丧失,包括无力、瘫痪和尿失禁[7]。

—可能导致传导性或感音神经性听力损失。

—约25%的头颅 Paget 病患者会出现耳鸣或眩晕。

治疗与预后

药物治疗

• 螯合剂:

—"螯合物"一词来源于希腊语,意为"爪",1920年被 Morgan 和 Drew 使用,并将螯合物比喻为一只巨大的紧紧抓住东西的甲壳类动物的爪子。

—双磷酸盐(二磷酸酯类)通常是 Paget 病药物治疗的首选。该药物导致破骨细胞死亡,抑制骨吸收,减缓骨质丢失。奇怪的是,对这种治疗骨质疏松症有反应的患者通常在开始时破骨细胞的数量几乎没有变化,而长期接受治疗的患者通常会出现"巨大的破骨细胞"[8]。

— 目前有多种双磷酸盐,包括依替磷酸二钠、帕米磷酸二钠、阿仑磷酸钠、替鲁磷酸二钠、利塞磷酸钠和唑来磷酸。

— 这些药物之间的主要差异在于给药频率和途径。但是,对于患有严重肾脏疾病的患者,这些都是禁忌的。

* 激素:

— 降钙素是一种抑制破骨细胞活性和钙吸收(通过肠和肾小管)的激素。降钙素曾被广泛使用,如今其应用已经减少,现在主要用于双磷酸盐加剧低钙血症的情况。

* 细胞毒性药物:

— 光神霉素是一种细胞毒性抗生素,可抑制 RNA 合成,主要对破骨细胞有毒性。虽然其对治疗 Paget 病很有用,但对其他器官[6]通常是有毒的。

— 环磷酰胺是一种细胞毒性化疗"烷化剂",其作为免疫抑制剂,可阻断细胞 DNA 的产生。

手术治疗

* 镫骨切除术效果不佳。
* 手术治疗动脉狭窄风险较高。

预后

* 颞骨 Paget 病表现出混合的传导性和感音神经性听觉障碍,可能发展为完全性耳聋。

病理学

* Paget 病的典型表现为过度的、异常的骨骼重塑,表现出活跃期和内敛期两个阶段[7]。
* 尽管组织学让我们看到了潜在的复杂变化,但从涉及领域的角度来看,这些变化看起来更像是"世界大战",这还不包括基因和生化变化。
* 尽管 Paget 病的病理过程可能是相对连续的,但典型的 3 个阶段通常被描述如下。

溶解期

* 早期活跃。
* 破骨细胞占优势。
* 纤维血管组织开始取代正常的黄骨髓。
* 我们了解到,Paget 病的活跃期以"巨大破骨细胞"为特征,这些细胞包含大量细胞核,这几乎就像科幻小说中描绘的一样。

混合期

* 活跃。
* 成骨细胞群集出现,最终战胜破骨细胞。
* 在混合期早期,纤维血管组织骨髓替代下降。
* 在混合期晚期逐渐恢复正常的黄骨髓。

成骨期

* 晚期不活跃。
* 成骨细胞活性逐渐下降。
* 失活期表现为"萎缩骨髓",骨髓脂肪实际含量增加[7]。

鉴别诊断

很明显,对 Paget 病的鉴别诊断因病变大小而异,取决于肿块是局限于有限的颅底区域的小病变(如所示的颞骨病变),还是具有奇异影像学特征的巨大病变。对于晚期的病变,我们必须记住,虽然 Paget 的肉瘤样改变很少见,但确实发生过。此外,其他病变可与 Paget 病变同时发生或发展成 Paget 病。放射科医生通常面临以下一个或多个选择的困难决定。

1. 纤维性结构不良(FD)

* FD 是一种缓慢进展的肿瘤样过程,正常松质骨被不成熟的编织骨和纤维组织替代。
* 颅骨的 FD 会导致严重的颅底和眼眶问题。
* FD 分为 3 种基本类型:硬化型、溶解型和混合型。
* 硬化性病变极少以溶解性病变为主。FD 常表现为弥漫性均匀骨质增厚。
* FD 明显的髓腔扩张保留了原有的骨形态而不累及骨皮质。

- 典型情况下,FD表现为"毛玻璃"样外观。
- 虽然骨皮质被保存下来,但是严重的扩张最终会导致皮质消失。
- 骨膜反应引起病理性骨折或潜在恶性变的危险信号。
- 眼眶附近的囊性变是一个危险信号,预示着视力损害的高发生率。
- 进展性溶解性病变提示恶性变。
- ^{99m}Tc骨扫描显示高摄取。
- CT:
  —FD可以保持原有骨形态,而不累及骨皮质。
  —"毛玻璃"外观为典型表现。当未出现典型的"毛玻璃"外观时,病变可能表现为多种多样的。
  —临床医生经常发现3D CT重建技术对于术前规划手术路线是有用的。
- MRI:
  —T1信号不均,为低至中等信号,通常相对于大脑呈等信号。
  —T2信号不均,通常为较低信号,相对于大脑呈等信号,但可能有高信号区域。
  —T1 Gd表现出明显增强。
  —囊肿和出血可导致信号不均,其变化取决于蛋白质含量和出血的时相。
  —参见第25章。

2. 骨肉瘤(OSA)

- 在60%的Paget病肉瘤变中,最差的结果是OSA。
- 在多发性骨髓瘤之后,OSA是第二常见的原发性骨恶性肿瘤。
- 年龄:10~30岁。
- 巨大的溶解性病变,伴有侵袭性骨膜反应,有时表现为"日光浴"征或"科德曼三角"。
- 囊腔可能含有血液和(或)坏死,类似动脉瘤性骨囊肿(参见第38章)。
- 放射学特征包括:
  —没有髓质受累。
  —皮质呈片状增厚。
  —皮质旁肿瘤与皮质紧密相连。
  —参见第50章。

3. 纤维肉瘤(FS)

- 25%的Paget病肉瘤变转化为FS。
- 发病率:FS占所有原发性骨肉瘤的<5%。构成第二常见的H&N肉瘤,占整个组的≤10%,有时累及颅底。

- 分布:平均诊断年龄35岁,男>女。
- FS通常是溶解性的,取决于肿瘤的分期,FS的范围从分化良好到分化不良和虫蚀样病变。
- 骨膜反应不断进展,可发展到皮质破坏,通常延及邻近软组织。
- FS的衰减与邻近肌肉相似。
- 大多数纤维瘤边界清楚,50%显示内部纤维间隔。
- FS可以是均质的,也可以是非均质的。
- T1:与肌肉等强度。
- T2:信号不均,对肌肉的信号高,具有多个高T2信号病灶,可能与胶原聚集有关。
- T1 Gd:明显增强,信号均匀或不均匀。
- NM:闪烁扫描显示骨扫描上的高摄取。
- 参见第48章。

4. 软骨肉瘤(CS)

- 10%的Paget病肉瘤变可导致CS。
- CS是软骨样恶性肿瘤,当累及颅底时通常与软骨结合。
- 典型线索:颅底肿块易于累及岩枕裂(POF),有时表现为软骨样基质,特征为低T1和高T2信号。
- 软骨肉瘤表现为边界清楚、常呈扇形或分叶状的溶解性病变,显示为软骨样钙化。
- 年龄:10~79岁(平均39岁)。
- 低衰减可能使该病在脑软组织算法上变得微妙。
- T2:非常高的T2信号。
- 参见第46章。

5. 巨细胞瘤(GCT)

- GCT是溶解性、局部侵袭性的扩张性肿瘤,其特点是定期复发和偶发转移。虽然大部分是良性的,但5%~10%是恶性的。
- 年龄:GCT通常出现在30~40岁。
- 性别偏好:女>男。当5%~10%的人出现恶变时变为男:女=3:1。
- 颅骨GCT通常没有在长骨病变中显示的特征性"肥皂泡"外观。
  —GCT通常表现为非特异性扩张性溶解性病变,缺乏硬化边缘,相邻皮质变薄、扩张或破裂。约25%的患者出现骨膜反应。
  —GCT无骨基质矿化或钙化。
  —CECT显示稍高密度均匀增强。
  —经常表现为一个软组织肿块,近一半表现为骨外受累。

- T1 和 T2 通常与灰质等信号,但有时信号因含有铁血黄素和(或)纤维成分而减弱。
- T1:
  - 固体成分显示出与大脑皮层相似的异质信号。
  - 经常检测到多发的囊性成分,里面有液-液平面。
- T2:
  - 固体成分与大脑皮层具有同等强度。
  - 囊性成分可能显示高信号(类似于玻璃体),可能位于低信号的液体成分之上。相邻脑组织未见水肿。
- T1 Gd:
  - 增强效果各不相同,但通常表现为固体成分的明显增强。异质性与囊性成分含量成正比。
- DWI:显示弥散受限。
- NM:摄取累及病变周边,并包含中央光量减少,呈"甜甜圈"征。
- 参见第24章。

6. 转移性肿瘤

- 转移性肿瘤可在颅底的任何地方造成破坏性肿块。
- 发现原发性肿瘤的患者常发生多发性转移。
- 对于儿童,转移性神经母细胞瘤应在鉴别诊断中考虑。

7. 甲状旁腺功能亢进症(HPT)

- 有时呈现"毛玻璃"外观,伴有斑驳的矿化脱失。
- 血管沟皮质边缘模糊。
- HPT 的"棕色肿瘤"较少见,但会导致局部破坏。
- HPT 通常有多发颅骨缺损。
- 放射科医生必须认真检查手部 X 线片是否有骨膜下吸收情况,以及包括牙齿片在内的图像是否有椎板缺失。

深度探索

1. 遗传学相关问题

- 两个基因,SQSTM1 和 RANK,以及5号染色体和6号染色体的特殊区域与 Paget 病有关[3,4]。
- Paget 病患者可能有或没有该疾病的阳性家族史(FH)。
- 虽然50%的遗传型 Paget 病患者存在 SQSTM1 突变[编码参与破骨细胞功能调节的蛋白(p52)],但10%~ 15%的 FH 阴性患者也有类似的突变[2]。
- Paget 病还与 RANK 突变(核因子 Kappa B 的受体激活剂)有关[5]。
- RANKL 是一种与 RANK 结合的破骨细胞表面受体。RANKL 是 II 型膜蛋白,是肿瘤坏死因子超家族成员之一。RANKL 控制骨再生和骨重塑[5]。
- 观点:尽量不要混淆。Paget 病与 RANK 突变有关。RANK 通常与控制骨再生和重塑的 RANKL 结合。从1877年 James Paget 爵士描述这种疾病并认为它是炎症性疾病以来,我们已经走过了漫长的道路。当然,尽管还没有人发现一种相关的病毒,不管是快病毒还是慢病毒,但是许多人似乎都忽略了潜在的"慢病毒"病因。请再坚持一下,我们正在取得进展。

2. 其他

- 颅底内陷、颅底压迫和扁平颅底
  - 尽管颅底内陷和颅底压迫这两个术语通常可以互换使用,但正统主义者想让我们知道:颅底内陷指椎体头端移位到正常的枕骨大孔,而颅底压迫表示继发于颅底软化的类似移位。
  - 扁平颅底是颅底异常扁平(伴有颅底角>143°,侧位颅骨 X 线片)。
  - 改良的 MRI 技术[12],这项技术可能更适合今天的神经放射科医生。
  - 成人颅底角正常值为116°~118°,儿童正常值为113°~115°。
  - 角度由两条简单的线组成:
    - 线延前颅底到鞍背顶端。
    - 线延斜坡后缘。
- 患病率的变化
  - 现在有好消息也有坏消息,我们先从坏消息开始。
    - 坏消息:Paget 病仅次于骨质疏松症,是逐渐增多的美国老年人口中最常见的骨病[9]。
    - 好消息:在过去20年里,Paget 病的流行率在全球范围内下降了50%[9]。

3. 历史大事记

- 1865年:Boogaard 在研究颅底内陷[12]时,使用角度测量法深入研究了扁平颅底。
- 1877年:英国外科医生和病理学家 James Paget 爵士首次描述了一小组患有 Paget 病的患者。他们的头部和四肢"奇怪地过度生长",常常导致长骨弯曲和骨折[9](图41.3和图41.4)。

- Paget 与 Rudolf Virchow 一起被认为是医学病理学的奠基人之一。
- 虽然读者很容易就能识别出 Paget 病的骨骼，我们也应该记住乳头 Paget 病、乳房外 Paget 病、Paget 脓肿，这些疾病均以这位杰出的医学先驱命名。

- James 爵士的朋友包括 Charles Darwin 和 Thomas Henry Huxley。

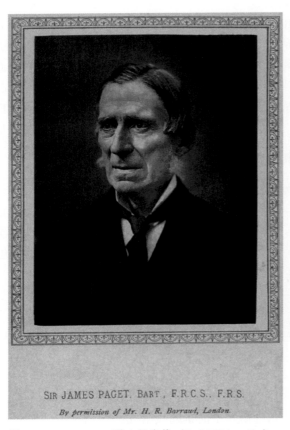

图 41.3 James Paget 爵士的肖像。(Ref. Wikimedia.)

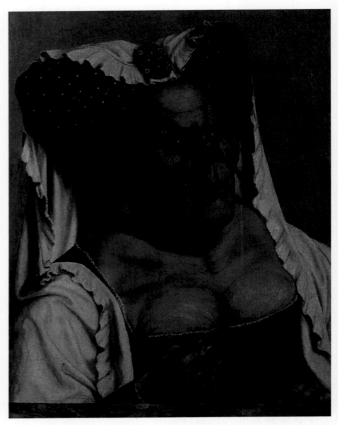

图 41.4 "丑陋的公爵夫人"画像。佛兰芒画家 Quinten Matsys 可能是想讽刺试图重现青春的老年女性，但无意中描绘了 1513 年罹患 Paget 骨病的女性，比 James Paget 爵士早了 3.5 世纪。James Paget 描述了这种疾病的病理过程并以他的名字命名。(Ref. Wikimedia.)

（张彬彬　译）

参考文献

1. Midyett FA, Mukherji SK. Fibrous dysplasia. Orbital imaging: Elsevier/Saunders; 2015. p. 241–6. ISBN: 978-0-323-34037-3.
2. Ralston SH. Paget's disease of bone. N Engl J Med. 2013;368(7):644–50. https://doi.org/10.1056/NEJMcp1204713.
3. Ralston SH, Langston AL, Reid IR. Pathogenesis and management of Paget disease of bone. Lancet. 2008;372(9633):155–63. https://doi.org/10.1016/S0140-6736(08)61035-1.
4. Whyte MP. Paget's disease of bone and genetic disorders of RANKL/OPG/RANK/NF-kappaB signaling. Ann N Y Acad Sci. 2006;1068:143–64. https://doi.org/10.1196/annals.1346.016. PMID 16831914.
5. Haslam SI, Van Hul W, Morales-Piga A, et al. Paget's disease of bone: evidence for a susceptibility locus on chromosome 18q and for genetic heterogeneity. J Bone Miner Res. 1998;13(6):911–7. https://doi.org/10.1359/jbmr.1998.13.6.911. PMID 9626621.
6. Ryan WG. Treatment of Paget's disease of bone with mithramycin. Clin Orthop Relat Res. 1977;127:106–10.
7. Smith SE, Murphey MD, Motamedi K, et al. From the archives of the AFIP. Radiologic spectrum of Paget disease of bone and its complications with pathologic correlation. Radiographics. 2002;22(5):1191–216.
8. Weinstein RS, Roberson PK, Manolagas SC. Giant osteoclast formation and long-term oral bisphosphonate therapy. N Engl J Med. 2009;360(1):53–62. https://doi.org/10.1056/NEJMoa0802633. PMC 2866022. PMID 19118304.
9. Theodorou DJ, Theodorou SJ, Kakitsubata Y. Imaging of Paget disease of bone and its musculoskeletal complications: review. AJR. 2011;2011:196. https://doi.org/10.2214/AJR.10.7222.
10. Tjon-A-Tham RTO, Bloem JL, Falke THM, et al. Magnetic resonance imaging in Paget disease of the skull. AJNR. 1985;6:879–81.
11. Poncelet A. The neurologic complications of Paget's disease. J Bone Miner Res. 1999;14(2):88–91.
12. Koenigsberg RA, Vakil N, Hong TA, et al. Evaluation of platybasia with MR imaging. AJNR. 2005;26:89–92.

第6部分

后颅窝

第42章 后颅窝蛛网膜囊肿

相关知识点

- 定义:后颅窝轴外囊性病变,在所有成像序列中,呈弥散不受限的脑脊液信号。尽管其囊壁几乎无法看到,但可对邻近结构造成明显的占位效应。
- 病因:真正的蛛网膜囊肿是不明原因造成的已经薄弱的蛛网膜撕裂引起的[1]。
- 典型线索:无强化的充满脑脊液的后颅窝病变,其囊壁几乎难以看到,对邻近结构有占位效应。其中的液体和脑脊液CT密度和脑脊液MRI强度一致,无弥散受限。
- 同义词:颅内蛛网膜囊肿、蛛网膜下隙囊肿。
- 性别偏好:男:女=3:1[3,5,12,6]。
- 部位:颅内蛛网膜囊肿(AC)最常见于中颅窝。仅10%发生在后颅窝,CPA是最常见的幕下部位[4]。后颅窝蛛网膜囊肿(PFAC)属于该组的一个更小的亚组。
- PFAC通常偶然由影像学研究发现,有时会进展并显示症状[7]。

影像

一般影像特征

- 光滑、囊性、轴外后颅窝病变,对邻近结构有明显的占位效应。
- 典型的蛛网膜样、薄而透明的囊壁在影像学上几乎看不到。
- 中线PFAC的典型表现是囊肿向前方和颅内方向发展,取代了正常形成的第四脑室(图42.1)。

- 第四脑室位于PFAC前面,并与PFAC分离(图42.1)。
- 非经典表现包括囊肿位于侧方和小脑上方(图42.2)。

CT特征

- 参见"一般影像特征"。
- Hounsfield单位的CT衰减通常与脑脊液相同。出血或蛋白质成分导致的密度衰减很少见。
- 造影后液体或囊肿壁无强化。
- 无钙化。

MRI特征

- 参见"一般影像特征"。
- T1:通常与脑脊液等强度(图42.1a~d和图42.2a.)。
- T2:通常与脑脊液等强度(图42.1e,f和图42.2b,c.)。
- T1 Gd:无强化。
- FLAIR:完全抑制。
- DWI:
  —显示低信号,无弥散受限。
  —见图42.2d。

临床问题

表现

- 症状:
  —常在MRI检查中偶然发现。
  —有时可以出现症状,表现为头痛、头晕、恶心、呕吐、癫痫和脑积水。
  —PFAC曾被报道引起脑积水和小脑扁桃体下疝[7]。

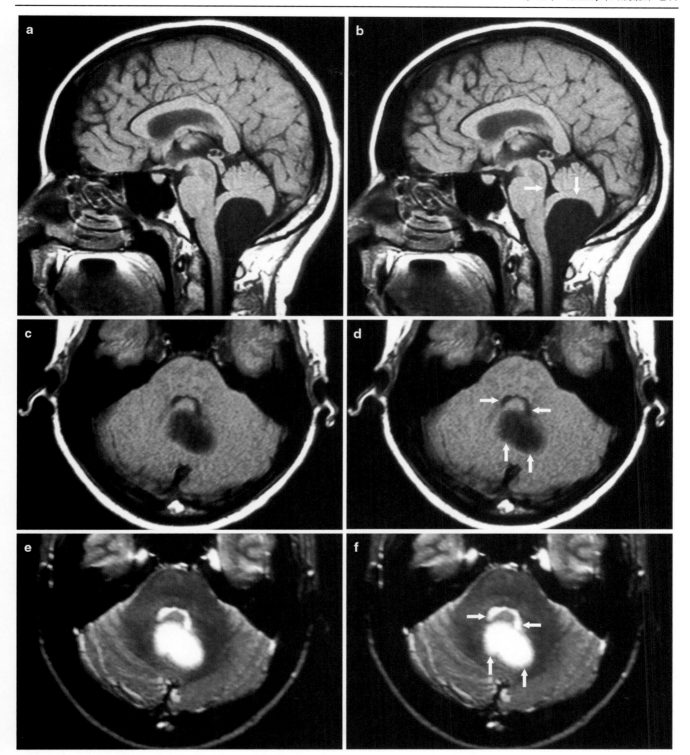

图 42.1　患者 1。(a)矢状位 T1 图像显示中线 PFAC 向前方和颅侧发展,取代正常形成的第四脑室。延髓和脑桥前移位。可见小的偶发松果体区囊肿。(b)带辅助箭头的矢状位 T1 图像显示正常形成的第四脑室(→箭头所示)和 PFAC(↓箭头所示)。(c,d)轴位 T1 图像显示 PFAC 中的液体在所有序列上与脑脊液一致,T1 较低。第四脑室内的液体位于 PFAC 的前面,并与 PFAC 分离。[(c)无辅助箭头,(d)有辅助箭头。箭头(→←)指向第四脑室,箭头(↑)指向 PFAC]。(e,f)轴位 T2 图像显示囊肿内的液性成分在所有的影像序列上均与脑脊液一致。第四脑室位于 PFAC 的前面,并与 PFAC 分开 [(e)无辅助箭头,(f)有辅助箭头。箭头(→←)指向第四脑室,箭头(↑)指向 PFAC]。

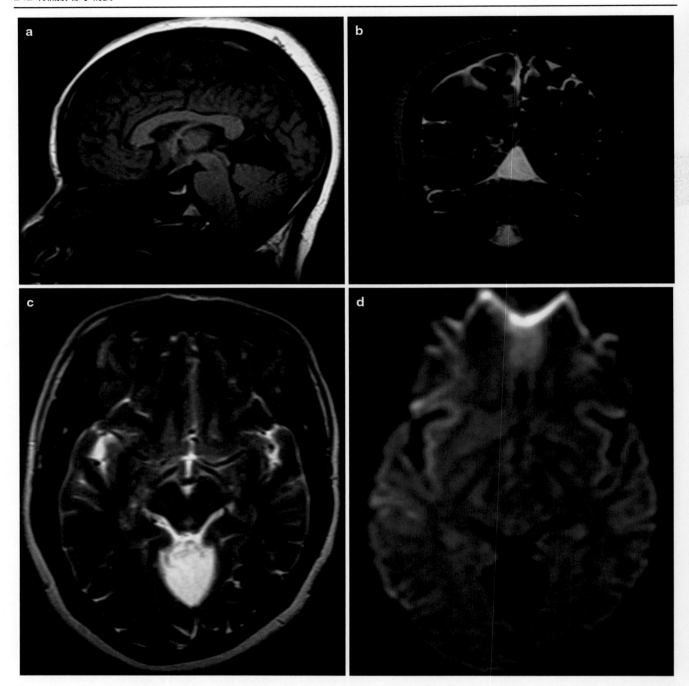

图42.2 患者2。(a)矢状位T1图像显示低信号的PFAC压迫小脑上侧面,使其变平。第四脑室外观正常。(b)冠状位T2图像显示充满液体的肿块位于小脑幕的下方,向下压迫小脑。在这些成像技术上,薄薄的蛛网膜囊几乎不可见,但被压平的小脑半球上部使我们确信它确实存在。还有一个偶然发现的部分,即空蝶鞍。(c)轴位T2图像显示高信号肿块位于小脑上方、小脑幕下方。(d)轴位DWI未见弥散受限,可明确排除表皮样囊肿。与图42.1中患者1的小脑下PFAC相比,中线小脑上PFAC不太常见(图42.1a,c,e)。

自然史

- 在一项规模较大的大学的研究中,MRI显示颅内蛛网膜囊肿的患病率在成人中为1.4%,在儿童中为2.6%。
- 性别偏好:男:女=3:1[3,5,6,12]。
- 可能在任何年龄出现,但大多数在20岁[8]前发现。
- 只有少数蛛网膜囊肿患者出现症状。无症状的患者通常有良性的自然病史[6]。

流行病学与病理学

- 颅内蛛网膜囊肿起自蛛网膜(位于颅骨下面的浅表硬膜和覆盖大脑的深部软膜之间),其似乎是由这种纤细的覆盖物的异常撕裂而产生的。
- 蛛网膜囊肿是一种由脑脊液填充的良性肿块,由薄而半透明的囊肿壁包围。
- 囊液始终清澈无色,只是偶尔有出血或高蛋白[2]。
- 蛛网膜囊肿可能是先天性的,也可能是后天性的,通常在婴儿期就开始形成了,但通常在青春期或成年期才出现症状。
- 显微镜下,囊肿壁有一层由蛛网膜细胞[2]构成的血管胶原膜,在组织学上与正常的蛛网膜没有区别[10]。
- 蛛网膜囊肿的渐进性增大有以下机理:①活跃的囊壁分泌液体;②液体渗透梯度扩散到囊肿中;③一种"球阀"机制。

治疗

- 大多数患者无须治疗,但在需要治疗时其预后也是良好的。
- 对于症状明显与PFAC相关且具有高ICP或占位效应的病例,应考虑手术治疗[9]。
- 手术选择包括囊肿开窗、分流、穿刺吸引和造瘘术[2]。
- 内镜开窗术是一种有效的微创治疗选择[9]。

鉴别诊断

　　后颅窝囊性肿块病变的鉴别(除PFAC外)还包括以下内容。

1.表皮样囊肿(EC)

- 表皮样囊肿弥散受限,DWI上显示高亮信号,相应ADC图上为暗信号。这并不是PFAC的一个特征,PFAC在所有成像序列上都和CSF一致。
- 表皮样囊肿在儿童中很少见[2]。
- 参见第9章。

2.Dandy-Walker畸形(DWM)

- 典型三联征:完全或部分小脑蚓部发育不全,第四脑室囊性扩张,后颅窝扩大[8]。
- DWM显示囊性扩张的第四脑室。PFAC显示一个中线肿块向前方和颅内发展取代了正常形成的第四脑室(见图42.1)。
- DWM显示了第四脑室囊性扩张。PFAC显示正常的第四脑室位于PFAC的前面,并与PFAC分离(见图42.1)。
- 当异常达不到DWM的完整诊断标准时,称为Dandy-Walker变异(DWV)。

3.大枕大池(MCM)

- 发育完全的小脑蚓部影响了PFAC与MCM的鉴别。
- MCM对小脑蚓部无占位效应。而PFAC通常会引起占位效应。
- 当MCM具有"明显"的占位效应且不对称时,MCM与PFAC难以鉴别[8]。

4.小脑发育不全

- 典型表现为小脑极小,位于标准大小的后颅窝[13]中间。
- 经常有脑桥和延髓发育不良。

5.神经肠源性(NE)囊肿

- 罕见的良性内胚层病变,可能被误认为是其他更常见的非肿瘤性囊肿或囊性肿瘤。
- 同义词:肠源性囊肿、肠囊肿、内胚层囊肿等。
- 位置:脊柱:大脑=3:1;后颅窝>幕上。
- T1:可变信号-等信号-高信号,取决于含蛋白质液体的含量(T1高信号)[1]。
- T2信号也是可变的。
- T1 Gd:非强化囊性成分;±部分边缘强化。
- 据报道,神经肠囊肿很少导致局部弥散受限。这表明,在后颅窝囊肿部分弥散受限的鉴别诊断中,肠源性囊肿的可能性很小。

6.囊性肿瘤

- 星形细胞瘤
  - 星形细胞瘤占CPA病变的1%。
  - 星形细胞瘤是外生性的,对比后呈中度增强。
  - 星形细胞瘤可表现为囊性。
    ○ 通常不像AC那样非常光滑、薄壁。
    ○ 经常发现星形细胞瘤的边缘增强[2]。
- 室管膜瘤
  - 室管膜瘤可表现为囊性。
    ○ 通常不像AC那样非常光滑、薄壁。

○ 通常显示边缘增强[2]。

— 起源于脑干的有蒂室管膜瘤，可以显示一些强化灶。

7.寄生虫囊肿

- 囊肿壁通常增强[2]。
- 囊肿通常<1 cm。
- 囊肿通常位于蛛网膜下隙或脑室。
- 包括：
  —神经囊尾蚴病（NCC）
    ○ 钙化是常见的。
    ○ 寻找头节。
    ○ 常合并室管膜炎和基底池脑膜炎。
    ○ 经常在脑池和脑实质内发现多处病变。
    ○ 大多数<1 cm。
    ○ 通常不会成群出现。
    ○ 囊肿壁常增强。
    ○ 影像学表现取决于疾病分期，包括水泡状、胶状囊泡状、颗粒状结节状和结节状钙化。
  —包虫囊肿
    ○ 同义词:棘球蚴病,包虫病。
    ○ 单房或多房。
    ○ 感染者几乎均为儿童。
    ○ 子囊肿很常见。
    ○ 钙化很少见,仅占<1%。
    ○ 通常,在 CECT 上没有增强。
    ○ T1囊肿与脑脊液等信号。
    ○ T2囊肿与脑脊液等信号,边缘低信号,无病变周围水肿。
    ○ T1 Gd 通常无内部强化和（或）外周精细强化。

深度探索

1.信息速查

- 蛛网膜囊肿占颅内占位性病变的比例≤2.6%[6]。
- PFAC 可能是由早期胚胎发育期内板的不完全分离引起的[9]。

2.历史大事记

- 1831 年,Richard Bright 首先描述了蛛网膜囊肿[11]。他就是我们记忆中发现"蛋白尿性肾炎"（又称作 Bright 病）的那个人。当考虑到他并没有借助显微镜

的帮助,甚至没有甲醛用于组织保存时,Bright 开拓性的研究就显得更加惊人。

- 1958 年,Starkman 报告称蛛网膜囊肿位于两层正常蛛网膜层之间,称其为"蛛网膜内"囊肿。
- 1907 年,Placzek 和 Krause 成功地通过手术治疗了一例蛛网膜囊肿。
- 1981 年,Stein 主张将分流作为蛛网膜囊肿的主要治疗方法。

3.遗传学与关联

- 目前的共识仍然认为蛛网膜囊肿源于蛛网膜的"不明原因撕裂"。
- 确切的原发性病因仍未明确。公认的可能病因包括胼胝体发育不全、蛛网膜炎、黏多糖贮积症,当然还有 Chudley-McCullough 及 Marfan 综合征。
- 关于家族性颅内蛛网膜囊肿的报告表明,一些家族性病例中的遗传是由常染色体隐性或多基因模式引起的[14-17]。

（张彬彬 译）

参考文献

1. Preece MT, Osborn AG, Chin SS, Smirniotopoulos JG. Intracranial neurenteric cysts: imaging and pathologic spectrum. Am J Neuroradiol. 2006;27:1211–6.
2. Fischbein NJ, Dillon WP, Barkovich AJ. Teaching atlas of brain imaging. New York: Thieme; 2000. p. 78–81.
3. Osborne AG. Diagnostic neuroradiology. St. Louis: Mosby; 199463-8. p. 639–42.
4. Rengacharry SS, Watanabe I, Brackett CE. Pathogenesis of intracranial arachnoid cysts. Surg Neurol. 1978;9:139–44.
5. Robertson SJ, Wolpert SM, Runge VM. MR imaging of middle cranial fossa arachnoid cysts: temporal lobe agenesis syndrome revisited. AJNR Am J Neuroradiol. 1989;10:1007–10.
6. Al-Holou WN, Terman S, Kilburg C. Prevalence and natural history of arachnoid cysts in adults. J Neurosurg. 2013;118(2):222–31.
7. Kurabe S, Sasaki O, Mitsuhashi D, et al. Growing posterior fossa arachnoid cyst causing tonsillar herniation and hydrocephalus. JAMA Neurol. 2011;68(12):1606–7.
8. Kollias SS, Ball WS, Prenger EC. Cystic malformations of the posterior fossa: differential diagnosis clarified through embryologic analysis. Radiographics. 1993;13:1211–31.
9. Gazioglu N, Kafadar AM, Tanriover N, et al. Endoscopic management of posterior fossa arachnoid cyst in an adult: case report and technical note. Turk Neurosurg. 2010;20(4):512–8.
10. Miyagami M. Tsunokawa: histological and ultrastructural findings of benign intracranial cysts. Noshuyo Byori. 1993;10:151–60.
11. Bright R. Serous cysts in the arachnoid. In: Rees, Orme, Brown, Green, editor. Diseases of the brain and nervous system. Part I. London: Longman Group Ltd; 1831. p. 437–9.
12. Al-Holou WN, Yew AY, Boomsaad ZE, et al. Prevalence and natural history of arachnoid cysts in children clinical article. J Neurosurg Pediatr. 2010;5(6):578–85.

13. Patel S, Barkovich AJ. Analysis and classification of cerebellar malformations. Am J Neuroradiol. 2002;23:1074–87.

14. Handa J, Okamoto K, Sato M. Arachnoid cyst of the middle cranial fossa: report of bilateral cysts in siblings. Surg Neurol. 1981;16:127–130. [PubMed: 7280984, related citations] [Full Text].

15. Helland CA, Wester K. Monozygotic twins with mirror image cysts: indication of a genetic mechanism in arachnoid cysts? Neurology. 2007;69:110–111. [PubMed: 17606888, related citations] [Full Text].

16. Pomeranz S, Constantini S, Lubetzki-Korn I, Amir N. Familial intracranial arachnoid cysts. Childs Nerv Syst. 1991;7:100–102. [PubMed: 1863926, related citations] [Full Text].

17. Wilson WG, Deponte KA, McIlhenny J, Dreifuss FE. Arachnoid cysts in a brother and sister. J Med Genet. 1988;25:714–5. [PubMed: 3225827, related citations] [Full Text].

第43章　后颅窝脑膜瘤

相关知识点

- 定义：脑膜瘤是一种由蛛网膜中的蛛网膜帽细胞产生的非胶质源性肿瘤。后颅窝脑膜瘤（PFM）是起源于后颅窝的颅内脑膜瘤的一个特殊类型，占颅内脑膜瘤的比例＜10%。
- 典型线索：位于轴外，通常为实体的良性后颅窝肿块，基底宽，毗邻硬脑膜表面。增强显示的"硬膜尾"征是经典影像学表现，但不是病理特征。
- 通常见于中老年患者，但也可见于儿童。
- 脑膜瘤的总发病率：女:男=2:1。后颅窝脑膜瘤的发病率：女:男=3.3:1[1]。
- 脑膜瘤是最常见的非胶质性原发性脑肿瘤。
- 脑膜瘤是成人最常见的颅内轴外肿瘤。
- PFM生长缓慢，通常在出现症状前已经长得很大，并且经常在偶然的影像学检查中发现。
- 脑膜瘤占所有颅内肿瘤的20%。PFM占所有颅内脑膜瘤的<10%[2-5]。
- 20%的脑膜瘤发生在后颅窝，最常见于斜坡或颞骨岩部[2,6]。
- 2%的颅内脑膜瘤没有硬脑膜附着，起源于脉络丛和脉络组织，成为脑室内肿块[6]。

影像

一般影像特征

- 边界清楚的圆形或光滑的分叶状轴外肿块，宽基底紧贴硬脑膜，通常呈钝角。

CT特征

- 参见"一般影像特征"。
- 密度：
  - 典型情况下，大约3/4是高密度的，其余大部分与邻近大脑的密度相等。
  - 潜在情况下，少数可能是低密度的，偶尔有脂肪母细胞或黄瘤样肿瘤，有时显示负衰减值。
  - 表现出强烈的对比后增强。
- 钙化：
  - 钙化约占25%，可能是弥漫性或局灶性的。
  - 钙化形态包括边缘钙化、砂质（砂粒状）钙化、爆裂状或球状钙化。
- 骨性附着：
  - CT显示>50%的病例[7]肿瘤附着点有骨反应。
  - 呈阳性对CT显示局部骨质增生和骨刺形成[7]。
  - CT在区分肿瘤的骨附着方面往往优于MRI。这对神经外科医生来说很重要[7]。

MRI特征

- 参见"一般影像特征"。
- T1：大多数显示非均质性T1低信号（60%）（图43.1c）。
- T2：大多数脑膜瘤显示T2高信号（68%）（图43.1a,b）。
- T1 Gd：
  - 所有均显示增强，83%为明显增强，17%为中度增强（图43.1d~f）。
  - >50%显示"硬膜尾"征标志（图43.1e,f）。
  - "硬膜尾"征很常见，但并没有特异性，因为该征象可以在任何侵犯硬脑膜或引起硬脑膜反应的肿瘤中看到。"硬膜尾"征表示富血管硬脑膜反应，而不是真正的肿瘤侵犯[8]。

- FLAIR：大多数在 FLAIR 上显示高信号（69%）。
- DWI：
  - DWI 信号是多变的，与组织学亚型相关。
  - 非典型和恶性脑膜瘤细胞外储水空间减少，ADC 值降低。
  - DWI 作为一种有用的工具，可以将非典型和恶性脑膜瘤与较常见的良性脑膜瘤分开。
  - 大多数脑膜瘤是良性的，在 DWI 和 ADC 上表现为等信号或轻微高信号。
  - 当 DWI 图为明显高信号（灯泡样），与之相对应的 ADC 图为低信号（黑洞）时，弥散受限就是一个警示特征，提示非典型或恶性脑膜瘤[9]。
- 最常见的相关表现是"硬膜尾"征和骨吸收[9]。

血管造影特征

- 大多数是有硬膜基底的血管性肿瘤。
- 可能表现为放射状或"日光"供血模式。
- 在动脉晚期和毛细血管期，显示明显、均匀、持久的血管灌注。
- 显示 Smirniotopoulos 的"岳母"征。血管灌注"早出现，停留时间长"。
- 有时出现早期引流静脉。这不是血管外皮细胞瘤（HPC）的特征（参见"鉴别诊断"部分）。

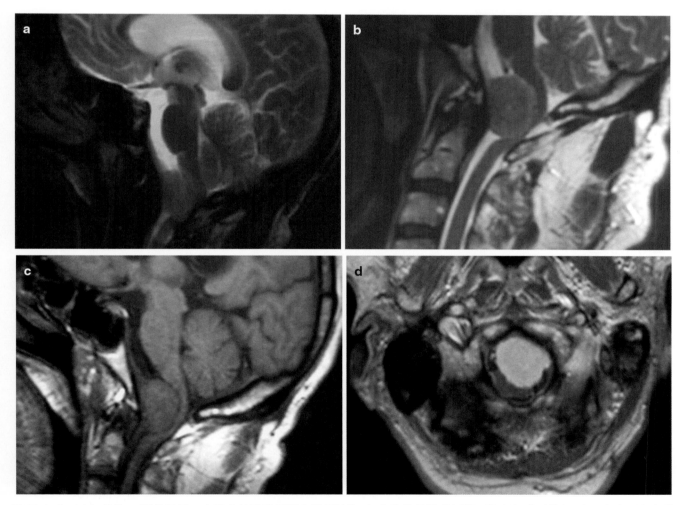

图 43.1　(a,b) 矢状位 T2 图像显示一个较大的轴外颅颈交界区肿块，与大脑信号强度相等。肿瘤相对不均匀，中心有小面积高信号，可能与坏死有关。虽然边界清楚，呈椭圆形，但在前方有一个非常平坦的宽基底，延髓和脊髓向后方变形和移位。(c) 矢状位 T1 图像显示一个巨大的肿瘤，对邻近延髓和脊髓造成占位效应，使脊髓移位并使脊髓扁平。肿块与邻近的脑桥、延髓和脊髓相对等强度。有迹象显示硬脑膜受累并向上方延伸。斜坡的皮质（暗）相对完整。(d) 轴位 T1 Gd 表现出前文所述的大范围增强。尽管轮廓略不规则，但病变边界相当清楚。其对受压后移的神经结构有明显的占位效应。（待续）

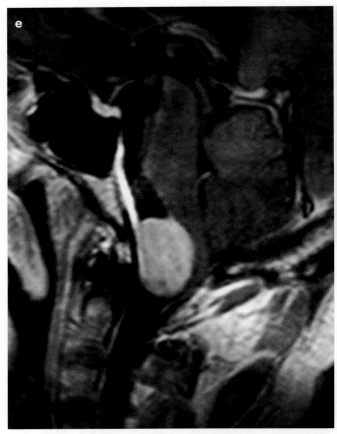

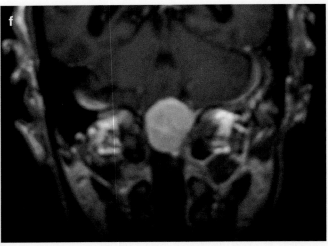

图43.1(续)　(e)矢状位T1 Gd图像显示一个巨大病变的明显强化,使邻近的延髓和脊髓移位。显示的"硬膜尾"征变厚且明显,病变增强明显,向上延伸至斜坡,并向前延伸至蝶鞍。(f)冠状位T1 Gd图像显示前文描述的明显增强的巨大病变。病变边界清楚,呈椭圆形,其左侧边缘有一个平坦的界面,是肿瘤附着处。其中心比外围强化更明显。一个小的"硬膜尾"征沿着左侧边缘向上延伸。

临床问题

表现

- 经常出现颅内压增高的表现[2]。
- 最常见的症状是头痛[5]。
- 可能表现出步态障碍和脑神经功能障碍。
- 最常受累的脑神经是CN Ⅴ和CN Ⅷ。

自然史

- 位置、切除程度和组织学类型是临床预后的主要决定因素。
- 后颅窝脑膜瘤通常生长缓慢,容易压迫邻近结构。
- 脑膜瘤发病率:女:男=2:1。PFM发病率:女:男=3.3:1[1]。
- 多见于中年患者,但也见于儿童。

- 1/3的颅内脑膜瘤无症状。
- 根据不同的组织学类型,复发率有显著差异。
- 根据世界卫生组织的标准,"良性"脑膜瘤的5年复发率为3%,非典型性脑膜瘤的5年复发率增长10倍以上,为38%,间变性或恶性脑膜瘤的5年复发率为75%以上[6,10,11]。

流行病学与病理学

- 约1/2的原发性脑肿瘤是胶质瘤。
- 最常见的非胶质源性原发性脑肿瘤是脑膜瘤[6]。
- 脑膜瘤通常为球形或分叶状,当斑块样病变浸润硬脑膜且偶尔侵及下方骨质时,肿瘤也会呈扁平状或地毯状。
- 后颅窝脑膜瘤边界清晰,肿瘤/脑界面清晰。
- 经常可以观察到蛛网膜有明显的"裂口",内含脑脊液和周围的血管。
- 有出血和坏死灶,但通常无大出血。
- 后颅窝脑膜瘤3/4来自岩骨后表面,10%来自斜坡[7]。

- 约15%的后颅窝脑膜瘤侵及其他部位。

治疗

- 后颅窝脑膜瘤的手术结果在过去20年中有所改善，但根治性切除术的致残率和死亡率仍然很高[2,12,13]。由于邻近重要的神经和血管结构（包括脑神经），因此后颅窝脑膜瘤的切除即使对于神经外科专家来说也是一个挑战[2]。
- 显微手术切除是首选的治疗方法，预计3/4的患者会进行完全切除[2]。
- 脑脊液漏：1/3的患者出现术后并发症，其中12.5%的患者出现脑脊液漏[2]。
- 复发：16%的患者肿瘤复发，大部分复发发生在不完全切除术后[2]。
- 次全切除术比根治性切除术的并发症少，因此大多数作者建议对老年患者和不适合完全切除的患者行次全切除术[2,14,15]。
- 当后颅窝脑膜瘤（PFM）靠近重要结构时，平衡切除范围和功能完好保存的关系是治疗的关键[5]。
- 放射外科：对于有明显手术风险或肿瘤残留或复发的患者，放射治疗通常是治疗后颅窝脑膜瘤的可行办法。

鉴别诊断

- 虽然后颅窝脑膜瘤的影像学表现通常具有特征性，但许多脑膜瘤像其他实体肿瘤，而其他实体肿瘤也可能像脑膜瘤[6]。
- 非典型脑膜瘤的鉴别诊断如下。

1.神经鞘瘤

- 前庭神经鞘瘤通常呈圆形，通常伸入并扩展至内听道。其通常含有出血或囊肿形成。这些结果在PFM中并不常见。
- 在CPA区，脑膜瘤往往比神经鞘瘤大。脑膜瘤通常是半球形的而不是圆形的；有一个宽的、扁平的硬脑膜基底；并且经常有骨质增生。脑膜瘤很少伸入或扩张内听道。
- 参见第11章。

2.转移瘤

- 颅外原发灶如乳腺或结肠的硬脑膜转移可类似脑膜瘤。

- 转移瘤常表现为多个病灶，导致邻近脑实质水肿。
- 颅外原发性肿瘤很少会转移到脑膜瘤。

3.髓外造血（EH）

- 髓外造血可能表现为多发性增强硬脑膜基底肿块。
- 髓外造血可能伴有肝大、脾大或椎旁肿块。
- 要想到镰状细胞贫血、β-珠蛋白生成障碍性贫血等血液病患者中有髓外造血[16]。
- ^{99m}Tc核扫描可帮助诊断髓外造血，避免活检[17]。可采用放射治疗[17]。

4.硬脑膜血管畸形（DVM）或肿瘤

- 发生在硬脑膜或海绵窦的海绵状血管瘤和毛细血管瘤可能类似于脑膜瘤[6,18]。

5.血管外皮细胞瘤（HPC）

- 世界卫生组织将血管外皮细胞瘤归类为"来源不明的肿瘤"。
- 有人认为是血管母细胞型脑膜瘤的一个亚型。
- 血管外皮细胞瘤是富血管的，有许多穿通性血管。
- 血管外皮细胞瘤占中枢神经系统肿瘤的1%。
- 平均发病年龄为42岁，比大多数脑膜瘤患者的年龄要小。
- M>F，男性占优势，而在大多数脑膜瘤中，女性占优势。
- 血管造影术显示富含血管病变，致密但不均匀的肿瘤染色，染色时间延长。
- 通常没有动静脉分流和早期静脉引流，该情况偶尔也可在其他脑膜瘤中见到。
- CT在增强前后表现为异质性，明显但不均匀增强。
- CT显示低密度坏死或囊性改变。
- MRI通常显示硬膜外肿块在T1上与皮质等信号，在质子密度图像上呈稍高信号，T2信号不均匀。
- 注射钆造影剂后呈明显的不均匀增强，常显示明显的蛇形血管走行[6,19]。

深度探索

1.遗传学与环境

- 电离辐射暴露是脑膜瘤最常见的环境风险因素，但<1%的受照个体会发展为脑膜瘤[20]。
- 内源性和外源性激素与脑膜瘤的发生有关，但其确切作用需要进一步研究[20]。

- 肿瘤抑制基因 Merlin 存在于 NF2 基因中,在所有脑膜瘤患者中有 1/2 被破坏[21]。
- NF2 基因突变导致神经纤维瘤病 2 型(NF2)是一种主要遗传性疾病,患者通常患有双侧前庭神经鞘瘤、多发性脑膜瘤以及其他中枢神经系统肿瘤[21,22]。
- 脑膜瘤有遗传易感性,除了更常见的 NF2 基因外,还有其他一些基因的突变。
- 目前与脑膜瘤相关的基因和位点读起来像代号语言,包括 1 号、9 号、10 号、14 号、17 号、18 号和 22 号染色体以及带有 SMARCB1 和 SMARCE1 亚基的 SWI/SNF,而且可疑的序列每天都在增加。
- 声波刺猬(SHH)-GLI1 信号通路基因 SUFU 显然是芬兰家族遗传性多发性脑膜瘤的罪魁祸首[23]。

2. 信息速查

- 后颅窝脑膜瘤已被 Sekhar 等人分成 6 组:
  - Ⅰ型:小脑凸面-小脑幕外侧(小脑幕、横窦乙状窦)。
  - Ⅱ型:CPA(岩骨嵴、内听道)。
  - Ⅲ型:颈静脉孔(小脑延髓角、颈内静脉、颅外)。
  - Ⅳ型:岩骨斜坡(上 2/3 斜坡、海绵窦、Meckel 腔、岩骨嵴)。
  - Ⅴ型:枕骨大孔(斜坡下 1/3、C1~C2 区)。
  - Ⅵ型:未分类(整个斜坡、中、下斜坡,其他类型)[1,24,25]。

3. 历史大事记

- 1922 年,Harvey Cushing 创造了"脑膜瘤"一词,但这种肿瘤自 17 世纪以来就以各种其他名称被人们所熟知[1,24]。
- 1614 年,巴塞尔大学医学教授 Felix Plater 首次报道了一个与脑膜瘤最相似的病变,描述为"贵族骑士"颅内肿瘤。
- Plater 描述了"一个像橡子一样的圆形肉瘤……坚硬,充满了洞……尺寸类似一个中等大小的苹果……被自己的包膜覆盖,并与静脉交织在一起。它与大脑白质没有任何联系。"
- 1774 年,法国外科医生 Antoine Louis 称这种肿瘤为"硬脑膜真菌"。
- 1847 年,Virchow 首次将脑膜瘤描述为沙状,称之为沙质瘤。
- 其他曾用名包括上皮瘤、内皮瘤和肉瘤相关瘤。感谢 Cushing 医生对如此多而混乱的名称进行了规范统一[1]。

（薛凯 译）

参考文献

1. Dumitrescu GF, Imndrei A, Husseini ME, et al. Posterior fossa meningiomas: correlation between site of origin and pathology. Rom Neurosurg. 2010;XVII 3:327–38.
2. Velho V, Argarwal V, Mallay R, Palande DA. Asian J Neurosurg. 2012;7(3):116–24.
3. Castellano F, Ruggiero G. Meningiomas of the posterior fossa. Acta Radiol Suppl. 1953;104:1–177.
4. Laird FJ, Harmer SG, Laws ER, Reese DF. Meningiomas of the cerebellopontine angle. Otolaryngol Head Neck Surg. 1985;93:163–7.
5. Javalkar V, Banerjee AD, Nanda A. Posterior Cranial fossa Meningioma. J Neurol Surg B Skull Base. 2012;73(1):1–10.
6. Osborne AG. Diagnostic neuroradiology. St. Louis: Mosby; 1994. p. 579–625.
7. Helie O, Soulie D, Sarrazin JL, Dewrosier C, Cordoliani YS, Cosnard G. Magnetic resonance imaging and meningioma of posterior cerebral fossa, 31 cases. J Neuroradiol. 1995;22:252–70.
8. Gasparetto EL, Leite Cda C, Lucato LT, et al. Intracranial meningiomas: magnetic resonance imaging findings in 78 cases. Arq Neurosiquiatr. 2007;65(3):610–4.
9. Filippi CG, Edgar MA, Ulug AM, et al. Appearance of Meningiomas on diffusion-weighted images: correlating diffusion constants with histopathologic findings. AJNR Am J Neuroradiol. 2001;22:65–72.
10. Jaaskelainen J, Haltia M, Servo A. Atypical and anaplastic meningiomas: radiology, surgery, radiotherapy, and outcome. Surg Neurol. 1986;25(3):233–42.
11. Maier H, Öfner D, Hittmair A, et al. Classic, atypical, and anaplastic meningioma: three histopathological subtypes of clinical relevance. J Neurosurg. 1992;77:616–23.
12. Hakuba A, Nishimura S, Tanaka K, Kishi H, Nakamura T. Clivus Meningioma,: six cases of total removal. Neurol Med Chir. 1977;17:63–77.
13. Mayberg MR, Symon L. Meningiomas of the clivus and apical petrous bone: report of 35 cases. J Neurosurg. 1986;65:160–7.
14. Saleh EA, Taibah AK, Achilli V, Aristegui M, Mazzoni A, Sanna M. Posterior Fossa Meningioma Surgical Strategy. Skull Base Surg. 1994;4:202–12.
15. Lobato RD, Gonzaáez P, Alday R, Ramos A, Lagares A, Alen JF, et al. Meningiomas of the basal posterior fossa. Surgical experience in 80 cases. Neurocirugia. 2004;15:525–42.
16. Gumbs RV, Higginbotham-Ford EA, Teal JS, et al. Thoracic extramedullary hematopoiesis in sickle-cell disease. AJR Am J Roentgenol. 1987;149(5):889–93.
17. Singer A, Quencer R. Intracranial extramedullary hematopoiesis: a rare cause of headaches. J Neuroimaging. 2014;24(5):524–7.
18. Williams SJ, Faye-Peterson O, Aronin P, Faith S. Capillary hemangioma of the meninges. AJNR Am J Neuroradiol. 1993;14:529–36.
19. Cosentino CM, Poulton TB, Esquerra JV, Sanss SF. Giant cranial hemangiopericytoma: MR and angiographic findings. AJNR Am J Neuroradiol. 1993;14:253–6.
20. Claus EB, Calvocoressi L, Bondy ML, et al. Clinical article. Family and personal medical history and risk of meningioma. J Neurosurg. 2011; https://doi.org/10.3171/2011.JNS11129. Accessed 1/9/2016.
21. Choy W, et al. The molecular genetics and tumor pathogenesis of meningiomas and the future directions of meningioma treatments. Neurosurg Focus. 2011;30:E6.
22. Liu Y, Pang JC, Dong S, Mao B, Poon WS, Ng HK. Aberrant CpG island hypermethylation profile is associated with atypical and anaplastic meningioma. Hum Pathol. 2005;36:416–25.
23. Semith MJ. Germline and somatic mutations in meningiomas. Cancer Genet. 2015;208(4):107–14. https://doi.org/10.1016/cancergen.2015.02.003. Accessed 1/9/2016.
24. Kaye H. Posterior fossa meningiomas. In: Sindou M, editor. Practical handbook of neurosurgery: from leading neurosurgeons, vol. 2. Berlin: Springer-Verlag; 2009. p. 181.
25. Sekhar LN, Wright DC, Richardson R, Monacci W. Petroclival and foramen magnum meningiomas: surgical approaches and pitfalls. J Neuro-Oncol. 1996;29(3):249–59.

第7部分

炎性疾病

第44章　颅底骨髓炎

- 定义:颅底骨髓炎是一种相对罕见的,具有潜在生命危险的疾病,该病具有侵袭性,严重者最常见于老年糖尿病患者(或任何年龄段的免疫抑制患者),尽管进行了强有力的抗生素治疗,仍经常导致死亡[1]。
- 典型线索:虽然我们都希望下一个颅底骨髓炎患者是伴有耳痛、耳漏和失聪的老年糖尿病患者,但是在很大一部分患者中,我们经常发现他们存在更隐匿的头痛、脑神经病变和血沉(红细胞沉积速率)升高,伴随着奇怪的斜坡影像学表现[1,3]。
- 同义词:中央颅底骨髓炎、恶性外耳道炎、颅骨骨髓炎。
- 分布:
  - 性别:男多于女,男女比例为3:2。
  - 年龄:26~80岁,平均58岁[2]。
  - 部位:经常累及的区域包括颞骨、枕骨、斜坡和蝶骨,包括蝶骨体、蝶骨翼和翼板。
- 最佳成像方式:MRI是颅底感染病变的最佳成像方式。

影像

一般影像特征

- 早期影像学表现通常不明显,可能包括信号强度变化和非特异性增强,且表现形式通常与浸润性肿瘤难以区分。
- 进展到颅底孔隙可引起颅神经病变,并经常伴随着明显的颅底结构破坏。
- 当病变中心靠近斜坡中心时,源头很可能是鼻旁窦炎性疾病。当病变中心包括蝶骨翼和翼板时,其病因很可能是耳源性或牙源性[5]。
- 预后不良的情况包括:
  - 真菌感染。
  - 影响中颅窝或者枕骨大孔的硬脑膜增强[9]。

CT特征[5]

- 参见"一般影像特征"。
- CT在检测由SBO引起的破坏程度方面具有特殊优势[5](图44.1g,h)。
- 受累的结构表现为硬化、皮质不连续和髓质扩张[5]。
- 经常受累的区域包括翼腭窝、卵圆孔和棘孔[5]。
- CT常显示相关软组织受累区域(图44.1b)。
- CT引导的FNA(细针抽吸)通常是有效的组织活检方法[5]。
- CT检查结果通常无助于监测治疗反应[5]。

MRI特征[8]

- 参见"一般影像特征"。
- 具体的受累区域与先前描述的类型和亚型有关,但一般而言,所有受累区域的MRI信号相似。
- 高度敏感性但非特异性的表现包括T1低信号和T2高信号。
- T1:
  - T1斜坡骨髓的低信号[3](图44.1c)。
  - 矢状位T1对于发现斜坡骨髓的异常最有效[3]。
- T2:
  - T2高信号。
  - 斜坡前软组织浸润几乎总是伴有斜坡受累。

- T1 Gd：
  - 感染和肿瘤均可见异常的T1 Gd增强[3]（图44.1d）。
  - 脂肪抑制序列对于明确诊断非常有帮助（图44.1e,f）。
- DWI
  - DWI可能有助于将SBO与淋巴瘤和NPC进行鉴别[1]。
  - DWI是一种现有且常用的MRI序列。
  - DWI代表了细胞内水运动，可用于计算细胞密度和核与细胞质的比率。
  - 联合应用DWI与ADC可用于区分SBO和颅底肿瘤，避免延误具有高致残率和致死率的肿瘤的关键治疗。
  - 一般来说，恶性肿瘤细胞丰富，细胞核大，细胞外基质少，ADC值低。良性肿瘤具有较高的ADC值[1]。
  - 较新的研究虽然现有样本量小，但表明SBO的ADC值高于该区域发现的多数肿瘤[1]。
  - 一个值得注意的例外是在SBO患者中存在具有低ADC值的真菌病[1]。

核医学[6]

- ⁹⁹ᵐTc 和 ⁶⁷Ga 可用于早期诊断。如前所述，决定何时停止治疗可能更困难，也更有争议。
- ⁹⁹ᵐTc 亚甲基二磷酸盐（MDP）显像：
  - 在成骨细胞活性高处积聚。
  - 尽管不是感染性疾病的特异性诊断方法，但还是能比CT更早诊断出SBO。
  - 虽然对初步诊断可能有用，但阳性结果在感染消退数月后仍然存在，因此MDP显像不是终止治疗的可靠指标[3]。
- ⁶⁷Ga：
  - 在附着于含有乳铁蛋白的白细胞上的活动性的炎症区域积聚。

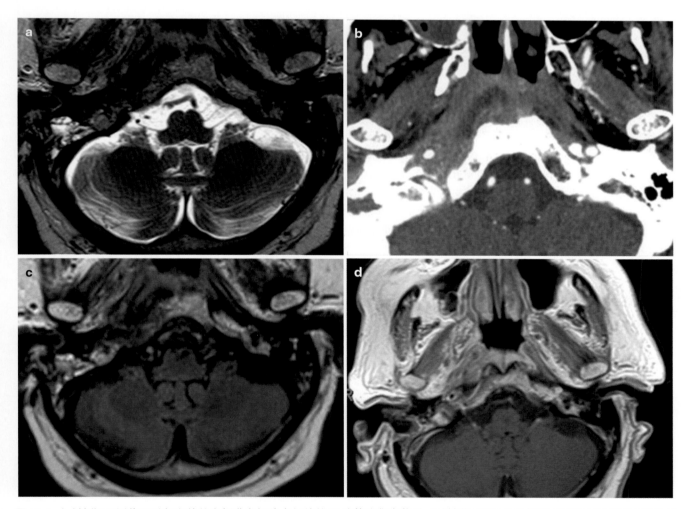

图44.1 （a）轴位T2图像显示与之前的右侧乳突切除术相关的T2液体聚集高信号。（b）轴位CECT显示斜坡右侧前方延伸至中线的低密度蜂窝织炎。（c）轴位T1图像显示在上图所示炎症的后方斜坡骨髓的预期位置上的异常低信号。（d）轴位T1 Gd图像显示在先前图像上的异常骨髓处增强。（待续）

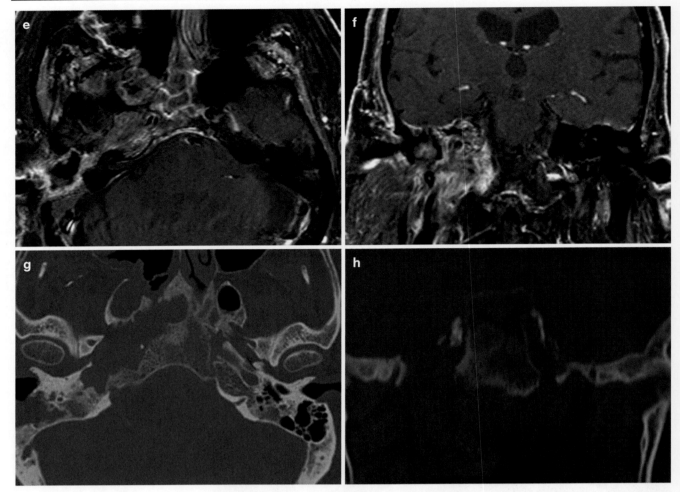

图44.1（续） （e）轴位T1 Gd图像显示斜坡右侧直径约2.5cm的不均匀肿块，大致相当于图c中骨髓异常低信号区域。右侧乳突切除术周围有相当明显的强化,累及脑桥前方的硬脑膜。(f)冠状位T1 Gd脂肪抑制序列显示巨大的不均匀增强的中央颅底肿块,包含多个低信号点。肿块明显破坏了右侧中央颅底,在右颞叶附近有明显的硬脑膜增强。下方并未见到这种异常增强的末端。(g)轴位NECT显示了中央颅底的明显破坏,完全破坏了对侧（左侧）可清晰显示的大部分结构。斜坡的破坏明显跨过了中线。在此例患者中,右侧乳突手术后的毛糙改变暗示耳源性感染是罪魁祸首。(h)冠状位NECT显示右侧颅底有一个巨大的缺损,证实了冠状位MR(f)的发现。

—与转铁蛋白和细菌结合,对骨和软组织感染均呈阳性。

—临床医生在评估治疗效果时,往往每月重复1次。

—有些人认为阴性测试结果是停止治疗的可靠决定因素。

—相比之下,MDP显像和MRI往往在此时持续呈阳性。

- 铟显像
  —检测骨髓炎时,是一种比CT更敏感的白细胞闪烁显像方法。

- Lee等人提出的分级系统似乎有助于预测耳源性SBO的预后。该分级系统描绘 ^{99m} Tc单光子发射计算机断层扫描（SPECT）的影像表现,与疾病最终结局相关（分级越高,预后越差）[7]。

—Ⅰ级—轻度摄取。

—Ⅱ级—乳突或颞骨局部摄取,未达到中线。

—Ⅲ级—颞骨岩部摄取,达到中线。

—Ⅳ级—跨越中线的摄取,累及对侧颞骨。

临床问题

表现

- 如本章前面所述,Ⅰ型典型和Ⅱ型非典型的症状通常有所不同。

- 即使是Ⅰ型典型症状也可能有非特异性的轻微症状，包括耳痛和耳漏，往往难以通过临床表现来诊断[1]。
- 这些患者中的许多人都有潜在的感染倾向，包括糖尿病、使用皮质类固醇、HIV感染和慢性蝶窦炎性疾病。
- 我们有时根据临床表现将SBO分为两组[3]。
  - Ⅰ型：典型表现。通常继发于由铜绿假单胞菌引起的恶性或坏死性外耳道炎，常累及老年糖尿病患者的颞骨[1]。
    - Ⅰ型SBO通常是由软组织感染沿着外耳道软骨的底部向颅底扩散所致。它穿过Santorini裂（外耳道软骨切迹），沿着筋膜平面进入鼓乳缝（图44.2）。
  - Ⅱ型：非典型表现。在以头痛为首发症状的无外耳炎患者中，该型较少累及蝶骨或枕骨[3]。
- 虽然颅底骨髓炎是一种可治愈的疾病，但在这个经常未被认识的、罕见的，且标榜死亡率>50%的疾病过程中，正确的诊断加上及时的治疗是必不可少的[3,4]。
- 翼腭窝和颅底孔道的放射学评估可以为包括头颈颌面外科医生、牙医及眼科医生在内的临床医生提供重要的联系[5]。

病理生理学

- 恶性外耳炎最常因合并铜绿假单胞菌感染引起。
- 真菌性SBO通常涉及曲霉菌或丝孢菌属。后者因其在免疫力低下人群中造成抗药及威胁生命的感染而越来越被人们重视[12]。
- 一般病理生理学：铜绿假单胞菌侵入血管壁引起血管炎、血栓形成和凝固性坏死。病理过程为蜂窝织炎→软骨炎→骨炎→骨髓炎。
- Ⅰ型典型SBO的病理生理学：
  - 外耳道感染通过Santorini裂扩散到颅底，这些裂隙即外耳道软骨底的小孔。
  - 肉芽组织替代致密的颅底骨导致骨质破坏。
  - 感染扩散到颅底孔引起脑神经病变。
  - 茎乳孔与外耳道临近使得面神经成为"最可能受累的脑神经"（图44.2）。
  - 颈静脉孔的神经是仅次于面神经的易受累神经。
  - 更多向岩尖内侧的扩散可影响外展神经和三叉神经，最终影响视神经。
  - 感染扩散到乙状窦可导致乙状窦和颈内静脉的脓毒性血栓形成。
  - 颅内并发症包括脑膜炎和脑脓肿。

流行病学

- 诱发因素：

糖尿病	57%
慢性外耳道炎	33%
慢性鼻窦炎	29%
外伤/手术	30%
免疫抑制	10%

- 治疗要点：
  - 及时诊断。
  - 识别责任病原体。
  - 及时治疗。
  - 足够的疗程。
- 平均起病时间：
  - 细菌：26周。
  - 真菌：8周。

治疗和预后

药物治疗

- 即使经过长时间的治疗，颅底骨髓炎仍显示极高的致死率和致残率，在一些病例系列中分别为33.3%和60%[1]。
- 一些研究表明，50%以上的患者有明显的真菌感染。
- 在分离出细菌明确诊断之前，一些临床医生认为有50%的可能性是细菌性感染，治疗应针对铜绿假单胞菌，50%的可能性是继发于结合菌属的真菌感染，应用大剂量两性霉素B治疗。

手术治疗

- 早期手术治疗与颧部真菌病生存率的提高有关。
- 清创术：对于真菌性SBO，建议行强力的外科清创，但是对于细菌性SBO患者，虽然不是禁忌，但该手术通常不是必要的。
- 没有人对应该尽快开始治疗这一事实提出异议。有时更费解的问题是何时停止治疗。

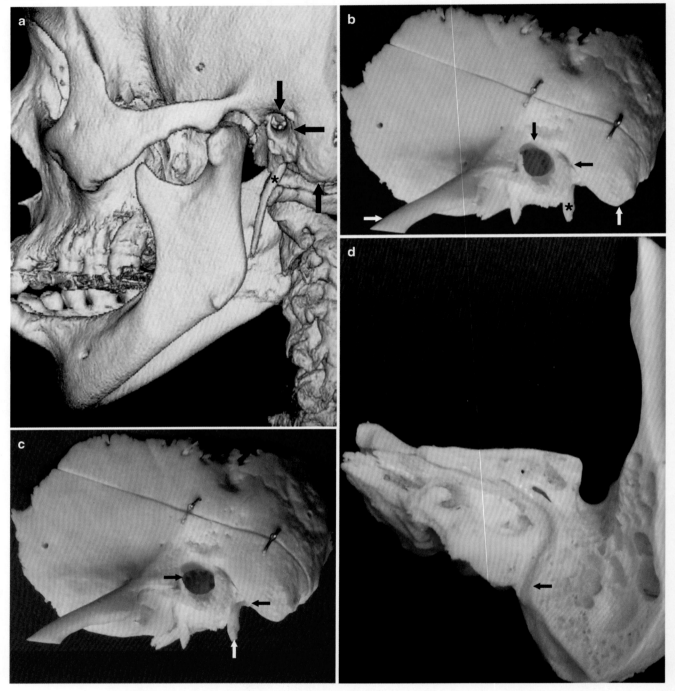

图44.2 3D NECT(a)和去关节颞骨标本(b)描绘了正常患者的结构,包括外耳道(↓箭头所示),鼓乳裂(←箭头所示),乳突(↑箭头所示),茎突(星号所示)。面神经距离鼓乳裂只有5mm[13]。从外侧(c)和内侧(d)观察去关节的颞骨大体标本,可见正常结构,包括外耳道(→箭头所示),茎乳孔(←箭头所示),茎突(↑箭头所示)。如图d所示,颞骨已沿面神经管平面(矢状面方向)剖切,该平面以黄色突出显示。图c中的同一区域(←箭头所示)黄色部分距离鼓乳裂仅数毫米,该结构提示鼓乳裂与外耳炎感染的传播有关。毫无疑问,这解释了为什么在外耳炎患者中,面神经往往是第一支受累的脑神经。

- 在血沉正常的情况下,如果没有持续的神经功能缺损,大多数人认为6周后停止治疗是合适的。

- 随着血沉持续升高或症状复发,应复查影像,尤其是⁶⁷Ga扫描。

- ⁶⁷Ga扫描阴性可能是治疗终点的安全预测指标。相比之下,即使过了该时段,MRI仍会持续显示阳性结果。

高压氧(HBO)治疗

- HBO增加了受感染组织(包括骨骼)的氧张力,并已被证明有助于形成新的毛细血管。
- 除积极清创治疗外,高压氧通常用于病灶广泛或抗生素治疗无反应的病例[9]。

生存率

- 细菌:大多数细菌性SBO患者存活下来。
- 真菌:相关的死亡病例最常见于真菌组中。
- 死亡率主要与疾病向颅内扩散和多条脑神经受累有关。死亡率与年龄、性别或并发症没有明显的相关性[9]。

并发症

- 并发症包括脑神经病变、海绵窦血栓形成、化脓性海绵窦血栓形成、脑膜和脑实质受累、硬膜外和岩斜脓肿[3,5]。
- 颅底骨髓炎的致残率很高,有一半的患者有持续性的脑神经功能障碍。
- 颅内扩散者虽然不常见,但即使通过手术治疗,死亡率仍然很高。
- 早期诊断确实是必要的,以确保适当的治疗,以防止颅内扩散、积脓,甚至死亡。

鉴别诊断[1]

- 早期影像学表现有时很轻微,可包括增强和信号强度的改变,并呈现与颅底肿瘤难以区分的浸润模式[1]。

1.淋巴瘤

- 血沉升高在肿瘤中并不常见[3,5]。
- 淋巴瘤在影像表现中可能与SBO完全相同[3]。
- 参见第36章。

2.白血病

- 表现出更广泛的骨髓受累模式。
- 通常会累及颅盖骨、颈椎及斜坡。

3.转移瘤

- 血沉升高在肿瘤中并不常见[3,5]。

- 转移瘤可在颅底任何地方造成破坏性肿块。
- 在原发性肿瘤患者中经常发现多发性转移。

4.鼻咽癌(NPC)

- 血沉升高在肿瘤中并不常见[3,5]。
- 虽然鼻咽癌可呈弥漫性浸润,但其通常有一个可识别的肿块病变,这是SBO不常见的特征[3]。
- 参见第22章和第26章。

5.肺结核(TB)

- 结核病的局部破坏性可能更大,但也可能导致类似的表现[3]。

深度探索

1.Gradenigo综合征(GS)

- 1958年,DeWeese报告了3例GS,并警告"以免我们忘记这种情况仍然存在"[16]。这一告诫在今天看是正确的。
- 发音:grah-dā'nē-go。
- 1907年:意大利耳科学家Giuseppe Conte Gradenigo(1859—1926)在德国出版物中首次描述该疾病[14]。
- 同义词:岩尖炎、外展神经麻痹、急性乳突炎、梭杆菌坏死。
- 典型的GS三联征包括单侧眶周疼痛、持续性耳漏和复视。
  - 单侧眶周疼痛:感染扩展到Meckel囊并刺激三叉神经节时,与三叉神经眼支(CN Ⅴ)区域的疼痛有关。
  - 耳漏:与累及岩尖的细菌性中耳炎有关。
  - 复视:由岩尖硬膜外脓肿继发的岩锥炎引起,导致岩锥前表面压迫外展神经(CN Ⅵ),从而造成第六脑神经麻痹形成复视。
  - 其他症状包括畏光、溢泪、发热和角膜敏感度降低。
  - 患者往往并不表现出完整的三联征[15]。
- 典型综合征是罕见的,但可以在未得到适当治疗时表现出来[15]。
- 当感染从中耳炎扩散到岩尖时,此处的外展神经和三叉神经节基本上被硬脑膜隔开,患者就会出现症状。

- 邻近的炎症导致外展神经通过岩床突韧带下的 Dorello 管时肿胀，无处可去，从而导致第六脑神经（外展神经）麻痹[15,16]。
- CT 和 MRI 有助于诊断，并可排除软脑膜炎、脑炎、脑脓肿、脓毒性海绵窦血栓形成等其他病变[15]。
- 典型 MR 信号：T1、T2 信号随液体信号而变；T1 增强显示周围强化。
- MRI 显示与岩尖相关的多种异常表现，尤其是 T1 增强序列表现为广泛强化伴硬脑膜增厚。
- 岩尖内常见液体信号，周围强化。

2.信息速查

- 70% 的真菌性颅底骨髓炎患者有糖尿病，这是已知接合菌的危险因素。
- 真菌性颅底骨髓炎更可能与慢性鼻窦疾病有关。
- 真菌性颅底骨髓炎的一个敏感预测因素是，大多数真菌性颅底骨髓炎患者没有耳流脓。
- 抗菌治疗失败提示真菌病因。

3.历史大事记

- 1760 年：Percivall Pott 描述了 Pott 头皮肿瘤[11]。
- 1752 年：法国外科医生 Sauveur François Morand 治疗了一例患有中耳炎、乳突炎和颞部脓肿的患者。Morand 把患者的脓排干，使其得以存活。这发生于无菌技术和抗生素出现之前的时代。
- 1959 年：Meltzer 和 Kelemen 在现代文献中首次描述了颅底骨髓炎。

（黄振华　译）

参考文献

1. Ozgen B, Ogua KK, Cila A. Diffusion MR imaging features of skull base osteomyelitis compared with skull base malignancy. AJNR Am J Neuroradiol. 2011;32:179–84.
2. Blyth CC, Gomes L, Sorrell TC, et al. Skull base osteomyelitis: fungal vs bacterial infection. Clin Microbiol Infect. 2011;17(2):306–11.
3. Chang RC, Fischbein NJ, Holliday RA. Central skull base osteomyelitis in patients without otitis externa: imaging findings. AJNR Am J Neuroradiol. 2003;24:1310–6.
4. Chandler JR, Grobman L, Quencer R, Serafini A. Osteomyelitis of the base of the skull. Laryngoscope. 1986;96(3):245–51.
5. Shama SA. Osteomyelitis of the central skull base: otogenic and odontogenic sources. Multidetector CT study. Egypt J Radiol Nuclr Med. 2012;43:519–26.
6. Sharma P, Agarwal KK, Kumar S, et al. Utility of $_{99m}$Tc-MDP hybrid SPECT-CT for diagnosis of skull base osteomyelitis: comparison with planar bone scintigraphy, SPECT, and CT. Jpn J Radiol. 2012; https://doi.org/10.1007/s11604-012-0148-6.
7. Lee S, Hooper R, Fuller A, et al. Otogenic cranial base osteomyelitis: a proposed prognosis-based system for disease classification. Otol Neurotol. 2008;29(5):666–72. https://doi.org/10.1097/MAO.0b013e318179972f.
8. Chen CN. Outcomes of malignant external otitis: survival vs mortality. Acta Otolaryngol. 2010;130(1):89–94.
9. Carfrae MJ, Kessler BW. Malignant otitis externa. Otolaryngol Clin N Am. 2008;41(30):537–49.
10. Meltzer PE, Keleman G. Pyocutaneous osteomyelitis of the temporal bone, mandible, and zygoma. Laryngoscope. 1959;69:1300–16, ISSN 0023-852X.
11. Kim MS. Chapter 3 Skull osteomyelitis. In: Baptista MS, editor. Osteomyelitis: Intech, ISBN: 978-953-51-0399-8;45-88.www.intechopen.com.
12. Cortez KJ, Roilides E, Quiroz-Telles F, et al. Infections caused by scedosporium spp. Clin Microbiol Rev. 2008;21(1):157–97. https://doi.org/10.1128/CMR.00039-07.
13. Bushey A, Quereshy F, Boice JG, et al. Utilization of the tympanomastoid fissure for intraoperative identification of the facial nerve: a cadaver study. J Oral Maxillofac Surg. 2011;69(9):2473–6. https://doi.org/10.1016/j.joms.2010.11.044. Epub 2011 May 7.
14. Gradenigo G. Ueber die paralyse des Nervus abducens bei Otitis. Arch Ohrenheilunde. 1907;774:149–87. https://doi.org/10.1007/BF01930369.
15. Jacobsen CL, Bruhn MA, Yavarian Y, et al. Mastoiditis and Gradenigo's syndrome with anaerobic bacteria. BMC Ear Nose Throat Disord. 2012;12:10. https://doi.org/10.1186/1472-6815-12-10.
16. Gillanders DA. Gradenigo's syndrome revisited. J Otolaryngol. 1983;12(3):169–74.

第45章 侵袭性真菌性鼻窦炎

相关知识点

- **定义**：侵袭性真菌性鼻窦炎(IFS)可分为急性和慢性两种。急性侵袭性真菌性鼻窦炎(AIFS)是真菌性鼻窦炎中最具侵袭性的一种，是真菌性鼻窦炎严重致残率和死亡率的重要原因，未经治疗的生存率仅为3%[1]。由于其更为严重的性质，本章的重点将聚焦于AIFS。
- **典型线索**：糖尿病患者(或免疫功能低下者)表现为发热、面部肿胀和鼻塞。影像学检查显示鼻窦炎的征象，表现为黏膜轻度增厚和强化。然而，仔细检查经常显示窦周脂肪破坏[3,7,12]。
- **同义词**：侵袭性真菌性鼻-鼻窦炎、暴发性侵袭性真菌性鼻窦炎、接合菌病。
- **年龄**：平均年龄39岁[1]。
- **部位**：大多数IFS起源于鼻腔，主要发生在中鼻甲[4]。
- 真菌性鼻窦炎一度被认为是罕见的，但目前在全球范围内呈上升趋势[3]。
- **流行病学特点**：现代医学的进步延长了血液系统恶性肿瘤和糖尿病患者的生存期，但艾滋病导致免疫功能低下的宿主数量不断增加，从而增加了IFS的发病率[4]。
- 真菌性鼻窦炎目前可分为以下5种亚型，表现出不同的放射学特征：
  - 急性侵袭性真菌性鼻窦炎(AIFS)。
  - 慢性侵袭性真菌性鼻窦炎。
  - 慢性肉芽肿性侵袭性真菌性鼻窦炎。
  - 变应性真菌性鼻窦炎(AFS)(参见第32章)。
  - 真菌球或霉菌球鼻窦炎。
- AIFS是一种侵袭性的、经常致命的感染，许多作者认为其死亡率很高，仅有50%存活率[7]。虽然许多人承认80%的死亡率，但还有一些人认为，使用目前已有的治疗方法，死亡率可以降低到18%[5]。
- 及时诊断并开始最佳治疗可以降低与这种致命疾病相关的可怕的致残率和死亡率。
- 感染的颅内扩散预示着更高的致残率和死亡率，73%的人死于该情况。
- 治疗和预后因亚型而异。临床医生和放射科医生应了解真菌性鼻窦炎的不同亚型，而放射科医生应清楚地向临床医生传达适当成像程序的必要性和影像结果，以上两条都是至关重要的。
- 放射科医生还有义务为患者提供针对IFS的具备高度怀疑指数的最佳影像学检查和结果判读，早期内窥镜检查、活组织检查和治疗有机会治愈这种致命但可能治愈的疾病[11]。

影像

一般影像特征

- 对于AIFS的早期诊断，MRI比CT更敏感，但这两种检查方法显示出相似的特异性[9]。
- 当有经验的头颈部放射科医生进行影像判读时，MRI能更好地检测窦外侵犯[9]。
- MRI和CT的阳性预测值都很高。然而，阴性预测值较低，表明诊断之间存在显著差异[9]。
- 当多窦壁破坏提示非肿瘤病因时，放射科医生应怀疑IFS[13]。
- MRI在显示疾病进展方面优于CT，应在疾病的早期应用[11]。
- 有人建议将CT应用于治疗计划中，而将MRI用于筛查急性侵袭性真菌性鼻窦炎，这样可以降低成本，同时减少辐射暴露[9]。

MRI特征

- 参见"一般影像特征"。
- MRI是判断软组织侵犯的首选方式,特别是当累及颅内或眶内结构时。
- 窦内本身的表现多种多样,从黏膜增厚到完全混浊不清。
- 眶脂肪或眼外肌的炎症加剧了眼球突出,并预示这种侵袭性疾病的眶内侵犯。
- MRI较CT有助于发现早期诊断的影像特征,包括[8,9]:
  - 窦周脂肪浸润。
  - 累及眶脂肪和眼外肌的炎性改变。
  - 软脑膜强化。
  - 累及眶脂肪和眼外肌的炎性改变和软脑膜强化这两项特征预示着更进一步的侵袭[9]。
- 窦周脂肪层浸润可能是侵袭性真菌病最早的影像学证据[12]。
- 在适当的临床状况下,即使作为单独的影像学异常,窦周软组织浸润也应提示IFS。
- T1:中低信号(图45.1a)。
- T2:根据真菌的生命阶段而变化。
  - T2信号高于慢性真菌性鼻窦炎。在变应性真菌性鼻窦炎的窦内可见典型的低T2信号。
  - 真菌能富集各种金属,包括铁、镁和锰,但这些发现在AIFS中很少见到。当真菌开始积聚矿物质时,有

时可以在窦内看到一些T2低信号成分(图45.1b)。
  - 有时在鼻旁窦的其他地方可以看到相关的血液或其他液体。
  - 如果有真菌团块,则表现为中低信号。
- T1 Gd:
  - 当窦黏膜显示很少或没有强化时,可能是坏死的。
  - 真菌扩展到窦外引起增强信号增高(图45.2c)。
  - 黏膜坏死与窦周真菌扩散一同呈现出"内向外"或反向增强模式。
- 提示窦外侵犯的证据:
  - 窦周脂肪呈束状改变。
    - 眶内脂肪
    - 咀嚼肌间隙
    - 翼腭窝。
    - 这种"束状改变"最常见于T1 STIR或T2脂肪抑制序列。
  - T1脂肪抑制序列上呈不明显增强。
  - 异常的软脑膜强化。
  - 颅内肉芽肿:T1和T2均显示低信号。
  - "内向外"增强模式。
  - 血管侵犯的征象如下。
    - 海绵窦扩大(图45.2d)。
    - 血管"流空"的丧失(图45.2d)。
    - MRA和MRV上的血管受累,包括血栓形成、狭窄和闭塞(图45.2e)。
    - 脑梗死。

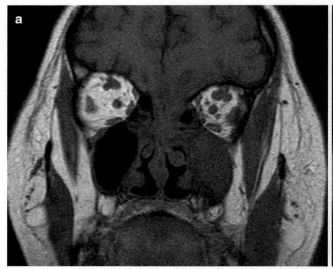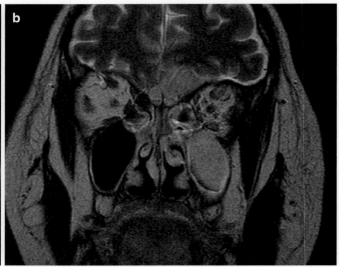

图45.1 (a)冠状位T1图像显示鼻腔、左上颌窦和筛窦有异常信号。(b)冠状位T2图像再次显示在左上颌窦和筛窦的异常信号。鼻窦内的这种信号很高,与急性鼻窦炎的情况并无不同。但左上颌窦内下方有一低信号的边缘。这是一个"警示特征",表明中间确实有真菌。而且,这里还有另一个"危险特征"。额叶(L>R)T2信号升高,对应于先前图像上的T1信号降低(我们曾怀疑过此处有病变)。(待续)

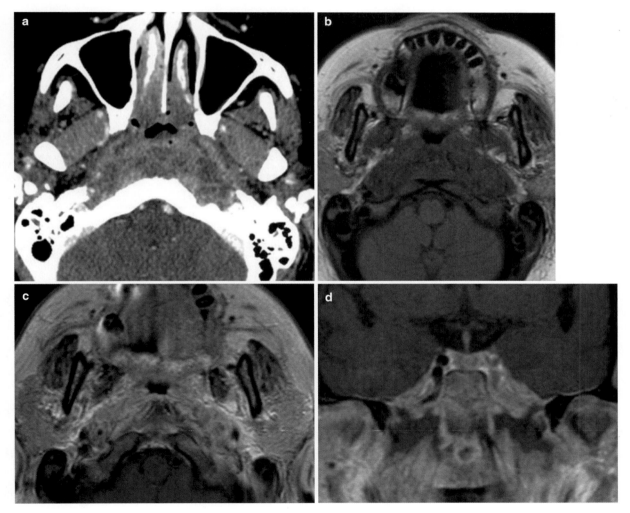

图 45.1(续) (c)冠状位T1 Gd图像在左鼻腔、左上颌窦和筛窦以及额叶再次显示异常信号。左上颌窦腔黏膜中度均匀强化,与急性鼻窦炎相似。但延伸至颅内的低信号开始令人担忧。筛板上下的信号完全相同。我们不需要CT检查就知道筛板上有很多洞。(参见图45.5a,颅底内侧面解剖)。(d)冠状位T1 Gd图像显示额叶异常血管结构增强。这显示了在患者罹患这种致命疾病并出现如图45.4a所示病理学改变之前,AIFS的影像改变是多么轻微。

图 45.2 (a)轴位CECT显示咽后软组织明显增大,不均匀(但无明显环状)强化提示可引流性脓肿。这种炎性病理过程使气道向前移位。(b)轴位T1图像映射了先前CECT的发现。扩大的咽后肿块内有中度不均匀信号。(c)轴位T1 Gd图像显示巨大肿块的明显不均匀强化,其主要位于咽后,但也向前和侧向延伸。(d)冠状位T1 Gd图像显示左侧海绵窦扩大,明显缺乏左侧颈动脉虹吸部流空信号。IFS已延伸至左海绵窦,侵入并使得左海绵窦形成血栓。这显然不利于颅内血液流动。(待续)

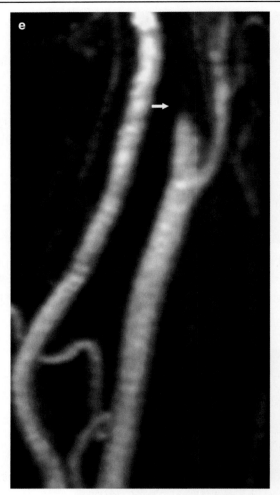

图45.2(续) (e)MRA证实左ICA完全闭塞,在其起始1cm以上无血流。患者已经罹患严重脑卒中。

CT特征

- 参见"一般影像特征"。
- 在AIFS的早期过程中,大多数患者没有典型的骨侵蚀或窦外扩张的CT表现[10]。
- CT表现通常分为以下几类。
  - 鼻窦混浊:
    - 有时表现为受累窦的软组织混浊。
    - 与慢性IFS不同,AIFS通常不会显示NECT上的高密度物质。
  - 黏膜增厚:
    - 严重的单侧鼻腔黏膜增厚往往是最一致的表现,这提示了潜在的IFS。虽然这是一个敏感的发现,但其也是非特异性的,常见于各种形式的鼻-鼻窦炎[10]。
    - NECT显示鼻腔和鼻窦内有中度黏膜增厚和(或)软组织肿块。

  - 骨破坏:
    - CT的优势在于评估骨质变化。
    - 在该病的早期阶段,骨侵蚀和黏膜增厚有时看起来很轻微且不明显。随着疾病的进展,骨质破坏往往变得广泛。
    - 侵袭性窦壁破坏进展迅速,随后出现眶内和颅内受累。
    - 在AIFS的早期过程中,大多数患者并不存在骨侵蚀或窦外扩张的典型CT表现[10]。
    - 参见图45.3。
  - 脂肪在窦外呈"束状改变",包括:
    - 眶内脂肪。
    - 咀嚼肌间隙。
    - 翼腭窝。

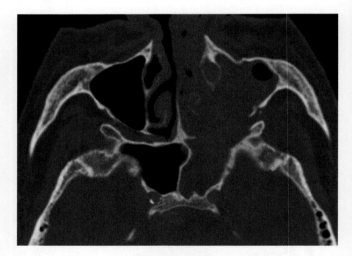

图45.3 轴位骨窗CT显示广泛的骨质破坏,包括左上颌窦、蝶窦、鼻甲和鼻中隔。软组织密度填充了受累的鼻窦和鼻腔。

临床问题

表现

- 可表现出反复无常的临床过程,通常以非特异性鼻塞开始,随后出现剧烈发热、面部疼痛和鼻出血。
- 经常发现眼眶、海绵窦或颅骨等相关结构受累,导致视力损害、眼球突出和神经功能缺损[2,3]。
- 如未经治疗,病程通常表现为几天(最多几周)的演变,通常终止于血管侵犯和全身播散[3]。
- 在控制不佳的糖尿病患者或免疫功能低下患者中常发现IFS,表现为无痛性坏死性鼻中隔溃疡,如果不及时治疗,会迅速发展为难以治愈的眼部和颅内病变[3]。

- IFS的症状分为两大类。
  - 急性侵袭性真菌性鼻窦炎:
    - 发热和咳嗽。
    - 面部肿胀、疼痛或麻木。
    - 头痛和精神状态改变。
    - 视觉障碍。
    - 鼻涕。
    - 鼻或口腔黏膜溃疡。
  - 慢性侵袭性真菌性鼻窦炎:
    - 前额、鼻或眶后区域的压迫感。
    - 鼻后滴漏。
    - 鼻和鼻窦充血。
    - 眶尖综合征。
      - 慢性IFS的特征。
      - 视力下降。
      - 眼肌麻痹。

病理生理学

- 当进行空气过滤时,中鼻甲承受最高的鼻腔气流,使其处于真菌传播的最大风险中[4]。
- IFS可能在一侧中鼻甲附近萌发,随后扩散到附近的一个或多个鼻旁窦[4]。
- 常见的真菌病原体如下[2,3]。
  - 接合菌:在糖尿病患者中较典型。
    - 毛霉菌属。
    - 根霉菌属。
    - 根毛霉属。
    - 犁头霉属。
  - 曲霉菌:多侵犯免疫抑制个体。
- 感染扩散到乙状窦可导致乙状窦和颈内静脉的化脓性血栓形成。
- 颅内并发症包括脑膜炎、脑梗死、脑脓肿和死亡。

流行病学

- 有两个不同的易感群体[3]。
  - 糖尿病患者:
    - 主要是酮症酸中毒患者。
    - 80%患者存在接合菌纲的真菌感染。
      - 如根霉菌属、根毛霉属、犁头霉属和毛霉菌属。
      - 这一群体往往毒性更强,进展更快,发病率和

死亡率更高。

  - 中性粒细胞减少的免疫低下个体:
    - 同义词包括暴发性侵袭性鼻窦炎、中性粒细胞减少性鼻窦炎。
    - 80%的感染是由曲霉菌引起的。
    - 不管接受了怎样的治疗,如不能逆转其中性粒细胞减少,则预示着患者预后不良[3,5]。
    - 常见的有关情况包括:
      - 血液系统恶性肿瘤患者。
      - 化疗患者。
      - 长期全身类固醇治疗。
      - 骨髓移植。
      - 器官移植后的免疫抑制治疗。
      - 获得性免疫缺陷。
    - 其他易感因素包括肾衰竭、肝硬化和螯合剂(如去铁胺)。

治疗和预后

1.药物治疗

- 及时诊断和治疗AIFS势在必行。大剂量应用静脉抗真菌治疗被认为是存活的关键[8]。
- 两性霉素B去氧胆酸盐自1955以来一直是严格抗真菌治疗的基础,但众所周知,其具有严重的和潜在致命的副作用。静脉给药后肾毒性尤其严重。
- 为了减少严重的副作用,已经开发了几种脂质制剂,包括减轻其肾毒性的脂质体制剂。
- 虽然抗真菌治疗和外科治疗绝对是挽救生命的治疗方案,但就患者预后而言,潜在原发病的有效治疗和免疫抑制的有效治疗也同样重要[6]。

2.手术治疗

- 除非疾病扩散或广泛播散,否则获得外科活检结果是必需的[9]。
- 经手术完全切除病灶的患者与没有切除的患者相比存活率明显提高。
- 接受手术完全切除病灶的患者更容易对粒细胞集落刺激因子产生反应[4]。
- 早期广泛积极的外科清创手术对治疗AIFS是必要的,没有进行该手术的患者预后很差[7,8]。

3. 并发症[3]

- 眶内扩散。
- 颅内扩散：
  - —软脑膜增强。
  - —颅内肉芽肿。
  - —硬膜外脓肿和积脓。
  - —通过筛板扩散（见图45.1）。
- 血管侵袭，包括：
  - —海绵窦血栓形成。
  - —硬膜静脉窦血栓形成。
  - —脑梗死。
  - —脑出血。
  - —全身播散。
- 早期诊断确实是必要的，以确保适当的治疗，防止颅内扩散、积脓，甚至死亡。
- 对于未经治疗的中性粒细胞减少症和糖尿病患者来说，结果仍然很差，在快速发展的疾病过程中，该类患者经常在晚期才出现症状[3-5]。
- AIFS是一种侵袭性的、经常致命的感染性疾病，许多资料证实，该病死亡率很高，存活率约为50%[7]。

尽管有些人报告死亡率高达80%，但还有一些人认为，通过适当使用目前掌握的方法，死亡率可以降低到18%[5]（图45.4和图45.5）。

- 令人惊讶的是，糖尿病患者的总体生存率高于其他合并疾病患者[7]。
- 颅内受累或未经手术治疗者预后不良[7]。

鉴别诊断[1]

1. 变应性真菌性鼻窦炎（AFS）

- 来自美国西南部的免疫力强的年轻患者，表现为难治性慢性鼻窦炎。T2 MRI上的低信号对应于典型的高密度窦，表现为典型的匐行性结构。
- 高密度窦是一个重要的发现，可能是真菌性鼻窦炎的唯一线索。相比之下，这不是IFS的特征。
- NECT：大多数鼻窦显示接近完全的混浊，其中央为高密度物质，周围为低密度黏膜。高密度中心性混浊是典型的匐行性结构。
- 典型的有窦扩张，其中25%有侵蚀，还有一些表现为

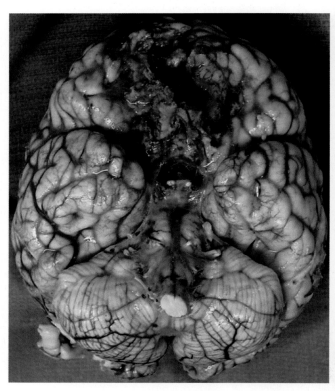

图45.4 一例不幸的急性IFS患者的大脑大体标本图像（下面观）。该患者死于毛霉菌病，该图生动地描述了真菌侵入血管导致血管炎、血栓形成、梗死和坏死的最终结果。当未得到准确的早期诊断以及及时的积极治疗时，这种情况仍会（且肯定会）发生。

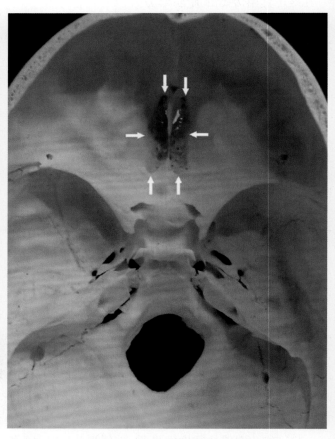

图45.5 颅底内侧面大体标本显示筛板（箭头所示）充满了多个孔隙，正等着被到来的恶性真菌发现。

向周围结构的延伸。

- T1:表现多变,但低信号是最常见的。T1 是评估皮质骨中断或高信号的颅底骨髓脂肪被低信号侵犯的最佳方法。
- T2:低信号或流空信号继发于高浓度的金属,高蛋白和黏蛋白的低游离水。真菌体经常富集各种金属,包括铁、镁和锰。
- T1 Gd 表现为炎性黏膜强化(通常与 CT 上所见的低密度边缘相对应)。然而,大多数窦内容物没有增强。
- AFS 是真菌性鼻窦炎最常见的形式,常见于温暖潮湿的气候。它是一种免疫调节功能受损的疾病。
- 对吸入真菌的超敏反应导致非感染性慢性炎症反应。
- 患者常有多年的头痛、鼻塞和慢性鼻窦炎伴变应性鼻炎或哮喘的病史。
- AFS 通常表现为双侧(如果不是全组)鼻窦受累。
- 参见第 32 章。

2. "一般"急性鼻窦炎

- 窦周脂肪层浸润可能是侵袭性真菌病最早的影像学证据[12]。这不是"一般"急性鼻窦炎的特征。
- AIFS 可能继发眼眶脂肪和眼外肌的炎症改变。这不是"一般"急性鼻窦炎的特征。
- 软脑膜强化可能继发于 AIFS[9]。这不是"一般"急性鼻窦炎的特征。
- 对于 AIFS,当窦黏膜表现出轻微或没有 T1 增强时,可能是坏死的。这不是"一般"急性鼻窦炎的特征,而是更倾向于 AIFS 的诊断。

3. 鼻旁窦癌

- 鼻旁窦上皮来源的恶性肿瘤是前颅底最常见的恶性肿瘤。
- 典型线索:年龄较大的男性木工,有中度强化肿块,破坏颅底和邻近的鼻旁窦,常表现为其中心靠近一处鼻旁窦。
- NECT 显示一个具有侵袭性骨质破坏的实性肿块。CECT 表现为中度增强。
- T1 和 T2:等信号肿块。
- T1 Gd:显示肿瘤中度强化。
- 恶性肿瘤的 ADC 值总是低于良性肿瘤和炎性病变。
- ^{18}F FDG PET/CT 具有较高的敏感性,特异性中等,在肿瘤残留/复发性评价中优于常规 CT 和 MRI。
- 鳞状细胞癌是最常见的鼻腔鼻窦恶性肿瘤(80%),

其次是腺癌。

- 参见第 22 章。

4. 转移瘤

- 血沉(红细胞沉降率)升高在肿瘤中并不常见,但在感染中却很常见。
- 转移瘤可在颅底任何地方形成破坏性肿块。
- 在已确认原发性肿瘤的患者中,常发现多发转移。

5. 白血病

- 表现出更广泛的骨髓受累模式。
- 通常累及颅骨、颈椎及颅底。

深度探索

信息速查

虽然许多关于 IFS 的论文都是从相对较少的患者群体中得出统计数据,但也必须根据其不同的时代背景来解释。然而,一项规模庞大的研究回顾了 1885 年至 2005 年间以英文发表的 929 例毛霉病病例,提供了以下有趣且有些发人深省的统计数据[1]。

- 相关感染存在部位的比例[1]如下。

鼻窦	39%
肺	24%
皮肤	19%

- 23% 发生播散。
- 死亡率根据病变部位不同而不同。

疾病扩散	96%
胃肠道感染	85%
肺感染	76%

- 92% 的恶性患者有肺部疾病。
- 66% 的糖尿病患者有鼻窦疾病。
- 与恶性患者的 4% 相比,33% 的糖尿病患者患有鼻源性脑病。
- 治疗后的生存率如下。

不治疗	3%
两性霉素 B 脱氧胆酸盐治疗	61%
单独手术治疗	57%
手术联合抗真菌药物治疗	70%

(马越　译)

参考文献

1. Roden MM, Zaoutis TE, Buchanan WL, et al. Epidemiology and outcome of Mucormycosis: a review of 929 reported cases. Clin Infect Dis. 2005;41(5):634–53.

2. Momeni AK, Roberts CC, Chew FS. Imaging of chronic and exotic sinonasal disease: review. AJR Am J Roentgenol. 2007;189(6):S35–45. https://doi.org/10.2214/AJR.07.7031.

3. Aribandi M, McCoy VA, Bazan C. Imaging features of invasive and noninvasive fungal sinusitis: a review. Radiographics. 2007;27(5):1283–96. https://doi.org/10.1148/rg.275065189.

4. Gillespie MB, O'Malley BW, Francis HW. An approach to fulminant invasive fungal rhinosinusitis in the immunocompromised host. Arch Otolaryngol Head Neck Surg. 1998;124(5):520–6. https://doi.org/10.1001/archotol.124.5.520.

5. Parikh SL, Venkatraman G, DelGaudio JM. Invasive fungal sinusitis: a 15-year review from a single institution. Am J Rhinol. 2004;18(2):75–81.

6. Kasapoqlu F, Coskun H, Ozmen OA, et al. Acute invasive fungal rhinosinusitis: evaluation of 26 patients treated with endonasal or open surgical procedures. Otolaryngol Head Neck Surg. 2010;243(5):614–20.

7. Turner JH, Soudry E, Nayak JV, Hwang PH. Survival outcomes in acute invasive fungal sinusitis: a systematic review and quantitative synthesis of published evidence. Laryngoscope. 2013;123(5):1112–8. https://doi.org/10.1002/lary.23912. Epub 2013 Jan 8.

8. Liu M, Zhou B, Liu HC, et al. Acute fulminant invasive fungal sinusitis. Zhonghua Er Bi Yan Hou Ke Za Zhi. 2003;28(4):251–4.

9. Groppo ER, El-Sayed IH, Aiken AH, Glastonbury CM. Computed tomography and magnetic resonance imaging characteristics of acute invasive fungal sinusitis. Arch Otolaryngol Head Neck Surg. 2011;137(10):1005–10. https://doi.org/10.1001/archoto.2011.170.

10. DelGaudio JM, Swain RE, Kingdom TT, et al. Computed tomography findings in patients with invasive fungal sinusitis. Arch Otolaryngol Head Neck Surg. 2003;129(2):235–40.

11. Howells RC, Ramadan HH. Usefulness of computed tomography and magnetic resonance in fulminant invasive fungal rhinosinusitis. Am J Rhinol. 2001;15(4):255–61.

12. Silverman CS, Mancuso AA. Periantral soft-tissue infiltration and its relevance to the early detection of invasive fungal sinusitis: CT and MR findings. AJNR Am J Neuroradiol. 1998;19(2):321–5.

13. Addleston RB, Baylin GJ. Rhinocerebral mucormycosis. Radiology. 1975;115(1):113–7.

第8部分

肉瘤

第46章 颅底软骨肉瘤

相关知识点

- 定义:软骨肉瘤是软骨样恶性肿瘤,颅底少见,若累及颅底,多起源于软骨结合部。
- 典型线索:与岩枕裂(POF)关系密切的颅底肿块,时常表现为软骨样基质,以低T1和高T2信号为特征。
- 同义词:颅骨软骨肉瘤。
- 分布和发病率
  - 性别:男性少于女性,男:女=1:1.3[1]。
  - 年龄:10~79岁(平均39岁)[1]。
  - 发病率:
    - 大多数颅底软骨肉瘤(SBC)是原位发生的,占颅内肿瘤比例<1%,但占颅底肿瘤的6%[1,2]。
    - 软骨肉瘤可以是原发的,也可以是继发的,来源于内生软骨瘤、外生骨疣和骨软骨瘤,也可以是Ollier病和Paget病[1]。
- DWI:
  - DWI是一种便捷可用和常用的MR成像序列。
  - DWI代表了细胞内水分运动,可以用来计算细胞的致密性和核质比。
    - DWI结合ADC值有时有助于鉴别SBC和脊索瘤[3]。
    - DWI必然是有意义的,因为之前的一些研究显示"没有可靠的MRI或CT特征来明确区分脊索瘤和软骨肉瘤"[3,4]。
    - SBC的预后明显优于脊索瘤,且复发率较低[5]。

影像

一般影像特征

- 大多数SBC发生在中线以外,而脊索瘤大多发生在中线。
- 局部进展在SBC是很常见的,往往侵犯鼻旁窦和海绵窦。

CT特征[6]

- 参见"一般影像特征"。
- SBC表现为边界清楚的,常呈扇形或分叶状的溶解性病变,还呈现出软骨样钙化。
- 在大脑软组织成像中呈低密度而不易被发现(图46.1i.)。

MRI特征[6]

- 参见"一般影像特征"。
- T1:低信号至等信号[7,8](图46.1a,c,e,g)。
- T2:极高信号[7,8](图46.1b,d)。不均匀区域通常对应钙化[1]。
- T1 Gd:
  - 表现出明显的增强[7,8](图46.1f,h)。
  - 通常高达60%的不均匀强化是由基质矿化和(或)纤维软骨成分引起的[7]。
  - 脂肪抑制序列非常有助于明确边界(图46.1f,h)。

- DWI：显示弥散谱值[3]。

    —软骨肉瘤的平均ADC最高，为2051。

    —典型的脊索瘤的平均ADC较低，为1474。

    —低分化的脊索瘤平均ADC最低，为875。

    —与典型脊索瘤相比，软骨肉瘤的ADC值更高。

    —因此，DWI可能有助于鉴别典型脊索瘤和软骨肉瘤。然而，DWI可能对鉴别软骨样脊索瘤没有帮助。

血管造影

- 有时表现出明显的肿瘤染色。
- 可观察到动脉或海绵窦闭塞[9]。

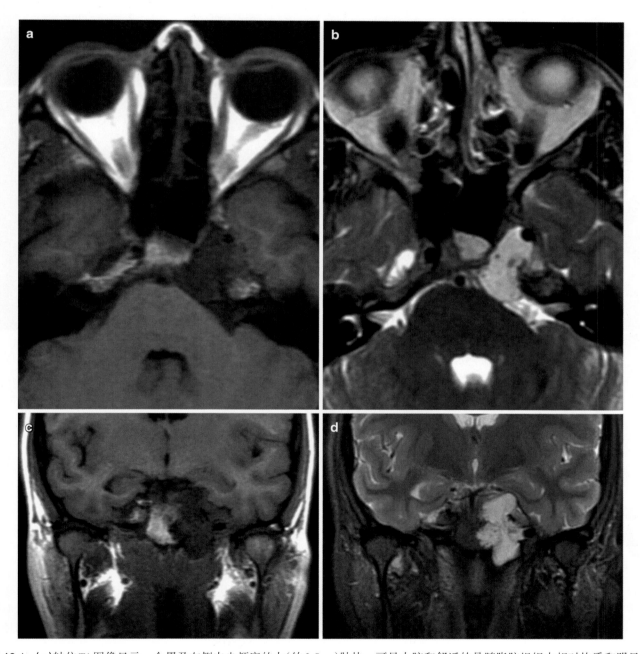

图 46.1 （a）轴位T1图像显示一个累及左侧中央颅底的大（约2.5cm）肿块。可见大脑和邻近的骨髓脂肪组织中相对均质和明显的低信号。左颈动脉（黑色流空效应）已向前和外侧移位。（b）轴位T2图像更明确地证实了先前T1所描述的肿块的位置。肿块呈T2高信号，与脑脊液和眼球信号大致相同。它包含多个局部点状T2低信号。邻近的蝶窦和筛窦有液体信号。在充满液体的肿块中，左颈动脉（黑色流空效应）如此明显前移是不可能出现的。冠状位T1（c）和T2（d）图像证实先前图像上所描绘的肿块确实是"冰山一角"，其在颅底尾侧的大小甚至比轴面上所看到的还要大。（待续）

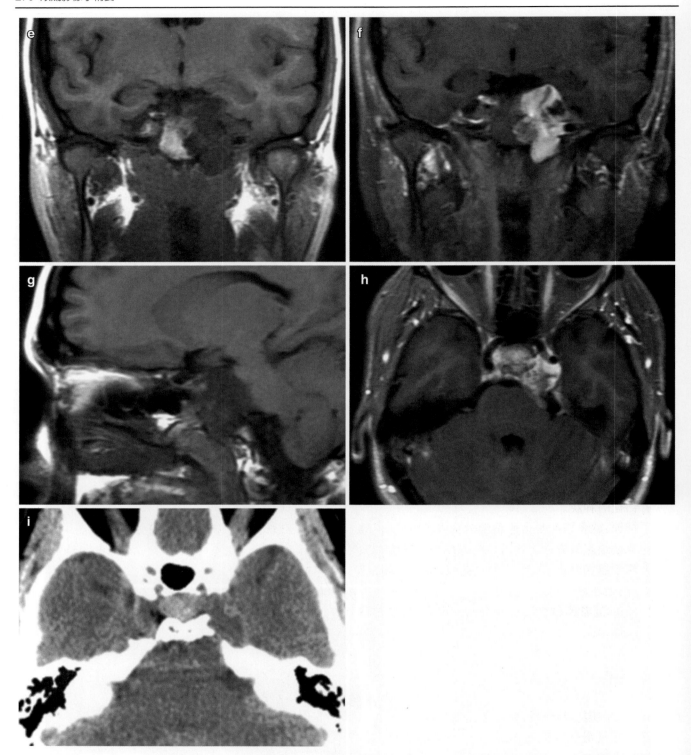

图46.1（续） 它的许多边缘是奇怪的不规则状,似乎实际上向内侧侵犯了斜坡骨质[在 T1(c)上为高信号]。冠状位 T1(e)及 T1 Gd 脂肪抑制序列(f)可清楚地将强化肿瘤与斜坡骨髓及其他邻近结构区分开[斜坡骨髓在(e)上呈高信号,在(f)上呈低信号,而肿瘤在(e)上呈低信号,在(f)上呈高信号]。(g)矢状位 T1 图像显示一个巨大的低信号肿块,破坏了斜坡,取代了大部分高 T1 信号骨髓,使脑桥向后移位。在蝶鞍下方和斜坡尖端仍可见少量残存的高信号骨髓。(h)轴位 T1 Gd 图像显示不均匀强化的中央颅底肿块,包含多个低信号病灶,部分表现为血管流空。肿块明显侵犯了周围的海绵窦,并使颈动脉虹吸段移位。肿块向左侧岩枕裂不对称延伸,使邻近的脑桥和颞叶移位。(i)轴位 CECT 显示同一巨大的中央颅底肿瘤,表现为相对低密度。这张图片只是用来描述 CT 的一些发现与 MRI 的显著发现相比是多么不明显。

平片

- 50%表现为溶解性病变。
- 60%含有钙化。
- 包括病史记录。由于临床医生现在应用CT和（或）MRI,所以不再应用X线片了。

临床问题

表现

- 症状出现时,反映肿块位置。
- 多数表现为复视和（或）头痛[10]。
- 有时会出现视力下降或第八脑神经和后组脑神经的症状[9]。
- 症状持续时间为1.5~14年。

病理学

- 肉眼下特征:灰白色、分叶状、扇形、不规则、破坏性、内有钙化的肿块。
- 镜下特征:软骨肉瘤是由非典型软骨细胞组成,其增大的深染细胞核嵌在丰富的软骨基质中。高级别软骨肉瘤细胞密度高,核尺寸大,有丝分裂活性高,核深染,侵袭性强[3,11]。
- 位置:SBC通常沿软骨结合部生长,特别是在岩枕裂处[1,8]（图46.2）。

治疗和预后

- 颅底软骨肉瘤生长缓慢,但局部侵袭性强。
- 全切除术是最佳的治疗方法,由于包括颞下窝入路在内的较新的侧颅底技术的发展,全切除术变得更为可行[2]。
- 然而,完全根除肿瘤并不总是可行的。
- 质子束放射治疗在残余或复发性SBC肿瘤中为首选方案,但这些肿瘤对放射治疗敏感性低[4,9]。
- 对于切除效果良好的低级别肿瘤,有人认为其风险收益比不支持放射治疗[5]。
- 缓慢生长的特征常使治疗结果难以评估[2]。

鉴别诊断[3]

1.斜坡脊索瘤

- 脊索瘤是SBC最常见的鉴别诊断。
- 脊索瘤缺乏常见于SBC的粗大的软骨样钙化。
- 虽然脊索瘤和SBC通常有共同的发病部位,并导致类似的症状,但SBC复发率和生存率明显比脊索瘤更佳[3]。
- 由于脊索瘤起源于脊索残余,因此肿瘤中心通常更靠近斜坡中线[3,12]。
- 相比之下,软骨肉瘤起源于间充质细胞,多靠近岩枕裂,且多发生于更靠外侧的区域[3,13]。
- 不可预测的起源、生长和侵袭模式,一同让将先前讨论的特征用于确诊的希望破灭[3,14]。
- 镜下特征:脊索瘤呈一定的细胞性,由有液泡的空泡细胞（单个或呈索状）组成,周围有黏液样基质[3,6]。
- DWI（及ADC）可用于鉴别SBC和脊索瘤,以及显示罕见的低分化脊索瘤。
- 参见第30章。

2.浆细胞瘤/骨髓瘤

- 浆细胞瘤通常比SBC更多发于中线。
- 浆细胞瘤为低至等T2信号。SBC的特点是T1低信号和T2高信号。
- >50%的浆细胞瘤患者合并多发性骨髓瘤。

3.转移瘤

- 转移瘤可在颅底任何地方造成破坏性肿块。尽管软骨肉瘤可以发生在颅底的其他部位,但可预测的是,其更多发生于POF。
- 在原发性肿瘤患者中经常发现多发性转移。

深度探索

1.遗传学相关问题

- 颅底软骨肉瘤多为散发性;然而,据报道,Ollier病和Maffucci综合征患者为易感人群。
- 随着软骨肉瘤从低级别进展到高级别,基因畸变增加。
- p53蛋白的过度表达与17p1的改变和TP53突变在

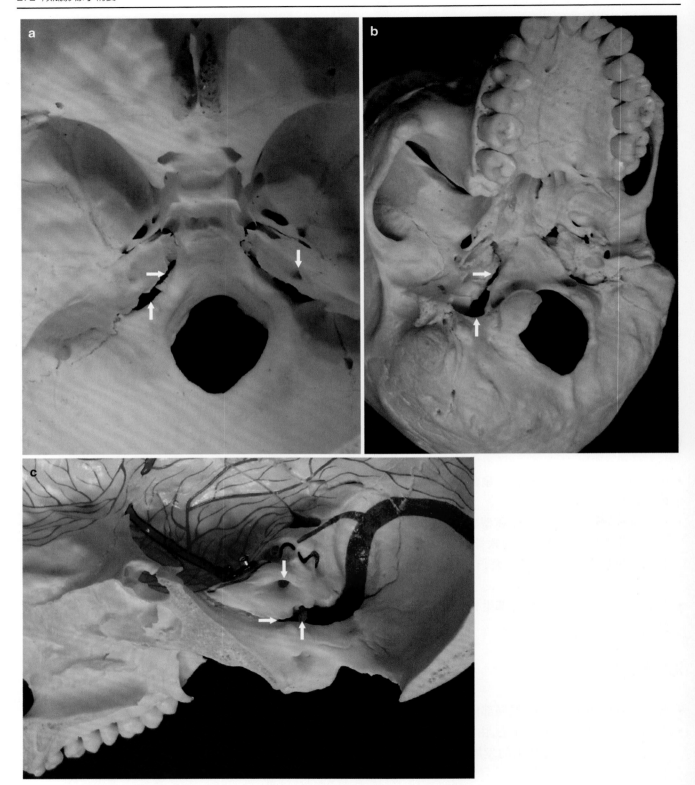

图 46.2 (a)颅底内侧面标本解剖图。注意:→,岩枕裂;↑,颈静脉孔;↓,内听道。(b)颅底外侧面标本解剖斜位图。注意:→,岩枕裂;↑颈静脉孔。(c)从内侧观矢状位颅底标本。蓝色显示乙状窦进入颈静脉孔,黄色显示内听道。注意:→,岩枕裂;↑,颈静脉孔;↓内听道。

几乎所有高级别软骨肉瘤中都有一定的作用[15]。

2.信息速查

- 软骨肉瘤被认为起源于胚胎静止细胞。
- 软骨肉瘤是罕见病,通常表现为缓慢生长的低度恶性肿瘤。
- 复发:在一项由 2000 例颅骨软骨肉瘤患者(包括 560 例非重复性患者)组成的大型研究中,总复发率为 22%[10]。

3.历史大事记

- 1993 年,Stapleton 等人报道了 1985 年至 1991 年间在伦敦 Atkinson Morley 医院接受手术治疗的 8 例颅底软骨肉瘤患者。
- 2001 年,Crockard 等人报道了 1986 年至 1998 年间在伦敦 St Bartholomew 医院接受手术治疗的 17 例 SBC 患者。
- 1995 年,Gay 等人报道了 1984 年至 1993 年间在匹兹堡大学接受手术治疗的 60 例 SBC 和脊索瘤患者。14 例 SBC 患者 5 年生存率为 90%。

（黄振华　译）

参考文献

1. Mendenhall WM, Lewis SB, Villaret DB, Mendenhall NP. Skull base chondrosarcoma. Cancer Ther. 2004;2:519–24.
2. Brachmann DE, Teufert KB. Chondrosarcoma of the skull base: long-term follow up. Otol Neurotol. 2006;27(7):981–91.
3. Yeom KW, Lober BC, Mobley BC, et al. Diffusion-weighted MRI: distinction of skull base chordoma from chondrosarcoma. AJNR Am J Neuroradiol. 2013;31:1056–61. https://doi.org/10.3174/ajnr.A3333.
4. Ott RF, Melville GE, New PF, et al. The role of MR and CT in evaluating clival chordomas and chondrosarcomas. AJR Am J Roentgenol. 1988;151(3):567–75.
5. Almefty K, Pravdenkkova S, Colli BO, et al. Chordoma and chondrosarcoma: similar but quite different, skull base tumors. Cancer. 2007;110(11):2457–67.
6. Mirra JM, Nelson SD, Della Rocca C, et al. Chordoma. In: Fletcher CDM, Unni KK, Mertens F, editors. World Health Organization classification of tumours: pathology and genetics of tumours of soft tissue and bone. Lyon: IARC Press; 2002. p. 315–7.
7. Myers SP, Hirsch WL Jr, Curtin HD, et al. Chondrosarcomas of the skull base: MR imaging features. Radiology. 1992;184(1):103–8.
8. Raut AA, Naphade PS, Chawla A. Imaging of skull base: pictorial essay. Indian J Radiol Imaging. 2012;22:305–16.
9. Morimoto T, Sasaki T, Takakura IT. Chondrosarcoma of the skull base: report of six cases. Skull Base Surg. 1992;2(4):177–85.
10. Bloch OG, Jian BJ, Yang I, et al. Cranial chondrosarcoma and recurrence. Skull Base. 2010;20(3):149–56.
11. Bertoni F, Bacchini P, Hogendoorn PC. Chondrosarcoma. In: Fletcher CDM, Unni KK, Mertens F, editors. World Health Organization classification of tumours: pathology and genetics of tumours of soft tissue and bone. Lyon: IARC Press; 2002. p. 247–51.
12. Burrow JF, Stewart MJ. Original papers: malignant spheno-occipital chordoma. J Neurol Psychopathol. 1923;15:205–17.
13. Heffelfinger MJ, Dahlin DC, MacCarty CS, et al. Chordomas and cartilaginous tumors of the skullbase. Cancer. 1973;32:410–20.
14. Pamir MN, Ozduman K. Analysis of radiological features relative to histopathology in 42 skull-base chordomas and chondrosarcomas. Eur J Radiol. 2006;58:461–70.
15. Kim MJ, Cho KJ, Ayala AG, Ro JY. Chondrosarcoma: with updates on molecular genetics. Sarcoma. 2011, 2011:Article ID 405437, 15 pages. https://doi.org/10.1155/2011/40537. Accessed 02/15/2016

第47章 颅底尤因肉瘤

相关知识点

- 定义：尤因肉瘤（ES）是一种含有小蓝圆细胞的侵袭性恶性肿瘤，主要发生在儿童和青少年时期（多发生于10~20岁）。
- 典型线索：白种人儿童或青少年，表现为疼痛、发热和血沉增高，影像上可见轴外肿物，中心位于颅底，向头侧和尾侧延展生长。患者起病时有眼眶或脑神经症状。
- 同义词：Askin瘤、外周原始神经外胚叶肿瘤或pPNET。
- 肿瘤家族：ES属于一类均存在EWS基因易位的实体，它们共同构成了"尤因肿瘤家族"。
- 最有可能出现在资格考试或高水平的神经放射学座谈会上。
- 分布
  - 性别：男性多于女性，男：女=1.6∶1[1]。
  - 年龄：儿童或青少年。10~20岁为发病高峰年龄。然而，报道中有一例54岁男性患者。
  - 发病率：
    - 原发性颅底尤因肉瘤是一种罕见的肿瘤[1]。
    - 在亚洲人和非裔美国人中很少见。
    - ES占原发性骨组织肉瘤的16%。
    - <4%的ES发生在颅骨。
    - ES占儿童恶性骨肿瘤的10%~15%，仅次于骨肉瘤[8]。
  - ES偶尔也会作为继发性癌症出现，尤其是在接受放射治疗的患者中。
- 部位：
  - 当ES累及颅骨时，常见于颞骨，其次为顶骨和枕骨。蝶骨和筛骨很少受累[9]。

影像

一般影像特征

- 原发性ES通常是硬膜外的，但硬膜侵犯已有文献记载[7,8]。
- 参见图47.1。

CT特征

- 参见"一般影像特征"。
- 通常表现为破坏性、渗透性骨受累，无软组织钙化[7]。
- 根据肿瘤的分期，ES可引起骨皮质侵蚀，并伴有稀疏和"虫蚀样"的浸润性破坏[7]：
  - 累及颅骨的ES通常无颅外ES典型的"洋葱皮"外观[7]。
  - 由于受压而变密集的细胞片，ES中可见高密度影[8]。
  - CECT显示中度不均匀强化。

MRI特征

- 参见"一般影像学特征"。
- T1：低至中等信号，与大脑和眼外肌信号相等（图47.1a）。
- T2：不均匀信号，与大脑相对等信号，局灶性液体聚集显示出高T2信号（图47.1c）。低信号条纹有时显示"竖发征"。
- T1 Gd：
  - 轻度不均匀强化（图47.1b,d）。
  - 脂肪抑制技术非常有用。

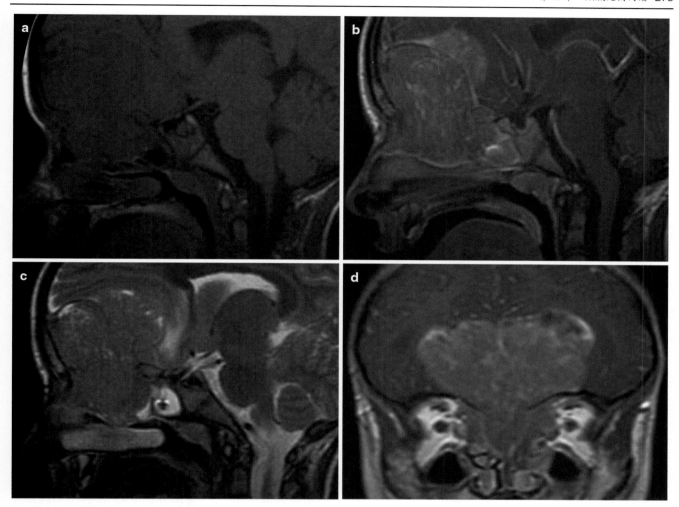

图47.1 矢状位T1平扫（a）和增强（b）序列显示一个巨大的前颅底肿块,向尾侧延伸至鼻腔,向头侧形成巨大的颅内硬膜外占位。前颅窝底已明显被破坏,无正常低信号暗黑线。肿瘤增强前为低信号,增强后轻度强化。肿瘤内及周围可见多条增强血管通道。明显的斜坡软骨结合部（宽深黑线）提示图中患者为儿童。(c)矢状位T2图像显示一个巨大的肿块,累及先前图像中所示的前颅底。很明显,前颅窝底缺失,肿瘤向颅内延伸并进入鼻腔。相对脑组织为等信号,并有多个局灶性液体积聚。(d)冠状位T1 Gd图像显示巨大的颅内硬膜外肿块,呈中度不均匀强化。前颅窝底部（显示为一条黑色粗线）明显地被这个"哑铃"状的肿瘤破坏,肿瘤延伸到现在已经消失的颅底的上下部分。这是一个极佳的揭示起源的线索! 比眶脂肪低的肿瘤信号提示后者侵犯了双侧眼眶。

- DWI:
  - 在DWI上,ES的骨侵犯可能比其他MRI序列更明显,特别是当ES较小且转移时。
  - 由于进行DWI序列所需的30秒非常短,因此应将其包括在所有患有（或怀疑患有）癌症的患者中[10]。

核医学特征

- ES在柠檬酸 67Ga 显像和 99mTc MDP（二磷酸甲酯）骨扫描的所有三个阶段均显示摄取增加。

临床问题

表现

- 诊断延迟:大多数患者表现为头痛和视盘水肿,但有些患者在诊断和治疗前2周至2年就已经出现症状[7]。
- 患者也可能有眼球突出、痛性眼肌麻痹、视力下降、鼻出血和鼻梁增宽[7]。
- 进展扩散到颅内的患者有时表现出颅内压升高的征象[9]。
- 可能会有血沉增高、低热、疼痛或肿瘤区域肿胀。

病理学

- 肉眼下特征
  —边缘清晰的胶状切割面呈黄色至灰白色[9]。
- 镜下特征
  —多数可见片状形态单一的圆形肿瘤细胞,胞浆呈稀疏空泡状,细胞核为圆形,核仁不明显,存在不典型有丝分裂[11]。

治疗和预后

手术

- 对于大多数 ES 患者来说,手术通常会在化学治疗后数周或数月内进行。
- 然而,颅内 ES 患者可能需要紧急手术治疗来控制颅内压升高或即将出现的神经功能缺损。
- 对于颅底 ES,肿瘤完全切除且不造成手术并发症通常是不可能的[11]。

化学治疗

- 几乎所有的 ES 患者在诊断时都表现出微转移,因此建议常规进行化学治疗。
- 目前,长春新碱、阿霉素、环磷酰胺和放线菌素 D 联合化学治疗显示优于其他方案[1,3]。

放射治疗

- 放射敏感性:ES 对放射治疗相对敏感[7]。
- 放射治疗加上积极的多药化学治疗在预防局部或全身复发,特别是肺部复发方面具有重要作用[3]。

临床试验

- 目前正在进行的治疗相关的临床试验如下。
  —SBRT1:儿童肉瘤立体定向放射治疗。
  —SJGD2:单克隆抗体治疗复发或难治性神经母细胞瘤、骨肉瘤或黑色素瘤的年轻患者。第一阶段也包括 ES。

预后

- 通过根治性手术、积极的多药化学治疗和放射治疗,临床医生可以预计所有颅骨尤因肉瘤患者的 5 年生存率为 57%[2]。
- 尽管进行了积极的治疗,但 20%~40% 的局灶性发病患者和 80% 的出现转移的患者仍死于该病[4]。
- 所有类型的儿童 ES 目前可以预计治愈率约为 70%。发现时即出现转移的儿童患者生存率<30%。
- 15~19 岁的青少年存活率较低,约为 56%。

鉴别诊断

1.软骨肉瘤

- 软骨肉瘤是一种软骨样恶性肿瘤,很少累及颅底,通常发生在软骨结合部。
- 典型线索:与 POF 关系密切的颅底肿块,时常表现为软骨样基质,以 T1 低信号和 T2 高信号为特征。
- 表现为边界清楚的、常呈扇形或分叶状的溶解性病变,还呈现出软骨样钙化。相比之下,颅底 ES 通常不显示钙化。
- 年龄:10~79 岁(平均 39 岁)。相比之下,ES 通常见于 20 岁以下的儿童。
- CT 低密度可能使软骨肉瘤在大脑软组织中变得不易被发现(参见第 46 章,图 46.1i)。相比之下,ES 为高密度。
- T2:极高的 T2 信号(参见第 46 章,图 46.1b,d)。相比之下,ES 由于存在受压变密的细胞片,T2 呈低信号[8]。
- 参见第 46 章。

2.斜坡脊索瘤

- 典型线索:发源于斜坡内或斜坡附近的中线小叶状肿瘤,伴骨质破坏,在 MRI T2 序列上,肿瘤较邻近椎间盘信号高。
- 脊索瘤和 ES 均缺乏 SBC 中常见的大块软骨样钙化。
- CT:破坏性溶解性病变,通常伴有低密度软组织肿块。
- T1:与骨髓相比,呈不均匀的低至等信号。
- T2:较椎间盘和 CSF 信号高。
- T1 Gd:蜂窝状的不均匀增强,程度从轻度到明显增强不等。

- 梯度回波：如果出现出血，有时可以看到"井喷"。
- 病理显微镜特征：脊索瘤呈一定的细胞性，由有液泡的空泡细胞（单个或呈索状）组成，周围有黏液样基质。
- 参见第30章。

3.嗅神经母细胞瘤（ENB）

- 起源于嗅上皮的罕见的神经嵴源性神经内分泌恶性肿瘤。
- ENB多见于中年患者，但也见于儿童。相比之下，ES通常见于20岁以下患者，多见于儿童。
- 典型的明显强化的"哑铃状"肿块，"腰"在筛板处。
- 可能累及前颅窝、颅底和眼眶
- ENB在T1和T2上呈等信号，在T1 Gd上呈明显增强。
- 瘤/脑界面上囊性高T2信号点可用于病因诊断。
- DWI显示中度弥散限制。
- ENB的病灶中心位于筛板。
- ENB没有性别偏向。
- 参见第28章。

4.神经内分泌癌（NEC）

- 神经内分泌肿瘤（NET）由多种肿瘤组成，既有上皮源性的，也有神经源性的。神经源性NET为副神经节瘤，上皮源性NET为NEC。
- NEC的平均发病年龄为56岁。相比之下，ES通常见于儿童，且大多数年龄<20岁。
- NEC常可见颅底受累。
- ES在CECT上可见明显的不均匀增强，而NEC无此特点。
- 参见第16章。

5.转移瘤

- 转移瘤可在颅底任何地方造成破坏性肿块。
- 在原发性肿瘤患者中经常发现多发性转移。
- 儿童应考虑转移性神经母细胞瘤[9]。

6.朗格汉斯细胞组织细胞增生症（LCH）

- LCH是一种罕见的、不易理解，但很重要的病理过程，与巨噬细胞和树突状细胞（以前称为组织细胞）的增殖有关。
- 典型线索：儿科医生建议有尿崩症病史的儿童接受MRI检查。该儿童被发现有一个扩大的明显增强的漏斗柄并缺乏垂体后叶亮点。
- LCH主要累及1~5岁的儿童人群，通常在1~10岁被发现。这是一个类似ES患者的年龄组。
- 有时可见累及颅骨和（或）颞骨的溶解性病变。
- ≤50%的LCH患者存在中枢神经系统表现，且多见于多系统疾病患者。患者很少出现孤立的中枢神经系统受累。
- 参见第8章。

深度探索

1.遗传学相关问题

- 虽然不是一个单一的实体，但ES由相关联的疾病组成，这些疾病有着相似的临床和生物学特征[4]。
- 这些实体的一个共同点是EWS基因易位，形成了"尤因肿瘤家族"[4]。
- 据报道，有近25%的该破坏性肿瘤患者临床上存在明显的转移。
- 90%~95%的患者有一致的细胞遗传学异常，t(11;22)(q24;p12)。

2.信息速查

- ES是第二常见的原发于长骨的肿瘤。
- ES最常见于儿童，其中75%的患者<20岁。
- 只有1%的ES起源于颅骨[5]。
- ES家族中的肿瘤包括：

ES累及骨质	87%
骨外ES，累及软组织	8%
外周PNET	5%
Askin瘤	

3.历史大事记

- 1921年：James Ewing将此类肿瘤描述为弥漫性骨内皮瘤[4,6]。

（马越　译）

参考文献

1. Cugati G, Singh M, Pande A, et al. Isolated skull base primary Ewing's sarcoma: an extremely rare location. J Cancer Res Ther. 2013;9(4):141–2.

2. Desai KI, Nadkarni TD, Goel A, Muzumdar DP, Naresh KN, Nair CN. Primary Ewing's sarcoma of the cranium. Neurosurgery. 2000;46:62–8.

3. Agrawal A, Dulani R, Mahadevan A, Vagaha SJ, Vagha J, Shankar SK. Primary Ewing's sarcoma of the frontal bone with intracranial extension. J Cancer Res Ther. 2009;5:208–9.

4. Thacker MM, Temple HT, Scully SP. Current treatment for Ewing's sarcoma. Expert Rev Anticancer Ther. 2005;5:319–31.

5. Seckin H, Varan A, Demirhan B, et al. Primary Ewing's sarcoma of the cranium. Turk Neurosurg. 2001;11:130–3.

6. Ewing J. Diffuse endothelioma of bone. Proc N Y Pathol Soc. 1921;21:17–24.

7. Shukla D, Rao VS, Rajesh A, et al. Neglected primary Ewing's sarcoma of ethmmoid presenting as surgical emergency. Asian J Neurosurg. 2013;8(1):51–3. https://doi.org/10.4103/1793-5482.110281.

8. Li WY, Brock P, Saunders DE. Imaging characteristics of primary cranial Ewing's sarcoma. Pediatr Radiol. 2005;35:612–8.

9. Gupta A, Bansal S, Chaturvedi S. Primary Ewing's sarcoma of fronto-parietal bone with major soft tissue extension: an unusual presentation and review of the literature. Case Rep Pathol. 2012:Article ID 713836, 3 pages. https://doi.org/10.1155/2012/713836.

10. Nemeth AJ, Henson JW, Mullins ME, et al. Improved detection of skull metastasis with diffusion-weighted MR imaging. AJNR Am J Neuroradiol. 2007;28:1088–92.

11. Kadar AA, Hearst MJ, Collins MH, et al. Ewing's sarcoma of the petrous temporal bone: case report and literature review. Skull Base. 2010;20(3):213–7.

第48章 颅底纤维肉瘤

相关知识点

- 定义:肉瘤是间充质来源的梭形细胞恶性肿瘤,以其主要细胞系命名和分类,纤维肉瘤(FS)的主要细胞系是成纤维细胞。纤维肉瘤是第二常见的头颈部肉瘤,占所有头颈部肉瘤的比例≤10%,有时累及颅底和鼻旁窦。
- 典型线索:患者不幸表现为破坏性颅底肿块,内含一个大的软组织成分,先前有垂体腺瘤放射治疗史。大的软组织成分内含有高T2信号的胶原病灶。
- 发病率和分布
  - 发病率:纤维肉瘤占所有原发性骨组织肉瘤的比例<5%[2]。
  - 年龄:诊断时的平均年龄为35岁(从2岁到76岁不等)。
  - 性别:男性稍多。

影像

一般影像特征

- 典型表现为巨大的软组织肿块,表现为骨质的侵蚀和破坏。

CT特征

- 参见"一般影像特征"。

- 虽然一般为溶骨性肿瘤,但根据肿瘤的分期,纤维肉瘤可呈边缘不规则、虫蛀样或边缘清晰的肿块。
- 从骨膜反应进展到骨皮质破坏,且通常侵犯到软组织。
- 肿瘤的密度与邻近的肌肉相似。

MRI特征

- 参见"一般影像特征"。
- MRI是评价颅底纤维肉瘤的首选方法。
- 大多数边界清楚,50%病例显示内部纤维隔膜。
- 纤维肉瘤的信号可以是均匀或非均匀的。
- T1:与肌肉等信号。
- T2:相当不均匀的信号,实性成分相对于大脑呈等信号,但充满多个T2高信号病灶,可能是胶原积聚所致(图48.1)。
- T1 Gd:
  - 表现出明显的强化,根据胶原积聚的数量,可以是均匀的或不均匀的。
  - DWI
    ○ ADC值在区分各种良恶性肿瘤中有潜在的应用价值。
    ○ 低ADC:
      → 良性病变的ADC值高,纤维肉瘤的ADC值低。
      → 在软组织恶性肿瘤中,软骨肉瘤的ADC值最高,其次是脂肪肉瘤,纤维肉瘤的ADC值最低[7]。

核医学特征

- 纤维肉瘤在骨扫描中表现为摄取增加。

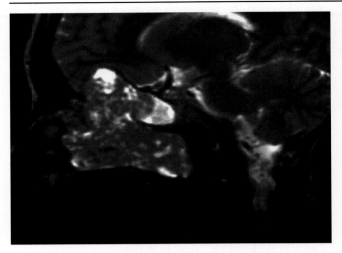

图 48.1 矢状位 T2 图像显示一个巨大的前颅底肿块，向尾侧延伸到鼻腔，向头侧形成一个巨大的颅内硬膜外占位，导致邻近额叶的占位效应。前颅窝底缺失，肿瘤的"腰"临近颅底缺口。MRI 信号显示，肿瘤实体部分主要与脑组织呈等信号，但其内有多个四处分布的高信号胶原病灶。

临床问题

表现

- 大多数患者表现为疼痛、鼻窦炎、鼻塞、鼻出血和（或）感觉减退。
- 患者偶尔表现为复视。

病理学

- 肉眼下特征：
  - 定期表现为息肉样外观，类似于普通鼻息肉。
  - 纤维肉瘤是无包膜的，有时是溃疡性的，可以表现为边界清楚或有侵袭性。
  - 肿瘤呈棕褐色至浅灰色，呈橡胶状。
  - 较大的病变有出血和坏死病灶。
- 镜下特征：
  - 这些肿瘤的细胞形态差别很大。
  - 被瘢痕疙瘩样胶原分离的梭形细胞通常以锐角排列成紧密的束，呈"V 字"形或"人字"形。
  - 表面上皮的内陷可以非常明显，类似于内翻性乳头状瘤。
  - 大多数鼻窦鼻道纤维肉瘤是低级别的。
  - Lichtenstein 强调，某些 FS 可能分化得很好，以至于

"新手"可能会将其误认为良性过程[3,4]。
  - David Dahlin 在他漫长的光辉生涯中，一直强调在进行骨肿瘤诊断时，需要将影像学和病理结果联系起来[3]。虽然 Dahlin 博士是病理学家，但他显然比一般的放射科医生更擅长"骨"影像诊断，他在做出最终的病理诊断之前，总是去咨询可找到的最好的"骨"放射科医生。
- 免疫组织化学染色：
  - 纤维肉瘤波形蛋白染色阳性，有时肌动蛋白局部阳性。

治疗和预后

手术

- 根治性手术切除是辅助化学治疗的首选治疗方法。
- 当位于颅底时，手术的范围通常是有限的。

化学治疗

- 由于肿瘤易早期转移，因此建议及早行化学治疗。

放射治疗

- 不用于治疗纤维肉瘤，且放射治疗是其病因之一。

预后

- 纤维肉瘤在 4 岁以下儿童中预后较好，局部复发和远处转移较少。
- 预后明显优于骨肉瘤[3]。
- 在垂体腺瘤、神经鞘瘤和颅底脑膜瘤治疗后，放射相关肉瘤（RAS）的预后极差[5]。
- 预后主要取决于肿瘤分级。

鉴别诊断

1.软骨肉瘤（CS）

- CS 是一种软骨样恶性肿瘤，当累及颅底时，通常发生

在软骨结合部。

- 典型线索：与POF关系密切的颅底肿块，时常表现为软骨样基质，以T1低信号和T2高信号为特征。

- 表现为边界清楚的、常呈扇形或分叶状的溶解性病变，还呈现出软骨样钙化。相比之下，颅底纤维肉瘤通常不显示钙化。

- 年龄：10~79岁（平均39岁）。

- CT低密度可能使CS在大脑软组织中变得不易被发现（参见第46章，图46.1i）。

- T2：极高的T2信号（参见第46章，图46.1b,d）。

- 参见第46章。

2.斜坡脊索瘤

- 脊索瘤一般缺乏大块的软骨样钙化。

- CT：破坏性溶骨性病变，通常伴有低密度软组织肿块。

- T1：与骨髓相比，呈不均匀的低至等信号。

- T2：较椎间盘和CSF信号高。

- T1 Gd：蜂窝状的不均匀增强，程度从轻度到明显增强不等。

- 梯度回波：如果出现出血，有时可以看到"井喷"。

- 镜下特征：脊索瘤呈一定的细胞性，由有液泡的空泡细胞（单个或呈索状）组成，周围有黏液样基质。

- 参见第30章。

3.尤因肉瘤（ES）

- ES是一种含有小蓝圆细胞的侵袭性恶性肿瘤，主要发生在儿童和青少年时期（多在10~20岁期间）。

- 典型线索：白种人儿童或青少年，表现为疼痛、发热和血沉增高，影像上可见轴外肿物，中心位于颅底，向头侧和尾侧延展生长。患者起病时有眼眶或脑神经症状。

- ES占儿童恶性骨肿瘤的10%~15%，仅次于骨肉瘤。

- ES在亚洲人和非裔美国人中很少见。

- ES通常表现为破坏性、渗透性骨破坏，无软组织钙化。

- 根据肿瘤的分期，ES可引起骨皮质侵蚀，并伴有稀疏和"虫蛀样"的浸润性破坏。

- T1：低至中等信号，与大脑和眼外肌信号相等（参见第47章，图47.1a）。

- T2：不均匀信号，与大脑相对等信号，局灶性液体聚集显示出高T2信号（参见第47章，图47.1c）。低信号条纹有时显示"竖发征"。

- T1 Gd：
  —轻度不均匀强化（参见第47章，图47.1b,d）。
  —脂肪抑制技术非常有用。

- DWI：
  —在DWI上，ES的骨侵犯可能比其他MRI序列更明显，特别是当ES较小且转移时。
  —参见第47章。

4.嗅神经母细胞瘤（ENB）

- 起源于嗅上皮的罕见的神经嵴源性神经内分泌恶性肿瘤。

- ENB多见于中年患者，但也见于儿童。

- 典型的明显强化的"哑铃形"肿块，"腰"在筛板处。

- 可能累及前颅窝、颅底和眼眶。

- ENB在T1和T2上呈等信号，在T1 Gd上呈明显增强。

- 瘤/脑界面上囊性T2高信号点可用于病因诊断。

- DWI显示中度弥散限制。

- ENB的病灶中心位于筛板。

- ENB没有性别偏向。

- 参见第28章。

5.神经内分泌癌（NEC）

- 神经内分泌肿瘤（NET）由多种肿瘤组成，既有上皮源性的，也有神经源性的。神经源性NET为副神经节瘤，上皮源性NET为NEC。

- NEC的平均发病年龄为56岁。

- NEC常可见颅底受累。

- 参见第16章。

6.转移瘤

- 转移瘤可在颅底任何地方造成破坏性肿块。

- 在原发性肿瘤患者中经常发现多发性转移。

- 儿童应考虑转移性神经母细胞瘤。

深度探索

1.遗传学相关问题

- 虽然大多数纤维肉瘤是原发的，但也有一些发生在曾接受过放射治疗、有烧伤瘢痕或植入人工合成材料（如移植物）的区域。

- 在老年患者中,纤维肉瘤被认为是由良性病变的"转化"引起的,包括内生软骨瘤、纤维性结构不良、骨巨细胞瘤、慢性骨髓炎、Paget病、骨梗死、手术治疗的骨折和低度软骨肉瘤。

2.信息速查

- 纤维肉瘤占所有头颈部肉瘤的比例≤10%。
- 纤维肉瘤占所有原发性骨组织肉瘤的比例<5%[2]。

3.历史大事记

- 1948年:Cahan等人报道了11例由先前受到放射的骨骼发源而来的肉瘤[6]。

（黄振华　译）

参考文献

1. Wasserzug O, Leider-Trejo L, Fliss DM, Gil ZR. Malignant tumours of the paranasal sinuses. In: Gil Z, Fliss DM, editors. Tumours of the skull base and paranasal sinuses. New York, NY: Springer.
2. Dorfman HD, Czerniak B. Bone cancers. Cancer. 1995;75(1 Suppl):203–10.
3. Dahlin DC, Ivins JC. Fibrosarcoma of bone: a study of 114 cases. Cancer. 23:35–41. https://doi.org/10.1002/1097-0142(196901)23:1<35:AID-CNCR2820230104>3.0.CO;2-V4.
4. Lichtenstein I. Bone tumors. 3rd ed. St. Louis: C. V. Mosby Company; 1958. p. 298. 1965; p. 229
5. Sedney CL, Morris JM, Giannini C, et al. Radiation-associated sarcoma of the skull base after irradiation for pituitary adenoma. Rare Tumors. 2012;4(1):e7.
6. Cahan WG, Woodard HQ, Higginbotham NL, et al. Sarcoma arising in irradiated bone; report of 11 cases. Cancer. 1948;1:3–29.
7. Khedr SA, Hassan MA, Abdelrazek NM, et al. Diagnostic impact of echo planar diffusion-weighted magnetic resonance imaging (DWI) in musculoskeletal neoplastic masses using apparent diffusion coefficient (ADC) mapping *as a quantitative assessment tool*. Egypt J Radiol Nucl Med. 2012;43(2):219–26.

第49章 颅底横纹肌肉瘤

相关知识点

- 定义:虽然相对少见,但横纹肌肉瘤(RMS)是儿童最常见的软组织肉瘤,该肿瘤发源于保留骨骼肌分化能力的原始间充质细胞[1]。RMS最常见于10岁以下的儿童,目前占儿童癌症的5%[2]。
- 名称来源:横纹肌肉瘤起源于希腊语rhabdo,意为杆状,myo意为肌肉。肉瘤是一种罕见的恶性肿瘤,由结缔组织发展而来,RMS由被称为"横纹肌母细胞"的原始肌细胞发展而来。
- 典型线索:儿童表现为头痛症状,有脑神经受累体征,影像学表现为巨大、均匀、边界清楚的颅底肿块,无骨质增生或钙化。其与NECT和T1上的肌肉相似,显示出广泛的弥散受限。
- 分布和发病率
  —年龄:发病的峰值年龄为1~5岁。
  —性别:男性稍多,男:女=1.5:1
  —种族:毛利人是首个公认的好发RMS的种族[3]。
  —发病率:在美国,15岁以下儿童的发病率为每年6 / 1 000 000。
- 常见类型:胚胎型最常见,同时也最可能累及颅底。

影像

一般影像特征

- 典型表现为边界清楚的、均质的非钙化软组织肿块,边缘不平整,与肌肉等密度。很少出现有出血灶的类囊性肿块[4,5]。

CT特征

- 参见"一般影像特征"。
- NECT表现为与肌肉等密度的均质肿块。CECT表现为轻度强化,较周围肌肉密度稍高[6]。
- 典型的RMS常侵蚀和破坏邻近骨,但通常不含钙化,也不引起邻近骨质增生[4-6]。
- CT和FDG PET/CT在评估转移性疾病中起主要作用。

MRI特征

- 参见"一般影像特征"。
- MRI是诊断颅底横纹肌肉瘤的首选方法。
- T1:与肌肉信号相当,较眶脂肪信号低。
- T2:不均匀,较肌肉信号高,同时有多个T2高信号点(图49.1 b)。
- FLAIR:异质性,与脑组织等信号,同时有多个高信号点。与眼外肌相比,呈等至高信号(图49.1a)。
- T1 Gd:
  —表现出明显的不均匀性增强。
- DWI:
  —ADC值在鉴别各种良恶性肿瘤时有潜在的应用价值。
  —显示弥散受限,有明亮的DWI图像和相应的暗ADC图像。

核医学特征

- 闪烁显像提示肿瘤摄取增加。

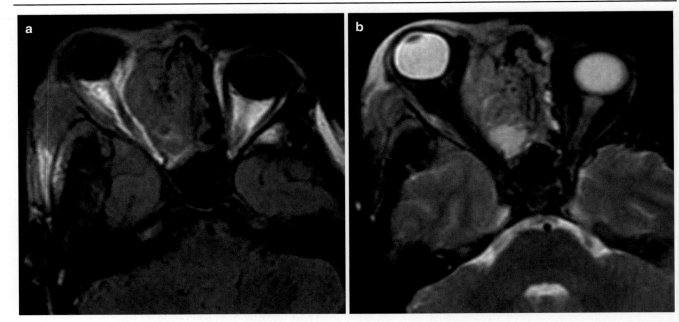

图 49.1 （a）轴位 FLAIR 显示一个巨大的前颅底肿块，横向延伸至右侧眼眶，使眼眶内容物移位。肿瘤充满了右侧筛骨气室，并跨中线累及对侧筛骨。肿瘤相对于脑组织呈等信号，但其内含有较高信号小灶。较眼外肌信号稍高。（b）轴位 T2 脂肪抑制序列显示一个巨大的前颅底肿块，横向延伸至右侧眼眶，将眼眶内容物移位。肿瘤充满右侧筛骨气室，并跨中线累及对侧筛骨。肿瘤相对脑组织而言呈不均匀性和高信号，但其内含有更高信号的小灶。

临床问题

表现

- 患者的临床表现与肿瘤位置有关，从眼球突出、复视伴眼眶受累，到慢性中耳炎、面神经麻痹、头痛、听力障碍和耳受累出血[7]。
- 中央颅底受累越多，鼻窦或其他脑神经相关症状越明显。
- 外伤史会明显干扰诊断[8]。

流行病学

- 罕见：RMS 是一种罕见的儿童肉瘤，好发于头颈部，预计每年有 300 例新病例。
- 部位：10% 的新病例累及眼眶，90% 累及头颈部，有时见于颅底。

病理学

- RMS 是儿童期最常见的软组织癌，发源于保留骨骼肌分化能力的原始间充质细胞[1]。
- 肿瘤类型：虽然有些重叠，但主要的肿瘤类型如下所述[9]。
  - 胚胎型 RMS：婴幼儿。
  - 腺泡型 RMS：青少年和青年。
  - 多形性 RMS：老年人。
  - 梭形细胞和硬化型 RMS：儿童和成人。
- 肉眼下特征：
  - 颅底肿瘤在儿童中很少见，但当该肿瘤发生时，可能巨大且累及范围广。
  - RMS 通常具有高度异质性[2]。
  - 肉眼下表现因位置而异。鼻窦和鼻咽的 RMS 通常是多结节、葡萄状的肉瘤。
- 镜下特征：
  - 显微镜下特征因亚型而异。
    - 胚胎亚型最常见（>70%），表现为小的圆形梭形细胞和淋巴细胞，细胞核细长，周围有嗜酸性细胞质。
    - 腺泡型 RMS 显示由圆形或椭圆形细胞排列形成的腺泡腔。散布的实体区域充满纤维组织和多核巨细胞。
    - 多形性 RMS 最少见，但其更常见于老年患者。以大型多形性横纹肌母细胞为主。

- 免疫组织化学染色：
  - 肌细胞生成蛋白是RMS的特异性标志物。
  - 目前推荐的染色呈阳性的组套包括肌细胞生成蛋白（敏感性和特异性）、肌节肌动蛋白（90%）、结蛋白（95%）和肌红蛋白（特异性，但仅在分化程度更高的肿瘤中发现）。
  - 含糖原的肿瘤细胞PAS阳性，肌原纤维磷钨酸染色阳性。

治疗和预后

手术

- 颅底肿瘤是外科医生面临的最复杂和技术上最困难的问题，常限制切除的范围。
- 影像引导下的穿刺活检常被用于细胞学检查。
- 近期颅底手术的进展相对改善了这些不幸患者的预后。

化学治疗

- 由于肿瘤易早期转移，建议及早进行化学治疗。

放射治疗

- 腺泡亚型几乎总是应用放射治疗。
- 大多数人认为所有患有RMS的儿童都应该接受放射治疗和化学治疗。

预后

- 历史上，颅底横纹肌肉瘤一直是一种毁灭性的疾病，但先进的手术技术和其他治疗技术相结合的方法，使之成为一种更容易治愈的疾病。
- 预后的差异主要与组织学亚型有关。
- 局部（非转移性）RMS患者在接受化学治疗、手术和放射治疗的综合治疗后，有70%的长期生存率[2]。
- 软脑膜受累预示着预后较差[3]。
- 30%的RMS患者出现转移，最常见的是肝、肺和骨[7]。

鉴别诊断

1.软骨肉瘤（CS）

- CS是一种软骨样恶性肿瘤，当累及颅底时，通常发生在软骨结合部。
- 典型线索：与POF关系密切的颅底肿块，时常表现为软骨样基质，以T1低信号和T2高信号为特征。
- 大体表现：CS表现为边界清楚的、常呈扇形或分叶状的溶解性病变，还呈现出软骨样钙化。
- 年龄：10~79岁（平均39岁）。
- CT低密度可能使肿瘤在大脑软组织中变得不易被发现（参见第46章，图46.1i）。
- T2：极高的T2信号。（参见第46章，图46.1b,d）。
- 参见第46章。

2.青少年鼻咽血管纤维瘤（JNA）

- 罕见的、富血管的、局部浸润性生长的良性鼻咽肿瘤，几乎全部发生在青少年和青年男性中，表现出明显的复发倾向。
- 典型线索：青春期男性以鼻出血起病，表现为鼻腔后部明显强化的不均匀性肿块，MRI表现为明显的流空，呈典型的黑白相间的"盐和胡椒"征。
- 典型者表现为上颌窦后壁受压前曲的Holman-Miller征。
  - T1：不均匀的等信号。
  - T2：不均匀信号，有黑色的流空信号。
  - T1 Gd：表现出明显的增强。轴位和冠状位脂肪抑制成像是确定颅底、蝶骨和海绵窦受累与否的关键。
- 因为存在明显的流空，所以大多数序列显示出特征性的"盐和胡椒"征。
- 血管造影术显示大量扩张的迂曲血管，并显示出强烈的特征性毛细血管充盈。
- 参见第15章。

3.尤因肉瘤（ES）

- ES是一种含有小蓝圆细胞的侵袭性恶性肿瘤，主要发生在儿童和青少年时期（多在10~20岁期间）。
- 典型线索：白人儿童或青少年，表现为疼痛、发热和血沉增高，影像上可见轴外肿物，中心位于颅底，向头侧和尾侧延展生长。患者起病时有眼眶或脑神经症状。
- ES占儿童恶性骨肿瘤的10%~15%，仅次于骨肉瘤。

- ES在亚洲人和非裔美国人中很少见。
- ES通常表现为破坏性、渗透性骨质破坏，软组织无钙化。
- 根据肿瘤的分期，ES可引起骨皮质侵蚀，并伴有稀疏和"虫蛀样"的浸润性破坏。
- T1：低至中等信号，与大脑和眼外肌信号相等（参见第47章，图47.1a）。
- T2：不均匀信号，与大脑相对等信号，局灶性液体聚集显示出高T2信号（参见第47章，图47.1c）。低信号条纹有时显示"竖发征"。
- T1 Gd：
  —轻度不均匀强化（参见第47章，图47.1b，d）。
  —脂肪抑制技术非常有用。
- DWI：
  —在DWI上，ES的骨侵犯可能比其他MRI序列更明显，特别是当ES较小且转移时。
- 参见第47章。

4.嗅神经母细胞瘤（ENB）

- 起源于嗅上皮的罕见的神经嵴源性神经内分泌恶性肿瘤。
- ENB多见于中年患者，但也见于儿童。
- 典型的明显强化的"哑铃形"肿块，"腰"在筛板处。
- 可能累及前颅窝、颅底和眼眶。
- ENB在T1和T2上呈等信号，在T1 Gd上呈明显增强。
- 瘤/脑界面上囊性T2高信号点可用于病因诊断。
- DWI显示中度弥散限制。
- ENB的病灶中心位于筛板。
- ENB没有性别偏向。
- 参见第28章。

5.转移瘤

- 转移瘤可在颅底任何地方造成破坏性肿块。
- 在原发性肿瘤患者中经常发现多发性转移。
- 儿童应考虑转移性神经母细胞瘤。

6.朗格汉斯细胞组织细胞增生症（LCH）

- 小儿颅底颞骨的罕见病变。
- 类似RMS的影像学特征。
- 病灶的位置可能有助于做出正确的诊断。
- LCH更常累及乳突。
- RMS通常局限于颞骨前部[11]。
- 参见第8章。

深度探索

1.统计数据

- 肉瘤占所有恶性肿瘤的1%，在美国每年新发肉瘤<5000例。
- 80%的肉瘤发生于成人。
- 80%的肉瘤来自骨，20%来自软组织。
- 20%的肉瘤发生在头颈部。
- RMS占儿童软组织肉瘤的比例>50%。
- RMS目前占儿童癌症的5%[2]，最常见于10岁以下的儿童。
- 40%的儿童RMS发生在头颈部，其中40%累及前颅底[12]。
- 90%的RMS发生在16岁以下（平均发病年龄为5~7岁）。文献中也记载了新生儿和老年人发生的不常见病例[13]。

2.信息速查

- 来自新西兰的一组颅底和颅面横纹肌肉瘤病例系列显示该病在毛利人中多发[3]。
- RMS是一种罕见的儿童肉瘤，在美国每年估计有350例新病例。
- 由于RMS在头颈部多发，因此任何表现为进行性单侧眼球突出的儿童都应考虑眼眶横纹肌肉瘤。
- RMS可能起源于原始多潜能间充质细胞，具有向横纹肌分化的能力。RMS并非直接发源于眼外肌[14]。

3.遗传学相关问题

- 虽然RMS的明确病因仍不清楚，但我们目前认识到一些相关的遗传综合征和环境因素。
- 相关的遗传综合征包括神经纤维瘤病Ⅰ型、Li-Fraumeni综合征（生殖系p53突变）、RubinsteinTaybi综合征、Gorlin基底细胞痣、Costello综合征和Beckwith-Wiedemann综合征。
- 相关的环境因素包括胎儿宫内暴露于辐射、大麻和可卡因，以及其他先前的辐射和烷化剂暴露。
- 一些研究表明RMS和嵌在肌肉中的弹片中的钨合金有关。钨的实际合金含有6%的镍，这是已知的致癌物质[15]。
- 虽然目前还没有已知的基因与RMS的遗传有关，但也存在相关的基因突变，包括染色体12q14上的RB1基因，以及NF1[16]。

（马越 译）

参考文献

1. Rubin E, Farber EL, editors. Pathology, vol. 1. Philadelphia: J.B. Lippincott Company; 1994. p. 1343–4.
2. McCarville MB, Spunt SL, Pappo AS. Rhabdomyosarcoma in pediatric patients the good, the bad, and the unusual. AJR Am J Roentgenol. 2001;176(6):1563–9. https://doi.org/10.2214/ajr.176.6.1761563.
3. Yang A, Wickremesekera A, Parker, et al. Surgical management of craniofacial and skull base rhabdomysarcomas. J Craniofac Surg. 2009;20(5):1388–93. https://doi.org/10.1097/SCS.0b013e3181b187bb.
4. Sohaib S, Moseley I, Wright J. Orbital rhabdomyosarcoma-the radiological characteristics. Clin Radiol. 1998;53:357–62.
5. Scotti G, Harwood-Nash D. Computed tomography of rhabdomyosarcomas of the skull base in children. Comput Assist Tomogr. 1982;6:33–9.
6. Lee JH, Lee MS, Lee BH, et al. Rhabdomyosarcoma of the head and neck in adults: MR and CT findings. AJNR Am J Neuroradiol. 1996;17:1923–8.
7. Durve DV, Kanegaonkar RG, Albert D, Levitt G. Pediatric rhabdomyosarcoma of the ear and temporal bone. Clin Otolaryngol Allied Sci. 2004;29(1):32–7.
8. Gandhi P, Fleming J, Haik B, Wilson M. Ophthalmic complications following treatment of paranasal sinus rhabdomyosarcoma in comparison to orbital disease. Ophthal Plast Reconstr Surg. 2011;0:1–6.
9. Parham DM, Ellison DA. Rhabdomyosarcomas in adults and children: an update. Arch Pathol Lab Med. 2006;130(1):1454–65.
10. Kumar S, Perlman E, Harris CA, et al. Myogenin is a specific marker for rhabdomyosarcoma: an immunohistochemical study in paraffin-embedded tissues. Mod Pathol. 2000;13(9):988–93.
11. Chevallier KM, Wigging RH, Quinn NA, Gurgel RK. Differentiating pediatric rhabdomyosarcoma and langerhans cell histiocytosis of the temporal bone by imaging appearance. AJNR Am J Neuroradiol. 2016;37:1185–9.
12. Deutsch M. Radiation therapy in the treatment of tumors of the cranial base. In: Sekhar LN, Schramm VL, editors. Tumors of the cranial base. New York: Futura; 1987. p. 163.
13. Wharam M, Beltangady M, Hays D, et al. Localized orbital rhabdomyosarcoma. An interim report of the Intergroup Rhabdomyosarcoma Study Committee. Ophthalmology. 1987;94:251–4.
14. Karcioglu Z, Hadjistilianou D, Rozans M, et al. Orbital rhabdomyosarcoma. Cancer Control. 2004;11:328–33.
15. Kalinich JF, Emond CA, Dalton TK, et al. Embedded weapons-grade tungsten alloy shrapnel rapidly induces metastatic high-grade rhabdomyosarcomas in F344 rats. Environ Health Perspect. 2005;113(6):729–34.
16. Shields J, Shields C. Rhabdomyosarcoma: review for the ophthalmologist. Surv Ophthalmol. 2003;48:39–57.
17. Saboo SS, Krajewski KM, Ziltumslo K, et al. Imaging features of primary and secondary adult rhabdomyosarcoma. Am J Roentgenol. 2012;199(6):W694–703.
18. Newton WA, Gehan EA, Webber BL, et al. Classification of rhabdomyosarcomas and related sarcomas. Pathologic aspects and proposal for a new classification – an Intergroup Rhabdomyosarcoma Study. Cancer. 1995;6(6):1073–85.
19. Weiss SW, Goldblum JR, Enzinger FM. Enzinger and Weiss's soft tissue tumors. Maryland Heights, Missouri: Mosby Inc; 2001.
20. Cooper S, Munk P, Downey D, et al. Findings of magnetic resonance and colour-flow Doppler imaging of orbital embryonal rhabdomyosarcoma. Can Assoc Radiol J. 1994;45:217–20.
21. Schaffler GJ, Simbrunner J, Lechner H, et al. Idiopathic sclerotic inflammation of the orbit with left optic nerve compression in a patient with multifocal fibrosclerosis. AJNR Am J Neuroradiol. 2000;1:194–7.
22. Erly WK, Carmody RF, Dryden RM. Orbital Histiocytosis X. AJNR Am J Neuroradiol. 1995;16:1258–61.
23. Zafar MA, Waheed SS, Enam SA. Orbital aspergillus infection mimicking a tumour: a case report. Cases J. 2009;2:7860.
24. Primeggia J, Cyriac G, Kumar P. Invasive orbital aspergillosis in an apparently immunocompetent host without evidence of sinusitis. J Microbiol Infect Dis/JMID. 2012;2(3):113–6.
25. Duan F, Smith LM, Gustafson DM, et al. Genomic and clinical analysis of fusion gene amplification in rhabdomyosarcoma: a report from the Children's Oncology Group. Genes Chromosomes Cancer. 2012;51(7):662–4.
26. Midyett FA, Mukherji SK. Chapter 23, Rhabdomyosarcoma. In: Orbital imaging: Elsevier/Saunders; 2015. p. 99–102. ISBN : 978-0-323-34037-3.

第50章　颅底骨肉瘤

- 定义:骨肉瘤是一种侵袭性间充质梭形细胞恶性肿瘤,肿瘤细胞直接产生类骨质或未成熟骨[1,15]。骨肉瘤是儿童和年轻人最常见的原发性骨肿瘤[1]。
- 同义词:骨源性肉瘤(OGS)。
- 典型线索:白人男性患者,在因各种问题接受放射治疗数年后,出现新的颅底症状。
- 放射治疗后形成的肿瘤并不常见,但已有报道[5-7]。
- 由纤维异常增生转变形成的原位新发肉瘤是罕见的,发生这种肉瘤的患者多有前期的放射治疗史。
- RIOS:
  - 这些继发性放射性骨肉瘤(RIOS)往往比原发性骨肉瘤具有更高的肿瘤分级,并且侵袭性更强[11]。
  - RIOS是现代意义上的Frankenstein,它是由科学创造出来的,但却表现出对抗当前医学成就的特点。似乎原发性骨肉瘤还不够严重,放射性骨肉瘤更为严重。
- 发病率:
  - 骨肉瘤最常见于儿童和年轻人,是最常见的非血液系统原发性恶性骨肿瘤[12,15]。
  - 骨肉瘤的发病率仅次于多发性骨髓瘤,在所有原发性恶性骨肿瘤中居第2位[4]。
  - 骨肉瘤是第8常见的儿童癌症,导致2.4%的儿童恶性肿瘤和20%的原发性骨癌[12]。
  - 虽然<7%的骨肉瘤发生在头颈部,但幸运的是颅底骨肉瘤是罕见的[2,3]。
- 年龄流行率:
  - 大型骨肉瘤病例系列呈现出双峰分布[16]。
  - 骨肉瘤在10~30岁更为多见,75%的病例发生在15~25岁的患者中[1]。
  - 在年龄<6岁或>60岁的患者中,原发性骨肉瘤并不常见,但60岁以上人群确实存在第2个发病高峰[16]。
  - 更常见于白人男性,但也可能发生于其他种族群体。
- 性别偏好:女性多于男性。女性发病率在所有年龄组中略高于男性,且这种高发病率在女性出现得更早[16]。
- 部位:95%发生在干骺端。骨干的原发性受累并不常见,诊断前症状持续时间较长。骨骺起源的病例非常罕见,发病率<1%[1]。

影像

一般影像特征

- 骨肉瘤的影像学表现因情况而异[1]。
- 常见大的溶骨性或母细胞性肿块,其拥有破坏性、浸润性的边缘组织。
- 骨肉瘤可因骨膜隆起而破坏骨皮质。
- 由于软组织内新生骨形成,骨肉瘤有时可表现为放射样形态。

CT特征

- 参见"一般影像特征"。
- 典型表现为侵袭性骨质破坏,伴有软组织成分的肿瘤基质矿化。
- 特殊的例外以溶解性病变为主,在X线片或MRI上可见少量矿化物质。
- CT目前的作用基本上是活检和分期,而MRI负责对肿瘤进行全面评估。

MRI 特征

- 参见"一般影像特征"。
- T1 信号
  - 显示了非常不均匀的信号强度,因内含多种特征性成分。
    - 非矿化软组织:等信号。
    - 矿化(或骨化)软组织:低信号。
    - 瘤周水肿:等信号。
    - 出血:散在的出血点有各异的信号强度。
- T2 信号
  - 显示了非常不均匀的信号强度,因内含多种特征性成分。
    - 非矿化软组织:高信号。
    - 矿化(或骨化)软组织:低信号。
    - 瘤周水肿:高信号。
    - 出血:散在的出血点有各异的信号强度。
- T1 Gd
  - 实性部分呈现中等强化。

核医学特征

- 闪烁显像显示对血流、血池和延迟图像的高摄取[1]。
- 目前核闪烁显像的主要作用是寻找隐匿的转移[1]。
- 可发现骨和骨外转移灶[1]。

临床问题

症状和体征

- 累及颅底的骨肉瘤有多种表现。
- 骨肉瘤可损害任何脑神经,引起与 Paget 病相似的临床表现(参见第 41 章)。
- 骨肉瘤累及斜坡可导致伴后组脑神经麻痹的疼痛表现[2]。

病理学

- 肉眼下特征:
  - 骨肉瘤的肉眼下表现因基质类型而异。

- 约 75% 的骨肉瘤发生在髓腔内,被认为是"经典"或"传统"骨肉瘤[15]。
- 见 Baron Dupuytren 于 1847 年的经典描述(参见"深度探索")。
- 镜下特征:
  - 骨肉瘤的镜下表现因基质类型而异。
  - 大多数骨肉瘤表现为常见的多形性间变性细胞群,产生紊乱的未成熟骨、软骨或成纤维细胞基质[17]。
  - RIOS 显示出比原发性骨肉瘤更具侵袭性的特征[13]。

治疗和预后

RIOS 对于放射治疗来说是一个令人痛苦的难题,因此被称为"双刃剑"[18]。对患者进行长期的治疗后随访是至关重要的。继发性 RIOS 比原发性骨肉瘤更具侵袭性,其更难切除、更容易复发、生存期更短。

1. 手术

- 传统的治疗基础是广泛切除恶性肿瘤[14]。
  - 颅底肿瘤是外科医生面临的最复杂和技术上最困难的问题,常限制切除的范围[4]。
  - 通常通过影像引导的穿刺活检来明确细胞学病理。
  - 完全手术切除是 RIOS 的首选治疗方法,但在颅底受累的情况下这通常很困难[11]。

2. 化学治疗

- 大多数人主张化学治疗,因为 80% 的患者在确诊时发现了微转移[6,14]。
  - 大多数颅底骨肉瘤接受辅助化学治疗[11]。
  - 对于 >5 cm 的肿瘤,建议常规进行化学治疗[11]。

3. 放射治疗

- 有时进行辅助放射治疗[11]。
- 然而,RIOS 患者通常不再对以前的照射区域进行进一步放射治疗[11]。
  - RIOS
    - 通常在不同条件下暴露于 40~60 Gy 的 10~15 年后发生。
    - 不幸的是,大多数 RIOS 的级别高于原发性骨肉瘤,表现也不同[11]。
    - RIOS 具有侵袭特征和局部复发的倾向,对治疗提出了极大的挑战[11]。

- RIOS 患者的 5 年无病生存率约为 17%,与原发性头颈部骨肉瘤患者的 70% 形成鲜明对比[11]。
  - RIOS 的中位总生存时间为 29 个月,而原发性骨肉瘤为 46 个月。
  - RIOS 的发病率在所有受放射患者中<0.03%,占骨肉瘤的 5.5%[11,13]。
  - 转移瘤
    - 转移瘤常累及肺、骨、胸膜和心脏。很少累及淋巴结、胃肠道和大脑。
    - 切除转移性肺结节可延长患者的生存期。
- 可选的放射治疗方案包括:
  - 常规放射治疗。
  - 伽马刀治疗。
  - Cyber 刀治疗,其优势如下。
    - 可通过多角度平面聚焦目标。
    - 三维肿瘤的大小和形状可以通过 CT 或 MRI 在治疗过程中调节。
    - 不需要像质子束和伽马刀治疗那样笨重的设备[13]。
    - 当与内镜切除相结合时,最初似乎可以显著延长 RIOS 的生存期[13]。

4. 预后

- 肿瘤大小>10cm 和晚期表现明显影响患者预后[1]。
- 颅面部 RIOS 的 5 年生存率仅为 17%,而原发性骨肉瘤的 5 年生存率为 70%[13]。
- 这种预后差异表明了全切除手术的困难,以及 RIOS 更为不利的组织学结果[13]。

鉴别诊断

1. 纤维性结构不良(FD)[1]

- FD 是一种进展缓慢的肿瘤样过程,正常松质骨被不成熟的编织骨和纤维组织替代。
- FD 好发于颅骨,导致严重的颅底和眼眶问题。
- FD 分为 3 种基本类型:硬化型、溶解型和混合型。
- 颅底以硬化性病变为主,溶解性病变最不多见。
- FD 的独特的髓腔扩张保留了原始的骨形态,同时保留了骨皮质。
- 典型的 FD 表现为"磨玻璃"样外观。相反,囊性变是一个危险信号,当接近眼眶时预示着视力损害的高发生率。

- 虽然骨皮质通常得到保存,但严重的扩张可能会导致骨皮质几乎"消失"。
- 骨膜反应是病理性骨折或潜在恶性变的危险信号。
- 进行性溶解性病变提示恶性变性。
- ^{99m}Tc 骨骼扫描显示高摄取。
- CT:
  - FD 使骨骼扩张,保持原有形状,同时保留骨皮质。
  - "磨玻璃"样外观为典型特征。当该特征不典型时,"磨玻璃"样病变可能相当不均匀。
  - 临床医生经常发现 3D CT 重建提供了有用的术前计划路线图。
- MRI:
  - T1 显示不均匀的低至中等信号,通常相对于脑组织呈等信号。
  - T2 不均匀,通常较低,通常相对于脑组织呈等信号,但可能有较高信号区域。
  - T1 Gd 表现出明显的强化。
  - 囊肿和出血可引起异质性信号,这取决于蛋白质含量和出血时间。
  - 参见图 50.1。
- 参见第 25 章。

2. 软骨肉瘤(CS)

- CS 是一种软骨样恶性肿瘤,当累及颅底时,通常发生在软骨结合部。
- 典型线索:与 POF 关系密切的颅底肿块,时常表现为软骨样基质,以 T1 低信号和 T2 高信号为特征。
- 软骨肉瘤表现为边界清楚的、常呈扇形或分叶状的溶解性病变,还呈现出软骨样钙化。
- 年龄:10~79 岁(平均 39 岁)。
- CT 低密度可能使肿瘤在大脑软组织中变得不易被发现(参见第 46 章,图 46.1i)。
- T2:极高的 T2 信号。
- 参见第 46 章。

3. 青少年鼻咽血管纤维瘤(JNA)

- 罕见的、富血管的、局部浸润性生长的良性鼻咽肿瘤,几乎全部发生在青少年和青年男性中,表现出明显的复发倾向。
- 典型线索:青春期男性以鼻出血起病,表现为鼻腔后部明显强化的不均匀性肿块,MRI 表现为明显的流空,呈典型的黑白相间的"盐和胡椒"征。
- 典型者表现为上颌窦后壁受压前曲的 Holman-Mill-

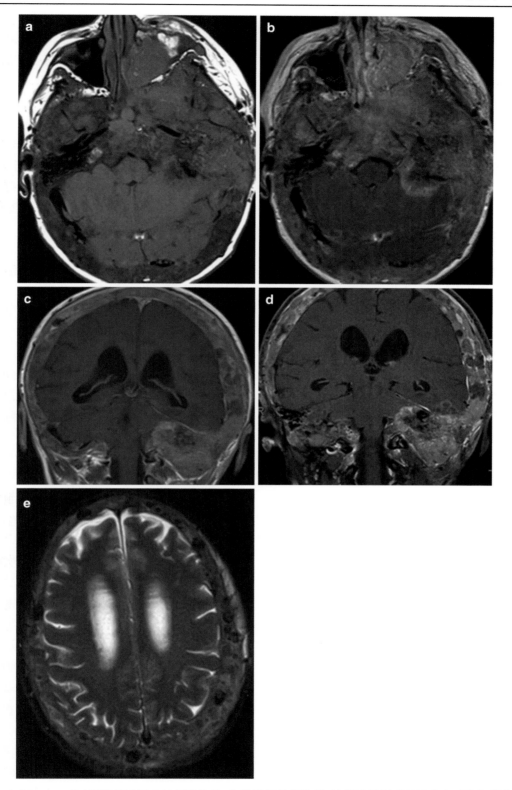

图50.1 轴位T1(a)和T1 Gd(b)图像显示巨大的颅底肿块,与脑组织呈等信号,注射造影剂后显示中度不均匀强化。这一范围较广的病变累及了中央颅底,延伸到前颅窝和后颅窝以及左侧上颌窦。其中一部分压迫左侧小脑半球,颅骨表现出熟知的板障扩张改变。(c,d)冠状位T1 Gd及T1 Gd脂肪抑制图像显示,颅骨和颅底可见广泛的板障内骨髓增生。这些图像描绘了不对称的病变,累及左侧颅底,一直延伸到小脑幕。这代表骨肉瘤发生在患者因骨异常接受放射治疗数年后。此外,右侧颅底的情况似乎也较差。(e)轴位T2图像显示统一但不均匀的颅骨板障内骨髓扩张。大部分信号与脑组织呈等信号,但有多个低信号灶。在这一更靠头侧的成像平面上没有骨肉瘤的迹象。

er征。

—T1：不均匀的等信号。

—T2：不均匀信号，有黑色的流空信号。

—T1 Gd：表现出明显的增强。轴位和冠状位脂肪抑制成像是确定颅底、蝶骨和海绵窦受累与否的关键。

- 因为存在明显的流空，大多数序列显示出特征性的"盐和胡椒"征。
- 血管造影术显示大量扩张的迂曲血管，并显示出强烈的特征性毛细血管充盈。
- 参见第15章。

4.尤因肉瘤（ES）

- ES是一种含有小蓝圆细胞的侵袭性恶性肿瘤，主要发生在儿童和青少年时期（多在10~20岁期间）。
- 典型线索：白人儿童或青少年，表现为疼痛、发热和血沉增高，影像上可见轴外肿物，中心位于颅底，向头侧和尾侧延展生长。患者起病时有眼眶或脑神经症状。
- ES占儿童恶性骨肿瘤的10%~15%，仅次于骨肉瘤。
- ES在亚洲人和非裔美国人中很少见。
- ES通常表现为破坏性、渗透性骨质破坏，无软组织钙化。
- 根据肿瘤的分期，ES可引起骨皮质侵蚀，并伴有稀疏和"虫蛀样"的浸润性破坏。
- T1：低至中等信号，与大脑和眼外肌信号相等（参见第47章，图47.1a）。
- T2：不均匀信号，与大脑相对等信号，局灶性液体聚集显示出T2高信号（参见第47章，图47.1c）。低信号条纹有时显示"竖发征"。
- T1：

—轻度不均匀强化（参见第47章，图47.1b，d）。

—脂肪抑制技术非常有用。

- DWI：

—在DWI上，ES的骨侵犯可能比其他MRI序列更明显，特别是当ES较小且转移时。

- 参见第47章。

5.嗅神经母细胞瘤（ENB）

- 起源于嗅上皮的罕见的神经嵴源性神经内分泌恶性肿瘤。
- ENB多见于中年患者，但也见于儿童。
- 典型的明显强化的"哑铃形"肿块，"腰"在筛板处。
- 可能累及前颅窝、颅底和眼眶。

- ENB在T1和T2上呈等信号，在T1 Gd上呈明显增强。
- 瘤/脑界面上囊性T2高信号点可用于病因诊断。
- DWI显示中度弥散限制。
- ENB的病灶中心位于筛板。
- ENB没有性别偏向。
- 参见第28章。

6.转移瘤

- 转移瘤可在颅底任何地方造成破坏性肿块。
- 在原发性肿瘤患者中经常发现多发性转移。
- 儿童应考虑转移性神经母细胞瘤。

深度探索

1.信息速查

- RIS

—许多RIS反映了宿主的基因改变，并提供了证据支持，但不能完全证明某一恶性肿瘤是先前放射治疗的结果[5]。

—同义词：放射诱发恶性肿瘤（RIM）[18]。

- Cahan标准[8,18]。

—即使在现代分子遗传学时代，一个问题仍然存在，即放射治疗引发某种恶性肿瘤的绝对证据，因此，Cahan的标准仍然至关重要[5]。

—1948年，Cahan等提出了目前学界熟知的4个标准，以供在识别RIS时考虑，修改如下。

○先前照射野：在先前照射野中出现的新肿瘤。

○组织学证据：有组织学证据表明第2个肿瘤与第1个肿瘤不同[8]。

○潜伏期：从最初的照射到第2个肿瘤的发生之间必须有一个较长的潜伏期（最好>4年）。

○以前正常：有放射学和组织学证据表明，肿瘤发生的区域在照射前是"正常"的。

评论：前3个标准必然比第4个更容易满足，尤其是对于颅底肉瘤。通常整个受照射区域不是最初的活检区域，或者不是"正常的"，或者其原本不会被照射。这不妨碍我们认为先前的照射是导致新的恶性肿瘤的原因。

2.统计数据

- 肉瘤占所有恶性肿瘤的1%，在美国每年新发肉瘤<5000例。

- 80%的肉瘤发生于成人。
- 80%的肉瘤起源于骨，20%起源于软组织。
- 20%的肉瘤发生在头颈部。
- 1902年，在一个不幸的X射线管测试者身上，发生了第1例公认的放射诱发恶性肿瘤[11]。
- 对于治疗性放射暴露，其最严重的并发症之一是形成新的恶性肿瘤[11]。
- 最常见的RIS是纤维肉瘤，而RIOS极为罕见[13]。

3.遗传学与分子生物学

- 除了现在人们熟知的在识别RIS时考虑的Cahan标准外，每日记录的新的基因突变似乎也支持诱导出现恶性肿瘤的事实[5]。
- 一些基因已被认为具有相关性，包括各种肿瘤抑制基因、癌基因和编码生长因子的基因。
- p53和RB通路的失活似乎是骨肉瘤形成的核心[15]。
- RB1
  - 成视网膜细胞瘤蛋白pRb是一种肿瘤抑制蛋白，在多种主要癌症中功能失调。其基因名缩写为RB或RB1。
  - RB基因通路的改变包括：
    ○ 遗传性RB患者骨肉瘤的发病率增加了1000倍。
    ○ 70%的散发性骨肉瘤显示RB基因改变。
    ○ 杂合性丢失（LOH）在13q处（RB基因位点）存在于≤70%的骨肉瘤。
    ○ RB位点的LOH被认为是骨肉瘤的不良预后因素。
    ○ RB通路基因的其他组分也会发生改变，包括INK4、p16、CDK4和cyclinD1。
    ○ 染色体9p21上的INK4A基因在10%的骨肉瘤中失活。
    ○ p16蛋白表达缺失存在于≤15%的骨肉瘤，同时与小儿骨肉瘤的生存率降低有关。
    ○ 在10%的骨肉瘤中发现含有CDK4和MDM2的12q13-15染色体区域扩增[15]。
- TP53
  - TP53通路的改变包括：
    ○ p53通路的失活是包括骨肉瘤在内的许多肿瘤的关键点。
    ○ p53基因位于染色体17p13上。
    ○ 50%的骨肉瘤存在p53异常。
    ○ 这种改变可导致等位基因丢失、基因重排或点突变。
    ○ 伴有p53种系突变的Li-Fraumeni综合征患者有较高的骨肉瘤发生风险。
    ○ 在散发性骨肉瘤患者中，种系p53突变率为3%。
    ○ 染色体12q13上的MDM2基因编码一种蛋白，其（结合并）负性调节p53的功能。MDM2在≤10%的骨肉瘤中表达上调。
    ○ INK4基因产生p14蛋白，对p53起保护作用。INK4A缺失或12q13扩增可使两条独立的细胞周期调控途径失活。
    ○ 上述内容至少为骨肉瘤的诱导提供了3种可能的途径[15]。
- DCC
  - DCC（结肠癌中缺失）基因位于染色体区18q22。
  - 染色体区18q22和3q26的异常在Paget病中被发现，其发生骨肉瘤的风险增高[15]。
- 其他癌基因
  - C-fos在>60%的骨肉瘤中表达，在有转移的患者中常见。
  - c-myc在转移性骨肉瘤患者中过度表达。
  - Her 2/neu在40%的骨肉瘤中发现，且该情况导致生存期缩短。
  - 位于12q13上的SAS基因在1/3的骨肉瘤和所有骨旁骨肉瘤中扩增[15]。

4.历史大事记

- 1804年，英国外科医生John Abernathy从希腊语词根中引入了"肉瘤"一词，意思是"肉质赘疣"[9]。
- 1805年，拿破仑的私人外科医生、法国外科医生Alexis Boyer创造了"骨肉瘤"一词[9,10]。
- 1847年，著名的法国解剖学家、病理学家和军医Baron Guillaume Dupuytren将骨肉瘤描述为"一种白色或微红色的肿块，在疾病的早期呈乳白色且坚硬，后期表现为软化、渗血且黏稠的草色流体。"
- 1921年，Ernest Amory Codman、James Ewing和Joseph Bloodgood建立了骨肉瘤登记中心。这是研究此类罕见且具有威胁性的肿瘤的重要一步[10]。
- 20世纪中期，骨病理学取得了重大进展。病理学家Henry L Jaffe（1896—1979）和 Louis Lichtenstein（1906—1977）建立了几乎所有用于诊断最常见的骨肿瘤的关键组织学标准。
- 1948年，Cahan等人提出了识别RIS的4个标准。

（黄振华 译）

参考文献

1. Murphey MD, Robbin MR, McRae GA, et al. From the archives of the AFIP: the many faces of osteosarcoma. Radiographics. 1977;17:1205–31.
2. Chennupati SK, Norris R, Dunham B, Kazahaya K. Osteosarcoma of the skull base: case report and review of literature. Int J Pediatr Otorhinolaryngo. 2008;72(1):115–9.
3. Hadley C, Gressot LV, Patel AJ, et al. Osteosarcoma of the cranial vault and skull base in pediatric patients. J Neurosurg Pediatr. 2014;13(14):380–7.
4. Meel R, Thulkar S, Sharma MC, et al. Childhood osteosarcoma of greater wing of sphenoid: case report and review of literature. J Pediatr Hematol Oncol. 2012;34(2):59–62.
5. Hansen MR, Moffat JC. Osteosarcoma of the skull base after radiation therapy in a patient with McCune-Albright syndrome: case report. Skull Base. 2003;13(2):79–83. https://doi.org/10.1055/s-2003-820562.
6. Mock D, Rosen IB. Osteosarcoma in irradiated fibrous dysplasia. J Oral Pathol. 1986;15:1–4.
7. Ruggieri P, Sim FH, Bond JR, Unni KK. Malignancies in fibrous dysplasia. Cancer. 1994;73:1411–24.
8. Cahan WG, Woodard HQ, Higginbotham NL, et al. Sarcoma arising in irradiated bone: report of eleven cases, 1948. Cancer. 1998;82:8–34.
9. Peltier LF. Tumors of bone and soft tissues. Orthopedics: a history and iconography. San Francisco: Norman Publishing; 1993. p. 264–91.
10. Rutkow IM. The nineteenth century. Surgery: an illustrated history. St Louis: Mosby-Year Book; 1993. p. 321–504.
11. Patel AJ, Rao VY, Fox BD, et al. Radiation-induced osteosarcomas of the calvarium and skull base. Cancer. 2011;117:2120–6. https://doi.org/10.1002/cncr.25734.
12. Ottaviani G., Jaffe N. (2009). The epidemiology of osteosarcoma. In: Jaffe N, et al. Pediatric and adolescent osteosarcoma. New York: Springer. doi:https://doi.org/10.1007/978-1-4419-0284-9_1. ISBN 978-1-4419-0283-2. PMID 20213383.
13. Yamada SM, So Yamada YI, Kuribayashi S, et al. Advanced therapeutic strategy for radiation-induced osteosarcoma in the skull base: a case report and review. Radiat Oncol. 2012;7:136.
14. Kim SY, Helman LJ. Strategies to explore new approaches in the investigation and treatment of osteosarcoma. Cancer Treat Res. 2010;152:517–28.
15. Capodano AM. Bone: osteosarcoma. Atlas genet and cytogenet. Oncol Hematol. 2003;7(1):44–7.
16. Mirabello L, Troisi RJ, Savage SA. Osteosarcoma incidence and survival rates from 1973 to 2004: data from the surveillance, epidemiology and end results program. Cancer. 2009;115(7):1531–43.
17. Bullough PG. Chapter 16, Bone forming tumors and tumor like conditions. In Orthopedic pathology, 5th ed. 2009. New York, NY: Elsevier; 382.
18. Singh GK, Yadav V, Singh P, Bhowmik KT. Radiation-induced malignancies making radiotherapy a "two-edged sword": a review of literature. World J. Onco. 2017; 8(1): 1–6; Accessed on line 2/15/2015.

第51章　颅底和面部孔道

相关知识点

　　孔是连通解剖区域之间结构的开口。颅骨孔的集合特征是传递神经、动脉和静脉。大多数颅孔与颅底有关,被认为是颅底孔,其中包含许多重要的脑神经。另一组相邻的相关孔包括面部列孔。对于神经放射科医生来说,熟练掌握孔解剖尤为重要,因为这样就可以评估利用这些通路来传播的致命疾病的病理过程。当我们评估患者是否有神经周围肿瘤扩散时,这尤其构成问题。除了穿过这些孔的通常结构外,大多数都含有脂肪,而脂肪与成像仪关系密切。仔细评估颅底和面部列孔对于当代头颈部成像至关重要。

　　正如没有两个人的指纹是完全相同的,颅底和面部列孔也是独一无二的,两侧的小孔对经常变化。这些大量的裂缝可能是双边的、单侧的或者是超数的。我们常遇到的无数裂缝都是日常的导血管孔。本章描述了我们在定期回顾影像学研究中的65个孔的最常见表现。

　　虽然不同的孔明显与不止一块骨骼相连,但为了方便随时参阅,请参考表51.1以探讨这些根据原始骨性起源而编码的孔。

表51.1　颅底和面部孔道

骨	#	孔	颅底和面部孔道图片
A.额骨	1	眶上孔	51.1
	2	滑车上孔	51.1
	3	盲孔	51.2
B.筛骨	1	嗅孔	51.2、51.3、51.4、51.5 a
	2	筛前孔	51.4、51.5、51.6 a
	3	筛后孔	51.4、51.5、51.6 a

（待续）

骨	#	孔	颅底和面部孔道图片
C.蝶骨	1	视神经孔	51.1、51.6、51.26 a
	2	圆孔	51.6 b、51.7
	3	卵圆孔	51.8、51.9、51.12
	4	翼管	51.6 b、51.10
	5	棘孔	51.9、51.12
	6	破裂孔	51.11
	7	Vesalius孔	51.12
	8	蝶腭孔	51.10
D.颞骨	1	颈动脉管	51.10
	2	颈静脉孔	51.13
	3	内听道	51.10、51.11、51.13 a, d
	4	前庭水管	51.15
	5	Dorello管	51.16
	6	岩乳管	51.17
	7	茎乳孔	51.18
	8	岩鼓裂	51.19
E.枕骨	1	枕骨大孔	51.2、51.4、51.11、51.12、51.13 b, d
	2	舌下神经管	51.20
	3	髁管	51.21
F.上颌骨	1	切牙孔	51.3
G.下颌骨	1	下颌孔	51.22
	2	颏孔	51.23
H.颧骨	1	颧面孔	51.24
	2	颧颞孔	51.25
I.眼眶	1	眶上裂(SOF)	51.1、51.26 c、51.27
	2	眶下裂(IOF)	51.1、51.28
	3	泪小孔	51.28

颅底孔

额骨

1. 眶上孔

- 位置：
  —眶上孔是位于眉毛下方靠近额骨眶内侧边缘的一个小沟或槽口。
  —眶上孔位于滑车上孔的外侧。
- 内容：眶上孔贯穿眶上神经、动脉和静脉。
- 变异：已注意到广泛的解剖位置变异，提眉手术显示在眶上切迹附近和眶上孔附近深部切除后，前额异常的发生率>40%[1]。
- 成像：见图51.1。

2. 滑车上孔

- 内容：颅骨上细小的一对滑车上孔位于眶内侧边缘，向眶上孔内侧传递滑车上神经、动脉和静脉。
- 变异：发育范围包括完整的孔、切迹，甚至完全缺失。当枕骨孔缺失时，神经血管束会潜入眶内侧边缘之下，成为毫无戒心的外科医生之潜在"猎物"。放射科医生至少应该标记出这个区域可见异常。
- 成像：见图51.2。

3. 盲孔

- 名称来源：拉丁语中的"额骨盲孔"。
- 起源：盲孔是前颅窝和鼻腔之间原始中线束的骨残余。
- 位置：盲孔位于额筛缝内筛板的正前方。
- 变异：大小不一，经常受阻。
- 内容与连接：未受阻碍时，盲孔将导静脉从鼻腔传递至上矢状窦。
- 临床意义：面部危险三角区的颅内扩散感染可引起灾难性并发症，包括海绵窦血栓形成、脑膜炎和脑脓肿。
- 成像：见图51.2。

筛骨

1. 筛孔

- 名称来源：
  —拉丁语中的"筛骨筛孔"。

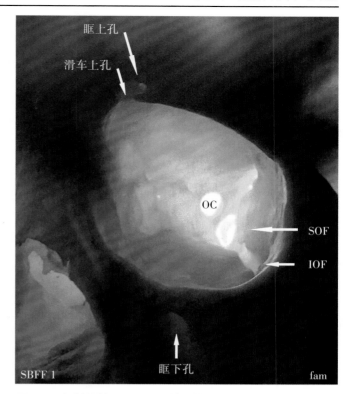

图51.1 额斜骨性左眶显示视神经管（OC）、眶上裂（SOF）、眶下裂（IOF）、眶上孔、眶下孔和滑车上切迹。

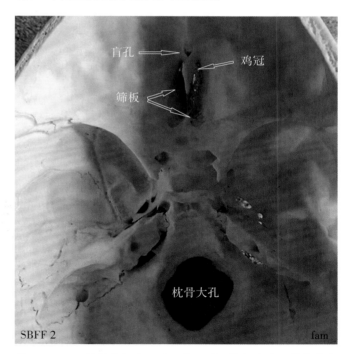

图51.2 上面的骨内颅底显示了位于鸡冠前的盲孔和带有多个筛孔的筛板。

—希腊语：cribr意为筛子，因其像筛子一样的外观而获此名称。
—筛状的经典含义是一种被大量的裂缝刺穿的解剖

结构,即筛板。

——筛孔,又称筛状孔,由一簇筛孔板上的裂隙组成。

- 连接:连接前颅窝和鼻腔。
- 内容:CN I 分支从嗅球经筛孔进入鼻黏膜。
- 解剖学:
  - 筛板构造了鼻腔顶部的多个微小的筛孔,这些筛孔位于鸡冠中嵴旁边,像"公鸡冠"一样突出,为大脑镰提供了一个前附着点。
  - 嗅球位于与鸡冠相连的筛板上部。
- 临床意义:这是一个典型示例,仅用 1mm 的骨骼将鼻腔与颅内空间隔开。具体的例子见第 13~16 章。
- 成像:见图 51.2 至图 51.4。

2.前、后筛孔

- 连接:前、后筛孔形成连接眼眶和前颅窝的关键通道。
  - 眶口:筛管在眶顶与眶内侧壁交界处沿额筛缝进入眶内侧壁,见图 51.4 和图 51.8。
  - 颅内出口:筛管沿额筛缝 12 点钟和 6 点钟位置附近从筛板退出,见图 51.4。
- 内容:筛管传递筛前神经、筛后神经、动脉、静脉。
- 解剖学:
  - 眼动脉沿眶内侧壁形成前、后筛动脉并进入筛管。
  - 微小的(0.5~1mm)筛前动脉离开筛管,作为前脑膜动脉填充额部硬膜并形成镰前动脉。
  - 筛前神经到达前颅窝后,通过软骨和鼻骨之间的裂隙斜入鼻腔,向鼻中隔前、鼻外侧和鼻尖供应感觉。
- 临床意义:创伤后鼻麻木提示筛前神经损伤[3]。
- 成像:见图 51.4、51.5 和图 51.6a。

蝶骨

1.视神经孔

- 名称来源:拉丁语中的"视神经管""视孔"。
- 连接:视神经孔形成漏斗状的颅底,通向圆柱状视神经管,该视神经管斜穿过蝶骨,将中颅窝与眶连接。
- 内容:视神经孔通过补充的交感纤维传递眼动脉和视神经(CN Ⅱ)。在视神经管内,眼动脉位于视神经的下外侧。
- 解剖学:视神经管与颅骨的正中矢状平面成约 45° 角。其内侧由蝶骨体包围,上方则由小翼的上根包

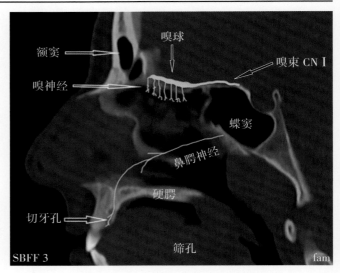

图 51.3 中线矢状 CT 显示嗅束与筛板和椎间孔的关系。鼻腭神经穿过切牙孔作为前腭神经为口腔提供副交感神经,特别是 6 颗前牙的痛感。(Ref. Jones[2])

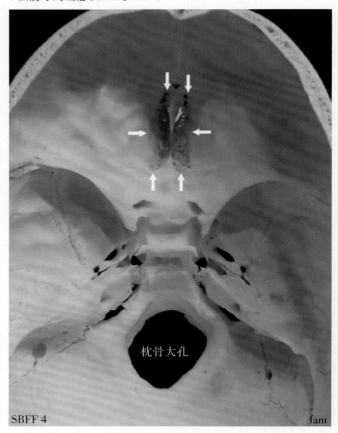

图 51.4 图片显示解剖的颅内颅底,显示筛板(→←水平箭头所示)内充满无数孔。下箭头↓显示成对的筛前孔。上箭头↑显示了筛后孔的大致位置,但其被覆盖在上面的悬臂蝶骨板遮挡。

围,外侧经由前床突,而下外侧通过视经。视柱位于小翼的下根,将视神经管与眶上裂下侧分开[4]。

- 成像:见图 51.1、51.6 和图 51.26a。

2.圆孔(FR)

- 名称来源:拉丁语中的"圆形通道或开口"。
- 连接:将颅中窝与翼腭窝连接。
- 内容:其关键内容包括:
  - 上颌神经(CN V₂)。
  - 圆孔动脉。
  - 导静脉。
- 解剖学:
  - 位于大颅骨翼中部颅中窝(MCF)的下方,是一个矢状槽形的管,正好位于眶上裂(SOF)的内侧边缘的后方和下方。

- 在成年人中,圆孔的平均直径为 3.55mm。
- 异常:
  - 虽然圆孔通常与蝶窦的外侧壁内侧缘相同,但现代影像学显示了与蝶窦气化相关的显著变化。
  - 解剖学变异的分类则有多种,但从实用的角度来看,其可以分为两种:这些孔可在常见的位置受到骨骼保护,或在不寻常的位置受到或不受骨骼保护。
  - 在内镜手术中,当圆孔或翼管的内容物可能被损害时,现代成像仪诊断解剖异常是很重要的。
- 成像:见图 51.5b、51.6b 和图 51.7。

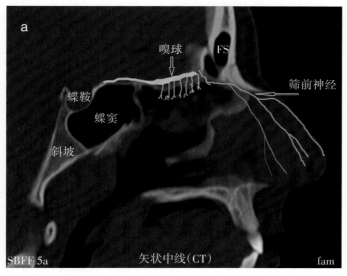
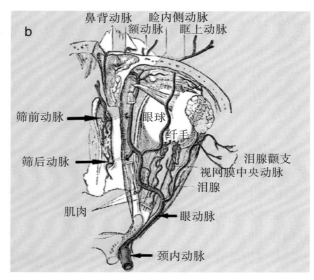

图 51.5　(a)矢状位中线 CT 显示筛前神经从筛骨板前方的筛前孔中离开后的情况。其穿过鼻软骨裂缝,供给鼻中隔前、鼻外侧和鼻尖的感觉。(b)轴位图像显示眼动脉起源于 ICA,形成筛后动脉和筛前动脉,穿过眶内侧壁,经筛后孔、筛前孔进入与筛板相邻的前颅窝。(Ref. Gray's Anatomy Public Domain/Wikimedia)

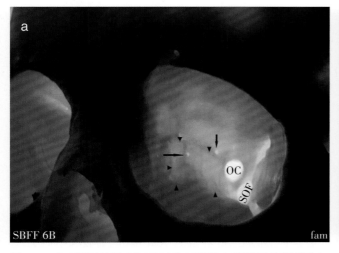
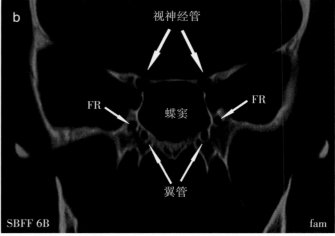

图 51.6　(a)额斜骨性左眶显示位于筛骨上缘附近的筛前孔(→右箭头所示)和筛后孔(↓下箭头所示)的眶入口(三角箭头所示)。眶尖可见视神经管(OC)和眶上裂(SOF)。(b)冠状位 CT 明确了贯穿翼突板平面的圆形孔(FR)、视神经管和翼管的常规关系。

3.卵圆孔(FO)

- 名称来源:拉丁语中的"椭圆形开口"或"通道"。
- 连接:卵圆孔连接颅中窝和颞下窝。
- 内容:卵圆孔通向颞下窝,通常包含以下内容物。
  —下颌神经(CN V₃)。
  —脑膜副动脉。
  —岩小神经(有时通过 FO 和 FS 之间的泪小管)。
  —导静脉(连接海绵窦和翼神经丛)。
- 边界:卵圆孔是较大的颅底骨孔之一,位于蝶骨大翼后基部至圆孔后外侧和蝶小舌外侧(即沿颈动脉沟侧缘的骨脊)。
- 成像:见图 51.8、51.9 和图 51.12。

4.翼管(VC)

- 名称来源:
  —又名:Vidian 管。
  —翼管以意大利解剖学家和外科医生 Guido Guidi 的名字命名(拉丁语:Vidus Vidius,1509—1569)。
- 位置:
  —成对的翼管位于蝶骨体和翼状突交界处的蝶窦底下方的圆孔下内侧。
  —该管从破裂孔前外侧边缘后方开始,向前延伸至翼腭窝的内侧部分。
- 内容:
  —翼管为翼管神经和动脉提供了一条从颅中窝到翼腭窝的通路,在翼腭窝神经与翼腭神经节相连。
  —翼神经由岩大神经和岩深神经在翼管内汇合而成。
- 变异:约 60% 的翼管突入蝶窦,内镜外科医生应注意到其相当常见的骨裂,因为在这种情况下,神经可能在黏膜下毫无防御能力[5]。
- 成像:见图 51.6b 和图 51.10。

5.棘孔

- 名称来源:
  —拉丁语中的 spina 意为"刺"。
  —18 世纪由丹麦解剖学家 Jakob Benignus Winslow 首次命名。
  —因其与蝶骨大翼棘突的关系而得名。字面意思为"满是刺的洞"[6]。
- 边界:位于卵圆孔后外侧,蝶骨大翼内。
- 连接:棘孔连接中颅窝和颞下窝。
- 内容:棘孔允许中脑膜 A、V 和棘神经通过。棘神经

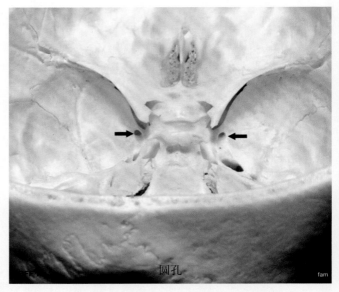

图 51.7 骨内颅底显示颅中窝入口至圆孔(→←水平箭头所示)。

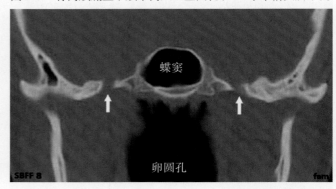

图 51.8 冠状位 CT 图像显示卵圆孔穿过颅底形成的明显裂隙。

是 V₂ 神经的复发支或脑膜支,通常通过 FS(或偶尔通过 FO)再次进入颅顶。
- 棘神经:棘神经为软骨咽鼓管、三叉神经节和颅中窝后硬脑膜提供感觉。其远端覆盖乳突窦和气室。
- 相关解剖变异:当脑膜中动脉直接起源于永存镫骨动脉时,棘孔消失或很小。
- 见图 51.9 和图 51.12。

6.破裂孔(FL)

- 名称来源:
  —拉丁语意思为"撕裂穿孔"。
  —解剖学家 Wenzel Gruber 于 1869 年在文献中首次描述[7]。
  —同义词:蝶岩斜区结合。
- 连接:连接颞下窝翼状静脉丛至海绵窦和颅中窝。
- 边界:三角形颅底在蝶骨大翼基部、岩骨尖和枕骨基部开口。像本章讨论的其他几个孔一样,破裂孔基本

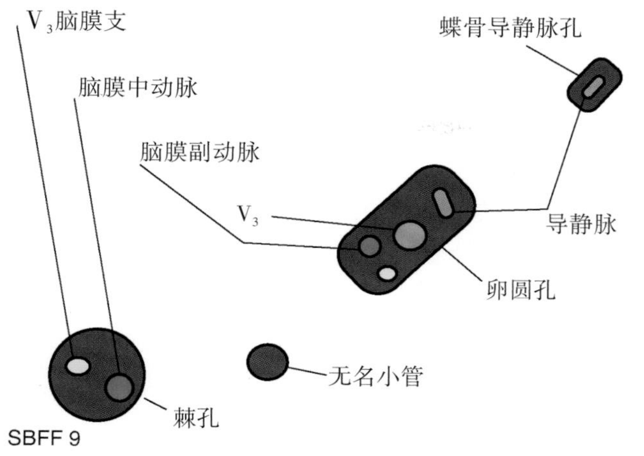

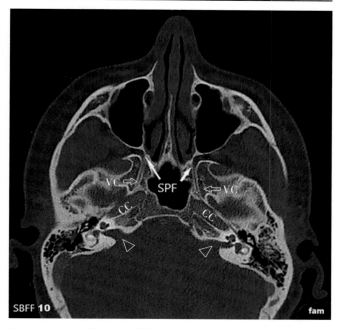

图 51.9 彩色图示显示了数个跨越卵圆孔和棘孔的重要结构。

图 51.10 通过黑色标记翼腭窝(PPF)轴向 CT 显示与翼管(VC)的连接。同样显示的还有颈动脉管(CC)、内听道[(IAC)三角箭头所示]和蝶腭孔(SPF)。

上是骨之间的裂口,而不是由单个骨形成的骨孔。
- 内容:
  - 破裂孔包含来自咽升动脉的结缔组织和脑膜支,以及海绵窦至翼静脉丛的导静脉。
  - 破裂孔包含翼管的动脉和神经以及一些静脉回流。
  - 岩深神经和岩大神经在枕骨裂孔内连接形成翼管神经。
- 临床意义:破裂孔已被证明是黑色素瘤、淋巴瘤、腺样囊性癌、鼻咽癌、幼年型血管纤维瘤等肿瘤的重要进入口[7,8]。
- 成像:见图 51.11。

7.Vesalius 孔

- 同义词:蝶导静脉孔、静脉孔或蝶窦小管。
- 位置:微小,形态多变,蝶孔前内侧至卵圆孔,外侧至圆孔和翼管。
- 连接和内容:传递蝶窦导静脉,连接颞下窝中的翼静脉丛和海绵窦。
- 临床意义:虽然单侧和双侧 Vesalius 孔的形态差异很大,但有人认为在高分辨率 CT 上不对称的 Vesalius 孔更可能是病理过程,而非解剖学变异[9]。
- 名称来源:
  - 然而,这些微小颅底孔的真正意义可能是提醒我们记住与其同名的 Andreas Vesalius(1514—1564)。
  - Andreas Vesalius(1514—1564)是 16 世纪的佛兰德斯解剖学家、内科医生和作家,被称为当代解剖

学的开创者,他在约 500 年前首次对蝶骨进行了全面的研究。他很有吸引力的解剖图版在印刷到纸上之前,先被精心雕刻在木头上。你可能会认为出版程序非常乏味,但他的著作《人体的构造》(De Humani Corporis Fabrica)目前被认为是历史上最有影响力的著作之一。
- 成像:见图 51.12。

8. 蝶腭孔(SPF)

- 位置:SPF 位于鼻外壁,由下蝶骨与垂直腭骨汇合而成。
- 连接:SPF 形成翼腭窝(PPF),与位于上鼻道的鼻腔内侧连接。
- 内容:SPF 通常负责传递蝶腭动静脉、鼻腭神经和鼻后上神经。
- 临床意义:相较于本孔所携带的正常结构,更值得注意的是,其具有明显的病理过程扩散的潜力,特别是神经周围肿瘤的扩散和传播感染。SPF 最广为人知的可能是其为幼年型血管纤维瘤提供了直接的颅底通路,因为幼年型血管纤维瘤非常倾向于影响邻近的鼻腔。
- 成像:见图 51.10。

颞骨

1. 颈动脉管

- 连接：颞骨颈动脉管允许颈内动脉及其相关颈动脉丛从颈部进入颅中窝（MCF）并继续向眼眶延伸。
- 位置：颈动脉管起始于颈静脉窝头侧颞下骨岩部的颈动脉孔，其先呈上升状，然后向前弯曲。
- 内容：
  —颈动脉管将颈内动脉从颈动脉管发出，经颅侧破裂孔进入海绵窦。
    ◦ 颈动脉丛包括交感神经纤维系统，它起源于颈上神经节并沿颈内动脉外侧向上伸展。
  —以下神经纤维提供多种运动暗示。
    ◦ 上睑板肌负责提起眼睑。
    ◦ 瞳孔扩张肌负责扩张瞳孔。
    ◦ 面部和头皮汗腺的神经支配。
    ◦ 颅内血管收缩神经支配。
- 成像：见图51.10。

2. 颈静脉孔

- 连接：颈静脉孔是一个重要的颅底孔，位于颈动脉管后方，位于颞骨岩部和枕骨后部之间。

- 虽然是成对的，但右侧孔通常更大，两者不对称。
- 内容：
  —解剖学上，颈静脉孔最著名的是其囊括的几个重要结构，包括 CN IX（舌咽神经）、CN X（迷走神经）和 CN XI（副神经），这些神经从颅底进入颈部。
  —颅内乙状窦成为颈内静脉，沿岩下窦及枕动脉、咽升动脉部分脑膜支穿过颈静脉孔。
- 解剖学：
  —解剖学爱好者有时会把颈静脉孔分成3个部分，每个部分都含有特定的内容物。
    ◦ 前腔室包含岩下窦。
    ◦ 中间室包含 CN IX、CN X 和 CN XI。
    ◦ 后室包括乙状窦（成为颈内静脉）和一些来自动脉和咽升动脉的脑膜支。
  —然而，大多数神经科影像学专家和神经外科医生使用另一种基于图像的亚分类方法，由颈静脉脊柱将颈静脉孔分为两个隔间。
    ◦ 神经部，CN IX。
      → 神经部是较小的前内侧部，包含了 CN IX、鼓室神经（CN IX的分支）和岩下窦。

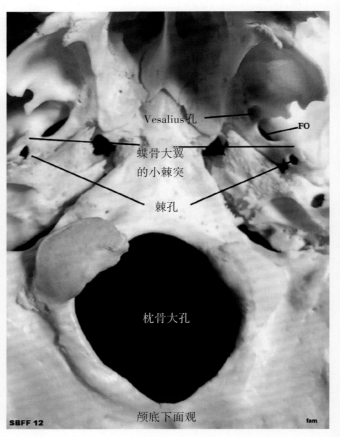

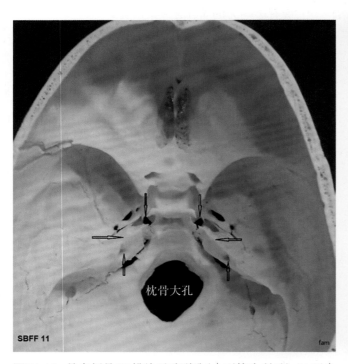

图51.11　骨内颅骨SB描绘了破裂孔（↓下箭头所示）、IAC（↑上箭头所示）、岩尖（→←水平箭头所示）。

图51.12　骨颅外颅底显示棘孔和与其同名的蝶骨大翼的小棘突及FO的关系。Vesalius孔通常是单侧的，如图所示。

◦ 血管部,CN Ⅹ,CN Ⅺ,颈静脉球。

→"血管部"较大,后外侧腔室包括CN Ⅹ、CN Ⅺ、Arnold神经(CN Ⅹ耳支)、颈静脉球和咽升动脉脑膜后支。

• 成像:见图51.13。

3.内听道

• 内听道开口位于后颅窝,靠近颞骨岩部中心。

• 骨道向外侧发展约1cm进入颞骨。

• 管的外侧部分称为眼底,由骨针分成单独的通道,其

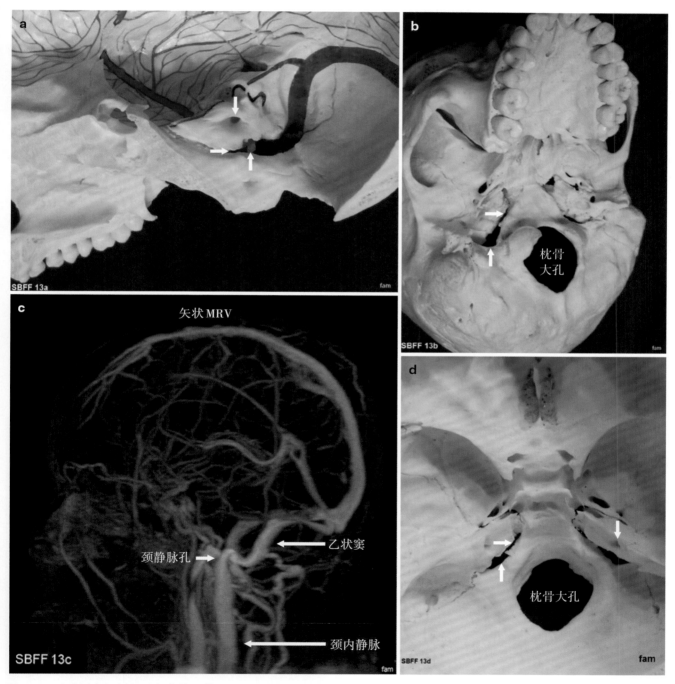

图51.13 (a)颅内解剖颅骨矢状位图像显示乙状窦(蓝色)穿过颈静脉孔(↑上箭头所示),然后作为颈内静脉离开颅底。IAC(↓下箭头所示)用黄色突出显示。相邻岩枕裂(→水平箭头所示)。(b)斜骨性内颅底显示颈静脉孔(↑上箭头所示),毗邻岩枕裂(→水平箭头所示)。(c)矢状MRV显示颅内乙状窦跨越颅底,穿过颈静脉孔,穿越到颅外成为颈内静脉。(d)颅底解剖标本显示岩枕裂(→水平箭头所示)、颈内孔(↑上箭头所示)、IAC(↓下箭头所示)、枕骨大孔。

中包含面神经和前庭蜗神经分支。

- 水平镰状峰将浅沟分为上段和下段。
- 纤细的垂直峰将上段分为前部和后部。这一垂直尖峰以著名耳科医生 William F.House 命名,通常被称为垂直峰。
- 骨峰将眼底分为 3 部分,但当代解剖学家根据主要神经分支将眼底划分为 4 个象限。详见图 51.15。
  - 前上象限:面神经区包含 CN Ⅶ和 NI(中间神经)。
  - 前下象限:耳蜗神经区包含蜗神经(Ⅷ)。
  - 后上象限:前庭上区包含 CN Ⅷ上分支。
  - 后下象限:前庭下区包含 CN Ⅷ下分支。
- CN Ⅷ止于内耳。
- CN Ⅶ通过面神经管,止于茎乳孔,经此出颅(图51.15e,f)。
- IAC 为迷路动脉和前庭神经节提供通道。
- 成像:见图 51.10、51.11、51.13a,d、51.14 和图 51.16。

4.前庭水管

- 内容:前庭水管包含内淋巴管。内淋巴管是膜迷路管状延伸物,盲端膨出形成内淋巴囊。
- 连接:前庭水管从内耳的内淋巴腔向后外延伸至颞骨岩部。
- 解剖:前庭水管是细小的骨性管道,通常为1.0~1.5mm。
- 临床意义:水管扩张>2mm 时,通常与前庭水管扩张(EVA)综合征有关。前庭水管扩张是最常见的一种

内耳畸形,与听力受损有关[11]。

- 图像:虽然在轴位上最容易观察到前庭导管,但扫描仪可将源图像重新格式化到其他平面,并且不损失分辨率。在比较轴位、矢状位、冠状位和 Pöschl 45°斜面时,发现 Pöschl 平行于前庭水管的长轴,因此平面观察效果更好,可预测整个管道走向[12]。
- 成像:见图 51.15。

5.Dorelle 管(DC)

- 位置:Dorelle 管呈弓形结构,靠近颞骨岩尖,围绕 CN Ⅵ及与海绵窦交汇处的岩下窦。
- 内容:Dorelle 管将外展神经(CN Ⅵ)和岩下窦从桥池引入海绵窦。
- 名称来源:早在 1859 年,Gruber 曾首次描述此管。1905 年,意大利解剖学家和耳鼻喉科先驱 Primo Dorello 指正描述,后此管以他的名字命名。
- 边缘:
  - 经典构图将 Dorello 管定义为 Gruber 韧带和岩尖之间的狭小空间。近代解剖学家认为其是一个相对宽敞的空间,位于两个硬脑膜叶延伸之间,从 CN Ⅵ硬脑膜入口到海绵窦。
  - 一个多世纪以来,文献中一直记载着对 Dorello 管的描述。大多数神经影像学家认可一种关于 Dorello 管显微解剖学的新概念:"岩斜静脉汇",其将 Dorello 管描述为 CSF 内陷于 CN Ⅵ周围的岩骨

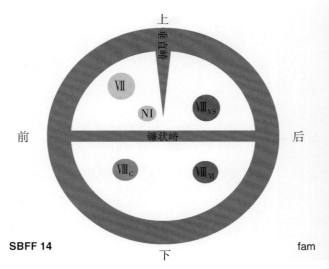

图51.14 该图所示为 IAC 的横切面,展示 5 种面部神经之间的重要关系。由镰状峰和垂直峰分界,分别是面神经(CN Ⅶ)、中间神经(NI)、蜗神经(CN Ⅷc)、前庭神经上部(Ⅷvs)、前庭神经下部(Ⅷvi)。

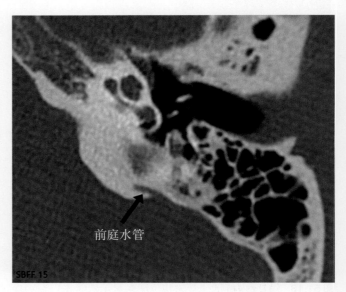

图51.15 左颞骨轴位 CT 示前庭水管(↑上箭头所示)。通常认为直径1~1.5mm 为正常。如有怀疑,可用轴位、冠状位、矢状位和 Pöschl(45°斜面)进一步评估。

斜坡脑膜[13]。

—无论解剖学家为 Dorello 管界定哪条边界,确定的是,其位于上斜坡附近,紧贴后斜坡下方,毗邻岩脊内侧边缘和岩蝶缝。

- 临床意义:解剖位置对 Gradenigo 综合征有突出意义[14]。
- 成像:见图51.16。

6.岩乳管

- 同义词:弓状小管。
- 连接:连接乳突窦和颅后窝。
- 内容:围绕弓状下动静脉。
- 临床意义:
  —中耳感染可从岩乳管传入颅后窝。
  —5岁可形成发育成熟的狭长外观,但此前外观差异较大,而不考虑为病理改变。例如,5岁以下出现岩乳管宽>2mm为正常生理现象[15]。
  —在考虑为儿童植入人工耳蜗时,各种变化可能会很明显[16]。
- 成像:见图51.17。

7.茎乳孔

- 位置:颞骨岩部下面的圆形开口,介于颞骨茎突和颞骨乳突之间,深入二腹肌。
- 内容:茎乳孔是面神经管的终止点,穿过 CN Ⅶ 和茎乳动脉。
- 成像:见图51.18。

8.岩鼓裂(PTF)

- 同义词:鳞鼓裂;Glaserian 裂,以瑞士解剖学家 Johann Glaser(1629—1675年)的名字命名。
- 内容:
  —岩鼓裂是指颞骨鳞鼓裂的内侧延伸,从 TMJ 的下颌窝延伸至颞腔,连接 CN Ⅶ 和 CN Ⅸ。
  —包含鼓索、鼓室前动脉和鼓室静脉,其中鼓室静脉穿行岩鼓裂到颞下窝。
  —鼓索为 CN Ⅶ 分支,并入舌神经,提供味觉。
  —PTF 包含 Casserio 韧带(锤骨前韧带)纤维,这些纤维从锤骨颈部延伸至前突上方,终于蝶骨棘。

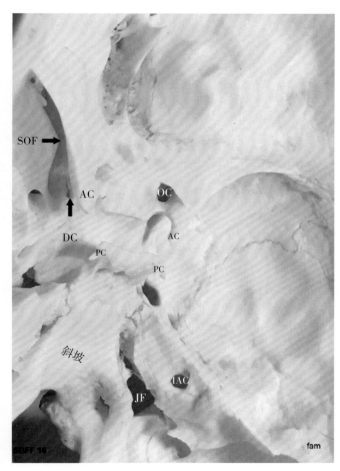

图51.16 斜骨性内颅底显示左侧 Dorelle 管(DC 处 ↑ 上箭头所示)位于前床(AC)尾端,沿眶上裂(SOF)内侧缘走行。图中清晰显示视神经管(OC)、眶上裂(SOF)、内听道(IAC)、斜坡、颈静脉孔(JF)、后床(PC)。

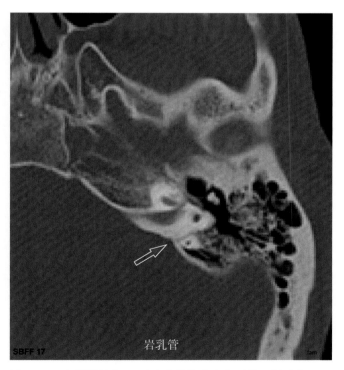

图51.17 左颞骨轴位 CT 示岩乳管从乳突窦延伸至颅后窝。

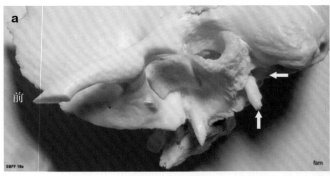

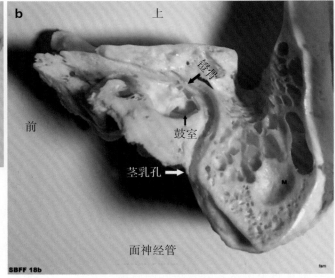

图51.18 （a）斜骨性外颅底示茎乳孔（←水平箭头所示），位于颞骨茎突后方（↑上箭头所示）。（b）矢状位则示左侧乳突（M）和颞骨岩部穿过面神经管（黄色部分所示），面神经管通过茎乳孔向尾部开口（白色箭头所示）。鼓室腔显示镫骨在卵圆窗处位置。左乳突由多个气房填充（M）。颈内动脉（ICA）进入颅底尾侧前方的颈动脉管（红色部分所示）。

- 相关神经解剖学：
  - 往往容易被遗忘的神经解剖细节包括CN Ⅸ分支之一，鼓室神经横跨PTF，称岩小神经，经过卵圆孔与V₃相连，交汇于耳神经节，形成腮腺副交感神经。
  - 区分岩鼓裂与骨折。
- 成像：见图51.19。

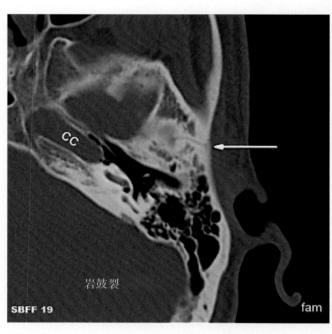

图51.19 左侧TB轴位CT显示了在颈动脉管（CC）水平的小岩鼓裂（白色水平箭头所示），其尺寸即示其重要结构。

枕骨

1.枕骨大孔

- 大孔：作为主要的颅孔，其在枕骨开口呈约3cm×3.5cm的椭圆状，符合其拉丁名释义"大孔"。
- 连接：大孔使颅后窝与椎管相通。
- 内容：主要包括延髓、脑脊膜、脊髓、椎动脉、脊髓前后动脉、副神经脊柱根（CN ⅩⅠ）、覆膜、翼状韧带等。
- 解剖：
  - 相关中线标志包括基底前部、枕骨髁外侧和枕骨后部。
- 临床意义：
  - 虽然大孔通常会促进CSF在椎管内的稳定流动，但病理过程有时会导致感染、出血或肿瘤通过此孔扩散。
  - 在某些情况下，正常的颅内结构下降至大孔内非常危险。
- 成像：见图51.2、51.4、51.11、51.12、51.13b、d和图51.26b。

2.舌下神经管

- 名称来源：希腊语中的hypo（下）glossal（舌）。
- 连接：连接颅后窝与鼻咽颈部间隙的成对管道。
- 内容：

—舌下神经管始于前髓源附近的舌下神经(CN XII)，止于颅底出口附近的颈静脉孔。

—咽升动脉分支。

—有时是连续的舌下动脉。

—丰富的静脉丛。

—小且变异的导静脉[17]。

- 解剖：
  —舌下神经管位于枕髁和颈静脉结节之间，向前侧穿行，使舌下神经离开颅后窝。
  —过去，成对的枕骨大孔不易观察。但现在，其隐秘的鹰状轮廓是CT和MRI可清晰辨识的解剖标志。

- 解剖变异：
  —舌下神经管扩张提示可能存在永存舌下动脉。
  —舌下神经管内，频繁骨化的纤维分隔两个舌下神经根，并在其合并前将其分开。
  —日本近年的一项研究调查了多余舌下神经管的情况：有16.9%的患者有双舌下神经管，在这其中，又有2.2%是双侧均有双舌下神经管[17]。

- 成像：见图51.20。

3. 髁管

- 同义词：髁状管、后髁管。

- 髁管位于颅后窝，虽然很小，但却是颅骨中最大的导静脉孔。

- 内容：髁后静脉和枕动脉脑膜支穿行髁管[18]。

- 连接：髁管连接颅外髁窝和颅内颈静脉球。经枕导静脉、颅外枕下静脉丛和颅内硬脑膜静脉窦（包括颈静脉球和乙状窦）相通[19]。

- 出现率：经CT证实，80%的病例中有31%为双侧髁管，50%为单侧髁管[19]，且有时表现为多/副管。

- 成像：见图51.21。

面部孔

上颌骨

切牙孔

- 拉丁语：foramen incisivum，又名鼻腭孔或腭前孔，提示其为鼻腭管的口腔开口。

- 切牙孔在口腔硬腭后正中缝与切牙连线的交汇处形成一个漏斗状开口。

- 从鼻腔底将鼻腭神经和蝶腭动脉引出，覆盖口腔硬腭黏膜[20]。

- 见图51.3。

下颌骨

1. 下颌孔

- 小下颌管开口，位于下颌支内面中央。

- 下牙槽神经，经下颌管入下颌孔，作为颏神经伴动脉从前外侧穿出颏孔。

- 见图51.22。

2. 颏孔

- 下颌骨颏部前外侧面的两孔之一，下牙槽神经终支作为颏神经和相关动脉经下颌管穿出到达颏孔。

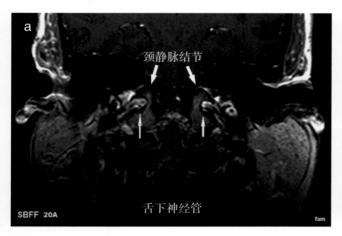
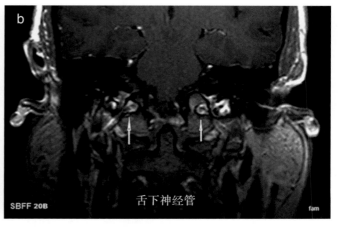

图51.20 图片显示舌下神经管充满脂肪（白色箭头所示），含有低信号区，明显显示为CN XII根内部充盈缺陷。标志性鹰形颈静脉结节轮廓清晰。

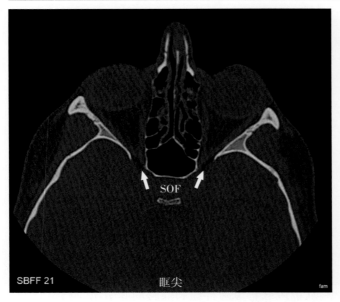

图51.21 眶尖骨窗轴位CT示SOF的骨性开口（箭头所示）。

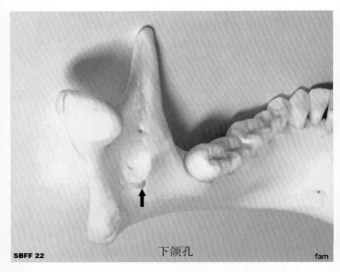

图51.22 下颌孔位于下颌内侧面靠近垂直和水平支的交汇处，其使下牙槽神经、动脉进入下颌管。

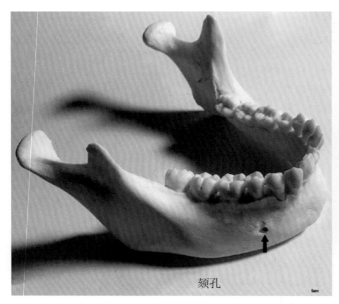

图51.23 前水平支侧面示颏孔（箭头所示），下牙槽神经从其穿出，称颏神经。

- 见图51.23。

颧骨

1. 颧面孔

- 拉丁语：Foramen zygomaticofaciale。
- 颧面孔从颧中外侧表面扩展到眶缘，传递颧面部神经和血管。

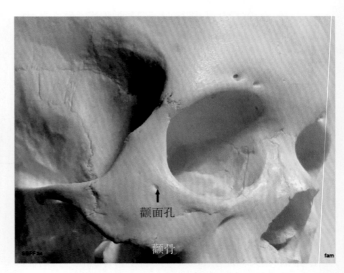

图51.24 斜面和眼眶示颧骨中外侧至眶缘处的颧面孔（箭头所示），传递颧面神经和血管。

- 见图51.24。

2. 颧颞孔

- 颧颞孔位于颧骨前内侧缘，传递颧颞神经和血管。
- 见图51.25。

眼眶

1. 眶上裂（SOF）

- 传递CN Ⅲ（动眼神经）、CN Ⅳ（滑车神经）、CN V₁（泪

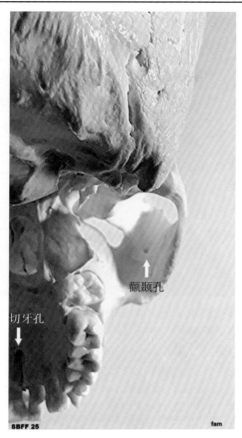

图51.25 外颅底斜视图示颧中部内侧缘的颧颞孔(↑上箭头所示)。下箭头(↓)表示切牙孔的内开口。

腺和额神经)、CN Ⅵ(外展神经)。
- SOF 位于视神经管的外侧和尾部,是眶尖处的一个裂缝,由蝶骨大翼的内侧表面和蝶骨小翼的尾部表面形成。其呈泪滴状(或逗号状),自上向下变宽,球状底部正好位于海绵窦的前面[4]。
- SOF 分隔眶上壁和眶外侧壁,并在眼眶和颅中窝之间提供一条通路。
- 与总腱环的关系如下:

—总腱环的外侧。
  ◦ CN Ⅳ。
  ◦ 眼上静脉。
  ◦ 泪腺和额神经(V₁区)。
—总腱环的中部。
  ◦ CN Ⅵ。
  ◦ 鼻睫神经(CN Ⅱ分支)。
    →视柱分隔SOF和视神经管[4]。
  ◦ CN Ⅲ的上下支。
- 见图51.1、51.26和图51.27。

2.眶下裂(IOF)
- IOF经眶尾至眶底后外侧的SOF开口。
- 上侧为蝶骨大翼,外侧为颧骨,下部为腭骨上颌骨和眶突。
- IOF 将眶下神经和颧神经、眶下动脉(和静脉)、翼腭神经节的眶神经节支、眼下静脉的一支以及各种静脉传递到翼丛。
- IOF的长轴与颅骨矢状位成45°角,垂直于翼上颌裂。
- 见图51.1、51.27和图51.28。

3.泪小孔
- 泪小孔是鼻腔泪管的骨窗。
- 成对的鼻泪管位于眶前内侧壁,由下鼻甲、上颌骨和泪腺骨共同作用形成。鼻泪管的尾部向后倾斜。
- 鼻泪管将泪液从眼眶输送到鼻腔,然后通过下鼻甲下方的下鼻道排出。
- 鼻泪管的尾孔在下鼻甲下方引流,并配有一个舌状黏膜褶皱,称为泪襞或Hasner瓣膜。
- 泪骨是我们最细小、最脆弱的骨骼之一,约有一个小指甲大小。其包含一个沿着其前下侧面的凹陷,形成泪窝,容纳膜状泪囊。

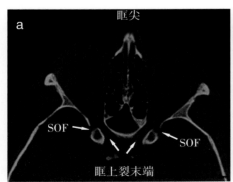
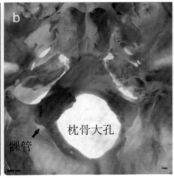
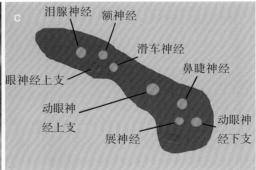

图51.26 (a)眶尖的轴位CT显示了更多的内侧视神经管和位于前床突水平的SOF。(b)轴位CT经眶尖、眶尾至先验图像,位于SOF中部的水平位置。(c)圆圈图示显示了SOF的重要内容。

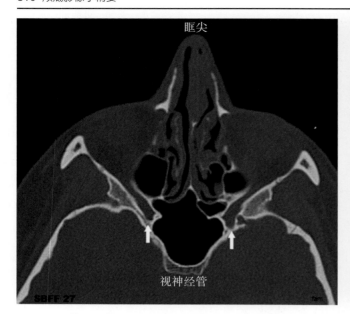

图51.27 前一图像经眶尾的轴位CT显示SOF的尾侧。

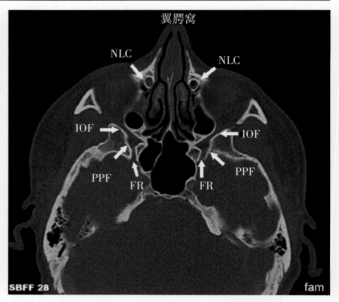

图51.28 轴位CT，前一图像尾侧视图，通过翼腭窝（PPF）的水平，显示眶下裂（IOF）与圆孔（FR）之间的关系。成对的鼻泪管（NLC）位于鼻骨后方。

- 泪液从泪腺流出，多余的泪液通过上泪点和下泪点流入鼻泪管，进入上泪小管和下泪小管。
- 人鼻泪管长度为13~28mm，AP和斜径为1~4mm，平均AP和斜径为2.3mm和2.8mm[21]。
- 从上到下，鼻泪管引流系统包含多个以医学历史名人命名的瓣膜，包括Rosenmueller、Bochdalek、Foltz、Huschke、Krause、Teillefer和Hasner。
- 这些不同的瓣膜调节泪液流动，促进液体再吸收。
- 见图51.28。

（张晓晨　译）

参考文献

1. Barker L, Naveed H, Adds PJ, Uddin JM. Supraorbital notch and foramen: positional variation and relevance to direct brow lift. Ophthalmic Plastic Reconstr Surg. 2013;29(1):67–70.
2. Jones JE, Dean JA. Local anesthesia and pain control for the child and adolescent. In: Dean J, editor. McDonald and Avery's dentistry for the child and adolescent, 10th ed. ISBN: 9780323287456; Elsevier's Imprint: Mosby; 2015. Published: 22 September 2015.
3. Singh DJ, Lenhart DE, Dolezal RF. Chapter 45-Fractures of the Nose. In: Plastic surgery secrets plus, 2nd ed. Weinzweig, Jeffrey, editor. 2019, Mosby, pp. 295–298; ISBN 978-0-323-03470-8,. https://doi.org/10.1016/B978-0-323-03470-8.00045-4.
4. Daniels DL, Leighton PM, Mafee MF, et al. Osseous anatomy of the orbital apex: anatomic moment. AJNR. 1995;16(9):1929–35.
5. Osawa S, Rhoton AL, Seker A, et al. Microsurgical and endoscopic anatomy of the Vidian canal. Neurosurgery. 2009;64(5 Suppl 2):385–411. discussion 411–2
6. Krayenbuhl NI, Isolan GR, Al-Mefty O. The foramen spinosum: a landmark in middle fossa surgery. Neurosurg Rev. 2008;31(4):397–402.
7. Tauber M, van Lovern HR, Gallo G, et al. The enigmatic foramen lacerum. Neurosurgery. 1999;44(2):391–3.
8. Christodouleas JP, Hristov B, Lin SH. Radiation oncology: a question-based review. Lippincott Williams & Wilkins. p. 138. ISBN 1608314448.
9. Lanzieri CF, Duchesneau PM, Rosenbloom SA, et al. The significance of asymmetry of the foramen of Vesalius. AJNR Am J Neuroradiol. 1988;9(6):1201–4.
10. Kim JH, Oka K, Jin ZW, et al. Fetal development of the incisive canal, especially of the delayed closure due to the nasopalatine duct: a study using serial sections of human fetuses. Anat Rec (Hoboken). 2017;300(6):1093–103.
11. Ogura Y, Clemis JD. A study of the gross anatomy of the human vestibular Aquduct. Ann Otol. 1971;80
12. Juliano AF, Ting EY, Mingkwansook V, Hamberg LM, Curtin HD. Vestibular aqueduct measurements in the 45° oblique (Pöschl) plane. AJNR. 2016;37(7):1331–7.
13. Destrieu C, Velut S, Kakou MK, et al. A new concept in Dorello's canal microanatomy: the petroclival venous confluence. J Neurosurg. 1998;87:67–72.
14. Dorello P. Considerazioni sopra la causa della paralisi transitoria dell'abducente nelle flogosi dell'orecchio medio. In: Atti della Clinica Oto-Rino-Laringoiatrica della R. Università di Roma, 1905.
15. Leung JY, Ishak GE. Prominent subarcuate canal in children: a normal variant. Pediatr Radiol. 2020;40(supplement 1):161.
16. Migirov L, Kronenberg J. Radiology of the petromastoid canal. Otol Neurotol. 2007;27(3):410–3. Pubmed citation.
17. Kanda T, Kiritoshi T, Osawa M, Toyoda K, Oba H, Kotoku J, et al. The incidence of double hypoglossal canal in Japanese: evaluation with multislice computed tomography. PLoS One. 2015;10(2):e0118317. https://doi.org/10.1371/journal.pone.0118317
18. Kavitha S, Anand A. A study of the condylar canal and its incidence, morphology and clinical significance. IJCRR. 2013;5:66–70.
19. Ginsberg LE. The posterior Condylar Canal. AJNR Am J Neuroradiol May. 1994;15:969–72.
20. Kim JH, Oka K, Jin ZW, et al. Fetal development of the incisive canal, especially of the delayed closure due to the nasopalatine duct: a study using serial sections of human fetuses. Anat Rec (Hoboken). 2017;300(6):1093–103.
21. Maliborski A, Rozycki R. Diagnostic imaging of the nasolacrimal drainage system. Part I. Radiologic anatomy of lacrimal pathways. Physiology of tear secretion and tear outflow. Med Sci Monit. 2014;20:628–38.

索 引

共同交流探讨
提升专业能力

■·· 智能阅读向导为您严选以下专属服务 ··■

 【读者社群】　　　与书友分享阅读心得，交流专业知识与经验。

 【推荐书单】　　　专业好书推荐，助您精进专业知识。

操作步骤指南

微信扫码直接使用资源，无须额外下载任何软件。如需重复使用可再扫码，或将需要多次使用的资源、工具、服务等添加到微信"收藏"功能。

扫码添加
智能阅读向导